Andrew Churg / Nestor L. Müller

Atlas of Interstitial Lung Disease Pathology
Pathology with High Resolution CT Correlations
SECOND EDITION

间质性肺疾病病理学图谱
病理与高分辨 CT 对照
第 2 版

编 著 〔加〕 安德鲁·许尔
内斯特·L.穆勒

译 者 阳云平 何 萍 江 宇

主 审 蒋莉莉

天 津 出 版 传 媒 集 团
天津科技翻译出版有限公司

著作权合同登记号：图字：02-2021-051

图书在版编目(CIP)数据

间质性肺疾病病理学图谱：病理与高分辨 CT 对照 /
(加) 安德鲁·许尔 (Andrew Churg)，(加) 内斯特·L.
穆勒 (Nestor L. Müller) 编著；阳云平，何萍，江宇
译. —天津：天津科技翻译出版有限公司，2024.4
书名原文：Atlas of Interstitial Lung Disease
Pathology: Pathology with High Resolution CT Correlations
ISBN 978-7-5433-4414-3

Ⅰ.间… Ⅱ.①安… ②内… ③阳… ④何… ⑤江
… Ⅲ.①肺疾病-病理学-诊断学-图谱 Ⅳ.
①R563.04-64

中国国家版本馆 CIP 数据核字(2023)第 247033 号

授权单位：Wolters Kluwer Health，Inc.
出　　版：天津科技翻译出版有限公司
出 版 人：刘子媛
地　　址：天津市南开区白堤路 244 号
邮政编码：300192
电　　话：(022)87894896
传　　真：(022)87893237
网　　址：www.tsttpc.com
印　　刷：天津海顺印业包装有限公司
发　　行：全国新华书店
版本记录：889mm×1194mm　16 开本　19 印张　530 千字
　　　　　2024 年 4 月第 1 版　2024 年 4 月第 1 次印刷
　　　　　定价：248.00 元

(如发现印装问题，可与出版社调换)

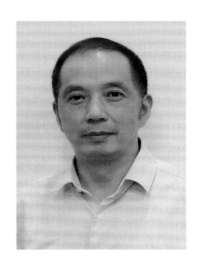

阳云平　主任医师,四川天府新区人民医院呼吸与危重症医学科主任。担任中国罕见病联盟呼吸病学分会委员、四川省医学会呼吸专业委员会间质性肺疾病学组委员、四川省老年医学会呼吸专业委员会常务委员、四川省康复医学会呼吸专业委员会委员。主译《非肿瘤性肺疾病诊断图谱:外科病理医师实践指南》《风湿病肺部表现:综合指南》;参与编写《呼吸内科常见诊疗问题解答》《疑难肺部疾病诊治示例与评析》和《重组人粒细胞–巨噬细胞集落刺激因子雾化吸入治疗自身免疫性肺泡蛋白沉积症的专家共识(2022年版)》。

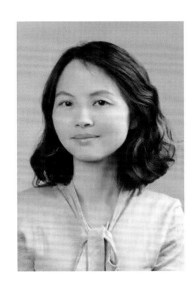

何萍　主任医师,医学博士,成都市第三人民医院呼吸与危重症医学科副主任。兼任中国医院协会罕见病专业委员会委员、四川省医学会内科学分会委员、四川省医学会呼吸专业委员会间质性肺疾病学组第四届副组长,为中国呼吸罕见病联盟专家组成员。擅长间质性肺疾病及呼吸疑难罕见病诊治。参与编写《西罗莫司治疗淋巴管肌瘤病专家共识(2018)》和《重组人粒细胞–巨噬细胞集落刺激因子雾化吸入治疗自身免疫性肺泡蛋白沉积症的专家共识(2022年版)》。参与主译病理学著作《非肿瘤性肺疾病诊断图谱:外科病理医师实践指南》。参与编写《呼吸系统少见病病例解析》和《临床循证治疗手册——呼吸疾病》等图书。

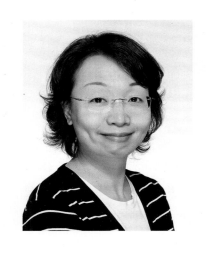

江宇 医学博士，主任医师，副教授，重庆医科大学附属大学城医院呼吸与危重症医学科主任。兼任重庆市医师协会呼吸病分会常务委员、重庆市医院管理学会呼吸病分会副主任委员、重庆市医学会呼吸病分会委员、重庆市医师协会间质性肺疾病学组委员、华南区呼吸罕见病专业委员会常务委员。美国 MD 安德森肿瘤研究中心访问学者。主要从事间质性肺疾病及肺癌的临床与基础研究工作。

间质性肺疾病的诊断一直是临床工作中的难点和热点，在呼吸病学术会议和疑难病例讨论环节中都是最吸引人的存在。20年来，多学科讨论在间质性肺疾病诊断中提出并推广应用，从简单的临床影像病理到多学科讨论，从单中心到区域多学科讨论，乃至互联网的远程会诊讨论，大大提高了诊断的准确性。在理想情况下，临床医师可采集到患者详细的病史、全面的体征及精准的实验室检查结果；放射医师拥有清晰的高分辨率CT(HRCT)图像，并可自信地识别间质性肺疾病(ILD)类型；病理医师可获得充分取样的活检标本，明确判定疾病类型，同时肺活检过程的获益远大于风险；此外，多学科专家的讨论有助于对所呈现的特定类型ILD做出准确诊断。但实际工作中并非如此，许多问题仍需进一步讨论(或动态讨论)方可得出诊断意见，跨专业医师对跨学科问题的深入理解一直是影响诊断一致性的首要问题。

国际著名病理学专家安德鲁·许尔和放射学专家内斯特·L. 穆勒编著的*Atlas of Interstitial Lung Disease Pathology：Pathology with High Resolution CT Correlations*(第2版)出版发行之际，恰逢COVID-19疫情发生，从旅居德国的朋友帮忙购书到拿到实物，前后历时3个月。在快速浏览之余，我们发现本书以文字简洁、图像丰富的形式呈现了近年来引入间质性肺疾病领域的新实体、分类、分子路径和其他发现；各个章节所描述的疾病都配有大量病理表现图像，并涉及临床、放射学、预后等特征，可帮助读者更好地理解及更准确地诊断ILD。

译者在临床工作中经常面临棘手的间质性肺疾病诊疗问题，迫切希望提高自身和学科团队的诊断水平。阅读本书的英文版后，我们很快达成联合翻译的共识。经过多方努力，克服重重困难，2022年新春之际，我们终于完成本书的翻译工作，回首过去，让人感慨万千。

译稿完成后，我们得到四川大学华西医院病理科蒋莉莉教授的大力帮助，她仔细审阅全稿，提出诸多宝贵建议，使译稿质量得以保证，在此致以诚挚的谢意！同时感谢一直以来给予我们诸多帮助的老师和朋友们！

希望本书可以帮助广大医师更好地理解和诊断ILD。限于译者水平，书中难免有不当之处，诚恳接受读者批评与指正。

自本书第 1 版出版 6 年以来，在间质性肺疾病(ILD)领域有一些重大发展，其中最引人注目的发展是已经证实抗纤维化药物(吡非尼酮、尼达尼布)可延缓特发性肺纤维化(IPF)病程，并可降低死亡率。这些药物已成为 IPF 的标准治疗，这就使其他类型的 ILD 与 IPF 的临床、放射学和病理学的区分显得比过去更加重要。出于同样原因，对于临床、影像、病理医师而言，准确识别慢性(纤维化的)过敏性肺炎(HP)也变得非常重要。该病很难与 IPF 区分，但其可以使用免疫抑制药物而非抗纤维化药物进行治疗。然而，支持 HP 病理诊断的具体特征是存在争议的，因为在一定程度上是其临床和放射学特征，而多学科治疗团队对慢性 HP 的诊断意见并不一致。在纤维化 ILD 领域的另一个问题是存在支持胶原血管疾病的特征，却无明显的风湿病临床依据，这一观点已在具有自身免疫特征的间质性肺疾病的概念中正式确定下来。在第 2 版中，我们对这三个领域进行了详细阐述。

许多其他新实体已在病理学文献中得到描述，或与其他实体明确分开，包括吸烟相关性间质纤维化(一个因名称众多而受关注的病变，形态学常常显著，但无不良影响)、纤维化细支气管炎，以及瘢痕性机化性肺炎，我们将在本书进行说明和讨论。此外，我们延伸讨论了肉芽肿相关性 ILD，包括新近描述的肺部原发性胆汁性胆管炎的一些细节。病理医师可能还要处理一种新型的活检标本：经支气管冷冻肺活检。我们评论了这些活检的局限性和诊断的可能性。

尽管针对肺癌的分子诊断学已得到广泛认可，但在间质性肺疾病领域，其仍然处于起步阶段。我们增加了有关的分子诊断和分子发病机制的知识，特别是朗格汉斯细胞组织细胞增生症、埃德海姆-切斯特病、肺泡蛋白沉积症及淋巴管肌瘤病；并对分子检测在其他疾病中的应用可能性做了评论。同时，我们还强调了可被用于证明分子异常并指导病理学诊断或治疗的免疫组织化学检查，例如，在朗格汉斯细胞组织细胞增生症、埃德海姆-切斯特病中的 BRAF V600E 染色。由于已证实的分子异常，一个新的理念是朗格汉斯细胞组织细胞增生症和淋巴管肌瘤病应被认为是低级别恶性肿瘤而不是非肿瘤性 ILD，同时我们讨论了该理念的实用性或缺陷。

最后，对于在过去 6 年中出现更多新知识的一些其他领域，我们拓展了细节并提供了更多插图。

安德鲁·许尔
内斯特·L. 穆勒

第 1 版前言

从临床医师到放射科医师,再到病理医师,间质性肺疾病(ILD)都是一个非常令人困惑的疾病。造成混乱的部分原因是 ILD 的数量众多,临床医师可以说出 150 多个单独的实体。从病理医师的角度来看,可诊断的类型要少得多,这种现象使得研究者立即提出了如何使这些类型与临床定义的疾病相对应的问题,尤其是最初看来在这些不同的疾病中似乎存在相当大的形态学重叠。造成混乱的另一个原因则是,很多所谓的"间质性"肺疾病的特征,实际上是主要发生在呼吸性气腔的病变[闭塞性细支气管炎机化性肺炎(BOOP)就是一个很好的例子],或者主要是影响小气道的病变(如缩窄性细支气管炎)。

但我们认为,病理医师应对 ILD 的最大问题在于,非肺疾病专家在一年内遇到此类病例会相对较少,而标准教科书也仅能提供有限的帮助,因为教科书自身性质决定了它只能提供某种疾病的有限插图。

本书旨在通过提供大量插图来解决这个问题,使执业病理医师了解任何给定 ILD 的形态学谱,并说明该病的各种鉴别诊断,这恰恰是教科书通常所不具备的。因此,我们收录了一些相对常见类型的 ILD 中不常见的异常情况,例如,在慢性嗜酸性粒细胞性肺炎(CEP)和 BOOP 中的纤维化、朗格汉斯细胞组织细胞增生症(LCH)的间质扩散,以及进展的脱屑性间质性肺炎(DIP)和纤维化型非特异性间质性肺炎(NSIP)。我们在每章都纳入了一些影像学资料,因为如果没有临床信息,尤其是放射学信息,一般来说很难诊断非肿瘤性肺疾病,尤其是 ILD。反过来说,我们希望放射科医师会发现本书有助于理解隐藏在放射学表现背后的病理变化。本书无意作为 ILD 的临床特征、影像学、发病机制、治疗等方面的常规详解教材,同时我们有意将参考文献的数量减至最少。相反,本书旨在提供快速参考,读者可以通过查看一组图片,恰当地理解特定病例是否表达,以及如何表达特定疾病的诊断特征。

安德鲁·许尔

内斯特·L.穆勒

致 谢

献给已故的查尔斯·卡灵顿博士和威廉·瑟尔贝克博士

——安德鲁·许尔

致我的妻子伊莎贝拉和我的孩子诺亚、菲利普和艾莉森

——内斯特·L. 穆勒

目 录

共同交流探讨
提升专业能力

▪■ 智能阅读向导为您严选以下专属服务 ■▪

加入【读者社群】　　与书友分享阅读心得，交流探讨专业知识与经验。

领取【推荐书单】　　推荐专业好书，助您精进专业知识。

操作步骤指南

微信扫码直接使用资源，无需额外下载任何软件。如需重复使用可再扫码，或将需要多次使用的资源、工具、服务等添加到微信"收藏"功能。

扫码添加
智能阅读向导

第 1 章

间质性肺疾病的一般方法：临床、影像与病理学注意事项

间质性肺疾病(ILD)由类别非常广泛、易混淆的众多实体组成。间质性肺疾病可能的病理类型，远少于其对应的临床疾病数量，估计后者数量在 150 种或更多[1]。虽然一些 ILD 病理学类型具有其形态学特异性，如淋巴管肌瘤病(LAM)或朗格汉斯细胞组织细胞增生症(LCH)，但大多数是具有广泛病因的反应类型；因此，非特异性间质性肺炎(NSIP)本身是一个实体，但 NSIP 样形态可见于胶原血管疾病、过敏性肺炎、药物反应等。令 ILD 进一步混淆的特征是，一种 ILD 的病理学特征可表现为另一种疾病的特征；因此，小灶的机化性肺炎[OP，也称为闭塞性细支气管炎机化性肺炎(BOOP)或隐源性机化性肺炎(COP)]在过敏性肺炎(HP)及 NSIP 中也常见，而 NSIP 样形态则可在普通型间质性肺炎(UIP)的局灶性活检标本中见到。由于 ILD 使用多种字母缩写，有时会被戏称为"字母杂烩汤"，这为医务人员带来了更多困扰(表 1.1)。

由于许多 ILD 病理学类型的相对非特异性，要求病理医师了解某种临床信息，特别重要的是要学习一些有关 ILD 影像的知识。高分辨率计算机断层扫描(HRCT)彻底改变了 ILD 的诊断方式。对于部分疾病，诸如结节病、UIP、LCH 或 LAM，HRCT 常常可提供高度特异性的诊断。即使有的情况在 HRCT 下不具有特异性，但当放射医师看到磨玻璃影的图像时(相关定义请见第 2 章)，仍然为病理诊断提供了重要指导。正是基于这个原因，我们编写了这本图谱，主要针对病理诊断的同时也强调了 HRCT 的相关性。应当注意的是，HRCT 的准确性从某种意义上说使病理医师的工作更加复杂，因为许多疾病的临床表现和 HRCT 结果的结合将避免活检，因此进行活检的病例倾向于更加疑难的病例。

通过以上讨论得出的最重要结论是，在没有任何临床和放射学信息的情况下，病理医师需要养成针对每个病例与临床医师和放射医师交流的习惯，不能独坐在办公室就做出 ILD 诊断。有时临床医师只会说患者有 ILD 的依据，但他(她)通常可以有将诊断范围缩小到近乎准确的可能性。同样，HRCT 支持放射学医师缩小诊断的可能性，并且病理医师应尝试与放射医师一起查看 HRCT 影像。

不能单独通过活检或影像诊断 ILD 病例这一理念，现在已转化为多学科讨论(MDD)的理念。MDD 是一个正式的、典型的面对面会议(或视频会议)，由呼

表 1.1

ILD 的常用缩写

AIP	急性间质性肺炎
DAD	弥漫性肺泡损伤
DIP	脱屑性间质性肺炎
HP	过敏性肺炎
IPAF	具有自身免疫特征的间质性肺炎
LAM	淋巴管肌瘤病
LCH	朗格汉斯细胞组织细胞增生症
NSIP	非特异性间质性肺炎
OP	机化性肺炎[也称为闭塞性细支气管炎机化性肺炎(BOOP)或隐源性机化性肺炎(COP)]
PAP	肺泡蛋白沉积症
RBILD	呼吸性细支气管炎并间质性肺疾病
RBF	呼吸性细支气管炎并纤维化，也称为吸烟相关性间质纤维化
UIP	普通型间质性肺炎
UIP/IPF	特发性肺纤维化(特发性 UIP)

吸临床医师、放射学医师、病理医师与 ILD 患者共同讨论，并尝试达成诊断共识。因为 ILD 患者有时存在潜在的结缔组织疾病，一些 MDD 团队也邀请风湿病医师加入讨论（见第 21 章）。

　　纤维化间质性肺炎是 ILD 的一种，其中各种类型的间质纤维化/炎症（而非单一的特异性病理表现，诸如肉芽肿、LAM 细胞或朗格汉斯细胞聚集）是主要的病理学表现，因为这些实体拥有许多重叠的特征（见后文），MDD 对其诊断最具有价值。一个特定病例的 MDD 评估，经常会使临床、放射学和（有时）病理学印象发生改变，表明提高诊断的准确性[1,2]。在处理纤维化间质性肺炎时，这一点特别重要，因为其中部分疾病的治疗明显不同（见后文）。

　　MDD 并不是完美的，且给部分诊断带来了更多的问题。Walsh 等[3]对 7 个有经验的 MDD 团队完成 70 个相同病例的讨论进行了回顾。对于特发性肺纤维化（IPF）（加权 kappa 0.71）和结缔组织疾病相关 ILD（加权 kappa 0.73）总体上具有良好的诊断一致性，对于慢性 HP 则具有较差的一致性（加权 kappa 0.29）。尽管如此，相比盲目的病理学或放射学诊断，MDD 仍提供了取得更准确评估的可能性。

　　即便如此，以病理学方法处理一个新的 ILD 病例仍是有价值的。如表 1.2 所示，当缺乏有帮助的临床和放射学信息时，首先应排除那些病理医师诊断相对容易的疾病[肿瘤，如病理学和放射学方面酷似 ILD 的淋巴管癌或淋巴瘤；有镜下间质炎症图像的感染，如巨细胞病毒（CMV）或肺孢子菌]。然后，排除有明确特征的疾病（如肉芽肿），最后考虑特异性特征更少和更低倍数结构图像的疾病，如 UIP 或 NSIP。

　　自我检视，确认活检是否可能是一个不良的样本也是有价值的；有时活检取到病变的边缘，甚至是误

表 1.2
ILD 的一般形态学方法及类似疾病
这是恶性肿瘤吗？　例如，淋巴管癌、淋巴瘤。
这是类似 ILD 的感染（PCP、CMV）吗？
这是具有明确的特异性特征的 ILD 吗？例如，结节病。
这是一种纤维化间质性肺炎吗？例如，UIP。
这是局部伪影（瘢痕，另一个病变的边缘等）吗？
这是药物反应，还是结缔组织疾病？

导性病变，可能会对医师造成困扰；比如，在 OP 边缘取到的活检标本看起来像细胞型 NSIP（见图 5.11），非特异性瘢痕可能酷似 UIP（见图 6.37 和图 6.38）。OP 本身也可在非 ILD 的肿块病变[肿瘤、脓肿、多发性肉芽肿病（韦格纳肉芽肿）的结节]周围观察到（见图 5.22）。由于病理医师是对获取的小块标本进行处理，而放射医师则是查看整个肺部，因此经放射学会诊常常能解决这些特殊问题。最后需要记住，当遇到一个奇怪的 ILD 类型，特别是奇怪的类型组合，应考虑药物反应和胶原血管疾病。显然，在这些分类中都藏着大量的重要细节，我们将在本书中详细说明这些细节。

ILD 的临床特征

　　提示 ILD 有一系列通用的临床症状和体征。大多数 ILD 患者表现为气促，进展通常缓慢，常常还伴有干咳。体格检查常常发现肺容积缩小，肺底听诊有所谓的"velcro"啰音（即 velcro 尼龙搭扣被撕开的声音，也称为爆裂音或干啰音），后者是 ILD 的特征性表现[4]。

　　大多数形式的 ILD 的肺功能检查均显示出限制性通气障碍和弥散功能受损，在相对早期的疾病中，可能只有弥散功能异常。但是，某些 ILD 也存在气流阻塞，例如，缩窄性细支气管炎（闭塞性细支气管炎，见第 20 章）。

　　尽管这些异常是 ILD 的典型症状，并对临床医师随访疾病进展和判定预后有价值，但通常症状本身对于确定潜在疾病诊断没有帮助。因此，除非在有明确指征的情况下，我们在后文中将不再强调症状、体征或肺功能检查。

特发性间质性肺炎

　　任何处理过 ILD 的医师通常都会遇到"特发性间质性肺炎（IIP）"这一术语。它指的是一组不同的病变，一些由于历史原因，而一些由于命名学原因，通常被组合在一起。表 1.3 列出了由美国胸科学会和欧洲呼吸学会[5]对这些实体的标准分类法。

　　我们讨论表 1.3 中的所有实体是出于以下几个原因：第一，急性间质性肺炎（AIP）是特发性急性呼吸窘迫综合征（ARDS），而 ARDS 通常不被视为一种 ILD；第二，除了呼吸性细支气管炎并间质性肺疾病

表 1.3		
IIP 的分类		
分类	临床–放射–病理学诊断	放射学和（或）病理学类型
慢性纤维化 IP	特发性肺纤维化（IPF）	普通型间质性肺炎（UIP）
	特发性非特异性间质性肺炎（NSIP）	非特异性间质性肺炎（NSIP）
吸烟相关性 IP	呼吸性细支气管炎并间质性肺疾病（RBILD）	呼吸性细支气管炎
	脱屑性间质性肺炎（DIP）	脱屑性间质性肺炎（DIP）
急性/亚急性 IP	隐源性机化性肺炎（COP、BOOP）	机化性肺炎（OP）
	急性间质性肺炎（AIP）	弥漫性肺泡损伤（DAD）
罕见 IIP	特发性淋巴细胞性间质性肺炎（LIP）	淋巴细胞性间质性肺炎（LIP）
	胸膜肺实质弹力纤维增生症	胸膜肺实质弹力纤维增生症
不可分类 IP	MDD 后无明确诊断	放射学/病理学类型相矛盾

Modified from Travis WD, Costabel U, Hansell DM, et al.; ATS/ERS Committee on Idiopathic Interstitial Pneumonias. An official American Thoracic Society/European Respiratory Society statement: update of the international multidisciplinary classification of the idiopathic interstitial pneumonias. *Am J Respir Crit Care Med.* 2013;188:733‑748.

（RBILD）和脱屑性间质性肺炎（DIP），这些疾病彼此之间没有关系，并且事实上，它们在放射学和病理学上往往存在很大差异；第三，RBILD 和 DIP 实际上不是特发性的，而是与吸烟相关的疾病，可以通过更新后的分类确认；第四，由于临床、影像学和病理学特征及治疗和预后明显不同，"特发性间质性肺炎"的诊断没有意义，我们将在很大程度上忽略 IIP 这一概念。

我们认为，创建其他类别会更有价值，诸如吸烟相关性疾病（RBILD、DIP 和 LCH），以逻辑单元存在或具有一定的形态学连续性，并将其余疾病视为个体疾病。

纤维化间质性肺炎的诊断本体与治疗

对于任何一种 ILD，"纤维化间质性肺炎"是一个通用名称，其主要的病理学表现是一些伴或不伴慢性间质性炎症的致密陈旧纤维化图像；因此，UIP、纤维化型 NSIP 及慢性 HP 都可描述为纤维化间质性肺炎。虽然有时一些特异性结构，如肉芽肿（慢性 HP）或高比例浆细胞（胶原血管疾病相关 ILD）可能提示正确诊断，纤维化间质性肺炎的诊断主要基于低倍镜结构。部分病变，如成纤维细胞灶或急性加重（见第 4 章和第 6 章相关术语的详细定义），可在任何纤维化间质性肺炎形式中见到。

在活检、影像、临床特征的组合不能给出明确分类的情况下，我们保留"纤维化间质性肺炎"作为诊断术语。在 ILD 中，纤维化间质性肺炎一直是最难以处理的问题，并在此类病例中占有相当大的比例，即使通过 MDD 也不能做出一个共识诊断。最近 Ryerson 等[6]提出诊断本体来处理该问题。该方案是基于 MDD 后的"诊断可信度"，并从"确切诊断"（>90% 可能性）到"高可信度假定诊断"（70%~89% 可能性）、"低可信度假定诊断"（51%~69% 可能性），再到"不可分类的 ILD"（<50% 可能性）。尽管 Ryerson 等提出了可信度水平 51%~69%、70%~89% 及 >90% 的准确区分，但实践中可能只是一个非常粗略的估计，特别是对于病理诊断，但这些估计至少可对治疗和预后判断提供一些指导。

过去，纤维化间质性肺炎通常使用激素治疗，并且明确的诊断分类一般不影响治疗。然而现在情况已经改变，部分是因为认识到激素对 UIP/IPF 有害[7]（表 1.4 并见第 6 章），部分是因为选择抗纤维化治疗 UIP/IPF，然而，大多数其他纤维化间质性肺炎用某种类型的免疫抑制治疗（表 1.4）。这就使准确诊断变得更为重要。

纤维化间质性肺炎作为一种病理诊断，从某种意义上相当于临床和放射学的"不可分类的 ILD"的概念。尽管如此，病理诊断始终是最后得出的，因为它对临床医师提供的治疗和预后指导有限，并且在签发"纤维化间质性肺炎"报告时，应坚持提供鉴别诊断。例

表 1.4	
纤维化间质性肺炎的治疗	
疾病	**推荐治疗**
特发性肺纤维化（UIP/IPF）	抗纤维化药物（吡非尼酮、尼达尼布）
慢性（纤维化）HP	抗炎药（激素、霉酚酸酯、硫唑嘌呤）
胶原血管疾病相关的 ILD（包括 IPAF，见第 21 章）	抗炎药（激素、霉酚酸酯、硫唑嘌呤、环磷酰胺、利妥昔单抗）
不可分类的纤维化间质性肺炎	根据 MDD 的个体化决策
	当前抗纤维化药物的临床试验

如，病理医师可能报告为"纤维化间质性肺炎，倾向于慢性 HP，其次为 UIP"。

（阳云平　译）

参考文献

1. Flaherty KR, Andrei AC, King TE Jr, et al. Idiopathic interstitial pneumonia: do community and academic physicians agree on diagnosis? *Am J Respir Crit Care Med.* 2007;175:1054–1060.
2. Flaherty KR, King TE Jr, Raghu G, et al. Idiopathic interstitial pneumonia: what is the effect of a multidisciplinary approach to diagnosis? *Am J Respir Crit Care Med.* 2004;170:904–910.
3. Walsh SLF, Maher TM, Kolb M, et al.; IPF Project Consortium. Diagnostic accuracy of a clinical diagnosis of idiopathic pulmonary fibrosis: an international case-cohort study. *Eur Respir J.* 2017;50. pii: 1700936.
4. Schwarz MI, King TE. *Interstitial Lung Disease.* 3rd ed. Hamilton, ON: BC Decker Inc; 1998.
5. Travis WD, Costabel U, Hansell DM, et al.; ATS/ERS Committee on Idiopathic Interstitial Pneumonias. An official American Thoracic Society/European Respiratory Society statement: update of the international multidisciplinary classification of the idiopathic interstitial pneumonias. *Am J Respir Crit Care Med.* 2013;188:733–748.
6. Ryerson CJ, Corte TJ, Lee JS, et al. A standardized diagnostic ontology for fibrotic interstitial lung disease. An International Working Group Perspective. *Am J Respir Crit Care Med.* 2017;196:1249–1254.
7. Idiopathic Pulmonary Fibrosis Clinical Research Network, Raghu G, Anstrom KJ, King TE Jr, et al. Prednisone, azathioprine, and N-acetylcysteine for pulmonary fibrosis. *N Engl J Med.* 2012;366:1968–1977.

第 2 章

间质性肺疾病的影像学

评估间质性肺疾病(ILD)通常使用两种影像学检查,即胸部 X 线片和 HRCT。X 线片费用低,辐射剂量非常低,并且可以提供有关疾病进展和相关表现的有价值信息。在某些情况下,在适当的临床背景下,X 线片上存在的特征性表现可高度提示特定的诊断。例如,一个症状极少或没有症状且无暴露史的患者,以上叶分布为主的对称性双侧小叶和气管旁淋巴结肿大伴相关的 ILD,高度提示结节病。然而由于阴影的叠加,在大多数情况下 X 线片在 ILD 的鉴别诊断中作用有限。

HRCT 可以描绘正常和异常的间质,其解剖学细节与大体病理标本基本相似,并且已成为评估可疑 ILD 患者的首选影像学方式[1]。在某些患者中,在适当的临床背景下并经专家分析,HRCT 可以提供高度特异性的诊断,尤其是在普通型间质性肺炎(UIP)、淋巴管肌瘤病、朗格汉斯细胞组织细胞增生症及结节病[2]。当表现的特异性较差时,它可以提供整个双肺部疾病的类型和分布的整体观察,因此有助于病理学专家确定在活检标本上的表现是否真正代表了整个病变。HRCT 还有助于确定最佳的手术活检部位。建议外科医师与放射科医师讨论需要进行活检的最佳部位,以便对活动性疾病进行取样,并避开终末期肺部区域(蜂窝肺)(无法获取诊断)[3]。

CT 技术的两项技术优化,一是必须提高空间分辨率,二是确定 HRCT 薄层(通常为 1mm 左右)和采用高空间频率(锐化)算法的图像重建。层面越薄,空间分辨率越高。使用高空间频率算法而不是标准算法重建图像,降低了图像平滑度,使结构看起来更清晰,并提高了空间分辨率。当前,大多数胸部 CT 扫描都是在多探测器扫描仪上进行的,这些扫描仪可以在单次屏气期间对双肺部进行容积评估。尽管可以在这些扫描仪中常规获取 HRCT 图像,但在许多医学中心,放射科医师选择使用较厚的断层(通常为 3~5mm)和标准算法。这些较厚的断层可能有助于评估各种条件,但其无法提供解释 ILD 的特征所需的空间分辨率。

胸部 X 线片和 HRCT 对 ILD 的鉴别诊断是基于异常的类型和分布,以及是否存在相关的表现,例如,淋巴结肿大或胸腔积液[4,5]。ILD 可产生 6 种不同的异常放射学类型:小叶间隔增厚、网状影、囊肿型和蜂窝肺、结节型、磨玻璃影和实变。这些类型中的每一种都在 HRCT 上可见,并与特定的组织病理学表现相关。而胸部 X 线片上的外观通常是非特异性的,有时会引起误诊[6]。例如,X 线片上的网状影可能是平滑或不规则的线影、囊性空腔,或两者叠加的结果。此外,在约 10% 的 ILD 患者中,胸部 X 线片显示正常[7]。由于 X 线片的局限性,ILD 的影像学讨论将集中在 HRCT 上。

HRCT 上 ILD 的异常类型和鉴别诊断

小叶间隔增厚

在正常情况下,在 HRCT 上只能看到少量小叶间隔。小叶间隔大量可见几乎总是提示间质液体、细胞浸润或纤维化引起的隔增厚。

在 HRCT 上,最容易在肺周围看到小叶间隔增厚,长度为 1~2cm,勾勒出部分或整个肺小叶,并延伸到大致垂直于胸膜表面的胸膜(图 2.1)。在肺中央部位,隔增厚的小叶呈多边形拱形(图 2.1)。

在 HRCT 上,以小叶间隔增厚为主要或唯一间质异常的最常见疾病是间质性肺水肿和淋巴管癌(图 2.2)。在间质性肺水肿中,隔增厚通常是光滑的,然而在淋巴管癌,其可能为光滑或结节状的。但应注意的是,隔增厚也常与其他表现相关。在这些情况下,鉴别诊断更加复杂,并受相关表现的类型和分布的影响,

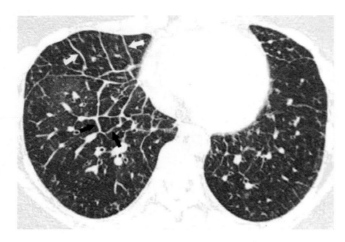

图 2.1 小叶间隔增厚。HRCT 显示增厚的小叶间隔为长 1~2cm、相隔 1~2cm 的线,延伸至胸膜(白箭),并呈多边形拱形(黑箭),勾勒出次级肺小叶。患者因液体过载而出现间质性肺水肿。淋巴管癌也可产生增厚的小叶间隔(与图 2.2 比较)。

最重要的是受临床病史的影响。例如,在间质纤维化患者中,常常可明显见到部分小叶隔增厚。在这些患者中,隔增厚通常不规则且往往是次要的表现,而网状影为主要的异常表现。

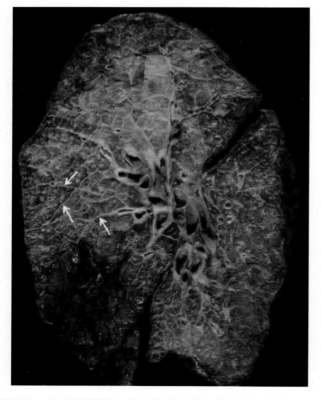

图 2.2 小叶间隔增厚。淋巴管癌患者小叶间隔增厚(箭)的大体照片。

网状影(或称网影)

网状影的特征是无数的、交织的线状致密影,其提示呈网状型(图 2.3)[8]。在 ILD 中,其通常是由小叶间隔的不规则增厚和不规则的小叶内线状致密影(其间隔仅数毫米)形成的。网状影通常反映次级肺小叶内的间质增厚。其最常由纤维化引起,但也可能见于其他情况。为了提示纤维化的存在,其一定与实质结构的扭曲、牵引性支气管扩张和牵引性细支气管扩张有关。结构扭曲的特征是支气管、血管、叶间裂或小叶间隔的异常移位。牵引性支气管扩张和细支气管扩张分别代表不规则支气管和细支气管扩张,由周围的肺纤维化收缩引起(图 2.4 和图 2.5)[8]。

囊肿型和蜂窝肺

HRCT 上的囊肿型是指存在多个圆形、含气的肺实质间隙,其有清晰的壁(图 2.6)[8]。因此,不同于囊肿的组织学定义,CT 定义的囊肿是任何圆形的空腔,周围环绕着上皮或纤维性壁。HRCT 术语通常用于描述在 LAM(图 2.7)或 LCH 患者中可见的扩大的薄壁呼吸气腔,以及在终末期纤维化患者中可见的更厚的蜂窝状囊肿。

HRCT 上的蜂窝肺特征是存在簇状的囊状呼吸气腔,具有厚的壁且直径通常为 3~10mm(图 2.8 和图 2.9)[8]。它通常位于胸膜下,并与其他纤维化表现包括网状影、牵引性支气管扩张和牵引性细支气管扩张相关。

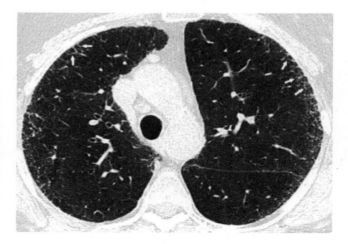

图 2.3 网状影。HRCT 显示在双肺的外周细小的、交织的不规则线(箭),间隔仅数毫米。该患者为轻度的 UIP。

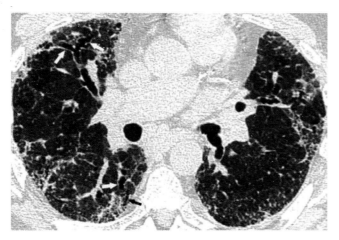

图 2.4　具有支气管扩张和细支气管扩张的网状影。HRCT 显示细小的交织的不规则线，形成网状型，主要发生在肺外周区域，与肺纤维化区域内的不规则扩张相关（牵引性支气管扩张）（白箭）。距胸膜数毫米处的扩张气道，代表了牵引性细支气管（黑箭）。该患者为特发性肺纤维化，呈现广泛的间质纤维化。

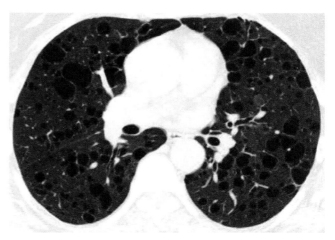

图 2.6　囊肿型。HRCT 显示多发的双侧散在的含气空腔，直径从数毫米到约 2cm 不等，且壁薄而光滑。此病例为 55 岁女性淋巴管肌瘤病患者。

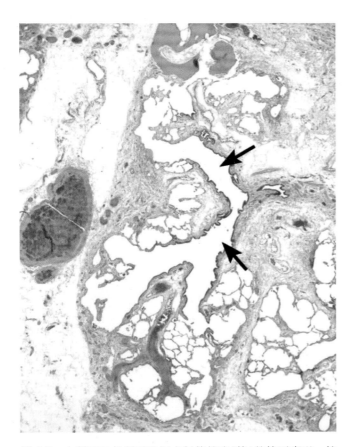

图 2.5　上例 UIP 的牵引性细支气管扩张（箭）的镜下表现。扩张的细支气管通过周围的纤维组织保持张开状态，并且不会向外周变窄。

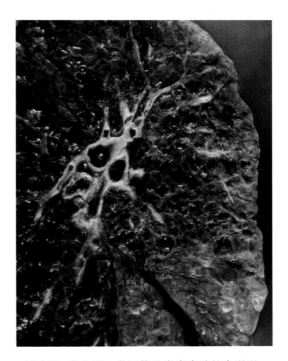

图 2.7　囊肿型。淋巴管肌瘤病囊肿的肉眼观。

结节型

　　ILD 的结节型特征是存在许多直径小于 1cm 的圆形致密影。它是由于肺实质性间质组织由大致呈球形的细胞性浸润或纤维组织扩张所致，或两者均有。在 HRCT 上，结节型分布可分为 3 种类型：淋巴管周围型、小叶中心型和随机分布型[8]。

　　HRCT 上的淋巴管周围型分布的特征是在肺内

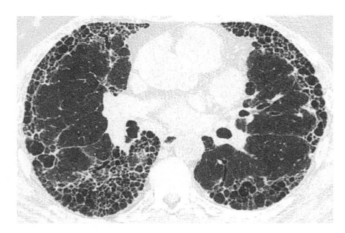

图 2.8 蜂窝肺。HRCT 显示双肺的胸膜下区域有多个成簇且具有完整壁的囊性气腔。本病例为终末期特发性肺纤维化。

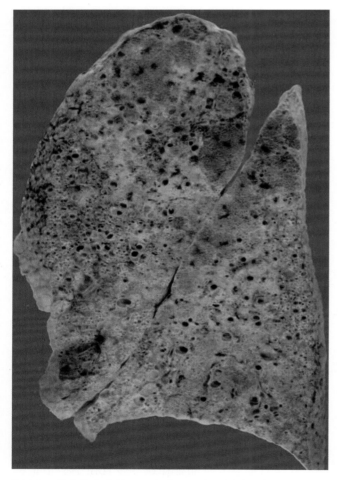

图 2.9 伴有蜂窝变的 UIP 肉眼观。广泛的周围蜂窝变表现为纤维壁囊肿，位于胸膜下，某些区域延伸到深部肺实质。

沿淋巴管道，即胸膜、小叶间隔、气道和血管分布为主（图 2.10）。以淋巴管周围分布为特征的 ILD，包括结节病（图 2.11）和癌症的淋巴管扩散。

由于小叶中心结节通常距胸膜、叶间裂、小叶间隔、大血管和支气管数毫米，在 HRCT 上可以识别出

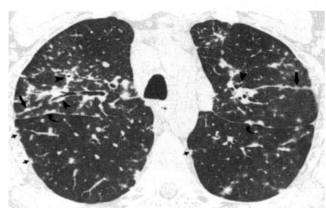

图 2.10 淋巴管周围分布的结节型。HRCT 显示双侧不规则小结节。结节主要沿小叶间隔（箭）、叶间裂（弯箭）、肋胸膜（短箭）和支气管（箭头）分布，呈淋巴管周围分布。

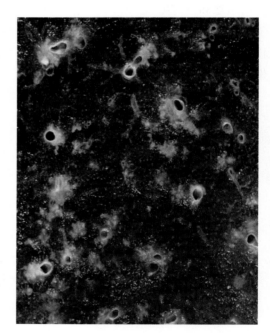

图 2.11 结节病的肉眼观。肉芽肿表现为小支气管血管束周围的白色小结节。

小叶中心结节影(图 2.12)。它们反映存在细支气管中心性 ILD 或细支气管炎。在过敏性肺炎和各种形式的细支气管炎中,包括呼吸性细支气管炎(RB)、呼吸性细支气管炎并间质性肺病(RB–ILD)和感染性细支气管炎,通常可见到小叶结节。

随机分布的结节是随机分布并累及肺和次级小叶结构的结节。随机分布的小结节最常见于粟粒性结核、粟粒性真菌感染和血行性肿瘤转移。

磨玻璃影

磨玻璃影由增浓的薄雾状且不遮盖其下的血管边缘的致密影构成(图 2.13)[8]。如果血管被遮盖,影像学上则称之为实变。磨玻璃影反映存在低于 CT 分辨率极限的异常。这是一种常见的非特异性类型,可能由呼吸气腔的部分充填、间质增厚(由液体、细胞或纤维化引起)、部分肺泡的肺不张、增多的毛细血管容量所致,或这些异常因素的组合所致。

实变

HRCT 上的实变是指肺实质衰减的均匀增加,遮盖血管的边缘和气道壁(图 2.14)[8]。通常,它反映组织病理学的实变,即存在渗出液或替代肺泡空气的物质,从而使肺部实性化。但是,有时它也可能是由严重的间质性疾病引起的,例如,结节病(假性肺泡结节病)。

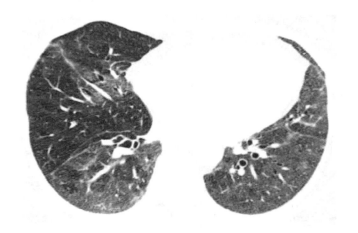

图 2.13　磨玻璃型。HRCT 显示双侧不对称的薄雾状致密影,不遮盖其下的血管边缘。本病例为 49 岁女性,患有胶原蛋白血管疾病和 NSIP。

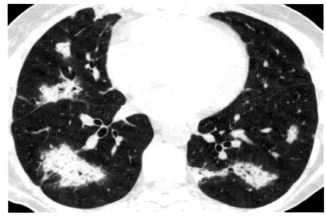

图 2.14　实变。CT 图像显示了衰减均匀增加的双侧斑块区域,遮盖其下的血管。本病例为 49 岁女性患者,患有机化性肺炎。

（阳云平　译）

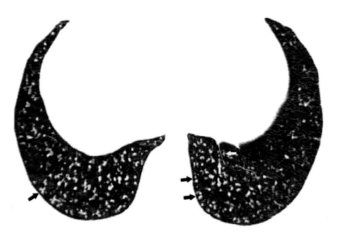

图 2.12　中心小叶分布的结节型。HRCT 表现为双侧小结节,聚集在距胸膜(黑箭)和小叶间隔(白箭)数毫米处,特征为小叶中心分布。患者为 20 岁女性,患有感染性细支气管炎。

参考文献

1. Walsh SL, Hansell DM. High-resolution CT of interstitial lung disease: a continuous evolution. *Semin Respir Crit Care Med.* 2014;35:129–144.
2. Sundaram B, Chughtai AR, Kazerooni EA. Multidetector high-resolution computed tomography of the lungs: protocols and applications. *J Thorac Imaging.* 2010;25:125–141.
3. Quigley M, Hansell DM, Nicholson AG. Interstitial lung disease—the new synergy between radiology and pathology. *Histopathology.* 2006;49:334–342.

4. Jawad H, Chung JH, Lynch DA, et al. Radiological approach to interstitial lung disease: a guide for the nonradiologist. *Clin Chest Med.* 2012;33:11–26.

5. Nishino M, Itoh H, Hatabu H. A practical approach to high-resolution CT of diffuse lung disease. *Eur J Radiol.* 2014;83:6–19.

6. Grenier P, Valeyre D, Cluzel P, et al. Chronic diffuse interstitial lung disease: diagnostic value of chest radiography and high-resolution CT. *Radiology.* 1991;179:123–132.

7. Epler GR, McLoud TC, Gaensler EA, et al. Normal chest roentgenograms in chronic diffuse infiltrative lung disease. *N Engl J Med.* 1978;298:934–939.

8. Hansell DM, Bankier AA, MacMahon H, et al. Fleischner society: glossary of terms for thoracic imaging. *Radiology.* 2008;246:697–722.

第 3 章

间质性肺疾病活检的选择与处理

适宜评估间质性肺疾病的活检类型

电视胸腔镜外科手术(VATS)与开胸肺活检:低倍镜结构是许多间质性肺疾病(ILD)诊断的关键,并且 ILD 的诊断特征可能散布在肺实质中。两者组合可提供一个大的活检标本,因此,ILD 的金标准是 VATS 和开胸肺活检(经常统称为"外科肺活检"),因为这些标本提供了较大的检查区域。但是,VATS 和开放式活检要求标本必须具有足够大的尺寸。我们建议活检标本的最小直径应至少为 4cm 长和 2cm 深。使用现代外科缝合器,通常可获得 7cm 或 8cm 长度的活检标本。

经皮肺穿刺活检:经皮肺穿刺活检倾向应用于诊断肿块性病变,除了结节性机化性肺炎[OP,细支气管炎闭塞性机化性肺炎(BOOP)、隐源性机化性肺炎]及朗格汉斯细胞组织细胞增生症,ILD 不是肿块性病变,因此,穿刺活检并不适用于 ILD。穿刺活检偶尔在朗格汉斯细胞组织细胞增生症取得成功[1]。

有时会在穿刺活检中见到类似 OP 的图像(见第 5 章和图 3.1),但因为不可能确定 OP 是否为唯一病变或代表其他病变周围的反应,诸如肿瘤或脓肿(经统计,后者的可能性更大),所以应报告为非特异性(见第 5 章)。

同样,纤维化间质性肺炎[如普通型间质性肺炎(UIP)、慢性过敏性肺炎(HP)或纤维化非特异性间质性肺炎(NSIP)]也不会形成肿块。看上去像纤维化 NSIP、慢性 HP 或 UIP(图 3.2 和图 3.3,并见第 6、7、12 章)的图像应报告为非诊断性的。正如显示 OP 的穿刺活检仅显示陈旧致密纤维化,一个穿刺的活检标本可能取自一个瘢痕,同时也很可能代表肿瘤周围的纤维化反应。我们建议不要将这些图像报告为 OP 或"间质性纤维化",因为这样的诊断很容易被误解为是特异

性的。

经支气管镜钳夹活检:在假定的 ILD 患者中,经支气管镜钳夹活检(我们将其简称"经支气管活检")是临床医师和病理医师之间争论的常见原因。在此情况下,经支气管活检的作用有限[2,3],并且可以分为 3 种类别:高可靠性–高阳性率,即经支气管活检的诊断是准确的,并且感兴趣的特征在肺内足够多,很可能通过经支气管活检发现;高可靠性–低阳性率,即感兴趣的特征是特异性的,但散在于肺部(图 3.4 和图 3.5),通过经支气管活检很可能不会被发现;低可靠性,即经支气管活检中发现的特征可能会引起误解[3]。这些类别总结于表 3.1 至表 3.3 和图 3.4 至图 3.9。

这些规则不是绝对的,需要在临床背景中进行分析。OP 的图像在经支气管活检中是常见的(图 3.6 和图 3.7),因此,在许多情况下都可以观察到 OP,在经支气管活检中是否具有临床意义,需要临床医师、病理医师和放射科医师进行会诊[2-4],更多信息可参见第 5 章。偶尔,亚急性 HP 可通过经支气管活检诊断(见图 12.44 和图 12.45),但前提是存在典型的病理学特征且临床和放射学特征符合过敏性肺炎。同样,在急性间质性肺炎(AIP)的情况下,发现弥漫性肺泡损伤可能很有价值,但必须再次仔细检查,因为在经支气管活检中显示 OP 或弥漫性肺泡损伤的标本很可能遗漏了相邻的重要病变。

因此,仅表现出间质性炎症(图 3.8)和(或)间质性纤维化(图 3.9)的经支气管活检没有特异性[3,4],并且可能具有很大的误导性(如图 3.8)。经支气管穿刺活检中通常会出现塌陷伪影,可能产生间质性纤维化假象的伪影且含有支气管壁(取决于切割),更加类似于间质性纤维化。

我们建议此类病理标本应报告为非诊断性。我们建议不要在诊断中使用"慢性间质炎症"或"间质性纤

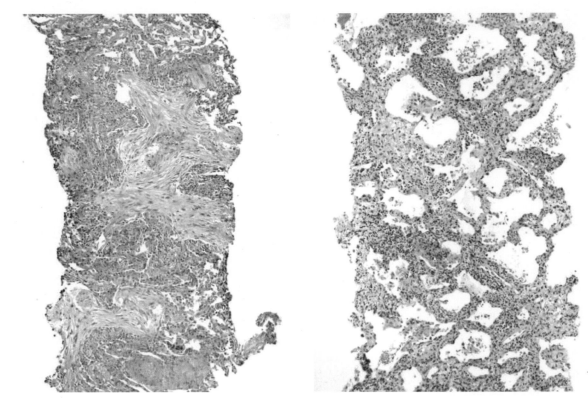

3.1

3.2

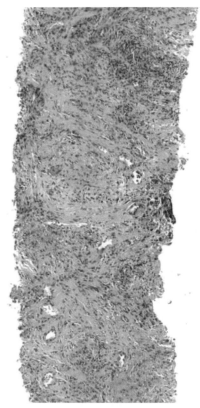

3.3

图 3.1 至图 3.3　经皮肺穿刺活检中类似 ILD 的表现。图 3.1 显示了 OP 的图像。图 3.2 显示类似富于细胞型 NSIP 的图像，图 3.3 显示伴有慢性炎症的致密纤维化。穿刺针活检是为诊断肿块病变而设计的，这里的图像没有一个有诊断意义。我们建议将这些图像报告为"非特异性表现"，以避免误解。

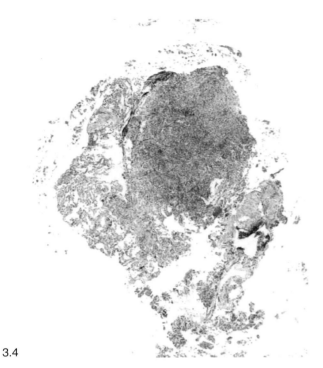
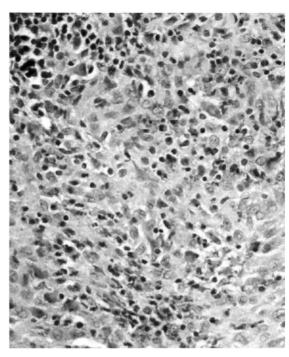

3.4　　　　　　　　　　　　　　　　　　　　　　　　3.5

图 3.4 和图 3.5　经支气管活检的朗格汉斯细胞组织细胞增生症的低倍镜和高倍镜图像。在这种情况下，经支气管活检有时对 ILD 有价值。如果发现特异性病变，则可诊断。

维化"这样的术语，因为临床医师倾向于将这些词汇解释为 ILD 的诊断。

《2011 年普通型间质性肺炎(UIP)/特发性肺纤维化(IPF)指南》[5]不建议使用经支气管活检诊断 UIP/IPF，并且在 2018 年的指南[6]中仍然维持该建议。然

而，患者很可能符合 UIP 临床和影像学标准，部分医师认为在有多学科讨论结论的情况下，应用经支气管活检至少可以诊断 UIP/IPF[7]。即便在此情况下，经支气管镜肺活检不太可能完成 UIP 与慢性 HP 的鉴别[8]（见第 5 章和第 12 章），即其形态学、临床、影像学相

表 3.1
经支气管活检的高可靠性－高阳性率诊断
恶性肿瘤
移植排斥
结节病
感染(有培养结果)

表 3.2
经支气管活检的高可靠性－低阳性率诊断
朗格汉斯细胞组织细胞增生症
肺泡蛋白沉积症
淋巴管肌瘤病
慢性嗜酸性粒细胞性肺炎
具有诊断意义且高度特异性的任何微小病变

表 3.3
经支气管镜活检的低可靠性诊断
1.特发性间质性肺炎
• UIP
• 脱屑性间质性肺炎/呼吸性细支气管炎并间质性肺疾病/呼吸性细支气管炎并纤维化
• NSIP
• OP(在临床和影像学符合的情况下偶尔准确)
2.类似于特发性间质性肺炎
• 类似石棉肺沉着病部分肺尘埃沉着病
• 间质性肺炎样药物反应
3.HP
• 在临床和影像学符合的情况下偶尔可经支气管活检诊断
4.ARDS/AIP
• 在临床和影像学符合的情况下偶尔可经支气管活检诊断
5.根据低倍镜结构诊断的任何病变

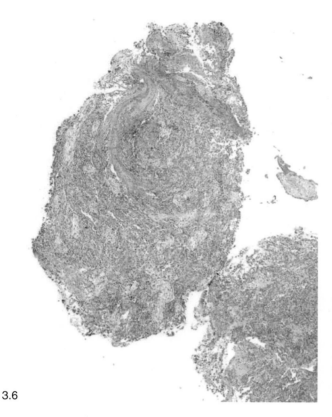

3.6

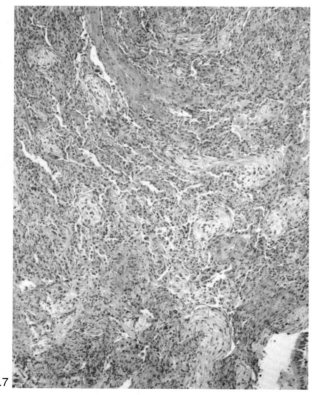

3.7

图 3.6 和图 3.7　经支气管活检的 OP 的低倍镜和高倍镜图像。如果临床和影像学检查结果符合，则经支气管活检的 OP 可能具有诊断意义。但它通常是非特异性反应类型，被视为其他病变的一部分。

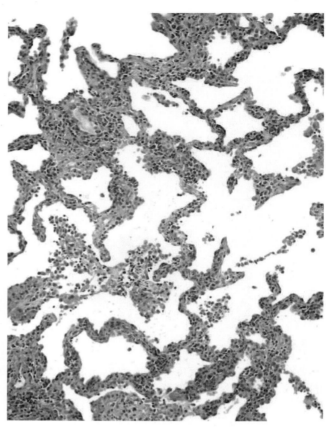

图 3.8　经支气管活检的慢性间质性炎症。其表现几乎总是非特异性的，不应诊断为慢性间质性炎症。本例标本是从韦格纳肉芽肿的结节性病变的边缘获取的，此情形不是任何形式的 ILD。

似，但其治疗不同。

已有提议通过基因分析[9]，经支气管活检可用于为 ILD 分类提供材料，特别是 UIP 对其他 ILD。本方法在将来可能会变得更有价值，但现在仅是一个研究工具。

经支气管冷冻肺活检：通过在经支气管镜插入直径 2mm 的可弯曲冷冻探头进行经支气管冷冻肺活检操作。冷冻探头快速冷冻数秒钟，然后拉回探头黏附的组织[10]。

冷冻活检标本的潜在优点如下：①该组织标本可比传统的经支气管活检取得的标本要大很多（图3.10）。报道中的组织块的直径超过 0.5cm 且面积可达 64mm²，但在实践中，操作者之间存在相当大的差异，组织块常常比这些数据小得多[10]。②与传统的钳夹活检相比，冷冻活检标本组织不会塌陷且更易解析（图 3.11）。③该操作死亡风险虽低但真实存在，如果

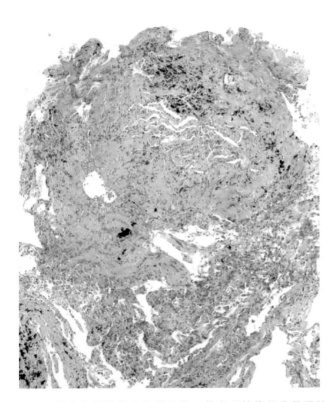

图 3.9 经支气管活检中的纤维化。其表现始终是非特异性的,不应将其称为"间质性纤维化",因为会被误认为这是 ILD 的一种。本例更深部位的切片显示纤维化,实际上是部分支气管壁。

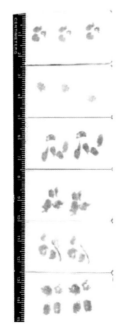

图 3.10 一系列成功冷冻肺活检标本的大小对比。(Courtesy of Dr.Thomas Colby.)

诊断准确,冷冻肺活检后可避免 VATS 活检。该操作的缺点是,发生严重肺出血的概率相对较高,可危及生命,以及气胸的发生率也相当高[11]。

最近一篇综述称,ILD 的冷冻肺活检对 ILD 的诊断阳性率达 80%[12],但这个数据可能存在误导性。对于有特异性病变的某些疾病具有诊断性, 例如,OP、淀粉样变或朗格汉斯细胞组织细胞增生症,如果取到了目标区域的病变,冷冻肺活检确实可以提供准确诊断[13]。然而,当涉及主要由低倍镜结构确定的疾病时,现有的资料则存在争议(Johannson 等的综述[11])。例如,Fruchter 等[14]报告 75 例患者中 73 例的特异性诊断,但是其中的 22 例冷冻肺活检报告为"间质性纤维化",同时另外 2 例是正常的,实际特异性比例为 68%。

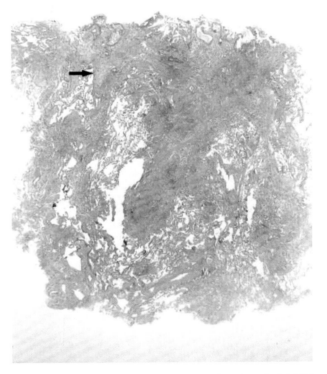

图 3.11 冷冻肺活检标本的 UIP 图像。箭示为一个成纤维细胞灶。同时注意膨胀相对较好的肺实质。虽然该图像看起来像 UIP, 目前还不清楚冷冻肺活检是否可以准确鉴别 UIP 和伴有 UIP 图像的慢性 HP 区分开的准确程度。(Reprinted from Colby TV ,Tomassetti S,Cavaza A ,et al.Transbroncjial cryobiopsy in diffuse lung disease:update for the pathologist.*Arch Pathol Lab Med.* 2017;141:891–900 with permission from Archives of Pathology & Laboratory Medicine. Copyright 2017 College of American Pathologists)

此外,关于针对纤维化间质性肺炎(如 UIP)的诊断准确性,很大程度上未经验证。一项小型研究[15]直接比较了同一患者的冷冻活检和 VATS 活检,并报告了 12/13 病例的一致性。然而,新近一项报告比较了 21 例 ILD 患者的冷冻肺活检与 VATS 活检发现,两种标本的病理学诊断一致性仅为 38%。并且,VATS 活检诊断与多学科讨论之间的一致性远高于冷冻肺活检;事实上,21 例患者中的 11 例,相比采用冷冻肺活检的诊断结果,VATS 活检诊断导致了不同的治疗方案[16]。

因为一些结构问题,如区分 UIP 和慢性 HP,可能会存在相当多的形态学重叠,并且细支气管周围存在纤维化是非常重要的(见第 12 章),冷冻肺活检标本仍然太小而没有价值。我们建议,当低倍镜结构是主要诊断标准时,报告冷冻肺活检标本时应慎之又慎。

VATS 活检和开胸肺活检标本的处理

肺实质塌陷使手术肺活检的解析变得困难(图 3.12 和图 3.13),并产生间质炎症假象,甚至可能类似弥漫性间质纤维化(见图 24.30 至图 24.33)。如前所述,经支气管活检无法避免塌陷,这是此类活检通常不适用于诊断 ILD 的另一个原因。但是,可以通过对 VATS 和开胸肺活检标本进行膨胀来避免与实质性塌陷相关的误读(图 3.14),我们建议所有此类活检标本都应使用小注射器常规进行固定剂膨胀(表 3.4)[17]。美国胸科学会(ATS)/欧洲呼吸学会(ERS)的最新 UIP 指南均已明确推荐 VATS 活检标本膨胀[6]。穿刺针可穿过任何部位的胸膜;如果活检标本包含小叶间隔,则只有一部分标本会膨胀,但只需移动针头即可解决此问题。膨胀后,要将整个标本放入固定液中。

使用该技术时,必须从手术室接收新鲜标本,因为即使短暂的固定也会影响随后的膨胀。标本膨胀后,固定时间可以任意延长,从 1 小时到一整夜。低倍镜结构是诊断许多 ILD 的关键,因此活检标本应被切割成可供堵塞和切割的最大面;因为小碎片会掩盖低倍镜结构,所以避免将活检标本切成小碎片。

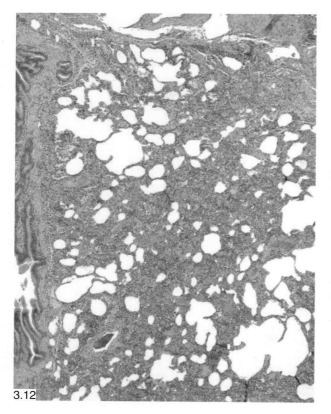

3.12

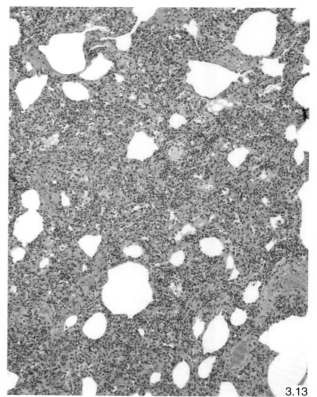

3.13

图 3.12 和图 3.13　完全塌陷的手术肺活检标本。圆形气腔提示活检标本已塌陷(见第 24 章)。该活检标本是无法解析的。我们建议使用本章所述的方法对所有手术肺活检标本进行膨胀,以避免此问题。

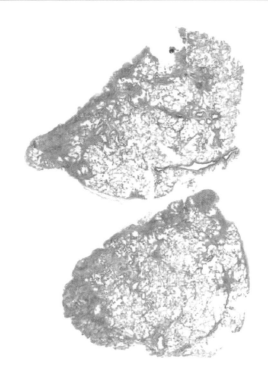

图 3.14　膨胀的手术肺活检标本。即使在扫描镜下，对于 UIP 的诊断也显而易见。

表 3.4
VATS 和开胸肺活检标本的膨胀操作
必须从手术室接收新鲜标本
使用小注射器和小号针(20G 或更小)注射固定剂,缓慢膨胀
将膨胀标本放入固定液最少 1 小时
切割出最大的可堵塞面

虽然 VATS 活检标本的数量/部位及大小本身都不是问题,但在病理医师权限内,与胸外科医师讨论此话题还是有价值的。VATS 活检标本应有合适的大小,至少应为 4cm 长和 2cm 深[6]。单次 VATS 活检可能仅对蜂窝肺进行采样,因此无法进行明确的诊断。同样,取自不同肺叶的活检标本可显示不同的类型,比如在慢性 HP 中,一个肺叶可能像 UIP,但另一个肺叶有典型的细支气管周围纤维化(见图 12.33 和图 12.34)。如果无临床禁忌,该问题的解决方案是常规活检 2~3 个不同的肺叶,并且最新的 IPF 指南推荐不止在一个部位进行活检[6]。

ILD 活检冷冻切片的处理

由于冰冻切片中的塌陷肺实质使解析十分困难,一般不建议使用 ILD 的冷冻切片;这条原则的两种例外是 AIP/ARDS 和严重纤维化 ILD 患者,因为这两种疾病的肺实质不会塌陷。尽管如此,如果冷冻切片完全必要, 楔形标本的膨胀方式应类似于表 3.4 中所述,但应使用 OCT™ 或类似的冷冻切片介质和盐水的 50:50 混合物(直接 OCT 不会穿过针头)[18]。然后可以将标本的一部分冷冻并切割,将余下的标本直接放入固定液中。该方法避免了人为塌陷,这种人为塌陷在冷冻切片中甚至比在石蜡切片中更难解析。

楔形和整叶/全肺标本的处理

多数大型楔形活组织检查、多数肺叶切除术和肺切除术均适用于诊断肿瘤,当然要排除移植肺。这类标本可能带有 ILD,我们认为,对于肿瘤性或非肿瘤性肺疾病,所有标本都应膨胀,因为人为塌陷产生的解析问题与小标本一样多。如果有合适的支气管,则用连接固定液罐的管道和塑料接头通过支气管膨胀。膨胀后,夹紧支气管,并将整个标本放入固定液。对于没有支气管的楔形标本, 可以使用 50mL 注射器和大号针头(14G 至 18G),尽可能多将针头穿过胸膜的位置,以使整个标本膨胀。无须特定的充气压力。通常将切割的标本固定一整夜,然后进行烘烤(见图 2.2 和图 2.9)。

(阳云平　译)

参考文献

1. Mukhopadhyay S, Eckardt SM, Scalzetti EM. Diagnosis of pulmonary Langerhans cell histiocytosis by CT-guided core biopsy of lung: a report of three cases. *Thorax.* 2010;65:833–835.
2. Raghu G, Rochwerg B, Zhang Y, et al.; American Thoracic Society; European Respiratory society; Japanese Respiratory Society; Latin American Thoracic Association. An Official ATS/ERS/JRS/ALAT Clinical Practice Guideline: treatment of idiopathic pulmonary fibrosis. An update of the 2011 clinical practice guideline. *Am J Respir Crit Care Med.* 2015;192:e3–e19.
3. Churg A. Lung biopsy, lung resection, and autopsy lung specimens: handling and diagnostic limitations. In: Churg A,

Myers J, Tazelaar H, Wright JL, eds. *Thurlbeck's Pathology of the Lung*. 3rd ed. New York, NY: Thieme Medical Publishers; 2005:95–108.

4. Wall CP, Gaensler EA, Carrington CB, et al. Comparison of transbronchial and open biopsies in chronic infiltrative lung diseases. *Am Rev Respir Dis.* 1981;123:280–285.

5. Raghu G, Collard HR, Egan JJ, et al.; ATS/ERS/JRS/ALAT Committee on Idiopathic Pulmonary Fibrosis. An official ATS/ERS/JRS/ALAT statement: idiopathic pulmonary fibrosis: evidence-based guidelines for diagnosis and management. *Am J Respir Crit Care Med.* 2011;183:788–824.

6. Raghu G, Remy-Jardin M, Myers JL, et al. American Thoracic Society, European Respiratory Society, Japanese Respiratory Society, and Latin American Thoracic Society. Diagnosis of idiopathic pulmonary fibrosis. An Official ATS/ERS/JRS/ALAT Clinical Practice Guideline. *Am J Respir Crit Care Med.* 2018;198:e44–e68.

7. Sheth JS, Belperio JA, Fishbein MC, et al. Utility of transbronchial vs surgical lung biopsy in the diagnosis of suspected fibrotic interstitial lung disease. *Chest.* 2017;151:389–399.

8. Wells AU, Antoniou KM. The genomic detection of usual interstitial pneumonia from transbronchial biopsy tissue: a dress rehearsal for the future? *Ann Am Thorac Soc.* 2017;14:1632–1633.

9. Pankratz DG, Choi Y, Imtiaz U, et al. Usual interstitial pneumonia can be detected in transbronchial biopsies using machine learning. *Ann Am Thorac Soc.* 2017;14:1646–1654.

10. Colby TV, Tomassetti S, Cavazza A, et al. Transbronchial cryobiopsy in diffuse lung disease: update for the pathologist. *Arch Pathol Lab Med.* 2017;141:891–900.

11. Johannson KA, Marcoux VS, Ronksley PE, et al. Diagnostic yield and complications of transbronchial lung cryobiopsy for interstitial lung disease. A systematic review and meta-analysis. *Ann Am Thorac Soc.* 2016;13:1828–1838.

12. Iftikhar IH, Alghothani L, Sardi A, et al. Transbronchial lung cryobiopsy and video-assisted thoracoscopic lung biopsy in the diagnosis of diffuse parenchymal lung disease. A meta-analysis of diagnostic test accuracy. *Ann Am Thorac Soc.* 2017;14:1197–1211.

13. Ussavarungsi K, Kern RM, Roden AC, et al. Transbronchial cryobiopsy in diffuse parenchymal lung disease: retrospective analysis of 74 cases. *Chest.* 2017;151:400–408.

14. Fruchter O, Fridel L, El Raouf BA, et al. Histological diagnosis of interstitial lung diseases by cryo-transbronchial biopsy. *Respirology.* 2014;19:683–688.

15. Hagmeyer L, Theegarten D, Treml M, et al. Validation of transbronchial cryobiopsy in interstitial lung disease—interim analysis of a prospective trial and critical review of the literature. *Sarcoidosis Vasc Diffuse Lung Dis.* 2016;33:2–9.

16. Romagnoli M, Colby TV, Berthet JP, et al. Poor concordance between sequential transbronchial lung cryobiopsy and surgical lung biopsy in the diagnosis of diffuse interstitial lung diseases. *Am J Respir Crit Care Med.* 2019;199(10):1249–1256.

17. Churg A. An inflation procedure for open lung biopsies. *Am J Surg Pathol.* 1983;7:69–71.

18. Gianoulis M, Chan N, Wright JL. Inflation of lung biopsies for frozen section. *Mod Pathol.* 1988;1:357–358.

第 4 章

急性间质性肺炎

命名问题

对于临床医师来说,"急性肺损伤"是一种轻型的急性呼吸窘迫综合征(ARDS),不过该术语现在已被淘汰(表4.1,并见后文)。尽管如此,Katzenstein[1]提出,"急性肺损伤"可以既指弥漫性肺泡损伤(DAD)、急性间质性肺炎(AIP)和许多临床 ARDS 病例的病理表现,也指机化性肺炎的一种形式[OP,也称为闭塞性细支气管炎机化性肺炎(BOOP)或隐源性机化性肺炎(COP),见第 5 章]。

部分病理学家在活检中诊断出"急性肺损伤",我们建议避免使用"急性肺损伤"作为病理学术语有两个原因:①可使临床医师感到困惑。②ARDS/AIP/DAD 和 OP 的临床和影像学特征及预后和治疗也有很大不同。尽管有时在形态学上有一些重叠,但大部分 DAD 和 OP 可以在显微镜下区分(见后文)。在比较少见的情况下,活检尚不能明确区分时,请咨询放射科医师,通常可解决该问题,因为 OP 往往主要表现为支气管周围血管和周围实变(见图5.1 和图5.2),而 DAD 影像通常会导致广泛的磨玻璃影和下垂部位的

表 4.1

按 PaO₂/FiO₂ 划分 ARDS 严重度的过去和当前定义

1994年美国欧洲共识会议
急性肺损伤:$PaO_2/FiO_2 < 300mmHg$($1mmHg \approx 0.133kPa$)
ARDS:$PaO_2/FiO_2 < 200mmHg$

柏林标准 2012[2]
轻度 ARDS:PaO_2/FiO_2 200~300mmHg
中度 ARDS:PaO_2/FiO_2 100~200mmHg
重度 ARDS:$PaO_2/FiO_2 \leq 100mmHg$

实变(见影像特征部分)。同时临床情况也有所不同:DAD 通常有急性病程,突然发作和严重的低氧血症,而 BOOP 的病程通常为数周至数月,通常伴有全身症状,例如,发热及中度的低氧血症。

陈旧的临床术语"急性肺损伤"现在已由分级方案[2]代替,在分级方案中,ARDS 的严重性由 PaO_2/FiO_2(动脉血氧分压/吸入氧气浓度)的氧合指数决定,并且这个定义也适用于 AIP(表4.1)。

定义

历史上,AIP 是首先由 Hamman 和 Rich 在 20 世纪 30 年代描述的,多年来,所谓的"Hamman–Rich 综合征"与通常的普通型间质性肺炎(UIP)之间一直存在混淆[3]。现代术语"急性间质性肺炎"由 Katzenstein 等提出[4]。

就最简单的层面而言,AIP 只是特发性 ARDS,即没有已知诱因的 ARDS(尤其是病理性 DAD)患者。但是,许多最终被诊断为 AIP 的患者都有上呼吸道感染(URI)病史,并且大多数 AIP 病例很可能是病毒感染的表现。除了病史,AIP 不能在临床、放射学或病理学上与任何其他原因的 ARDS/DAD 进行区分(表4.2)。

近年来,有一种趋势是将 AIP 术语用于患有 ARDS/DAD 的典型临床表现但已知病因的患者[5,6],例如,合法或非法用药,暴露于环境药物[7],甚至在灾难性抗磷脂抗体综合征中肺部受累[8]。我们认为,这种用法会使 AIP 的整个概念毫无价值(因为 AIP 和 ARDS 之间不再存在区别),并且可能不利于患者的治疗,因为停药或去除外源性暴露对于预防此类患者的复发性疾病显然很重要。当活检本存在 DAD 并且已知其病因时,此类病理应报告为"继发于……弥漫性肺泡损伤"。

表 4.2
DAD 病理表现的原因

特发性代表"急性间质性肺炎"

感染

- 脓毒症(通常是革兰阴性细菌)
- 病毒性、真菌性、肺孢子菌性肺炎
- 重症细菌性肺炎

吸入胃内容物(酸性)

吸入有毒气体

- 吸烟、氧气、各种烟雾和化学物质

休克

肺外伤和头部外伤

代谢紊乱

- 胰腺炎,尿毒症

高暴露于变应原

- 急性嗜酸性粒细胞性肺炎

药物反应

脂肪和羊水栓塞

胶原血管疾病(如"狼疮性肺炎")

近乎淹溺

静脉或淋巴管造影剂

弥漫性肺出血(有时与 ARDS 的临床表现相关)

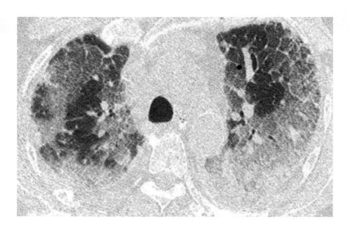

图 4.1 急性间质性肺炎。上叶水平的 HRCT 图像显示双肺几乎完全变白。异常影像含广泛的双侧磨玻璃影和斑片状实变区,主要累及下垂的肺区域。该病例为 86 岁男性患者。

临床表现

AIP 患者出现严重的低氧性呼吸衰竭,有时会在 URI 后数周内发生;但是,严重的呼吸困难通常会持续数天。根据定义,此类患者没有证据表明感染,也没有其他易患 ARDS 的疾病[9]。

影像特征

影像表现是 DAD 的表现[10]。急性期或渗出期的 HRCT 的特征为双侧磨玻璃影和进行性实变(图 4.1)。通常正常肺与受累区域之间存在明显的界限,从而导致一个地图样外观。实变可能是斑片状的或融合的,并且往往主要累及下叶的下垂部位(图 4.1)。支气管血管束的扭曲和支气管扩张发生在增生期。纤维化期的特征是出现网状、结构扭曲、牵引性支气管扩张,并且在某些病例中还伴有蜂窝肺。

病理特征

尽管最初对 AIP[4]的描述说明了类似间质性病变的图像(因此得名,之后在关于特发性间质性肺炎的出版物中也包括了 AIP;见第 1 章),但 AIP 的病例可以显示出普通 ARDS/DAD 中所见的任何病理类型,因为它们在形态上无法区分,我们在本章也阐明了 AIP 和 ARDS 的情况。

尸检时,来自 AIP 患者的肺通常很重,每个通常超过 1000g,还非常结实,并且在固定的膨胀和切开的肺中表现出正常的细颗粒表面消失(图 4.2)。

在显微镜下,AIP/DAD 可分为急性期或渗出期,机化期或增生期,以及纤维化期(表 4.3)。急性期的特征是有易于识别的透明膜(图 4.3 和图 4.4),但是机化期显示出很多类型(图 4.5 至图 4.17),当图像是呼吸性细支气管或肺泡管内肉芽组织栓之一时,可能与 OP 混淆(图 4.7)。表 4.4 提供了在模棱两可的情况下,区分 DAD 和 OP 的一些线索(图 4.7 至图 4.10)。一个有用的观点是,在 OP 中,肉芽组织栓往往具有明显的边界,并通常与其下的肺实质分离,而在 DAD 中,肉芽组织栓通常融入周围的肺实质中(图 4.8 和图 4.9)。但是,机化性 DAD 可能具有与 OP 无法区分的区域(图 4.7)。

尽管名称如此,AIP/DAD 中的肉芽组织从不是真正的间质性,而实际上这种外观是由实质塌陷引起的伪影(图 4.12 和图 4.13)。鳞状上皮化生在 OP 中很少

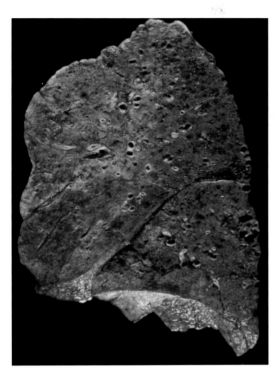

图 4.2 DAD 的尸检肉眼观。注意正常表面颗粒消失。此肺重达 1000g,为 DAD 常见表现。

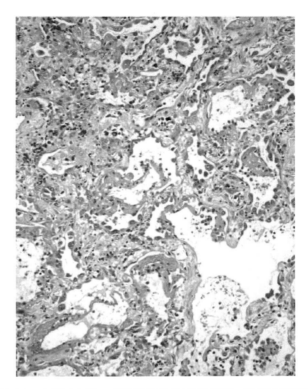

图 4.3 与图 4.1 同一 AIP 病例的 DAD 渗出期。注意透明膜和非常大的反应性肺泡内衬细胞。此处还有肺实质塌陷。本章说明的所有显微镜下表现可以在任何原因的 DAD 中见到,包括 ARDS 和 AIP 在内。

表 4.3
AIP(DAD)的显微镜下特征

急性(渗出)期(损伤后 1~6 天)
肺细胞、内皮细胞坏死
肺泡管中的透明膜
肺泡实质塌陷
弥漫性肺泡出血(在某些情况下)

机化(增生)期(通常损伤后早期的 2~3 天)
多种形态学类型
早期
- 透明膜机化
- 呼吸气腔的肉芽组织形成
- 鳞状化生

晚期
- 呼吸气腔肉芽组织的致密胶原化
- 肺泡管("环")纤维化
- "间质性肺炎"型=继发于肺实质塌陷的间质性外观肉芽组织

纤维化期(通常在机械通气数周后)
具有致密纤维化壁的囊性腔隙

见,并且这也是医师处理机化性 DAD 的一个很好的线索(图 4.18),肺实质的塌陷也仅留下呼吸细支气管和肺泡管开放(图 4.11)。

纤维化期的肺大体上表现为具有明显纤维化但壁非常薄的囊肿(图 4.19),微观上表现为伴纤维化囊肿但非常薄的壁(图 4.20)。该图像仅在机械通气使用数周后才能看到,但在现代机械通气中并不常见。

确定病因

临床医师通常有一个很好的想法,即有问题的病变在临床上是 AIP/ARDS,进行活检以试图找到一种特异的并有望治愈的病因。应当指出的是,ARDS 的临床实体在病理学上不仅仅包括 DAD;某些情况下证明是严重的肺炎或弥漫性出血或偶有其他病变[11]。然而,根据定义的 AIP 总是显示 DAD[9]。

当活检显示 DAD 时,表 4.5 列出了一系列可能

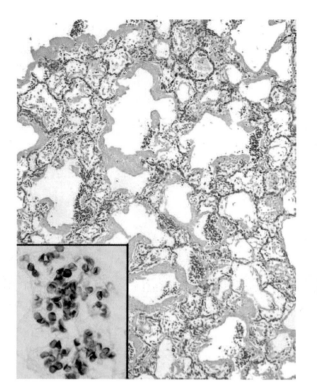

图 4.4　DAD 早期渗出期,以透明膜为主,但无肺实质塌陷。该例实际上是由肺孢子菌引起的(插图)。在苏木精–伊红染色中不会提示肺孢子菌存在,因此我们建议所有的 DAD 病例都用六亚甲基四胺银染色。

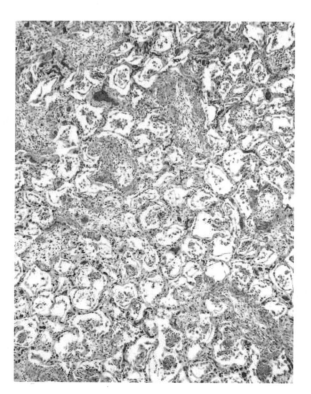

图 4.5　DAD 的早期机化期,伴有呼吸气腔中的肉芽组织栓。

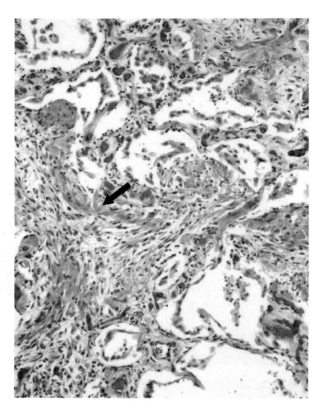

图 4.6　图 4.5 的高倍镜视野。注意肉芽组织中透明膜的残留(箭)。

提示病因的病理表现。肺孢子菌可以隐藏在 DAD 中(图 4.4),因此我们建议在所有情况下都进行真菌/肺孢子菌染色,即使在未知免疫功能低下的患者中也应如此。

诊断方法

　　可通过支气管活检获取透明膜。结合 ARDS/AIP 的临床和影像学依据,可以诊断 DAD,但始终存在此类活检遗漏病原体证据的风险。机化性 DAD 在经支气管活检中很难识别,并且很难与 OP 区分。虽然已有报道冷冻肺活检可提供诊断组织[12],但尚不清楚冷冻肺活检组织是否足够大以确定病原体。VATS 活检仍是金标准。

鉴别诊断

　　AIP/ARDS/DAD 的鉴别诊断列于表 4.6。UIP 的急性加重是发生呼吸困难的急性 (通常 30 天以内)恶化,并发生新的符合 ARDS/DAD 的弥漫性肺浸润[13,14]

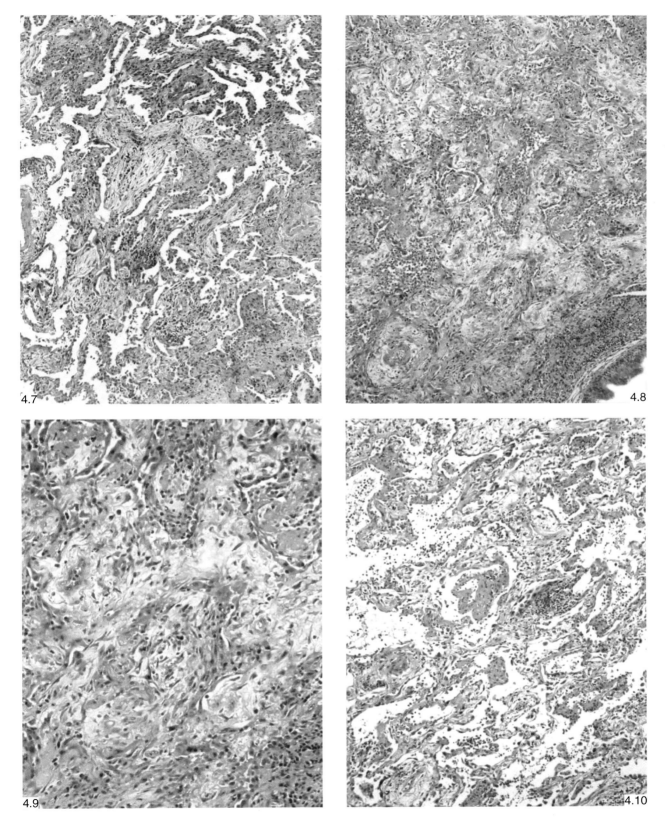

图 4.7 至图 4.10　4 幅图像均来自同一病例。图 4.7 为伴肺泡管中肉芽组织栓的机化性 DAD。图 4.7 无法与 OP 区别（见第 5 章），但是图 4.8 和图 4.9 显示了 OP 中未出现的机化类型（逐渐消失在周围肺实质的肉芽组织），图 4.10 显示了透明膜。找到如图 4.8 或图 4.10 所示区域是区分 OP 与机化性 DAD 的有用方法。

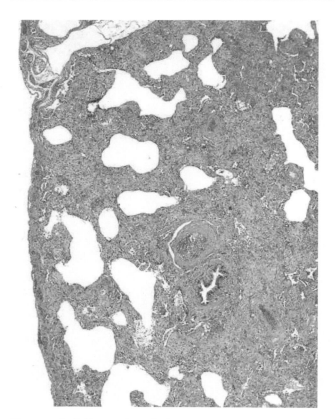

图 4.11 机化性 DAD 的肺实质塌陷。此图像是典型的 DAD,有助于区分机化性 DAD 与 OP。

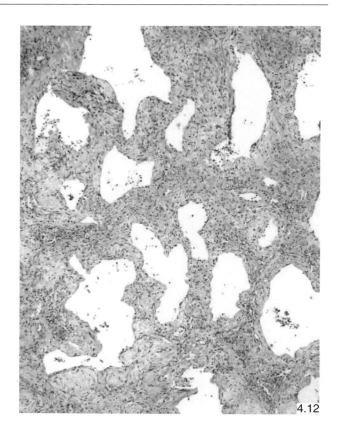

4.12

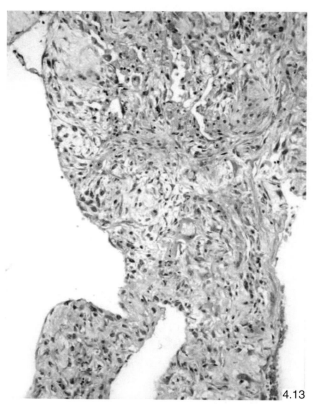

4.13

(图 4.21),且不能完全由心力衰竭和液体过载来解释。过去,从急性加重的定义中,特别要排除感染和其他特异性病因(如误吸),但最近的规范建议所有的病因均应包括,部分是因为感染常常很难证明,部分是因为所有病因临床情况都很相似[13,14]。影像学方面,急性加重显示弥漫的磨玻璃影和(或)实变,伴有潜在的纤维化证据(图 4.21)。显微镜下,急性病变看起来像在 UIP 上叠加的 DAD 或 OP[15](图 4.22 至图 4.25)。

在大多数急性加重病例中,已知患者具有基础的 UIP,但有时 UIP 首次以急性加重出现。诊断的重要微观线索是其下陈旧的致密纤维化的存在(图 4.22 和图 4.24),这些表现从来都不是 DAD 或 OP 的一部分。在最近经外科肺活检的 58 例 DAD 的系列病例中,有 12 例为 AIP,7 例为 UIP 急性加重[16]。

急性加重也偶尔在其他形式的纤维化间质性肺炎中发生,包括慢性过敏性肺炎(见第 12 章)、石棉沉着病(见第 22 章)、纤维化型非特异性间质性肺炎(NSIP)(见第 7 章)和脱屑性间质性肺炎(DIP)(见第 8 章)[17]。急性加重的相关内容将在第 6 章进一步讨论。

图 4.12 和图 4.13 1 例机化性 DAD 的"间质性"图像。这是 Katzenstein 在 AIP 中最初描述的图像。间质性图像实际上是由肺实质塌陷引起的伪影。

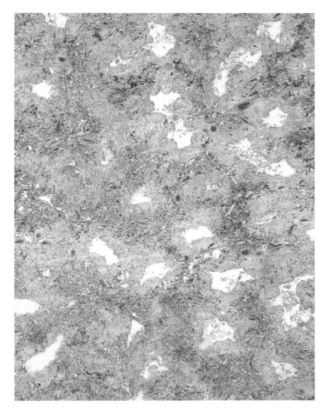

图 4.14　伴有肺泡管纤维化的机化性 DAD。这是 DAD 的一种机化类型。

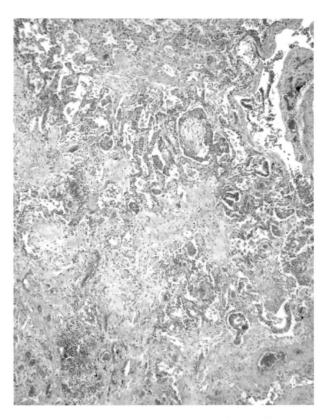

图 4.16　机化性 DAD 显示致密的呼吸气腔肉芽组织。

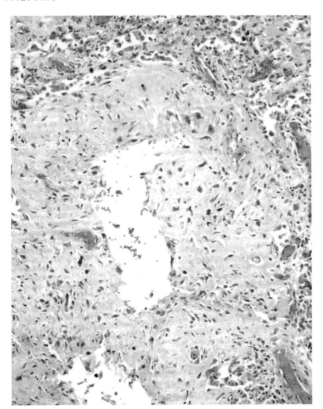

图 4.15　图 4.14 的高倍镜视图显示致密的纤维组织在肺泡管周围形成一个环。该病变代表透明膜的机化。

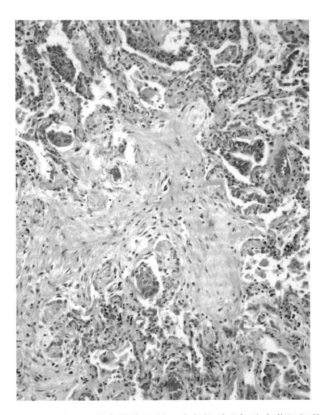

图 4.17　图 4.13 的高倍镜视野。致密的呼吸气腔肉芽组织是 DAD 的一种机化类型，在 OP 中少见，在这种情况下肉芽组织通常更松散（见第 5 章）。

表 4.4

机化性 DAD(AIP/ARDS)与 OP(BOOP、COP)的区分

机化性 DAD	OP
肺实质性塌陷伴扩张的呼吸性细支气管和肺泡管	没有实质性塌陷
经常出现透明膜或残留物	从无透明膜
肉芽组织可能融合到周围实质	肉芽组织通常与实质分离
肉芽组织可表现为间质性	肉芽组织总是单纯存在于肺泡管和呼吸性细支气管
肉芽组织可能表现致密	肉芽组织总是松散的
肉芽组织可能在肺泡管周围形成致密环	从不出现肺泡管环
经常出现鳞状化生	很少出现鳞状化生

急性 DAD 偶尔可见弥漫性出血。但是,它也可能是血管炎的表现,DAD 可能继发于出血。噬含铁血黄素巨噬细胞的存在,表明出血已经存在数天,提示血管炎,并且出现毛细血管炎具有诊断性。

在 DAD 中通常看不到嗜酸性粒细胞,它们的存在提示怀疑急性嗜酸性粒细胞性肺炎（见第 15 章及图 4.26 和图 4.27）。因为急性嗜酸性粒细胞性肺炎是唯一对类固醇有反应的 DAD 形式,该诊断非常重要[17]。

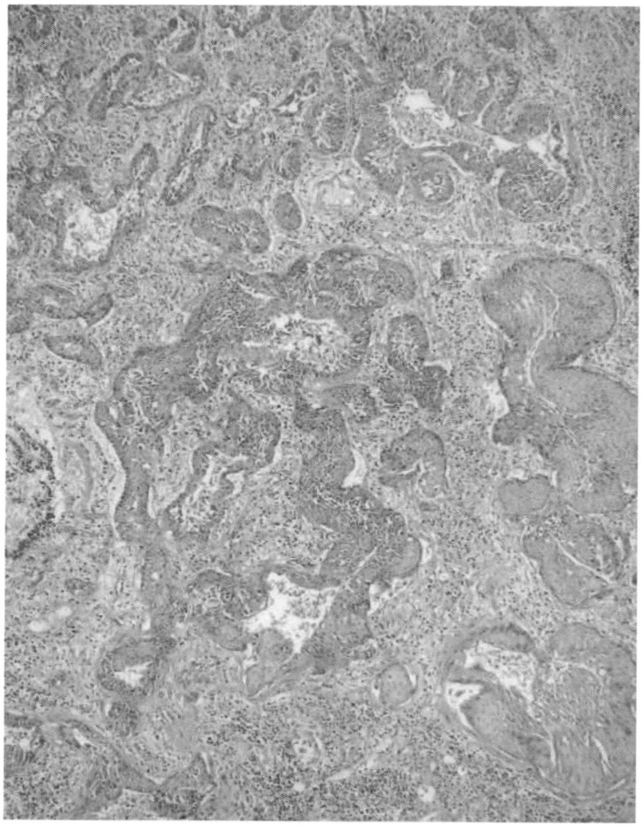

预后

早期报道表明 AIP[4]的预后很差。偶有报道[18]提示 AIP 的生存率高达 80%,但最近的综述[9]总结在前 2 个月的总体死亡率约 50%。对于 ARDS,预后取决于

图 4.18　机化性 DAD 中广泛的鳞状上皮化生。在这种情况下,鳞状上皮化生在细胞学上可能是非常不典型的,但是,化生上皮沿着肺泡管的轮廓并且不形成块状病变,这一事实是否定肿瘤性病变的依据。

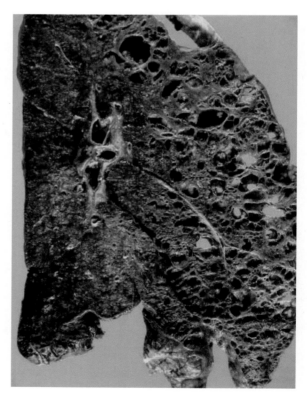

图 4.19　机化性 DAD 的纤维化期。这种类型的病变仅在机械通气数周后见到,但现在临床中已罕见。

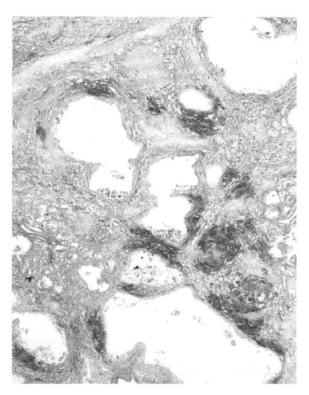

图 4.20　图 4.16 同一病例的显微镜下表现。具有密集纤维化壁的囊性腔隙,在某种程度上类似纤维化非特异性间质性肺炎(NSIP,见第 7 章),但其腔隙远大于在纤维化型 NSIP 中所见的腔隙。

表 4.5
提示 DAD 的特异性病因的形态学表现
可见的感染性微生物(肺孢子菌、病毒包涵体)
中性粒细胞聚集(提示感染)
肉芽肿(提示感染、误吸、药物反应)
吸入食物颗粒
脂肪或羊水栓塞
药物相关改变(见第 18 章)
胺碘酮泡沫巨噬细胞
肉芽肿(甲氨蝶呤、抗 TNF 药物)
嗜酸粒细胞=急性嗜酸性粒细胞性肺炎(见第 15 章)
弥漫性出血+毛细血管炎(提示血管炎)

表 4.6
AIP/ARDS/DAD 鉴别诊断及其有助于诊断的特征
急性期
UIP 急性加重(有陈旧纤维化基础)(见第 6 章)
胶原血管疾病相关的 ARDS(病史/血清学)(见第 21 章)
药物引起的 ARDS(病史,偶有特异性形态学)(见第 18 章)
急性嗜酸性粒细胞性肺炎(存在嗜酸性粒细胞)(见第 15 章)
感染(通过形态、培养或核酸扩增技术确定的感染病原体)(图 4..4)
弥漫性出血(可能是 DAD 的一部分,但出现毛细血管炎暗示潜在的血管炎)
纤维化期
纤维化型 NSIP(见第 7 章)

基础疾病,而 PaO₂/FiO₂ 比值越来越低则预后更差;目前总体生存率为 60%~70%,但高龄、有脓毒症和多器官功能衰竭的患者预后较差。

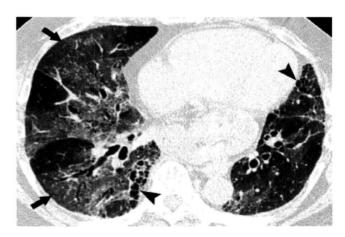

图 4.21　普通型间质性肺炎急性加重。HRCT 急性加重显示广泛的双侧磨玻璃影,斑片状轻度网状影及局灶性蜂窝肺区域(箭)。请注意,没有明确证据显示右中叶和右下叶外段有纤维化(箭头)。因此,这些区域的活检可能仅显示 DAD,而无陈旧的纤维化。该患者为继发于类风湿性关节炎的普通型间质性肺炎急性加重。

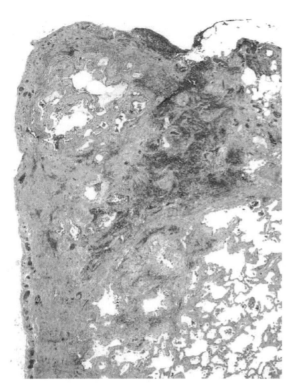

图 4.22　UIP 的急性加重。活检的该部分显示出致密的陈旧纤维化,并伴有典型的 UIP 蜂窝肺。

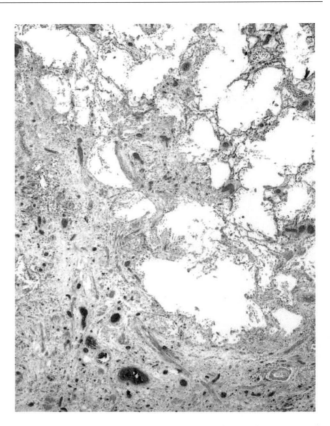

图 4.24　UIP 的急性加重。尸检肺。该区域显示为 UIP 的一种类型。

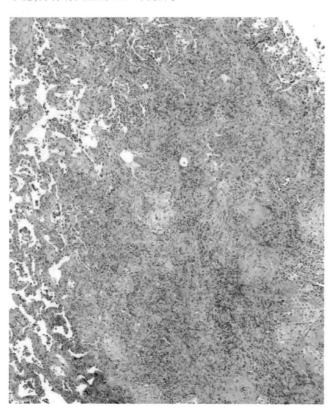

图 4.23　UIP 的急性加重。为图 4.22 同一病例。活检部分显示机化性 DAD。图 4.21 和图 4.22 中的特征并存可以诊断为 UIP 急性加重。

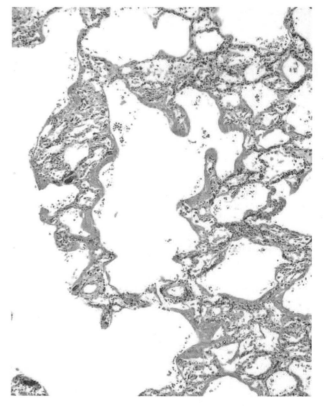

图 4.25　为图 4.24 同一病例。该区域显示透明膜。图 4.24 和图 4.25 中的特征并存提示诊断为 UIP 急性加重。

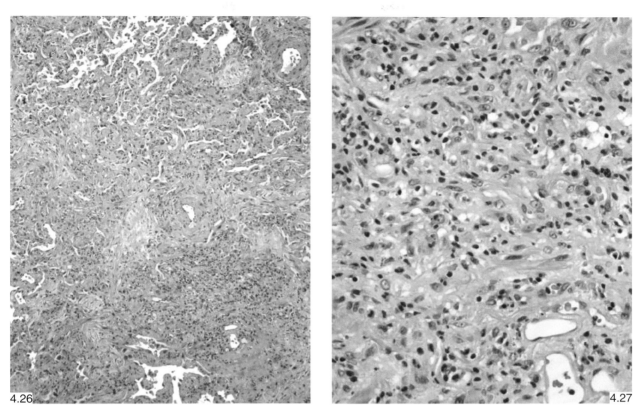

图 4.26 和图 4.27 急性嗜酸性粒细胞性肺炎。临床上，患者似乎患有 ARDS。在低倍镜下（图 4.26），外观是机化性 DAD，但高倍镜视野显示大量嗜酸性粒细胞，提示正确诊断是急性嗜酸性粒细胞性肺炎。第 15 章还可以看到急性嗜酸性粒细胞性肺炎的其他图像。

（阳云平 译）

参考文献

1. Katzenstein ALA. Acute lung injury patterns: diffuse alveolar damage and bronchiolitis obliterans organizing pneumonia. In: *Katzenstein and Askin's Surgical Pathology of Non-Neoplastic Lung Disease*. 4th ed. Philadelphia, PA: Saunders Elsevier; 2006:17–50.

2. ARDS Definition Task Force, Ranieri VM, Rubenfeld GD, Thompson BT, et al. Acute respiratory distress syndrome: the Berlin definition. *JAMA*. 2012;307:2526–2533.

3. Olson J, Colby TV, Elliott CG. Hamman-Rich syndrome revisited. *Mayo Clin Proc*. 1990;65:1538–1548.

4. Katzenstein AL, Myers JL, Mazur MT. Acute interstitial pneumonia. A clinicopathologic, ultrastructural, and cell kinetic study. *Am J Surg Pathol*. 1986;10:256–267.

5. Deroux A, Buisson TT, Bernard C, et al. Acute interstitial pneumonia following heroin inhalation. *Presse Med*. 2015;44:119–121.

6. Fenocchio E, Depetris I, Campanella D, et al. Successful treatment of gemcitabine-induced acute interstitial pneumonia with imatinib mesylate: a case report. *BMC Cancer*. 2016;16:793.

7. Ohkouchi S, Ebina M, Kamei K, et al. Fatal acute interstitial pneumonia in a worker making chips from wooden debris generated by the Great East Japan earthquake and tsunami. *Respir Investig*. 2012;50:129–134.

8. Kameda T, Dobashi H, Susaki K, et al. A case of catastrophic antiphospholipid syndrome, which presented an acute interstitial pneumonia-like image on chest CT scan. *Mod Rheumatol*. 2015;25:150–153.

9. Mukhopadhyay S, Parambil JG. Acute interstitial pneumonia (AIP): relationship to Hamman-Rich syndrome, diffuse alveolar damage (DAD), and acute respiratory distress syndrome (ARDS). *Semin Respir Crit Care Med*. 2012;33:476–485.

10. Sverzellati N, Lynch DA, Hansell DM, et al. American Thoracic Society-European Respiratory Society classification of the idiopathic interstitial pneumonias: advances in knowledge since 2002. *Radiographics*. 2015;35:1849-71.

11. Thille AW, Esteban A, Fernβndez-Segoviano P, et al. Comparison of the Berlin definition for acute respiratory distress syndrome with autopsy. *Am J Respir Crit Care Med*. 2013;187:761–767.

12. Ussavarungsi K, Kern RM, Roden AC, et al. Transbronchial cryobiopsy in diffuse parenchymal lung disease: retrospective analysis of 74 cases. *Chest*. 2017;151:400–408.

13. Ryerson CJ, Cottin V, Brown KK, et al. Acute exacerbation of idiopathic pulmonary fibrosis: shifting the paradigm. *Eur Respir J*. 2015;46:512–520.

14. Collard HR, Ryerson CJ, Corte TJ, et al. Acute exacerbation of idiopathic pulmonary fibrosis. An international working group report. *Am J Respir Crit Care Med*. 2016;194:265–275.

15. Churg A, Wright JL, Tazelaar HD. Acute exacerbations of fibrotic interstitial lung disease. *Histopathology*. 2011;58:525–530.

16. Parambil JG, Myers JL, Aubry MC, et al. Causes and prog-

nosis of diffuse alveolar damage diagnosed on surgical lung biopsy. *Chest.* 2007;132:50–57.

17. Tazelaar HD, Linz LJ, Colby TV, et al. Acute eosinophilic pneumonia: histopathologic findings in nine patients. *Am J Respir Crit Care Med.* 1997;155:296–302.

18. Suh GY, Kang EH, Chung MP, et al. Early intervention can improve clinical outcome of acute interstitial pneumonia. *Chest.* 2006;129:753–761.

第 5 章

机化性肺炎

命名问题

本章包含多个术语,分别为机化性肺炎(OP)、闭塞性细支气管炎机化性肺炎(BOOP)及隐源性机化性肺炎(COP)。尽管 OP/BOOP/COP 在形态上与机化性细菌性肺炎相同,但这些术语都不是完全令人满意的,部分是因为当前 OP/BOOP/COP 仅偶尔代表细菌性肺炎的机化,另外还因为许多病例的病因已知(或可疑)且与细菌性肺炎完全无关。

"闭塞性细支气管炎机化性肺炎(BOOP)"这一术语是由 Epler 等[1]推广的,但它本身是对 Liebow 在20世纪 70 年代提出的 "闭塞性细支气管炎并间质性肺炎"的修正。"闭塞性细支气管炎"源于呼吸性细支气管腔内存在肉芽组织栓病变,最初认为该病变是真正闭塞性细支气管炎的一部分(闭塞性细支气管炎,现称为缩窄性细支气管炎,见第 20 章)。

2002 年美国胸科学会/欧洲呼吸学会(ATS/ERS)对特发性间质性肺炎[2]的分类建议,术语"机化性肺炎"是指病理类型,"隐源性机化性肺炎(COP)"为特发性疾病,而非 BOOP。这种命名方法在 2013 年 ATS/ERS 的最新分类中得以保留[3]。虽然 COP 对于特发性病例更准确,但我们的经验是 COP 并未流行,并且当前似乎更倾向于将所有此类病例简单地称为"机化性肺炎"。临床中,OP、BOOP 和 COP 常常互换使用,并且人们通常可以理解。但当提交活检报告时,适当地使用这 3 个术语才能保证报告阅读者明白,这不是真正的感染性肺炎;例如,"外科肺活检显示机化性肺炎(BOOP/COP)"。如果已知病因,则可将病因包括在病理学范围内,并将术语"COP"排除在外。例如,"继发于误吸的机化性肺炎(BOOP)",或"最有可能代表对环磷酰胺反应的机化性肺炎(BOOP)"。

我们建议不要将 OP/BOOP/COP 报告为 "急性肺损伤",因为该术语会使临床医师感到困惑,并且不能传达任何预后或治疗信息(相关讨论见第 4 章)。

临床表现

特发性 OP 通常类似于社区获得性肺炎的症状和体征,包括发热、疲劳、咳嗽和气短,有时也有体重下降,但通常不出现畏寒和高热[4-6]。通常有上呼吸道感染(URI)病史。大多数患者出现症状的时间少于 2 个月,有时仅出现数周。患者通常无低氧血症,肺功能测试显示轻到中度的限制性通气功能障碍。

作为另一种病理改变的一部分,OP 通常被原发病变所掩盖。例如,脓肿周围的 OP 通常在临床上会表现为脓肿。

影像特征

OP 的特征性 HRCT 表现,通常包含双侧的实变,并且在 60%~80%的病例以支气管周围和(或)胸膜下分布为主(图 5.1)。胸膜下占优势可类似慢性嗜酸性粒细胞性肺炎(CEP),但支气管周围分布的实变高度提示 OP[8]。实变也呈特征性小叶周围分布,即沿着小叶间隔附近的次级肺小叶的外围,从而形成多边形外观[7,8](图 5.2)。尽管在大多数病例都有磨玻璃影,但其通常与实变相关,且很少是主要的表现。

病理特征

肉眼观,OP 表现为肺部隆起的灰色区域,这些区域几乎是连续的(图 5.3),或有较少见的经影像学和病理学检查发现的结节(图 5.4 和图 5.5)。OP 的显微

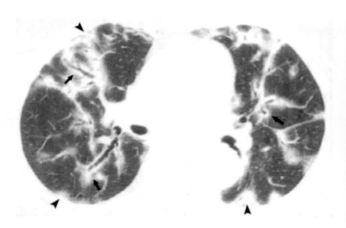

图 5.1　OP。HRCT 显示双侧支气管周围(箭)和胸膜下(箭头)实变区域。此病例为 81 岁女性患者。

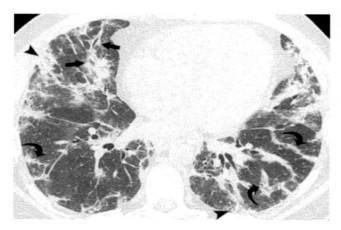

图 5.2　OP。HRCT 显示双侧实变区域，主要累及胸膜下 (箭头)、支气管周围(直箭)和小叶周围(弯箭)，此病例为继发于多发性肌炎的 OP 患者。

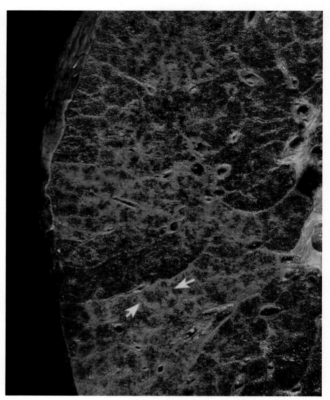

图 5.3　OP 的肉眼观。注意部分小叶保留(箭)，可在 CT 上看到相同的图像。

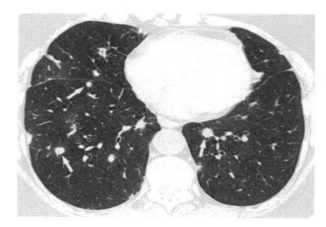

图 5.4　结节性 OP。HRCT 显示一些双侧的结节(箭)，以及支气管周围和胸膜下微小的实变。

镜下特征总结在表 5.1 中，并在图 5.6 至图 5.11 中进行了说明；基本表现是呼吸性细支气管和肺泡管内的肉芽组织栓，一般伴有不同程度的慢性间质性炎性浸润，通常为轻度。

在 OP 中需要注意的两点是，病变的均质性及无潜在的陈旧纤维化或结构扭曲。根据定义，特发性 OP 不能存在其他病变。如果存在广泛的陈旧致密纤维化，则 OP 已被叠加在某些预先存在的纤维化病变中。OP 有时可机化为各种类型的致密胶原蛋白，这一变化被称为瘢痕性 OP(见后文)。

小的 OP 灶常见于许多类型的间质性肺疾病(ILD)中，例如，非特异性间质性肺炎(NSIP)(见第 7 章)和 HP(见第 12 章)，在这些情况下，做出诊断时会忽略 OP 的存在。但是，如果同时存在大量的 OP 和另一种明确的 ILD，则应该对这两个病变进行诊断；例如，OP 和 NSIP 的结合在胶原血管疾病患者中很常见(见第 21 章)。OP 叠加在普通型间质性肺炎(UIP)上通常代表 UIP 的急性加重(见第 4 章和第 6 章)。

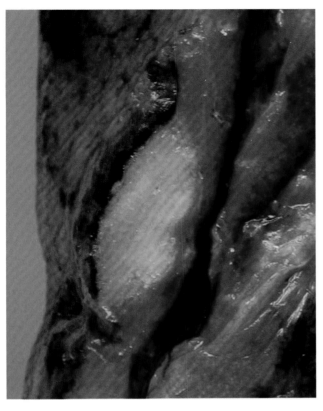

图 5.5 结节性 OP 的肉眼观。(Case courtesy Dr. John English.)

表 5.1
OP 的病理特征
呼吸道细支气管和肺泡管内的肉芽组织栓
肉芽组织栓通常与下面的肺组织分离
病变似乎经常从呼吸性细支气管扩散
慢性炎症细胞不同程度的间质性浸润
通常存在反应性肺泡内衬细胞
病变时相一致
保留了其下的肺结构
没有真正的陈旧纤维化或蜂窝变

OP 的病理学变异体

结节性 OP

当从肉眼(图 5.3)和显微镜下观察时,大多数 OP 都有不规则的边缘,但是在影像、肉眼和显微镜下,OP 偶尔呈清楚的结节状(图 5.4、图 5.5 和图 5.8)。结

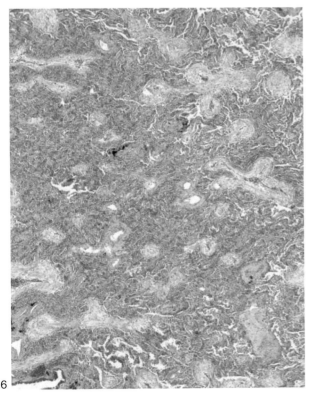

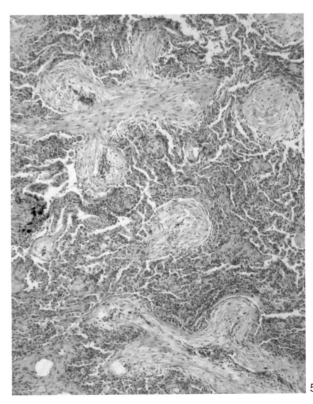

5.6

5.7

图 5.6 和图 5.7 BOOP 的低倍镜和高倍镜显微镜下视野。注意无陈旧的纤维化或结构扭曲。高倍镜下视野显示典型的肉芽组织栓分支外观及轻度的间质性炎性浸润,这在 OP 中是常见的。

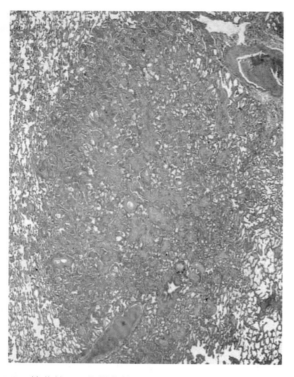

图 5.8　结节性 OP 的低倍镜下视野。在结节性 OP 中,该病变有清晰的界限,并且在影像学可显示为结节,而在 OP 的大多数病例中,该病变逐渐消失于周围的肺实质。

节性 OP 在影像上可表现为孤立或多发的结节。

OP 病变边缘的活检

　　因为 OP 总是与一定程度的慢性间质性炎症反应相关(图 5.7、图 5.10 和图 5.11),并且在 OP 病变的边缘,间质性病变有时会比肉芽组织栓扩散得更远,故在 OP 病变边缘进行取样的活检在病理上可能会造成混淆。这可以产生类似富于细胞型 NSIP 的外观(图 5.12,见第 7 章)。尽管如此,由于 NSIP 和 OP 在放射学上是不同的,参考影像资料通常能解决此问题。

急性纤维素并机化性肺炎型

　　在 OP 中发现少量的纤维素与肉芽组织混杂并不罕见,但偶尔肉芽组织栓主要由纤维素组成(图5.13至图 5.15)。这种病变被称为“急性纤维素并机化性肺炎(AFOP)”[10],但它只是一种可能见于 OP、弥漫性肺泡损伤和嗜酸性粒细胞性肺炎,以及限制性肺移植物综合征的反应形式[11]。因为它不是特定的实体,并且临床医师也不知道其含义,我们建议不要将 AFOP

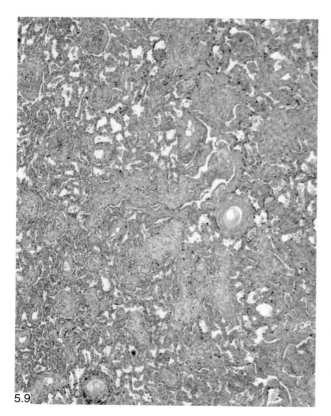

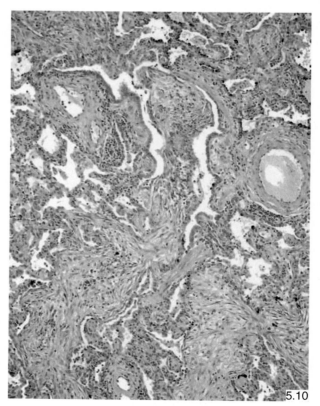

图 5.9 和图 5.10　图 5.8 所示病灶的中倍镜、中高倍镜下视野。OP 的显微镜下表现是定型的。在图 5.9 中,呼吸性细支气管腔内可见肉芽组织栓。

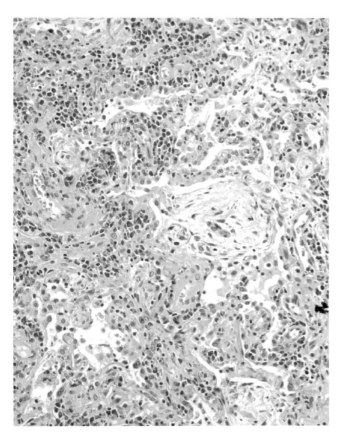

图 5.11 肉芽组织栓的横截面外观。在 OP 中，肉芽组织栓倾向于与其下的肺组织分离。如此处所示，在成纤维细胞灶中（见第 6 章），肉芽组织紧密贴附在其下的肺组织上。同时注意慢性间质性炎症。

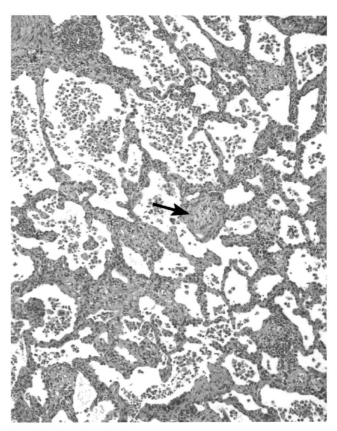

图 5.12 类似 NSIP 的 OP 病变的边缘（见第 7 章）。当活检取样 OP 病变的边缘时，间质性炎性浸润可能占主导，并且肉芽组织栓（箭）可能很少或不存在，如图所示。如果形态学不明确，一般可以通过 CT 扫描检查来确定病变的性质。

作为诊断；相反，我们只是诊断潜在病变（OP，弥漫性肺泡损伤，嗜酸性粒细胞性肺炎）而忽略纤维素。

继发性 OP

OP 的病理图像可以看作是肺内许多其他病变的一部分，有时与另一个病变结合在一起（表 5.2），但有时会产生单纯的 OP 图像；例如，病毒或支原体感染后（图 5.16 至图 5.18），或作为药物反应（图 5.19 和图 5.20）。

在这种情况下，恰当的病理诊断取决于临床情况、影像学和病理表现。例如，对于脓肿（图 5.21 和图 5.22）或肿瘤（图 5.23 和图 5.24）具有周围或远端 OP 的情况，可以忽略 OP 并仅应诊断目标病变。如上所述，偶尔的 OP 小病灶可见于 HP 或 NSIP，但 OP 的存在与否都不会改变预后或治疗，因此不需要诊断。

OP 在嗜酸性粒细胞性肺炎（CEP）中极为常见，并且可能是主要的显微镜下图像（图 5.25 和图 5.26，见第 15 章），但诊断仍是嗜酸性粒细胞性肺炎。

OP 是一种常见的药物反应类型（图 5.19 和图 5.20，见第 18 章），在这种情况下，报告为" OP，符合（药物）反应"的诊断事实上对临床医师很有用，因为它提示了可逆性，并提示使用激素治疗及停药。同样，诊断为"继发于先前支原体感染的 OP"（图 5.16 至图 5.18）提示病变对激素有反应。

除对先前感染有反应外，OP 还可对活动性感染做出反应。在这一方面，肺孢子菌是一个特殊的存在，因为该病原体通过苏木精-伊红染色常常不能显示其存在的任何线索（图 5.27）。因此，除非有其他已知原因导致 OP 病变，我们通常会在所有 OP 病例中对肺孢子菌进行银染（图 5.28）。

OP 是误吸的常见反应[12]。正确诊断的线索是单

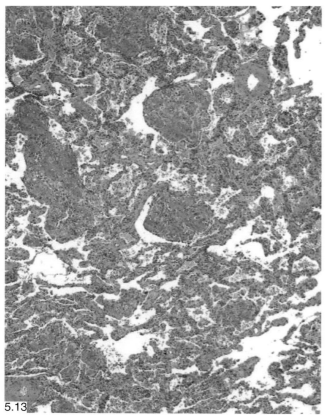

个巨细胞或异物的存在、急性细支气管炎或偶发性坏死性肉芽肿及 OP 和异物——最常见的是蔬菜颗粒（图 5.29 和图 5.30）或双折光物质。即使异物不可见，OP 和巨细胞的组合也强烈提示误吸。

　　OP 还可能是对急性或慢性出血的反应。对于慢性出血，在肉芽组织簇中可能会发现含铁血黄素（图 5.31），这是 OP 作为继发性病变的有用线索。含铁的弹力纤维的存在也是慢性出血的标志（见第 24 章）。部分慢性出血的患者将发生间质纤维化（见图 24.3 和图 24.4）；最常见的情况是见于显微镜下多血管炎患者，其纤维化弥漫，以及肺静脉闭塞性疾病，其纤维化局限于胸膜下区域。在此情况下应注意寻找毛细血管炎的证据，因为这将表明患者存在活动性血管炎。

鉴别诊断、类似成纤维细胞灶的 OP 及瘢痕性 OP

　　OP 的鉴别诊断倾向于反映其他形态特征的存

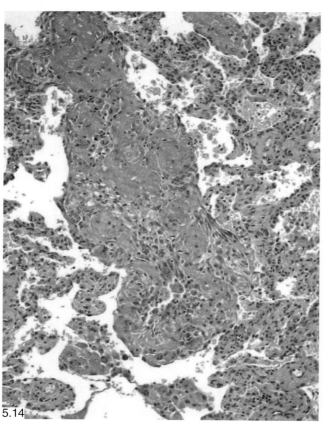

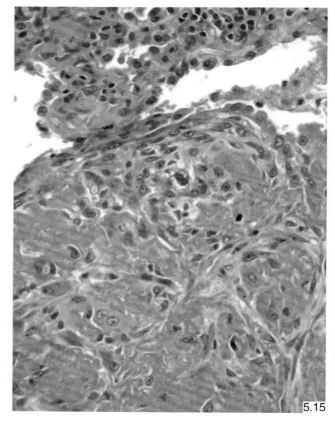

图 5.13 至图 5.15　AFOP 图像。从图 5.14 可以清楚地看出，AFOP 中的纤维素替代了大部分 OP 的肉芽组织，尽管仍然保留有一些肉芽组织。在 OP、DAD（见第 4 章）和 CEP（见第 15 章）中可以看到 AFOP 图像。AFOP 不是特定实体，因此不应进行诊断。

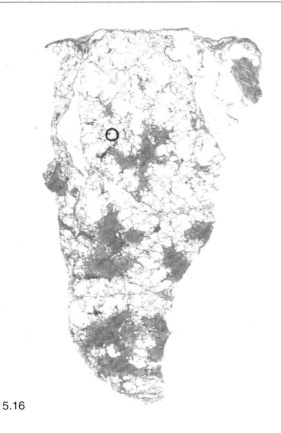

5.16

表 5.2

继发性 OP 的病因

误吸(查找巨细胞/肉芽肿和异物)

药物反应(见第 18 章)

感染

细菌感染(许多种类,但尤其是肺炎链球菌)

包括肺孢子菌的真菌感染

病毒感染

对吸入的毒素,特别是有毒气体的反应

慢性嗜酸性粒细胞性肺炎(查找嗜酸性粒细胞)(见第 15 章)

作为 HP 的一小部分(见第 12 章)

作为 NSIP 的一小部分(见第 6 章)

胶原血管疾病(见第 21 章)

远端气道阻塞(尤其是缓慢生长的肿瘤)

累及肺部的炎性肠病(见第 14 章)

累及肺部的原发性胆汁性胆管炎(见第 14 章)

乳腺癌放射治疗后

急性或慢性出血相关

其他炎症或肿块病变的周围(肿瘤、脓肿、心肌梗死)

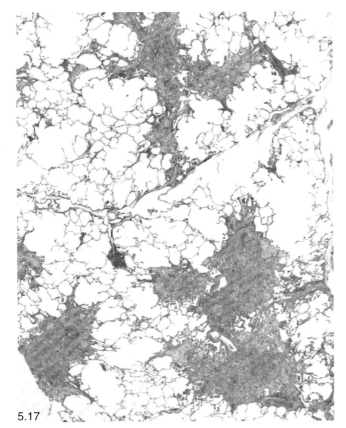

5.17

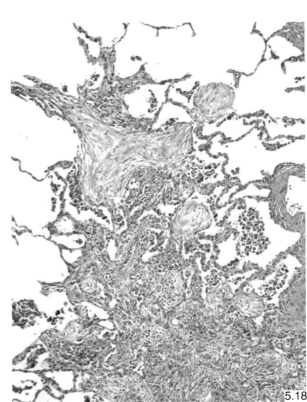

5.18

图 5.16 至图 5.18　支原体感染后的 OP。低倍镜下视野(图 5.16)显示,该病变处于感染的急性期,位于支气管血管束区域,反映对呼吸道细支气管造成损害(见第 20 章)。然而,该形态只是 OP 的形态,并且只有病史表明病因。

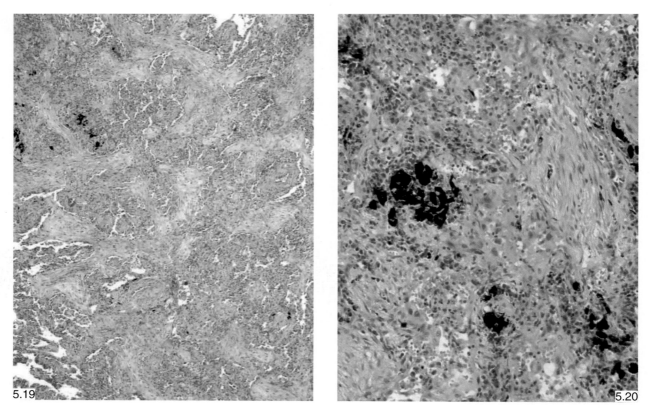

图 5.19 和图 5.20　两个作为药物反应的 OP 示例。图 5.19 来自接受环磷酰胺治疗的肾小球肾炎患者,图 5.19 来自强效可卡因吸入者(请注意广泛致密的黑色可卡因色素)。

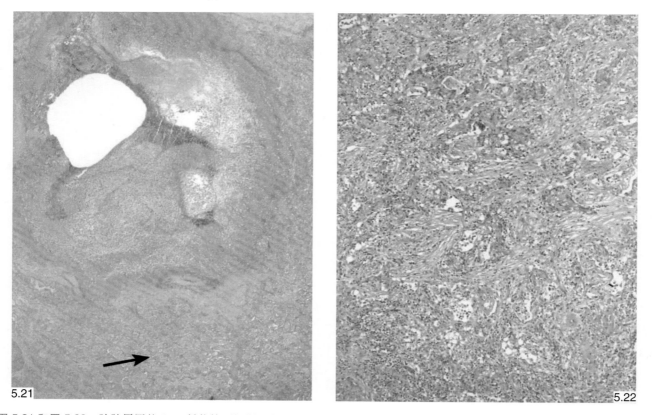

图 5.21 和图 5.22　脓肿周围的 OP。低倍镜下视野(图 5.21)显示脓肿。图 5.21 箭示的区域为 OP。在此情况下,正确的诊断是肺脓肿,可以忽略 OP。

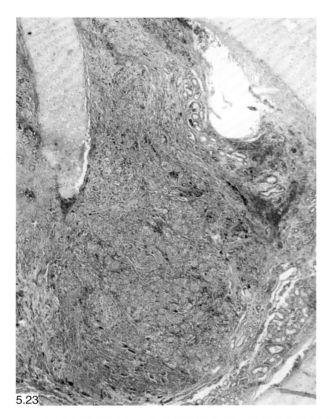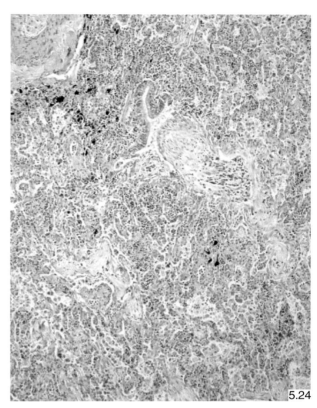

图 5.23 和图 5.24　在类癌后面的 OP。肿瘤完全阻塞了起源支气管（图 5.23），并在肿瘤远端存在 OP（图 5.24）。

在。例如，如果脓肿周围有 OP，则诊断为"脓肿"而不是 OP（图 5.21 和图 5.22）。

　　OP 一个重要的鉴别诊断是 CEP。如上所述，OP 和 CEP 在影像学方面非常相似（见第 15 章）。在显微镜下，CEP 的部分病例看起来特别像 OP，但有大量的嗜酸性粒细胞（图 5.25 和图 5.26，并见图 15.14 和图 15.15）。嗜酸性粒细胞在 OP 中偶尔可见，但初看像 OP 而容易发现嗜酸性粒细胞时，则应该做出 CEP 的诊断。临床特征可能有帮助。哮喘、过敏性鼻炎病史或血嗜酸性粒细胞增多对嗜酸性粒细胞性肺炎的诊断极有帮助。在不确定的情况下，我们推荐至少考虑嗜酸性粒细胞性肺炎的可能性，以便让临床医师寻找病原体。

　　另一个鉴别诊断是 OP 与成纤维细胞灶的区分，因为两者均由肉芽组织组成。二者鉴别的细节列于表 5.3。成纤维细胞灶通常见于纤维化间质性肺炎，如 UIP（见第 6 章）和慢性 HP（见第 12 章），但可在以活跃发展的致密性纤维化为特征的任何病变中发现，而 OP 通常不是纤维化性肺疾病的一部分。需要记住的有用特征是，成纤维细胞灶通常显示肉芽组织具有从

非常松散到几乎完全胶原化的不同程度的机化，并且成纤维细胞灶总是紧紧地贴附于其下的肺组织上（见图 6.27 至图 6.35）。OP 中所有的肉芽都是松散的，时相相同，并且通常与下面的肺组织分离。

　　在极少数情况下，会违反这些原则。有时，在肺部最边缘的 OP 显示肉芽组织紧紧地附着在其下的一些纤维化组织上（图 5.32）。这种情况可能会造成混淆，但是如果其他地方存在 OP，并且没有证据表明存在基础的纤维化性间质性肺炎，则该病变可能都是 OP；该病变可能是瘢痕性 OP 的变异型。

　　OP 的肉芽组织栓通常很松散，随着治疗而消失。但是，OP 的肉芽组织并不会消失，反而变成胶原蛋白。该病变曾被命名为"纤维化 OP"[13]、"胶原化 OP"[14]及"瘢痕性 OP"[15,16]（图 5.33 至图 5.41）。在某些情况下，该形式的 OP 在肺泡实质的位置和形态学表现与普通 OP 相似（图 5.41），但在其他情况下，瘢痕性病变形成不同程度的致密纤维组织带（图 5.33 至图 5.37）；这些纤维组织带的边缘可能有较松散的肉芽组织并一定程度上类似于成纤维细胞灶（图 5.35），在低倍镜下，至少在局部可能类似纤维化型 NSIP（图 5.36 和图

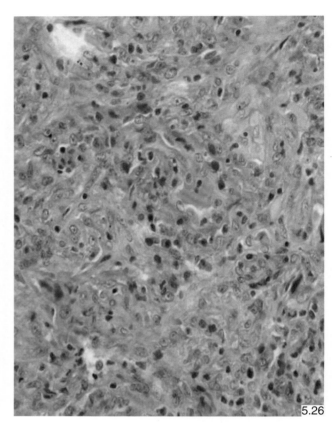

图 5.25 和图 5.26　伪装成 OP 的 CEP。中倍镜下视野(图 5.25)看起来像 OP,但是高倍镜下视野(图 5.26)显示了大量嗜酸性粒细胞。OP 是慢性嗜酸性粒细胞性肺炎的一种常见的类型(见图 15.14 和图 15.15 相关示例)。

表5.3
OP 与成纤维细胞灶的鉴别
OP
气管或呼吸细支气管腔内的肉芽组织清晰可见
肉芽组织与其下的肺基本分离
肉芽组织成纤维细胞相对于其下的肺随机定向
周围肺内无致密纤维化
OP 灶通常不被上皮细胞覆盖
OP 灶通常多于成纤维细胞灶
OP 很少有紧密的球样形成征象(所有肉芽组织都处于同一时相)
成纤维细胞灶
总是存在纤维化病变背景(如 UIP、慢性 HP、胶原血管疾病相关 ILD)
肉芽组织总是紧紧附着在其下的肺组织
肉芽组织通常黏附于纤维化肺
肉芽组织成纤维细胞平行排列于其下的肺组织
肉芽组织经常再上皮化
肉芽组织通常表现出不同程度的紧密球样形成征象(部分肉芽组织是疏松的,但部分是胶原化的)

5.37)。许多此类病例具有常见的 OP 区域,包含从松散的肉芽组织到致密的纤维组织的系列改变的表现(如图 5.33),有助于得出正确的诊断。

在其他情况下,瘢痕性 OP 表现为可能骨化的不规则的致密纤维化肺实质内结节(图 5.39 和图 5.40),并且常见的 OP 区域可能是松散的。据报道,肺部血管性 Ehlers-Danlos 综合征的特征性图像,实际上是具有这种图像的瘢痕性 OP,该 OP 可能继发于复发性出血(见图 23.30 和图 23.31)。

HRCT 方面,与 OP 相关的纤维化常常表现为支气管周围或小叶周围增厚伴牵引性支气管扩张和网状影[7]。纤维化的表现更多地作为实变吸收的证据[7]。因此,瘢痕性 OP 在组织学方面没有 CT 发现的纤维化证据[17]。然而,在一些患者的最初 CT 表现中,典型的 OP 进展为下叶为主的磨玻璃影、网状影、牵引性支气管扩张,以及纤维化型 NSIP 典型的胸膜下稀少的特征[7,17]。部分瘢痕性 OP 患者,CT 显示仅有斑片状双侧外周不规则线影和网状影,偶尔与树枝状骨化所

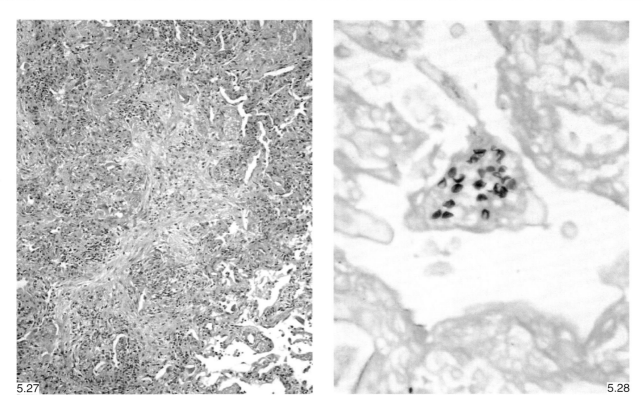

图 5.27 和图 5.28　肺孢子菌感染所致的 OP。苏木精–伊红染色视图(图 5.27)与特发性 OP 是无法区分的,但是 Grocott 染色(图 5.28)显示了肺孢子菌。由于肺孢子菌可以隐藏在 OP 中而苏木精–伊红染色不显示其存在的任何线索,因此我们建议对 OP 的所有病例进行肺孢子菌染色,除非有其他充分证明 OP 存在的理由。

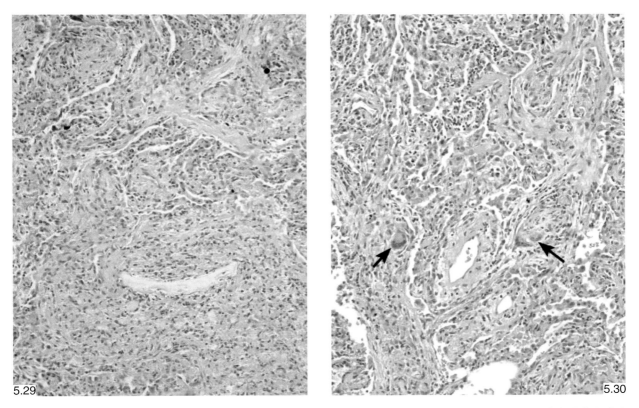

图 5.29 和图 5.30　误吸所致的 OP。OP 是对误吸的常见反应。正确诊断的线索是发现食物颗粒(图 5.29 中为黄色蔬菜的碎片)和(或)巨细胞/肉芽肿(图 5.30,箭)。

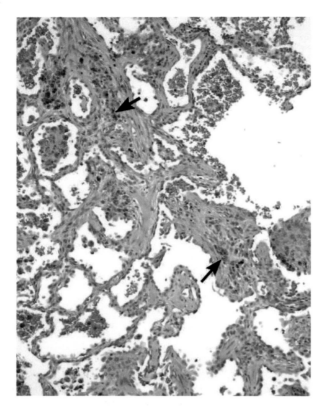

图 5.31 肺出血反应的 OP。肉芽组织栓中存在含铁血黄素（箭）是正确诊断的线索。

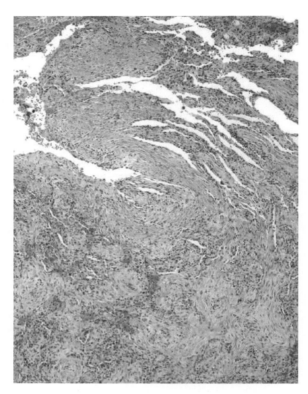

图 5.33 瘢痕性 OP。为图 5.32 同一病例。在底部是常见的 OP，在顶部开始机化形成纤维化带。

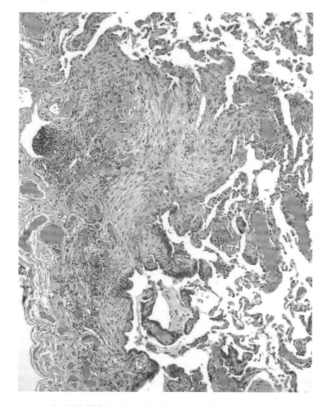

图 5.32 在肺外周偶尔会观察到不常见的 OP 图像，在那里肉芽组织栓直接贴附于其下的组织上，类似成纤维细胞灶（见第6章）。该病例在其他区域具有一般的 OP 表现，可能继发于误吸。

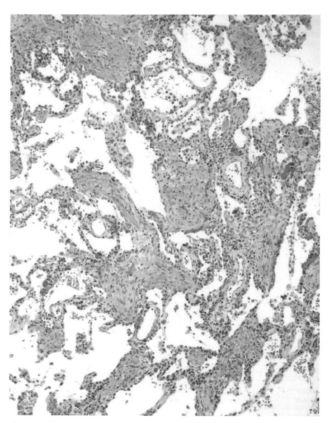

图 5.34 瘢痕性 OP。为图 5.32 同一病例。进展为不规则的纤维组织带。

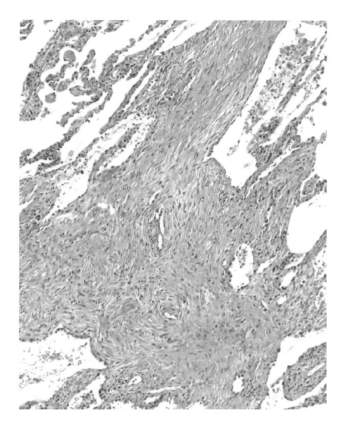

图 5.35　瘢痕性 OP。为图 5.32 同一病例。高倍镜下视野显示在瘢痕性 OP 纤维组织发育带。更明亮的肉芽组织不是成纤维细胞灶，而以前典型 OP 的松散肉芽组织正在胶原化。（Reproduced by permission from Churg A, Wright JL, Bilawich A. Cicatricial organising pneumonia mimicking a fibrosing interstitial pneumonia. *Histopathology.* 2018;72:846–854.）

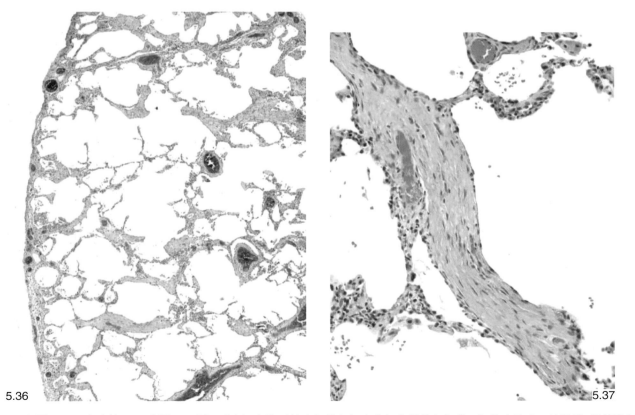

5.36

5.37

图 5.36 和图 5.37　瘢痕性 OP。为图 5.32 同一病例。在该区域中仅保留细小的机化纤维组织带。如果这是唯一的图像，则其类似纤维化型 NSIP，并且某些纤维化型 NSIP 病例可能表现为机化的 OP。然而，纤维组织比通常在 NSIP 看到的更致密，并且所有的成纤维细胞排列在同一方向。这是一例非常典型的瘢痕性 OP。

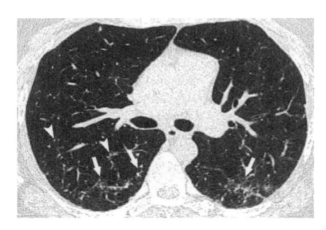

图 5.38　瘢痕性 OP。HRCT 显示轻度的双侧不规则线状致密影和微小的磨玻璃影，左侧更严重（箭）。同时注意多发的小结节（箭头）。结节以下肺野为主并且许多是符合树枝状骨化的钙化。

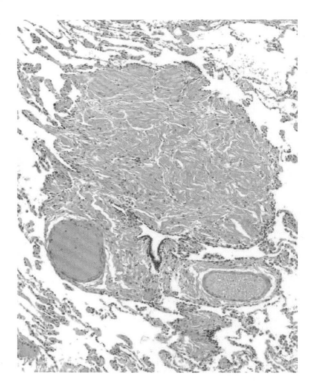

图 5.40　瘢痕性 OP。胶原化结节的高倍镜视野。注意非常致密的寡细胞形态，这是瘢痕性 OP 的典型案例。

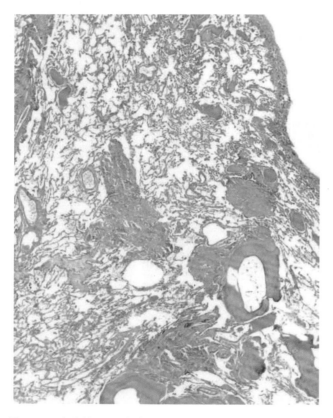

图 5.39　瘢痕性 OP。瘢痕性 OP 的低倍镜视野显示胶原化结节，部分已骨化。(Reproduced by permission from Churg A, Wright JL, Bilawich A. Cicatricial organising pneumonia mimicking a fibrosing interstitial pneumonia. *Histopathology*. 2018;72: 846–854.)

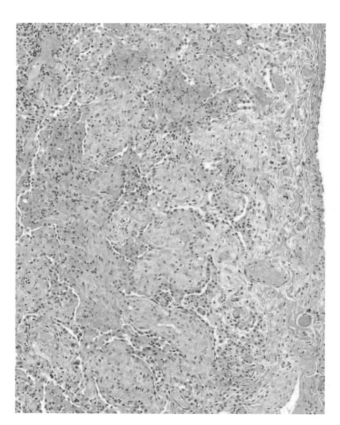

图 5.41　瘢痕性 OP。一个残留普通 OP 图像的区域，但此处的肉芽组织也已胶原化。

致的钙化小结节相关[16](图 5.38)。

诊断方法

OP 图像在气管支气管活检(见图 3.6 和图 3.7)中常见,甚至在经皮肺穿刺活检(见图 3.1)中也很常见。支气管活检中 OP 的诊断可能在形态学上是准确的,但是该形态是否有意义将取决于临床和影像学表现,并且在经支气管活检中诊断 OP 时应包括对该效果的评论。通过冷冻肺活检也可诊断 OP[18],但需要注意相同的问题。然而,大型 VATS 活检在确保不存在其他病变方面总是更加准确。

因为经常对肿块病变进行经皮肺穿刺活检,经皮穿刺活检的 OP(见图 3.1)可能会产生误导,因为无法确定是针对结节性 OP(相对罕见),还是针对其他病变(如肿瘤)的 OP,后者更为常见。据报道[19],经皮肺穿刺活检可用于诊断影像学典型的 OP (如支气管周围实变的类型),但目前尚不清楚在这种情况下,相比侵入性较小的经支气管活检,经皮肺穿刺活检的优势尚不明确,故目前通常不使用这种方法。

预后

特发性 OP 的总体预后较好, 长期生存率在不同系列中为 70%~90%[4,6,20,21]。类固醇是常规治疗药物,但也有使用大环内酯类药物治疗有效果的报道,并且部分患者可自然缓解[5,22]。当类固醇剂量逐渐减少时,特发性 OP 复发很常见(在某些系列中占 50%),但该病变通常对再次使用类固醇有效,且不影响总体死亡率[20]。有人提出, 活检以纤维素为主的 OP 更有可能复发或进展[23]。

继发性 OP 的预后取决于基础疾病[21],但是如上所述,缺乏致密纤维化表现通常意味着任何具有单纯 OP 图像的病变都可能完全可逆。

Yousem[15]和 Beardsley 等[13]的报道称,瘢痕性 OP 的患者影像学存在持续渗出,且部分病例预后不佳,但根据我们的经验[16],这些病例的表现与普通的 OP 类似;重要的是,不要将瘢痕性 OP 与纤维化间质性肺炎相混淆。

(阳云平 译)

参考文献

1. Epler GR, Colby TV, McLoud TC, et al. Bronchiolitis obliterans organizing pneumonia. *N Engl J Med.* 1985;312:152–158.
2. ATS/ERS International Multidisciplinary consensus classification of the idiopathic interstitial pneumonias. *Am J Respir Crit Care Med.* 2002;165:277–304.
3. Travis WD, Costabel U, Hansell DM, et al. ATS/ERS Committee on idiopathic interstitial pneumonias. An official American Thoracic Society/European Respiratory Society statement: update of the international multidisciplinary classification of the idiopathic interstitial pneumonias. *Am J Respir Crit Care Med.* 2013;188:733–748.
4. Cordier JF. Cryptogenic organizing pneumonia. *Eur Resp J.* 2006;28:422–446.
5. Cordier JF, Cottin V, Lazor R, et al. Many faces of bronchiolitis and organizing pneumonia. *Semin Respir Crit Care Med.* 2016;37:421–440.
6. Epler GR. Bronchiolitis obliterans organizing pneumonia, 25 years: a variety of causes, but what are the treatment options? *Expert Rev Respir Med.* 2011;5:353–361.
7. Kligerman SJ, Franks TJ, Galvin JR. From the radiologic pathology archives: organization and fibrosis as a response to lung injury in diffuse alveolar damage, organizing pneumonia, and acute fibrinous and organizing pneumonia. *Radiographics.* 2013;33:1951–1975.
8. Arakawa H, Kurihara Y, Niimi H, et al. Bronchiolitis obliterans with organizing pneumonia versus chronic eosinophilic pneumonia: high-resolution CT findings in 81 patients. *AJR Am J Roentgenol.* 2001;176:1053–1058.
9. Torrealba JR, Fisher S, Kanne JP, et al. Pathology-radiology correlation of common and uncommon computed tomographic patterns of organizing pneumonia. *Hum Pathol.* 2018;71:30–40.
10. Beasley MB, Franks TJ, Galvin JR, et al. Acute fibrinous and organizing pneumonia: a histological pattern of lung injury and possible variant of diffuse alveolar damage. *Arch Pathol Lab Med.* 2002;126:1064–1070.
11. von der Thüsen JH, Vandermeulen E, Vos R, et al. The histomorphological spectrum of restrictive chronic lung allograft dysfunction and implications for prognosis. *Mod Pathol.* 2018;31:780–790.
12. Mukhopadhyay S, Katzenstein AL. Pulmonary disease due to aspiration of food and other particulate matter: a clinicopathologic study of 59 cases diagnosed on biopsy or resection specimens. *Am J Surg Pathol.* 2007;31:752–759.
13. Beardsley B, Rassl D. Fibrosing organising pneumonia. *J Clin Pathol.* 2013;66:875–881.
14. Mengoli MC, Colby TV, Cavazza A, et al. Incidental iatrogenic form of collagenized organizing pneumonia. *Hum Pathol.* 2017;73:192–193.
15. Yousem SA. Cicatricial variant of cryptogenic organizing pneumonia. *Hum Pathol.* 2017;64:76–82.
16. Churg A, Wright JL, Bilawich A. Cicatricial organising pneumonia mimicking a fibrosing interstitial pneumonia. *Histopathology.* 2018;72:846–854.
17. Lee JW, Lee KS, Lee HY, et al. Cryptogenic organizing pneumonia: serial high-resolution CT findings in 22 patients. *AJR Am J Roentgenol.* 2010;195:916–922.
18. Ussavarungsi K, Kern RM, Roden AC, et al. Transbronchial cryobiopsy in diffuse parenchymal lung disease: retrospec-

tive analysis of 74 cases. *Chest*. 2017;151:400–408.

19. Miao L, Wang Y, Li Y, et al. Lesion with morphologic feature of organizing pneumonia (OP) in CT-guided lung biopsy samples for diagnosis of bronchiolitis obliterans organizing pneumonia (BOOP): a retrospective study of 134 cases in a single center. *J Thorac Dis*. 2014;6:1251–1260.

20. Lazor R, Vandevenne A, Pelletier A, et al. Cryptogenic organizing pneumonia. Characteristics of relapses in a series of 48 patients. *Am J Respir Crit Care Med*. 2000;162:571–577.

21. Lohr RH, Boland BJ, Douglas WW, et al. Organizing pneumonia. Features and prognosis of cryptogenic, secondary, and focal variants. *Arch Intern Med*. 1997;157:1323–1329.

22. Pathak V, Kuhn JM, Durham C, et al. Macrolide use leads to clinical and radiological improvement in patients with cryptogenic organizing pneumonia. *Ann Am Thorac Soc*. 2014;11:87–91.

23. Nishino M, Mathai SK, Schoenfeld D, et al. Clinicopathologic features associated with relapse in cryptogenic organizing pneumonia. *Hum Pathol*. 2014;45:342–351.

第 6 章

普通型间质性肺炎

命名问题和概念问题

"普通型间质性肺炎"（UIP）一词是由 Liebow 提出的，并可以追溯到 20 世纪 70 年代，而英国人对于同一病变使用的是"隐源性纤维化肺泡炎"一词，但后来该名称消失了。在 2002 年和 2013 年特发性间质性肺炎的 ATS/ERS 分类和随后的实践指南中[1-4]，UIP 被视为一种疾病的病理类型，该疾病结合临床、放射学和病理学表现，被称为"特发性肺纤维化"（IPF）[1-4]。

最初 Liebow 提出的术语"UIP"旨在用更具体的疾病代替某些标记为"肺纤维化"的实体，但使用"肺纤维化"一词仍存在临床矛盾，因为有时是指 IPF，有时是指其他纤维化肺疾病。因为 UIP 已被临床医师、放射医师和病理医师广泛认可为合理的名称，我们将在本书中使用 UIP，当我们希望强调与其他类型的间质性肺疾病（ILD）的区别或仅讨论临床观点时，我们通常会使用 UIP 来指代 IPF，或使用 UIP/IPF 或 IPF。当处理显微镜下看起来像 UIP 的实体时，尤其是慢性过敏性肺炎（慢性 HP）（见第 12 章）、结缔组织疾病（CTD）相关的 ILD（见第 21 章），这个鉴别显得特别重要。

因其预后不良，UIP 的准确病理诊断总是很重要的，但尚未有明确的标准，最近几年一直是病理学文献中有关形态学表现系列的争论点，这些形态学表现支持或否定对 UIP 的诊断，尤其是与慢性 HP 对比的UIP 诊断[5,6]（见"UIP 病理学诊断的鉴别诊断与争议"部分）。这个问题尤为重要，因为现在使用抗纤维化药物治疗 IPF，使用免疫抑制剂治疗其他纤维化间质性肺炎，而免疫抑制剂在 IPF 中是禁忌的（见"治疗与预后"部分）。

UIP 类型的病因

UIP 的病理学和放射学影像有着许多不同的病因（表 6.1）。大多数在影像学或活检中看起来像 UIP 的弥漫性纤维化肺疾病（如 IPF）是特发性的，是潜在的胶原血管疾病（CVD）或慢性 HP 的肺部表现。尽管在影像学上 UIP 和慢性 HP 之间经常存在差异，但某些 CVD 和慢性 HP 病例通过活检无法与 UIP 区分（图 6.1 和图 6.2，见第 12 章和第 21 章）。药物反应可产生 UIP 图像（见第 18 章）。偶有石棉沉着病看起来像伴有石棉小体的 UIP，但大多数石棉沉着病病例在病理上截然不同[7]（见第 22 章），石棉沉着病经常伴有明显的脏层胸膜纤维化，这通常不是特发性 UIP 的特征。把 2 个或多个相关的 IPF 或与 IPF 相关的其他类型的 ILD 称为家族性 IPF。尽管这些情况在显微镜下有时类似 UIP，但多数类似于另一种 ILD，或者在形态学上无法分类[8]。

表 6.1
UIP 放射学和形态学图像的病因

特发性 UIP
- 相当于临床 IPF

胶原血管疾病（CVD）
- 特别常见于类风湿性关节炎和硬皮病，但可见于任何形式的 CVD

药物反应
- 例如，胺碘酮、呋喃妥因、化疗药物（见第 18 章）

家族性 UIP

伴特异性基因异常的 UIP

部分慢性 HP

部分肺尘埃沉着病，如石棉沉着病（但通常显微镜下相似度较差）

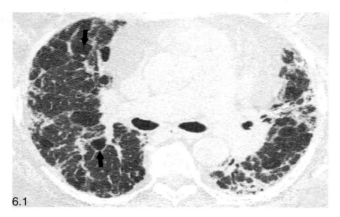
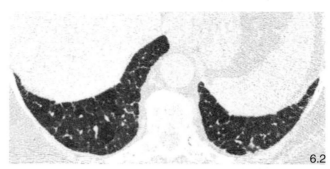

图 6.1 和图 6.2　慢性过敏性肺炎。图 6.1 中上叶水平的 HRCT 显示出致密的胸膜下网状影，提示 UIP。在该图像中倾向于诊断慢性 HP 的表现包括肺实质的弥漫性不均匀及衰减和血管减少的小叶区域（箭）。图 6.2 为与图 6.1 同一病例，在肺底水平的 HRCT 显示出极轻的纤维化。纤维化主要在中上肺野分布而肺基底相对稀少，这种表现更倾向于慢性 HP 而不是 UIP。该患者为 65 岁女性，由于霉菌暴露而患有慢性 HP。

遗传因素与 ILD

　　约 20% 的患者有 ILD 家族史，并且有大量证据证明至少部分 ILD 类型，特别是 IPF，存在遗传学基础。

　　目前已有大量文献研究了单核苷酸多态性（SNP）在 ILD 风险中的作用，以及在 ILD 进展和诊断中的较小作用。最广泛研究的 SNP 是 MUC5B（rs35705950_T）次等位基因。该等位基因存在于约 10% 的北美非西班牙白种人群中，并在那些已知有间质性异常（ILA）的患者中概率是上升的，即他们没有临床 ILD 但可能有进展为明显 ILD 的各种 ILD 型 HRCT 改变。MUC5B SNP 与 HRCT 的网状影密切相关，在此背景下意味着潜在的纤维化，与小叶中心异常无关[9]。

　　有大量的 SNP 与 IPF 相关，但大多数风险效应极低（见 Adegunsoye 等[10]的列表）。然而，相比普通人群，MUC5B 次等位基因异质的人群有 6~8 倍的概率发生临床 IPF，而有纯合子的患者风险增加 20 倍。总体来说，MUC5B 次等位基因被认为约占 IPF 风险的 35%。然而，MUC5B 次等位基因在慢性 HP 患者的概率也是增加的[11]，并且部分 CVD 相关 ILD 患者，尤其是类风湿性关节炎相关 UIP，提示 MUC5B 的作用是广泛的促纤维化因子而不是疾病特异性因子（图 6.3）。这如何发生还是未知的。存在次等位基因的患者中肺黏蛋白（特别是 MUC5B）的产生显著增加，并且有人提出，过多的黏膜会导致肺损伤的异常修复或提高感染的易感性[13]；黏膜产生量本身似乎很重要，因为患者携带的次等位基因拷贝越多，ILA 进展或 IPF 进展的风险就越大。

　　一些研究者报告称，TOLLIP（一种与免疫功能相关的基因）中的 SNP 在 IPF 也很常见但更复杂，因为

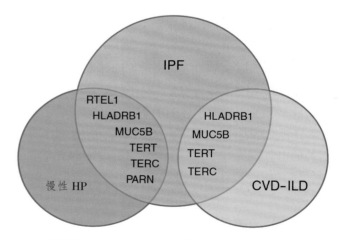

MUC5B（rs35705950）：气道黏膜，气道防御
TERT（rs2736100）：端粒长度的维持
HLADRB1（rs2395655）：对免疫系统功能至关重要
RTEL1：DNA 解旋酶活性
PARN：mRNA 的稳定性
TERC：端粒长度的维持

图 6.3　IPF、慢性 HP 和 CVD 相关的 ILD 中有重叠的 SNP。许多 SNP 似乎赋予了纤维化性肺疾病的倾向，而非特定的诊断，还指示了特定基因的功能。DNA，脱氧核糖核酸；mRNA，信使核糖核酸。

rs111521887 和 rs5743894 可使 IPF 风险升高约 50%，而 rs2743890 可使风险降低约 50%[14]，尽管并非所有研究都支持这些关联[11]。引起端粒功能异常（通常为端粒长度缩短）的 SNP，如 TERT（rs2736100），被认为占散发性 IPF 病例的 10% 和家族性 IPF 的 25%，也可见于 CVD-ILD[15]（图 6.3）。有许多对 IPF 风险有很大影响的罕见变体，包括 TERC、RTEL1 和 PARN 中的 SNP（见 Adegunsoye 等[10]有关 IPF 常见和罕见基因异常的详细列表）；其中部分变异也可见于慢性 HP 和 CTD-ILD（图 6.3）。不能维持端粒长度似乎与纤维化 ILD 密切相关，IPF 患者端粒最短。有趣的是，原位研究表明，UIP/IPF 肺纤维化区域的细胞端粒比未受影响区域的细胞更短。

MUC5B SNP 作为 IPF 诊断工具的潜在实用性已在文献中提出，但受到以下事实的局限，即该相同次等位基因存在于一部分普通人群及非 IPF 形式的纤维化 ILD 中。然而，MUC5B 次等位基因患者的 IPF 进展要慢于无 MUC5B 的患者[13]。

流行病学

IPF 是一种中老年人疾病。Raghu 等估计[16,17]，在 18~64 岁之间，每年的发病率是每百万人 58 例，在 66~69 岁之间，每年的发病率是每百万人 328 例，在美国 80 岁以上的人群中，发病率稳定增长到每年每百万人 1439 例，但是各国之间的发病率差异很大。在 50 岁以下的患者进行活检时发现 UIP 应考虑另一种病因，尤其是潜在的 CVD，我们建议在诊断意见中指出这一点，因为在某些形式的 CVD 中 UIP 的预后优于特发性 UIP（见第 21 章）。

在大多数研究中，IPF 的发病率男性高于女性，约 70% 的 IPF 病例发生在吸烟者或既往有吸烟史的人群中；IPF 的特征人群是现在或曾经吸烟的 60 岁以上男性[4]。Lederer 和 Martinez[18]估计 IPF 占 ILD 病例的 20%，与慢性 HP 和 CVD 相关的 ILD 分别占 20%，但由于对慢性 HP 的诊断普遍缺乏共识，应谨慎对待这些结果（见第 12 章）。胃食管反流病、阻塞性睡眠暂停、病毒感染、农业暴露也被认为是 IPF 的病因，但这些推定的病因尚未得到证实，可能只是反映 UIP 肺对外源性侵害的相关性。我们怀疑农业工作者中的"IPF"实际上可能是慢性 HP。

临床特征

UIP 的大多数病例表现为呼吸急促，有时会持续数年，肺功能检查呈限制型通气功能异常和弥散功能降低。杵状指在 UIP 中非常常见，可能比在其他形式的 ILD 中更为普遍。然而，这些特征均无特异性并可见于许多纤维化 ILD 形式。特别是 CVD 相关 ILD 和慢性 HP 可类似 IPF，因此所有符合 UIP/IPF 的临床、放射学甚至病理学标准的患者，需要对 CVD 相关 ILD 的临床和血清学证据（见第 21 章）、潜在致敏暴露（见第 12 章）及潜在职业暴露进行评估[4]。

少数 UIP 患者首次症状表现为急性加重，即低氧血症性呼吸衰竭的快速进展和类似急性呼吸窘迫综合征/急性间质性肺炎（ARDS/AIP）的影像学上的弥漫性浸润（见后文和第 4 章）。在这类患者中，影像学检查可能会发现潜在的纤维化，但有时只有通过活检才能证实潜在的疾病。

影像特征

UIP 在 HRCT 上的特征性表现是网状影和蜂窝肺，并以基底部和外周分布为主[4]（图 6.4 和图 6.5）。网状影通常与牵引性支气管扩张和细支气管扩张相关。尽管通常可见磨玻璃影，但其通常不如网状影广泛（图 6.6 和图 6.7）[19]。

HRCT 上的典型 UIP 图像准确对应于外科肺活检中的 UIP 图像，阳性预测值（PPV）为 90%~100%[20]。因此，在适当的临床环境中，HRCT 上 UIP 的特征性图像排除了活检的必要性。通过 HRCT 做出 UIP 的可靠诊断需要满足以下所有 4 个特征：网状影、蜂窝肺、主要分布于胸膜下和基底部，以及没有 UIP 非典型特征[4,20]。

必须强调的是，尽管典型的 HRCT 在 UIP 的诊断中具有很高的特异性和 PPV，但只有 50%~75% 的患者能够获得可靠的诊断[20]。在剩下的 25%~50% 的病例中，HRCT 的表现为非诊断性、非典型或提示其他诊断。

对于临床怀疑 IPF 的患者，可将 HRCT 表现分为 4 类：典型的 UIP（如先前所讨论的）、可能的 UIP、不确定，或者提示其他诊断[3,4]。以基底部和胸膜下分布

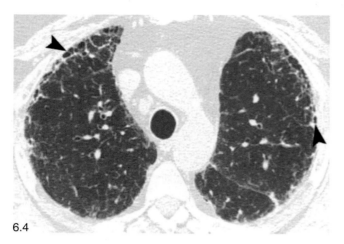
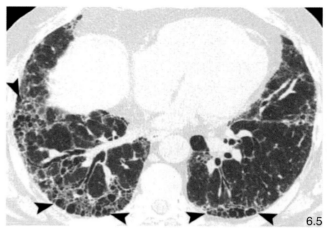

6.4

6.5

图 6.4 和图 6.5 普通型间质性肺炎。上叶水平的 HRCT(图 6.4)显示出轻度的外周网状影和很少的蜂窝肺(箭头)。肺基底部水平的 HRCT(图 6.5)显示出广泛的网状影和蜂窝肺(箭头)。该病例为 58 岁男性 IPF 患者。

为主的网状结构伴外周牵引性支气管扩张或细支气管扩张、无蜂窝肺、无提示其他诊断特征的患者在 HRCT 上被归类为可能的 UIP 类型 (图 6.8)。根据 UIP 的患病率,HRCT 中可能的 UIP 类型在 UIP 诊断中的 PPV 为 62%~94%。在 60 岁及以上男性患者中,可能的 UIP 类型与中度或广泛牵引性支气管扩张的组合在 UIP/IPF 诊断的特异性为 99%,PPV 为 96%[21]。

不符合 HRCT 标准的典型的 UIP 或可能的 UIP 且无提示其他诊断的患者,被划入不确定型。在 HRCT 中,被认为是非典型 UIP 的表现包括上叶占优势、支气管血管周围分布为主、广泛的磨玻璃影、远离蜂窝

肺的多个分散的囊肿、弥漫的马赛克衰减/空气潴留及实变[4,19]。出现这些表现中的任何一个都应考虑其他诊断。尽管如此,必须注意在临床怀疑 IPF 的患者中,CT 排除 UIP 的预测值低,因为高达 60% 的 CT 表现被解释为提示其他诊断的患者,其组织学上已证实 UIP[22]。

病理特征

肉眼观

UIP 通常在下肺区域和肺部周围更为严重(图

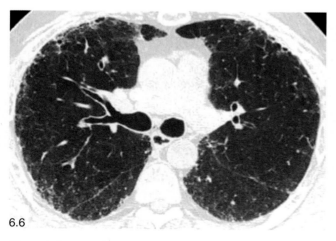
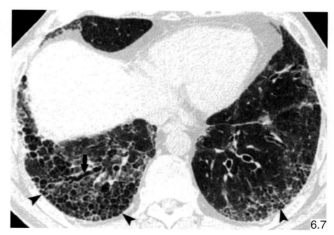

6.6

6.7

图 6.6 和图 6.7 普通型间质性肺炎。上叶水平的 HRCT(图 6.6)显示轻度的外周网状影和轻度的斑片状磨玻璃影。HRCT 在肺基底部水平上(图 6.6)表现出广泛的网状影、蜂窝肺(箭头)和斑片状磨玻璃影。大多数磨玻璃影与网状影区域密切相关,可能代表了 CT 分辨率以下的纤维化。该病例为 62 岁女性,临床 IPF 患者。

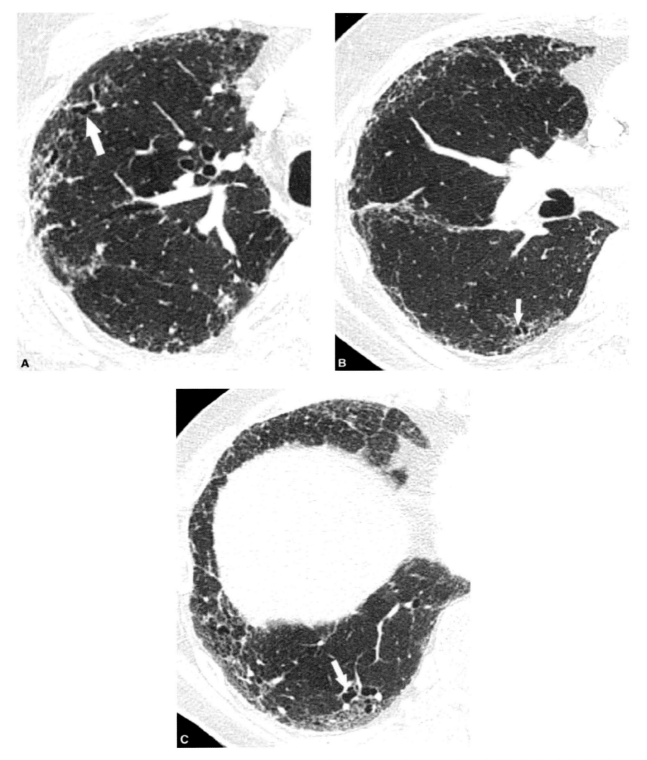

图 6.8　HRCT 上可能的 UIP 图像。上肺野 (**A**)、中肺野 (**B**) 和下肺野 (**C**) 水平的右肺影像显示胸膜下网状影和外周牵引性支气管扩张 (箭), 下肺野略占优势且无任何不典型特征。

6.9 至图 6.11），但即使存在，该病也经常累及上肺野，并且随着时间的推移，上肺野和中央受累可能会增加。但是，在 UIP 中，以上肺野为主的纤维化疾病并不常见，并提示表 6.2 中所示的实体。

蜂窝变

在肉眼或显微镜下 UIP 病例几乎总是显示蜂窝状结构（图 6.9 至图 6.18）。蜂窝变定义为具有厚纤维化壁的异常扩大的呼吸气腔，为方便起见，可分为宏观蜂窝变（成像和肉眼均可见）和微观蜂窝变，尽管实际上存在一系列不同大小的呼吸气腔。通过 HRCT 可将宏观蜂窝变可视化，并且在 UIP 的放射学诊断中起着重要作用（参见"影像特征"部分）。

之前曾认为"蜂窝变"是"UIP"的同义词，但这是不正确的：蜂窝变是各种肺纤维化疾病的终末阶段（表 6.3）。但是，大多数 UIP 的确在肉眼观、显微镜或影像上显示出蜂窝变。

在显微镜下，蜂窝变腔隙可能根本没有内衬，但经常被化生性呼吸上皮细胞内衬（图 6.16 和图 6.17）。蜂窝变腔隙通常包含黏稠的黏液、炎性细胞，有时还包含巨细胞（图 6.16 至图 6.18）。这些并不表示任何感染病变或任何特定疾病，但反映出局部清除不良。间质性炎症和淋巴样聚集在蜂窝变局灶中可能很明显，但是在蜂窝变局灶中存在生发中心或大量浆细胞的淋巴样聚集时，应考虑潜在的 CVD。

除非活检只有蜂窝变而没有别的病变，否则蜂窝变通常不是诊断的一部分；而应只列出潜在的实体（即"UIP"，而不是"有蜂窝变的 UIP"）。在我们看来，仅显示蜂窝变的活检不是特异性的（尽管很多情况证明是 UIP），对此进行诊断是适当的，但是在"UIP 病理学诊断的鉴别诊断和争议"部分中讨论了相反的情况。

胸膜鹅卵石样变

在切除标本和尸检肺中，UIP 胸膜通常是鹅卵石样变的（图 6.12 和图 6.13），其肉眼可见不规则的突起，周围有凹陷的线条。这种影响是由潜在的瘢痕引起的，该瘢痕导致小叶间隔在进入胸膜处牵拉。像蜂窝变一样，它不是特异性的，可以在产生胸膜下纤维化的任何病变中看到。UIP 的胸膜可能略有增厚，但明显的胸膜增厚提示潜在的 CVD，通常为类风湿性关节

炎，此时反复出现积液或与 UIP 类似的石棉沉着病。

UIP 的显微镜下特征

表 6.4 总结了 UIP 的显微镜下特征。UIP 的最典型特征是斑片状间质纤维化与正常实质混杂。纤维化和斑片在扫描放大倍数下可见（图 6.19 至图 6.24），而 UIP 最好在很低倍数下进行诊断。在不到 1 个高倍显微镜视野的空间内，纤维化病变通常从明显异常跃迁到完全正常（图 6.25）。在早期疾病中（图 6.22），纤维化可能仅存在于胸膜下或大部分直接在胸膜下或小叶间隔附近，所以早期的 UIP 有时显示以外周小叶为主，但随着疾病的进展，越来越多的小叶被纤维组织占据（图 6.23、图 6.24、图 6.26 和图 6.27）。然而，纤维化疾病以小叶中心为主，这意味着主要在支气管血管束周围，而不是 UIP（见"UIP 病理学诊断的鉴别诊断和争议"部分）。

UIP 的其他两个恒定特征是：①结构扭曲，可见蜂窝变区域或致密的纤维组织片（图 6.23、图 6.26 和图 6.27），有时伴有明显的纤维组织肌肉化生（图 6.28）；②成纤维细胞灶——肉芽组织簇紧紧地贴在下面的纤维组织上，肉芽组织中的成纤维细胞平行于下面的肺组织排列（图 6.29 至图 6.33）。成纤维细胞灶可由新鲜的水肿肉芽组织（图 6.30）或密度更高且胶原化的肉芽组织（图 6.31 至图 6.33）组成，并且经常被立方形至扁平的上皮细胞覆盖（图 6.29 至图 6.33）。成纤维细胞灶被认为是 UIP 的损伤部位，反复（未知）损伤导致成纤维细胞灶转化为致密纤维化，被认为是 UIP 进展。

一种观点认为，成纤维细胞灶是特定于 UIP 的。这是不正确的：成纤维细胞灶可在任何类型的肺纤维化病变中看到，包括非特异性瘢痕周围（见后文）。在第 5 章（见表 5.3）讨论了 OP 的肉芽组织栓与成纤维细胞灶的鉴别方法。

除蜂窝变病灶外，UIP 的间质性炎症由淋巴细胞和浆细胞组成，且通常较稀疏。远离蜂窝变的区域，如果存在大量的淋巴细胞聚集，特别是伴有生发中心的淋巴细胞聚集（图 6.34）或明显的间质炎症（图 6.35），尤其是如果其他方面典型的 UIP 活检中远离淋巴细胞聚集的浆细胞与淋巴细胞的比例大于 1:1，应考虑与 CVD 相关的 UIP[23,24]。类似 UIP 的慢性 HP（见第 12 章）也可能表现出相当明显的慢性间质性炎症反应，

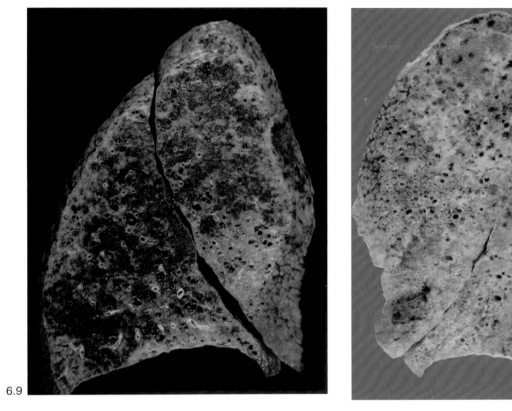

6.9

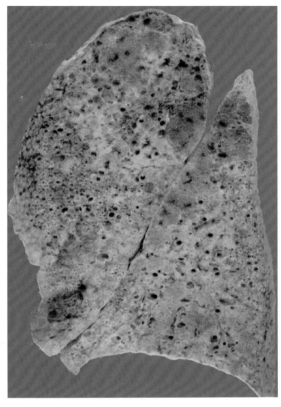

6.10

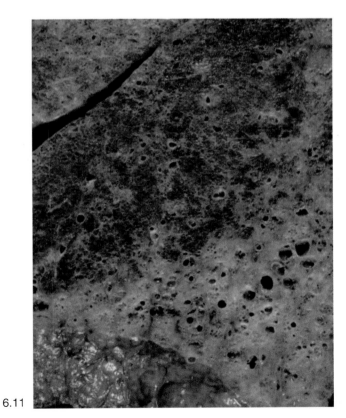

6.11

图 6.9 至图 6.11　UIP 的肉眼观图像。与肺的中央部分相比,外周纤维化病变较严重,在下部区域则更为严重。图 6.11 所示为图像下部的纤维化和蜂窝状区域,其中纤维化组织不规则地延伸进入图像上部的更正常的肺组织中。

表 6.2
以上肺野为主的纤维化性肺疾病
慢性 HP(见第 12 章)
结节病(见第 13 章)
陈旧性结核病和真菌感染
强直性脊柱炎
胸膜肺实质弹力纤维增生症(见第 23 章)

但有时是 UIP/IPF 的完美模仿(见图 12.34)。

UIP 病理学诊断的鉴别诊断与争议

　　UIP 的形态学鉴别诊断见表 6.5 和表 6.6。包括非特异性瘢痕的任何一种导致致密纤维化的病变(图 6.36 和图 6.37)，在一个局部区域的显微镜下水平都可以看起来像 UIP。如有疑问，在显示特定病变是局限的而不是弥漫的，请放射科医师会诊很有帮助。除了 CVD 相关的 UIP 和慢性 HP 外，表 6.5 中列出的大多数其他病变在给定的视野中都可以模仿 UIP，但在低倍镜下或影像检查时无法显示典型的 UIP 图像。但是，某些药物反应(图 6.38)可以产生 UIP 图像，在这种情况下，用药史对于做出正确诊断至关重要(见第 18 章)。

UIP 与纤维化型非特异性间质性肺炎

　　一般而言，纤维化型非特异性间质性肺炎(NSIP)显示肺泡壁相当均一的扩展，伴有相对较少的结构扭曲；典型 UIP 的特征为正常和异常实质的突然并存，这不是 NSIP 的一部分(见表 7.3)。在 NSIP，成纤维细胞灶通常罕见，并且如果存在大量的成纤维细胞灶，应考虑 UIP 糟糕取样的可能性。然而，真正纤维化型 NSIP 病例有时肺泡壁扩张到融合处，从而产生相对较大的纤维化块，即结构扭曲，并进一步增加混淆，融合灶往往包含了成纤维细胞灶(见图 7.16 和图 7.17)[25]。尽管如此，这些活检总的来说仍显示相对均一的病变。

　　典型的 UIP 活检标本可有 NSIP 样区域(图 6.39)，或者取了两个活检标本，一个显示 UIP 而另一个显示

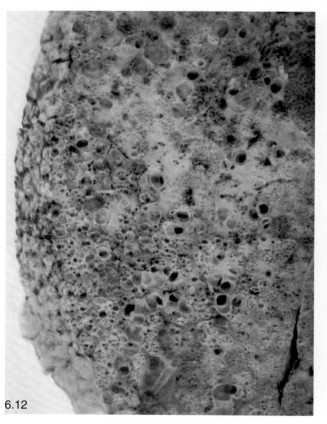 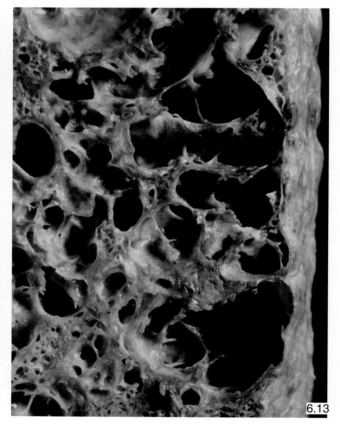

6.12　　　　　　　　　　　　　　　　　　　　　6.13

图 6.12 和图 6.13　显微镜下蜂窝变的肉眼观。在图 6.12 中，既有蜂窝变，又有广泛的纤维组织片。双肺的胸膜也呈鹅卵石样变，提示存在潜在的间质纤维化。

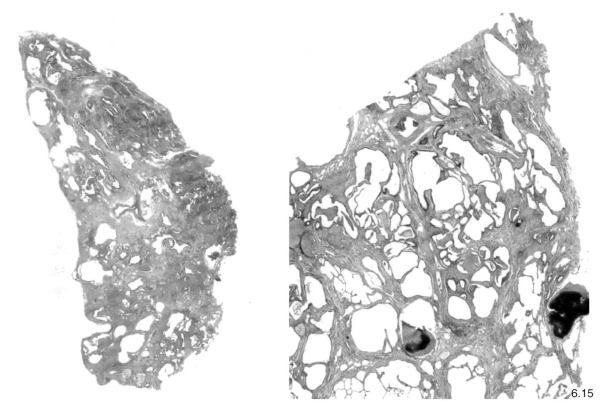

6.14

6.15

图 6.14 和图 6.15 显微镜下蜂窝变图示。所有这些图像均来自 UIP 患者,但在许多形式的 ILD 中都可见到蜂窝变(表 6.3)。蜂窝变病灶中的许多呼吸气腔衬有化生的细支气管上皮。尽管显微镜下蜂窝变的呼吸气腔通常具有较厚的纤维壁,但有时壁相对较薄(图 6.15)。注意图 6.15 中的化生骨,这是纤维化肺中常见但非特异性的情况。

NSIP。当发生这种情况时,UIP 图像的标本是应该报告的,因为这样的病例就像 UIP[26]。

UIP 对 CVD 相关的 UIP

UIP 图像可见于任何类型的 CVD(表 6.6,更多细节见第 21 章),但尤其常见于系统性硬化和类风湿性关节炎,在红斑狼疮中罕见[24]。CVD 患者的 UIP 病理学方面,除了间质性细胞结构增加外,特别是大量的淋巴细胞结节或伴有生发中心的淋巴细胞结节,常常很像特发性 UIP(图 6.34 和图 6.35)。远离淋巴细胞聚集的区域,间质性浆细胞和淋巴细胞比例较高(1:1 或更高)强烈提示潜在的 CVD[23]。巨细胞和肉芽肿可见于 CVD-UIP[23]。然而,CVD 相关的 UIP 的部分病例在形态学方面无法和 UIP/IPF 区分,并且仅血清学和临床病史可以提供正确诊断的线索。当存在提示 CVD 的特征时,应该在诊断栏中注明,因为该预后优于特发性 UIP 且治疗与 UIP/IPF 不同(见“治疗与预后”部分)。

UIP 对慢性 HP

文献(Churg 等综述[6])中关于认可通过 UIP 图像将 UIP 与慢性 HP 鉴别的特征存在争议(表 6.6,并见第 12 章)。巨细胞/肉芽肿被认为是慢性 HP 的特征,也有一些 CVD 相关的 UIP 病例[23],并且否定 UIP/IPF 的诊断。活检中许多细支气管周围的化生,确定存在于细支气管的一半以上时,倾向于慢性 HP(见图 12.35 和图 12.36),但一个偶然的伴有细支气管周围化生的细支气管不具有诊断价值,因为它可以在许多类型的纤维化间质性肺炎中见到(图 6.23)。

争议的主要问题是,是否任何或多少细支气管周围纤维化(小叶中心纤维化)可见于 UIP/IPF 或是否细支气管周围纤维化可自动排除 UIP/IPF 分类[5,6]?目前,对此问题没有争议。在最近的研究中[5],11 个病理学家回顾了一系列纤维化间质性肺炎病例,并对图

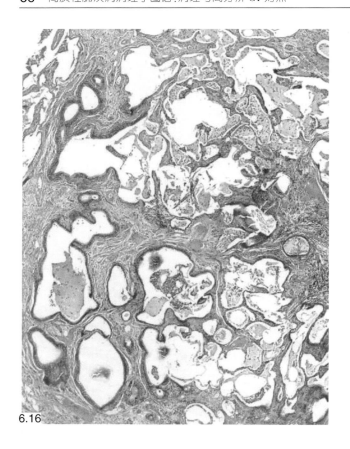

6.16

表 6.3

可能出现蜂窝变的情况

UIP

脱屑性间质性肺炎

NSIP(不常见)

慢性过敏性肺炎(有时以上肺野为主)

CVD 相关的 ILD

肺辐射(位于放射野)

药物反应

结节病(常见于上肺野)

肺尘埃沉着症(石棉沉着病、硬金属肺病,"煤工肺"或硅沉着病罕见)

朗格汉斯细胞组织细胞增生症(LCH)

治愈的感染,尤其是结核和组织胞浆菌病(常见于上肺野)

局部非特异性瘢痕

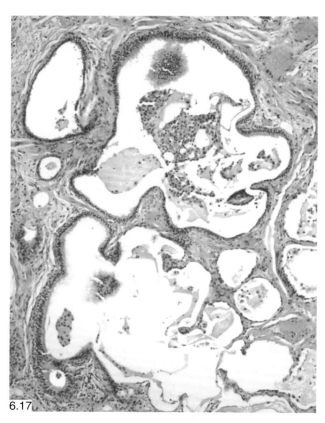

6.17

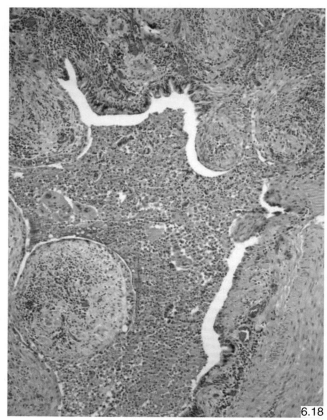

6.18

图 6.16 至图 6.18 蜂窝变呼吸气腔中的黏液和炎性细胞。这是蜂窝变区域的一个常见表现,提示清除不良;在这种情况下,炎症细胞的出现并不表示存在感染病变。

表 6.4
UIP 的显微镜下特征

间质纤维化混杂正常肺实质的斑片状图像

在不到 1 个高倍显微镜视野中,病变在纤维化和正常肺之间来回跃迁

疾病在紧邻胸膜下恶化(早期)

蜂窝变区域或致密的纤维组织片(结构扭曲)

疾病常常在小叶外周加重,小叶中心稀少(早期)

散在的成纤维细胞灶

除蜂窝变病灶外,间质性炎症轻微

除蜂窝变病灶外,呼吸气腔巨噬细胞极少

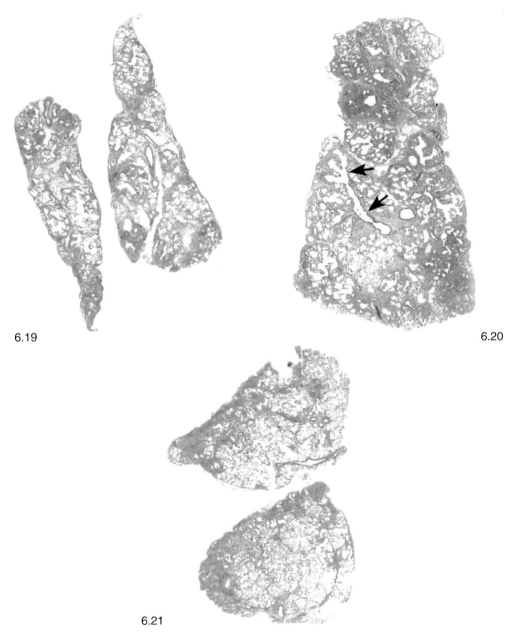

6.19

6.20

6.21

图 6.19 至图 6.21　相对早期的 UIP 的扫描镜下图像,显示斑片状纤维化的典型图像,以及纤维化病变累及胸膜下区域和小叶外周围的趋势。注意图 6.20(箭)的牵引性支气管扩张区域。牵引性支气管扩张通常在 HRCT 上可见,表明存在潜在的纤维化。

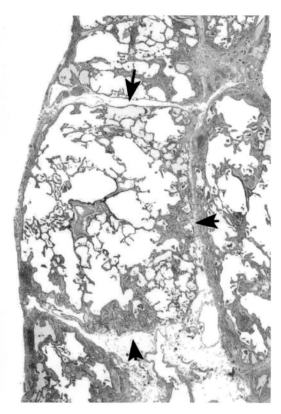

图 6.22　UIP 早期或轻微受累示例。纤维化病变累及小叶的外周,中央未受累及(箭标指向小叶间隔)。这是 UIP 的一种典型图像,但只是偶尔才会观察到。

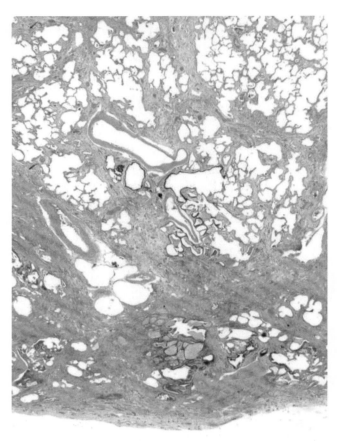

图 6.23　更晚期的 UIP。有明显的胸膜下纤维化和蜂窝变伴纤维化,并以不规则的方式延伸到较深的实质。视野中央的细支气管显示细支气管周围化生。在任何纤维化的间质性肺炎中偶尔可见到细支气管周围化生,但大量多病灶倾向于慢性 HP 而不是 UIP(见第 12 章)。

6.40 中所示的图像类型是否属于 UIP/IPF 范围或是否表明另一种诊断各执一词。2018 年 IPF 指南文件[3]以"可能的 UIP"为例说明了与图 6.40 类似的情况,但这一术语本身含义不清(请参见后面的进一步讨论),但我们认为该形态在某种程度上倾向于慢性 HP。Tanizawa 等[27]的报道支持了这个看法,他们发现约 1/3 的 UIP 病例患有小叶中心纤维化,但图 6.40 所示类型的小叶中心纤维化在非 IPF 诊断中更为普遍 (非 IPF 与 IPF 诊断的比值比为 3.71)。

　　我们认为,那些与胸膜或小叶间隔无关的细支气管周围纤维化孤立病灶倾向于慢性 HP 而不是 UIP/IPF,特别是在胸膜下纤维化/小叶间隔附近的纤维化极少或轻度时,尤其是在有多个此类细支气管周围病灶的情况下(见图 12.28 和图 12.33)。细支气管与胸膜或小叶间隔之间的微细纤维桥也有利于慢性 HP,但粗纤维桥(图 6.23,并见图 12.34)的特异性较差,因为随着 UIP/IPF 的进展,它倾向于穿出肺小叶。

典型的 UIP、可能的 UIP、不确定的 UIP 和其他诊断的诊断指南

　　最近的两项 IPF 指南[3,4]提出了针对可疑 UIP/IPF 的 HRCT 诊断和病理诊断的一系列类别。影像类别已在前面进行了讨论,其优点是可以将一组阳性的表现作为定义的一部分。"典型的 UIP"和"其他诊断"的病理学类别都很明确,但是"可能的 UIP"和"不确定的 UIP"的病理学类别是模糊的,因为定义本身说明特定病例缺乏典型的 UIP 的某些或大部分特征。我们认为,这太模糊了以至于无法使用,我们不推荐使用。

　　两份指南文件都将纯蜂窝变的活检标明为"可能的 UIP"。对于在临床上和影像学上看起来像确定的 UIP/IPF 的情况,这并不是没有道理的,但是相同的指导原则明确指出,被认为是典型的 UIP/IPF 的病例不

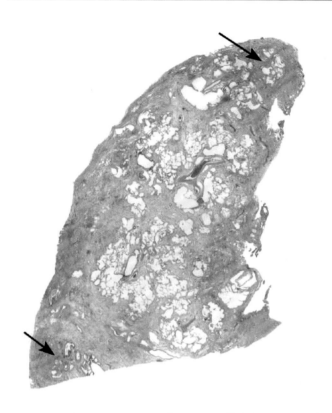

图 6.24 相当晚期的 UIP 的整体视图。即使在相对严重的疾病中,仍然存在斑片状纤维化,纤维化灶与正常肺交替出现。箭显示为显微镜下蜂窝变区域。

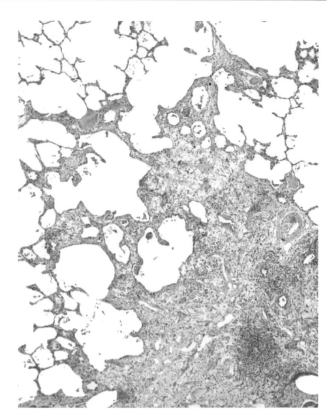

图 6.25 斑片状间质纤维化的典型图像,在一个高倍镜视野内,在明显异常的和完全正常的肺泡之间交替出现。这种斑片状纤维化有时作为形态学异质性,是 UIP 的典型特征。

应进行活检。因此,在实践中,从怀疑 UIP/IPF 诊断的病例中可以看到单纯的活检,并且鉴于蜂窝肺的众多可能原因和形态学的非特异性(表 6.3),我们建议将此类活检简单诊断为" 蜂窝变"。

UIP 的并发症和死亡原因

表 6.7 列出了 UIP 的并发症和死亡原因。即使在非吸烟者中,肺癌的风险也明显增加(图 6.41),但是 UIP 的总体预后很差,以致肺癌似乎对生存率几乎没有影响[28]。

在等待移植的 UIP 患者中,30%~80% 的患者患有肺动脉高压,但如果考虑所有的 UIP 患者,其发生率可能更低[29],并可能导致预期寿命缩短。通常在显微镜下观察到壁厚的肺动脉分支出现在 UIP 和几乎所有形式的纤维化性间质性肺疾病中;但是大多数情况下,这些变化是非特异性的,并且很难从形态学表现可靠地预测是否存在肺动脉高压。

急性加重是指 UIP 患者在 30 天或更短的时间内发生,影像学检查发现弥漫性的肺实质影(见图 4.21),通常伴有低氧血症和明显的呼吸急促,并非由体液过多引起[30]。其他类型的纤维化 ILD 也可出现急性加重,但概率低得多(表 6.8)。许多急性加重没有明确的病因,但一些与肺部感染、误吸、胸外科手术或冷冻肺活检,以及化疗药物和免疫抑制剂等药物相关[30]。

UIP 急性加重的发生率可能为每年 5%~15% 的病例,并且随着疾病严重程度的增加而增加[30]。急性加重是重要的死亡原因。在某些尸检系列中,有 50% 的 UIP 死亡显示出急性加重的形态学证据[31]。

形态学上的急性加重看起来像是弥漫性的肺泡损伤,可能处于急性期或机化期或 OP,加上基础的 UIP 图像[32,33](见图 4.21 至图 4.25)。当急性损伤图像与 UIP 的陈旧纤维化在空间上分开时(见图 4.24 和图 4.25),就很容易做出诊断。但是,在某些情况下,急性损伤掩盖了基础疾病(见图 4.22 和图 4.23)。一个有

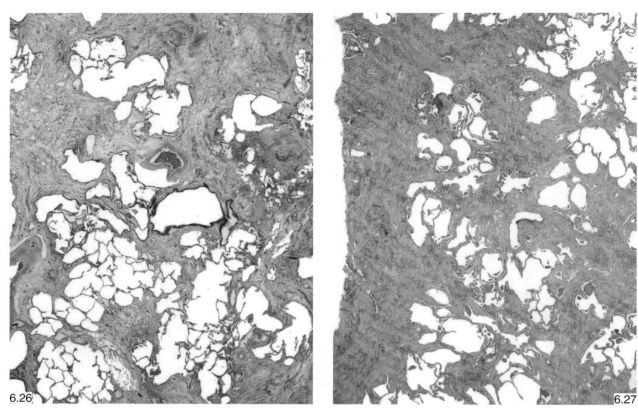

图 6.26 和图 6.27　UIP 中更晚期的纤维化。即使处于相当晚期的阶段,仍会出现明显的纤维化典型特征,与完全正常的肺部交替出现。这是特发性 UIP 的典型特征。

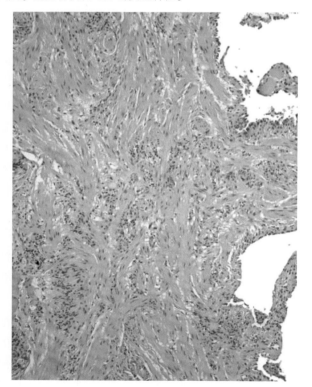

图 6.28　UIP 中的平滑肌化生。平滑肌可以替代 UIP 中的纤维组织。这是没有诊断意义的常见表现。过去,肌肉上皮化生有时被称为"肌肉硬化",但该术语已经过时,没有诊断价值。

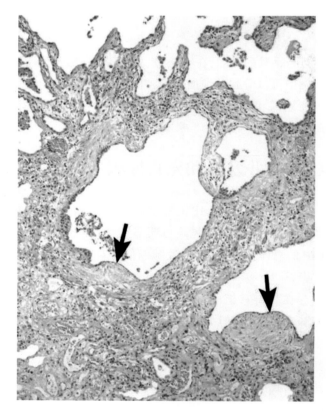

图 6.29　UIP 中的成纤维细胞灶。图 6.29 显示了 2 处紧紧贴附在其下的纤维化区域的成纤维细胞灶(箭)。

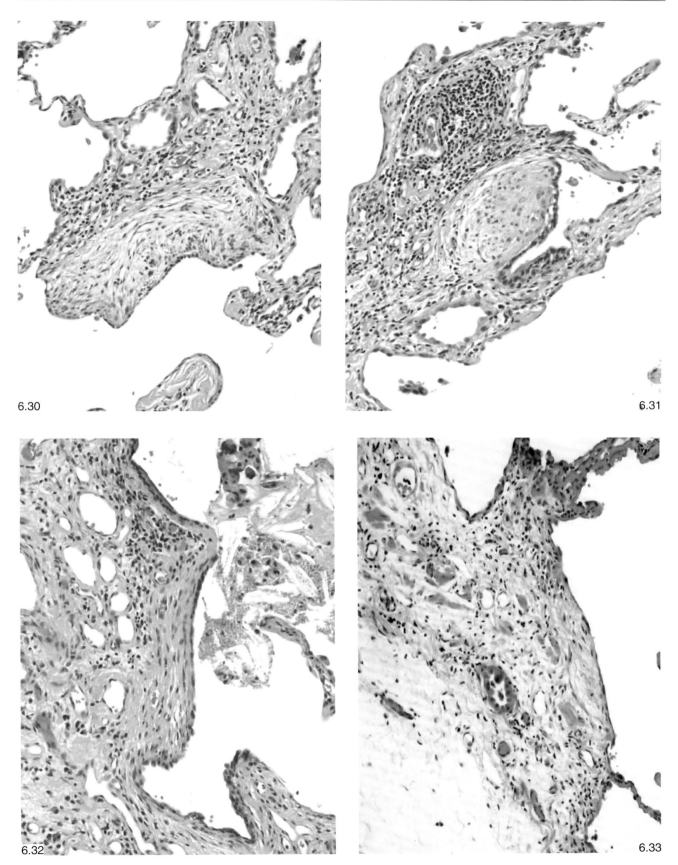

6.30

6.31

6.32

6.33

图 6.30 至图 6.33　成纤维细胞灶从早期的蜂窝状形态（图 6.30）进展为进行性增多的纤维化形态（图 6.31），最终成为 UIP 致密纤维化的一部分（图 6.33）。在图 6.32 中，成纤维细胞的中心几乎完全胶原化。

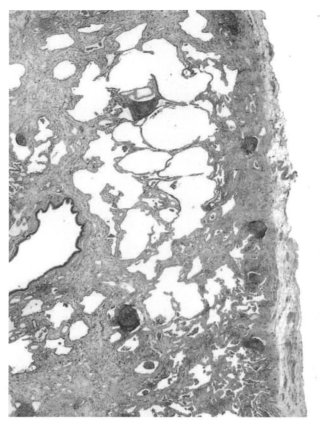

图 6.34　CVD 患者的 UIP。注意大量的淋巴细胞聚集,其中一些含有生发中心。

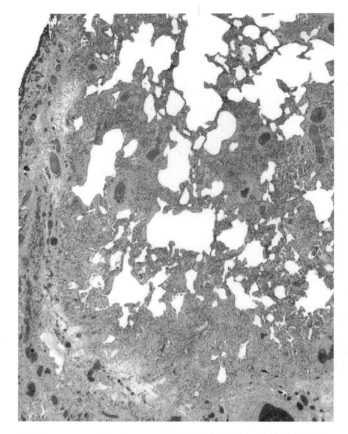

图 6.35　CVD 患者的 UIP。有相当明显的慢性炎性间质浸润,这一表现将其排除在特发性 UIP 类别之外。

用的提示是,弥漫性肺泡损伤和 OP 均不应显示出陈旧纤维化的证据。如果存在陈旧纤维化,则急性损伤必须叠加在已有的疾病上。有时,在影像学研究中比在活检中更明显可见陈旧纤维化(见图 4.21)。

　　最近的一项研究观察了吡非尼酮和尼达尼布抗纤维化治疗对移植肺中 UIP 形态的影响[34]。在大多数情况下,治疗并未改变显微外观,但叠加性弥漫性肺泡损伤的发生率降低,这一发现与这些药物的临床疗效相符。

诊断方法

　　如第 3 章所述,无法在经支气管或经皮肺穿刺活检中诊断出 UIP。即使经支气管活检中存在明确的纤维化,这一发现也没有诊断意义(见第 3 章),我们建议不要在经支气管活检中的诊断栏中提及纤维化,以免被误解为提示存在 UIP 或另一种纤维化间质性肺炎。

表 6.5
活检 UIP 图像的形态学鉴别诊断
HP 的纤维化形式
CVD 相关 ILD 的纤维化形式
结节病终末期(查找肉芽肿)
朗格汉斯细胞组织细胞增生症终末期(查找残存的活动性朗格汉斯细胞病变)
结核或真菌感染终末期(查找肉芽肿)
伴有瘢痕的慢性误吸(查找异物巨细胞/脂质小滴)
机化和蜂窝变的 ARDS(不太相似)
石棉沉着病和其他肺尘埃沉着病,如"滑石尘肺"(查找石棉小体、滑石颗粒)
陈旧的放疗损伤(通常局灶)
陈旧的药物损伤
陈旧的局部瘢痕

　　冷冻活检是否合适还存在争议(见第 3 章),我们认为冷冻活检可能无法对足够的组织进行采样,从而无法可靠地识别出 UIP 与慢性 HP 不同的特征(见第

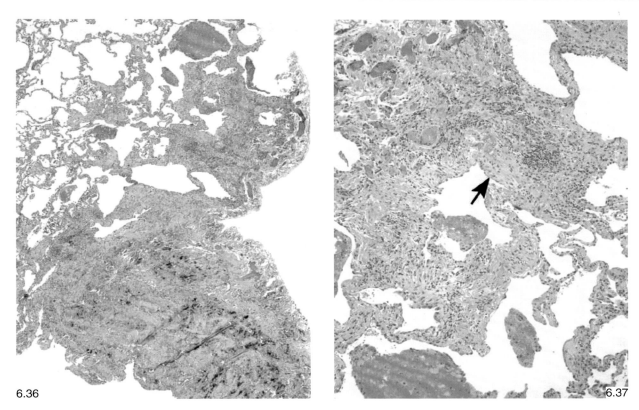

图 6.36 和图 6.37 类似 UIP 的局部瘢痕。患者进行了肺癌楔形切除,然后在先前切除的部位进展为肿块病变。产生的瘢痕显示出斑片状纤维化(图 6.36),甚至有成纤维细胞灶(图 6.37)(箭)。成纤维细胞灶不是 UIP 特有的,可以在任何类型的纤维化病变中见到。该病例说明了临床和放射学的相关性在诊断 ILD 中的重要性。

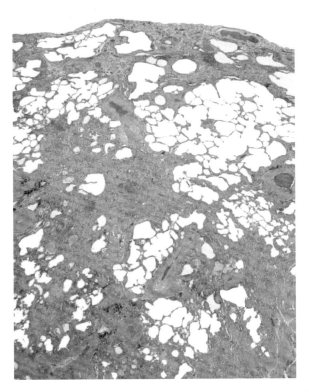

图 6.38 类似 UIP 的药物反应。该患者为老年女性,曾接受多种卵巢癌化疗药物治疗。

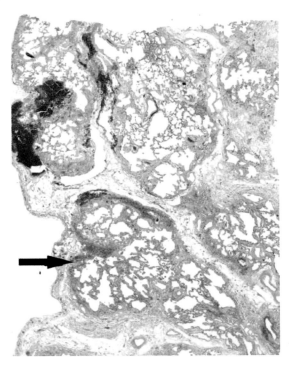

图 6.39 UIP 中的纤维化 NSIP 样区域。在这种情况下,大多数活检看起来像典型的 UIP,具有斑片状,大部分为外周纤维化,但 1 个小叶(箭)类似纤维化型 NSIP 图像。在典型的 UIP 图像下,应忽略纤维化型 NSIP 图像,因为 UIP 图像的存在决定了预后。

表 6.6

UIP/IPF、伴 UIP 图像的慢性 HP 和伴 UIP 图像的 CVD–ILD 的病理学鉴别诊断

特征	UIP/IPF	慢性 HP	CVD–ILD
广泛的细支气管化生（一半以上）	否定 UIP/IPF	倾向慢性 HP	否定 CVD–ILD
巨细胞/肉芽肿	否定 UIP/IPF	可见于慢性 HP	可见于 CVD–ILD
间质性细胞结构	寡细胞、少浆细胞或嗜酸性粒细胞	相比 UIP/IPF，可有更多的细胞性 少许浆细胞或嗜酸性粒细胞可寡细胞性	通常具有明显的间质性，常以浆细胞为主，然而也可为寡细胞性
远离蜂窝变区域的淋巴细胞聚集	可有少量	可有少量	大量则倾向 CVD–ILD
生发中心	罕有	罕有	特别是出现数个时，支持 CVD–ILD 诊断
孤立的细支气管周围纤维化	有争议，但可能发生在 UIP/IPF。许多孤立的细支气管周围纤维化灶否定 UIP/IPF 的诊断	常有	可有
从细支气管周围区域到胸膜下区域或小叶间隔桥接纤维化	有争议，当纤维化超出整个小叶时可诊断	可有。纤细的桥接倾向于慢性 HP	可有
连接至胸膜下的粗糙的细支气管周围纤维化	有争议，但可能发生于 UIP/IPF；然而，倾向于非 IPF 诊断	可有	可有

12 章）。当前临床指南推荐不使用经支气管镜活检及冷冻肺活检诊断 UIP [3,4]。外科肺活检仍是首选的操作，并且应获取数个合适大小的活检标本，以避免仅发现非特异性蜂窝变[4]。

使用多学科讨论（见第 1 章）可以大大增加 ILD 诊断的准确性，对于纤维化间质性肺炎（如 UIP）及其鉴别诊断尤其有价值，因为这些实体对临床医师、放射医师和病理学家产生的问题最多。

治疗与预后

IPF 的总体预后很差，最近对 24 位患者队列进行的调查显示中位生存期为 3.2 年[32]。有人指出，IPF 死亡率在人群中正在增加，但这可能是由于前置时间和诊断偏倚效应，尤其是引入抗纤维化疗法以来，随着影像学检查方法的改进和 IPF 诊断患者人数的增加[35]。事实上，在最近的队列中，详细的分析提示生存率存在轻微的但真实的改善[35]，这是因为使用了抗纤维化药物，或是避免了禁忌药物（见后文）。

直到最近，试图用药物治疗已经被证明是无效的。糖皮质激素、硫唑嘌呤、N-乙酰半胱氨酸(抗氧化剂)、γ-干扰素、伊马替尼、内皮素受体拮抗剂以及抗凝剂如华法林均无效，但这些药物单独或联合应用(特别是糖皮质激素、硫唑嘌呤、N-乙酰半胱氨酸)大大增加死亡率[36]。

从 2013 年开始，针对 IPF 的两种抗纤维化治疗药物吡非尼酮和尼达尼布的大型临床试验报告及一些附加试验/数据分析描述（Raghu 等[36]和 Richeldi 等综述[37]）。其中吡非尼酮显示延缓疾病进展。尼达尼布是一种酪氨酸酶抑制剂，针对多种生长因子路径，而吡非尼酮则通过不确定的机制降低胶原蛋白的合成，成纤维细胞的增殖及下调转化生长因子 β 信号传导而发挥抗纤维化作用。两种药物均使用力肺活量减少了约 50%，并且在 1 年时使无进展生存率/降低死亡率有适度但明显的改善[36]。两种药物，尤其是尼

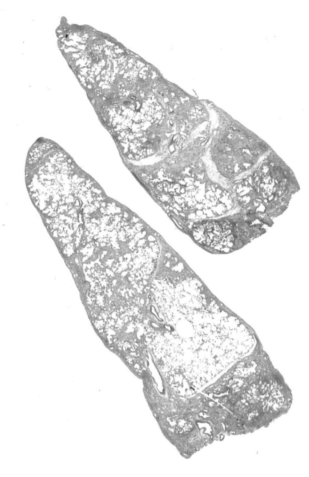

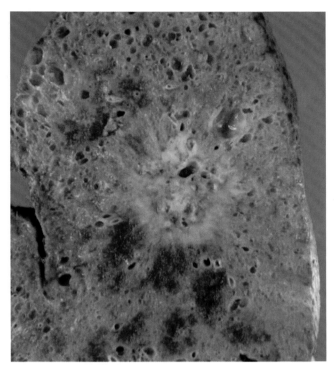

图 6.41　由 UIP 引起的肺癌。注意广泛的蜂窝变。

图 6.40　问题病例。上方的切片看起来像典型的 UIP/IPF，下方的切片有广泛的轻微胸膜下纤维化区域和大量的小叶中心纤维化。关于这种图像是否仍可以看作 UIP/IPF 的证据，还是更倾向于另一种诊断，尤其是慢性 HP 的问题，文献上存在争议（参见正文中的讨论）。

表 6.8

与急性加重相关的纤维化 ILD 类型

特发性 UIP(IPF)

CVD 相关的 UIP

纤维化型 NSIP

伴 UIP 样图像的慢性 HP

脱屑性间质性肺炎

石棉沉着病

表 6.7

UIP 的并发症和死亡原因

肺癌（风险增加约 10 倍）

肺动脉高压/肺心病

继发于进行性纤维化的呼吸衰竭

肺部感染

急性加重，即 UIP 叠加急性肺损伤或机化性肺炎

达尼布也似乎降低了急性加重的比例。这些效果随着治疗持续存在超过 1 年[37]。许多其他新药正在临床试验中（Lederer 和 Matinez 综述[18]）。

对于没有其他重大并发症的年轻患者，肺移植是一个选择。最近的综述[38]报告 IPF 患者 3 年生存率为 66%，5 年生存率为 53%。IPF 在肺移植患者中无复发。

类风湿性关节炎患者的 UIP 似乎与 IPF 的预后一样差（见第 21 章），但在其他形式的 CVD 中的 UIP 可能对免疫抑制剂和（或）环磷酰胺有反应，并且可能预后更好（见第 21 章）。

总体而言，急性加重的预后很差，短期死亡率约为 50%[30]。一些患者对大剂量类固醇有反应。活检有急性加重和 OP 图像的患者的预后似乎比有 DAD 的患者要好[32]。

（阳云平　译）

参考文献

1. ATS/ERS international multidisciplinary consensus classification of the idiopathic interstitial pneumonias. *Am J Respir Crit Care Med*. 2002;165:277–304.

2. Travis WD, Costabel U, Hansell DM, et al.; ATS/ERS Committee on Idiopathic Interstitial Pneumonias. An official American Thoracic Society/European Respiratory Society statement: update of the international multidisciplinary classification of the idiopathic interstitial pneumonias. *Am J Respir Crit Care Med*. 2013;188:733–748.

3. Raghu G, Remy-Jardin M, Myers JL, et al.; American Thoracic Society, European Respiratory Society, Japanese Respiratory Society, and Latin American Thoracic Society. Diagnosis of Idiopathic Pulmonary Fibrosis. An Official ATS/ERS/JRS/ALAT Clinical Practice Guideline. *Am J Respir Crit Care Med*. 2018;198:e44–e68.

4. Lynch DA, Sverzellati N, Travis WD, et al. Diagnostic criteria for idiopathic pulmonary fibrosis: a Fleischner Society White Paper. *Lancet Respir Med*. 2018;6:138–153.

5. Hashisako M, Tanaka T, Terasaki Y, et al. Interobserver agreement of usual interstitial pneumonia diagnosis correlated with patient outcome. *Arch Pathol Lab Med*. 2016;140:1375–1382.

6. Churg A, Bilawich A, Wright JL. Pathology of chronic hypersensitivity pneumonitis what is it? What are the diagnostic criteria? Why do we care? *Arch Pathol Lab Med*. 2018;142:109–119.

7. Roggli VL, Gibbs AR, Attanoos R, et al. Pathology of asbestosis—an update of the diagnostic criteria: report of the asbestosis committee of the college of American pathologists and pulmonary pathology society. *Arch Pathol Lab Med*. 2010;134:462–480.

8. Leslie KO, Cool CD, Sporn TA, et al. Familial idiopathic interstitial pneumonia: histopathology and survival in 30 patients. *Arch Pathol Lab Med*. 2012;136(11):1366–1376.

9. Putman RK, Gudmundsson G, Araki T, et al. The MUC5B promoter polymorphism is associated with specific interstitial lung abnormality subtypes. *Eur Respir J*. 2017;50. pii: 1700537.

10. Adegunsoye A, Vij R, Noth I. Integrating genomics into management of fibrotic interstitial lung disease. *Chest*. 2019;155(5):1026–1040.

11. Ley B, Newton CA, Arnould I, et al. The MUC5B promoter polymorphism and telomere length in patients with chronic hypersensitivity pneumonitis: an observational cohort-control study. *Lancet Respir Med*. 2017;5(8):639–647.

12. Juge PA, Lee JS, Ebstein E, et al. MUC5B promoter variant and rheumatoid arthritis with interstitial lung disease. *N Engl J Med*. 2018;379:2209–2219.

13. Yang IV, Fingerlin TE, Evans CM, et al. MUC5B and idiopathic pulmonary fibrosis. *Ann Am Thorac Soc*. 2015;12(suppl 2):S193–S199.

14. Noth I, Zhang Y, Ma SF, et al. Genetic variants associated with idiopathic pulmonary fibrosis susceptibility and mortality: a genome-wide association study. *Lancet Respir Med*. 2013;1:309–317.

15. Hoffman TW, van Moorsel CHM, Borie R, et al. Pulmonary phenotypes associated with genetic variation in telomere-related genes. *Curr Opin Pulm Med*. 2018;24(3):269–280.

16. Raghu G, Chen SY, Yeh WS, et al. Idiopathic pulmonary fibrosis in US Medicare beneficiaries aged 65 years and older: incidence, prevalence, and survival, 2001-2011. *Lancet Respir Med*. 2014;2:566–572.

17. Raghu G, Chen SY, Hou Q, et al. Incidence and prevalence of idiopathic pulmonary fibrosis in US adults 18–64 years old. *Eur Respir J*. 2016;48:179–186.

18. Lederer DJ, Martinez FJ. Idiopathic pulmonary fibrosis. *N Engl J Med*. 2018;378:1811–1823.

19. American Thoracic Society; European Respiratory Society. Idiopathic pulmonary fibrosis: diagnosis and treatment: international consensus statement. *Am J Respir Crit Care Med*. 2000;161:646–664.

20. Song JW, Do KH, Kim MY, et al. Pathologic and radiologic differences between idiopathic and collagen vascular disease-related usual interstitial pneumonia. *Chest*. 2009;136:23–30.

21. Brownell R, Moua T, Henry TS, et al. The use of pretest probability increases the value of high-resolution CT in diagnosing usual interstitial pneumonia. *Thorax*. 2017;72:424–429.

22. Chung JH, Oldham JM, Montner SM, et al. CT-pathologic correlation of major types of pulmonary fibrosis: insights for revisions to current guidelines. *AJR Am J Roentgenol*. 2018;210(5):1034–1041.

23. Churg A, Wright JL, Ryerson CJ. Pathologic separation of chronic hypersensitivity pneumonitis from fibrotic connective tissue disease-associated interstitial lung disease. *Am J Surg Pathol*. 2017;41:1403–1409.

24. Katzenstein AL, Zisman DA, Litzky LA, et al. Usual interstitial pneumonia: histologic study of biopsy and explant specimens. *Am J Surg Pathol*. 2002;26(12):1567–1577.

25. Churg A, Bilawich A. Confluent fibrosis and fibroblast foci in fibrotic non-specific interstitial pneumonia. *Histopathology*. 2016;69:128–135.

26. Monaghan H, Wells AU, Colby TV, et al. Prognostic implications of histologic patterns in multiple surgical lung biopsies from patients with idiopathic interstitial pneumonias. *Chest*. 2004;125:522–526.

27. Tanizawa K, Ley B, Vittinghoff E, et al. Significance of bronchiolocentric fibrosis in patients with histopathologic usual interstitial pneumonia. *Histopathology*. 2019;74(7):1088–1097.

28. Aubry MC, Myers JL, Douglas WW, et al. Primary pulmonary carcinoma in patients with idiopathic pulmonary fibrosis. *Mayo Clin Proc*. 2002;77:763–770.

29. Fell CD. Idiopathic pulmonary fibrosis: phenotypes and comorbidities. *Clin Chest Med*. 2012; 33:51–57.

30. Ryerson CJ, Cottin V, Brown KK, et al. Acute exacerbation of idiopathic pulmonary fibrosis: shifting the paradigm. *Eur Respir J*. 2015;46:512–520.

31. Rice AJ, Wells AU, Bouros D, et al. Terminal diffuse alveolar damage in relation to interstitial pneumonias. An autopsy study. *Am J Clin Pathol*. 2003;119:709–714.

32. Churg A, Wright JL, Tazelaar HD. Acute exacerbations of fibrotic interstitial lung disease. *Histopathology*. 2011;58:525–530.

33. Churg A, Müller NL, Silva CI, et al. Acute exacerbation (acute lung injury of unknown cause) in UIP and other forms of fibrotic interstitial pneumonias. *Am J Surg Pathol*. 2007;31:277–284.

34. Zhang Y, Jones KD, Achtar-Zadeh N, et al. Histopathological and molecular analysis of idiopathic pulmonary fibrosis

lungs from patients treated with pirfenidone or nintedanib. *Histopathology.* 2019;74:341–349.

35. Ryerson CJ, Kolb M. The increasing mortality of idiopathic pulmonary fibrosis: fact or fallacy? *Eur Respir J.* 2018;51. pii: 1702420.

36. Raghu G, Rochwerg B, Zhang Y, et al.; American Thoracic Society; European Respiratory society; Japanese Respiratory Society; Latin American Thoracic Association. An Official ATS/ERS/JRS/ALAT Clinical Practice Guideline: treatment of Idiopathic Pulmonary Fibrosis. An Update of the 2011 Clinical Practice Guideline. *Am J Respir Crit Care Med.* 2015;15;192:e3–e19.

37. Richeldi L, Kreuter M, Selman M, et al. Long-term treatment of patients with idiopathic pulmonary fibrosis with nintedanib: results from the TOMORROW trial and its open-label extension. *Thorax.* 2018;73(6):581–583.

38. Valapour M, Lehr CJ, Skeans MA, et al. OPTN/SRTR 2016 annual data report: lung. *Am J Transplant.* 2018;18(suppl 1):363–433.

第 7 章

非特异性间质性肺炎

命名问题

就像机化性肺炎(OP)一样,非特异性间质性肺炎(NSIP)既是特发性疾病,又是一种可见于其他疾病的病理类型,尤其是胶原血管疾病和具有胶原血管疾病特征的一些实体(IPAF,见第 21 章),以及过敏性肺炎和药物反应。

对于诊断中使用的名称,没有公认的规则,但是当潜在病变显然不是特发性 NSIP 时,可以使用修饰性名称或其他名称。例如,假设有一位类风湿性关节炎和 NSIP 的患者,应将其诊断为"类风湿性关节炎相关的 NSIP"或"具有胶原血管疾病特征的 NSIP"(见后文和第 21 章)。在影像学和活检中具有 NSIP 图像的患者、有鸟类接触史或血清中有抗鸟蛋白抗体的患者应被诊断为过敏性肺炎,而非 NSIP。

临床表现

NSIP 的临床特征在某种程度上取决于相关情况,但是无论病因如何,NSIP 通常都与间质性肺疾病(ILD,见第 1 章)的体征和症状相关[1]。NSIP 患者的年龄范围很广,甚至扩展到儿童。症状可能会存在数月至数年,并且可能包括全身症状,如发热。NSIP 是胶原血管疾病患者最常见的 ILD 病理学类型[1],在这类患者中,通常会出现诸如关节炎和关节痛之类潜在疾病的肺外特征,但 NSIP 也可能是胶原血管疾病的首发或唯一表现(见后文和第 21 章)。

影像特征

初发时,经 HRCT 的 NSIP 的特征是广泛的双侧磨玻璃影,通常伴有轻微的网状影,但无蜂窝肺[2](图7.1 和图 7.2)。肺实质异常主要累及下肺野,并经常与下叶容积减少有关[3]。富于细胞型 NSIP 中可以看到单纯磨玻璃影。叠加在磨玻璃影上的网状影通常显示纤维化,并且可能在混合的富于细胞型和纤维化型 NSIP 及纤维化型 NSIP 中看到。网状影在轴向平面上的分布是可变的:它可能主要累及外周区域,呈随机分布,或不累及胸膜下实质[3]。

随着疾病的进展,磨玻璃影衰减的程度降低,网状影和支气管扩张增加,在某些病例还进展为蜂窝肺(图 7.3 和图 7.4)[2]。网状影可能成为主要图像。在这些患者中,倾向于 NSIP 而非普通型间质性肺炎(UIP)的表现包括存在广泛的牵引性支气管扩张,极少或无蜂窝肺。

NSIP 的 HRCT 表现,如果以磨玻璃影为主,网状影极少且无蜂窝肺,很容易与 UIP 区别开来,但相对而言其他方面是非特异性的,并且可以类似多种其他慢性间质疾病,尤其是过敏性肺炎和脱屑性间质性肺

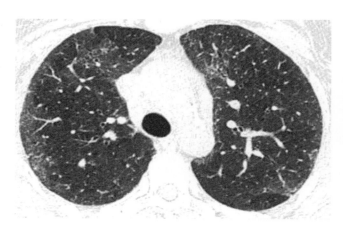

图 7.1 非特异性间质性肺炎。上叶水平的 HRCT 显示双侧磨玻璃影。

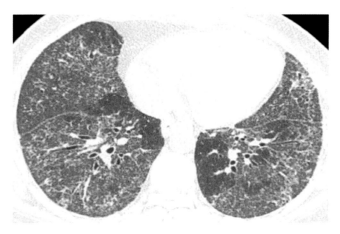

图 7.2　下肺野水平的 HRCT 显示广泛的双侧磨玻璃影并叠加轻度细网状影。尽管图 7.1 的上叶改变与富于细胞型 NSIP 一致，下叶的网状影表明存在一些纤维化。本病例为 42 岁女性 NSIP 患者。

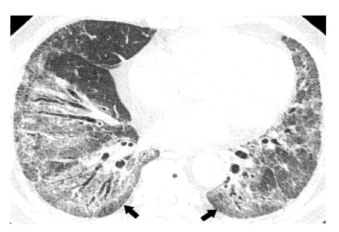

图 7.4　在肺底水平的 HRCT 证实了广泛的双侧磨玻璃影叠加网状影和牵引性支气管扩张。注意在背部区域，胸膜下肺实质中缺乏网状影(不累及胸膜下)(箭)。本病例为 64 岁男性纤维化型 NSIP 患者。

NSIP 的显微镜下特征

　　不同经验的肺部病理学家对 NSIP 的分型存在一定程度的差异，但初始和典型描述是极其均匀的慢性间质性炎症和(或)间质性纤维化，其跟随原始的肺泡壁并无或仅有轻微的结构扭曲(表 7.1，图 7.6 至图 7.8)。在大多数情况下，没有蜂窝变或纤维化。由于病变的同质性，扫描镜下视图仅显示轻微异常的肺组织(图 7.6)。

　　"非特异性间质性肺炎"一词也常用于那些间质性炎症或纤维化不完全均匀的肺部异常，其间质性病变严重程度降低，仅在近距离内再次出现病变(图 7.9)。尽管这种描述听起来像是 UIP，但重要的是，仍无结构扭曲；相反，异常消失在肺实质内外(图 7.9)，而在 UIP 中，在明显异常的纤维化肺实质与正常或相对正常的肺实质之间会交替出现(见图 6.22 至图 6.27)。

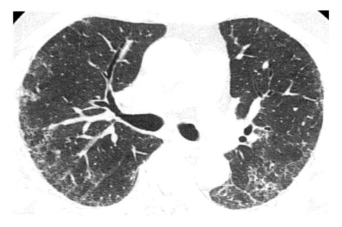

图 7.3　非特异性间质性肺炎。上叶水平的 HRCT 显示了双侧磨玻璃影和外周网状影。

炎(DIP)[4]，当网状影变得广泛时，NSIP 的表现可能类似 UIP 的表现[2]。尽管在某些临床情况下，如在硬皮病患者中，HRCT 的表现可能具有足够的特征强烈提示 NSIP，对 NSIP 的明确诊断仍需要进行外科肺活检。

病理特征

肉眼观

　　肉眼观察下，即使有广泛的显微镜下纤维化，NSIP 表现为欺骗性的"正常"(图 7.5)。蜂窝变并不常见，广泛存在蜂窝变应考虑 UIP。

　　在 Katzenstein 和 Fiorelli 最初对 NSIP 的描述中[5]，病例被分类为纯细胞性(图 7.10 和图 7.11)、纯纤维化(图 7.9、图 7.12 和图 7.13)，以及细胞性和纤维化混合的类型。在随后的几年中，一直存在仅使用富于细胞型或纤维化型来描述的趋势，但我们的经验是某些病例同时显示了这两种特征(图 7.6 至图 7.8)。诊断 NSIP 时应始终注意是否存在纤维化，因为纯细胞性可随治疗而完全消失，保留正常的实质，而存在

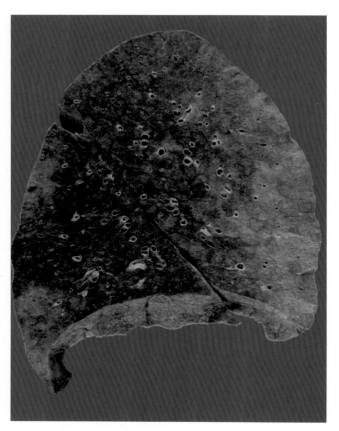

图 7.5　尸检时纤维化 NSIP 的肉眼观。注意没有蜂窝变或明显的结构扭曲。

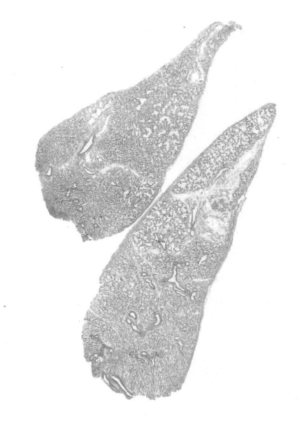

图 7.6　细胞性和纤维化混合的 NSIP 病例的扫描放大图。尽管此低倍镜视图不支持特异性诊断,但确实表明无蜂窝变及结构扭曲。

的纤维化越多,可逆性越差,预后越差。活检并不总是代表纤维化程度,与影像学检查的相关性可能会有所帮助(表 7.1)。

与 UIP 一样,出现大量的淋巴细胞聚集(图 7.10

表 7.1

NSIP 的病理特征

富于细胞型 NSIP:伴随起始肺泡壁的慢性间质性炎症

纤维化型 NSIP:伴随起始肺泡壁的陈旧致密间质纤维化

细胞性和纤维化混合的 NSIP:以上两种类型的组合

倾向于形态上均一

可能存在小的 OP 区域

通常无或仅偶有成纤维细胞灶,除了在融合的纤维化区域

大量的淋巴细胞聚集,尤其是存在生发中心,提示潜在的胶原蛋白血管疾病或相关疾病(见第 21 章)

在间质性炎性浸润中高比例的浆细胞提示潜在的胶原血管疾病

通常没有结构扭曲/蜂窝变

至图 7.12),特别是伴有生发中心的聚集,提示潜在的胶原血管疾病或 IPAF(见第 21 章),如间质性浸润伴部分浆细胞。忽略淋巴细胞聚集,1:1 或更高的浆细胞与淋巴细胞比例倾向于胶原血管疾病或 IPAF[6],并应在诊断栏注明。增厚的胸膜也提示胶原血管疾病[7],尽管目前尚不清楚这一主张是否得到正式认可。肺泡巨噬细胞的数量可能增加(图 7.13),但是充填呼吸气腔的大量巨噬细胞应考虑 DIP(见第 8 章)。

NSIP 的形态学变异

如前所述,蜂窝变在 NSIP 中是不常见的,但根据我们的经验,有时在纤维化 NSIP 的病例,肺泡壁明显增宽,以致它们趋于融合(图 7.14 和图 7.15)。在这种情况下,有时只能看到没有蜂窝变的纤维化(图 7.16 和图 7.17)。这些病变是 NSIP 不会产生结构扭曲这一规则的例外。

NSIP 中偶尔可见成纤维细胞灶(图 7.18 和图 7.19),但在融合纤维化区域中尤为明显[8]。然而,大量

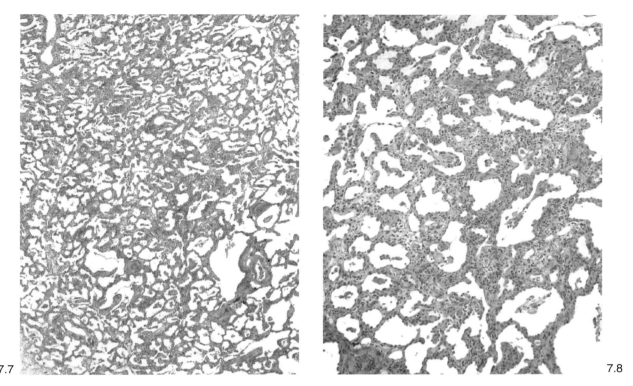

7.7

7.8

图 7.7 和图 7.8　同一病例的渐进式高倍镜视图。纤维化和炎性病变跟随原始的肺泡壁；此为 NSIP 中的特征性表现。

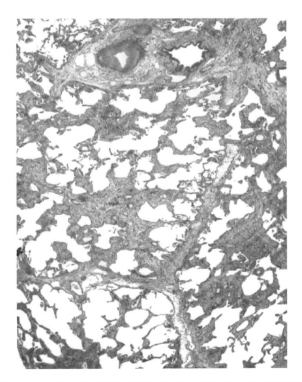

图 7.9　纤维化型 NSIP 伴间质纤维组织数量的区域间差异。即使在该活检组织有轻微的结构扭曲，纤维化病变逐渐淡入、淡出，与 UIP 的明显纤维化和完全正常的肺组织之间交替出现的特征相反。

成纤维细胞灶应该注意一个问题，即活检是否为 UIP 的不良样本。

在任何原因的 NSIP 中，微小的 OP 病灶都很常见（图 7.20 和图 7.21）。多少 OP 仍然可以诊断 NSIP 是有争议的；一篇关于特发性 NSIP 的评论文章表明，高达 20%的实质可以显示 OP[3]。尽管如此，在 NSIP 背景下大面积的 OP 提示潜在的胶原蛋白血管疾病（这种组合在影像学上也很明显），或者是真正的 OP，而非 NSIP 病例的不良样本，只是活检样本取自 OP 病变的边缘（见第 5 章，图 5.12）。间质性炎症总是 OP 的一部分，并且 OP 病变的边缘可能主要存在间质性炎症并且几乎没有肉芽组织（见第 5 章，图 5.12）。影像学研究对于解决这些可能性问题常常很有帮助。

NSIP 最初的描述包括具有间质性巨细胞或肉芽肿的病例，但最新研究的共识是巨细胞和肉芽肿（和标记初始肉芽肿部位的 Schaumann 小体）不是 NSIP 的一部分，并且当其存在时表明正确的诊断最可能是过敏性肺炎（图 7.22 和图 7.23）[9]，有时是胶原血管疾病（见第 21 章）或药物反应；例如，由甲氨蝶呤或抗 TNF 药物引起。

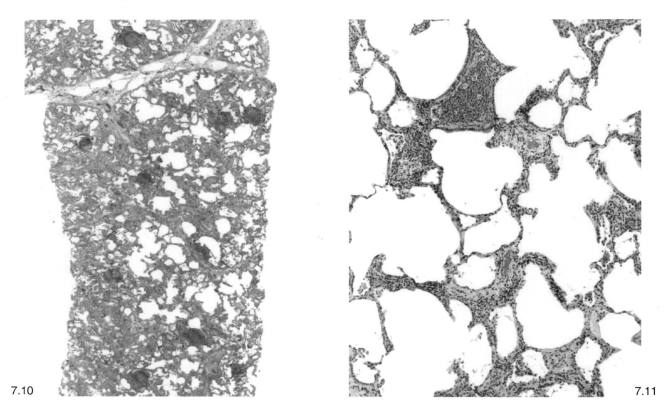

7.10　　　　　　　　　　　　　　　　　　　　　　7.11

图 7.10 和图 7.11　胶原血管病患者的富于细胞型 NSIP。大量淋巴细胞结节和生发中心，提示患者患有潜在的胶原血管疾病，应在诊断栏中注明。

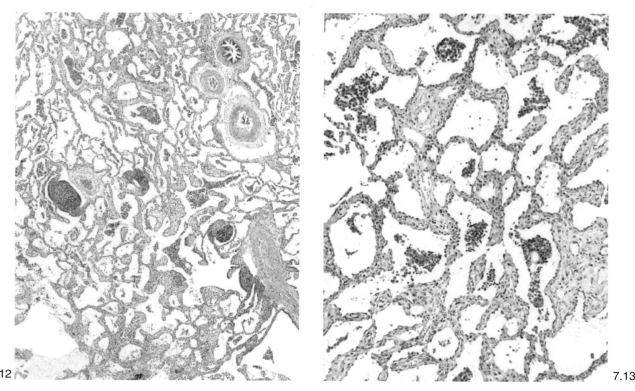

7.12　　　　　　　　　　　　　　　　　　　　　　7.13

图 7.12 和图 7.13　类风湿性关节炎患者的纤维化型 NSIP。淋巴结节提示潜在的胶原血管疾病。注意肺泡巨噬细胞的呼吸气腔聚集；这些表现有时在 NSIP 中很突出。

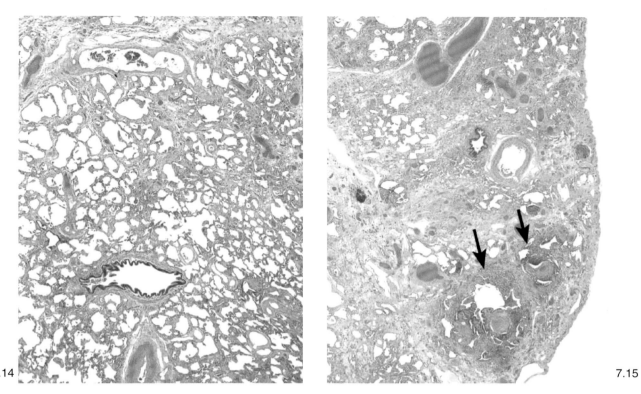

7.14

7.15

图 7.14 和图 7.15　纤维化型 NSIP 伴蜂窝变区域(箭)。蜂窝变在 NSIP 中相对少见,但偶尔会发生。

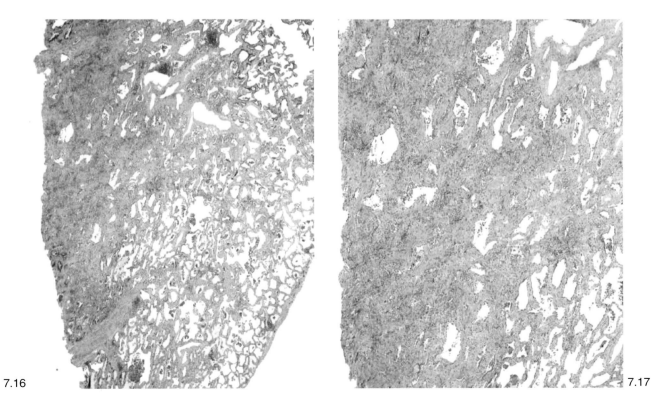

7.16

7.17

图 7.16 和图 7.17　纤维化型 NSIP 伴一个融合区域。融合的病灶通过肺泡壁的逐渐扩张而形成(图 7.17),并显示结构扭曲,这在 NSIP 相对少见。在融合区域,可发现成纤维细胞灶数量增多。

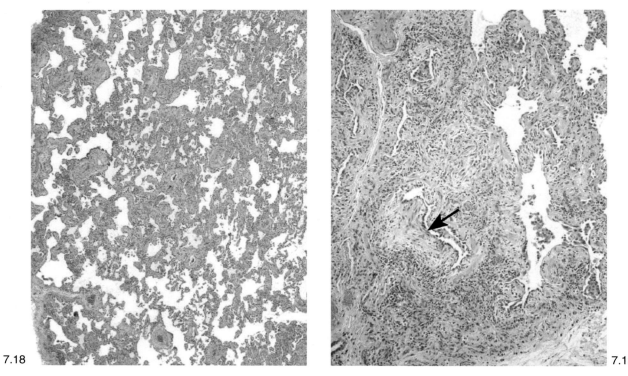

7.18

7.19

图 7.18 和图 7.19　具有一个清晰成纤维细胞灶(箭)的细胞性和纤维化性的混合 NSIP。偶尔可在 NSIP 中看到成纤维细胞灶,但是大量成纤维细胞灶的存在要考虑 UIP 的不良样本问题。

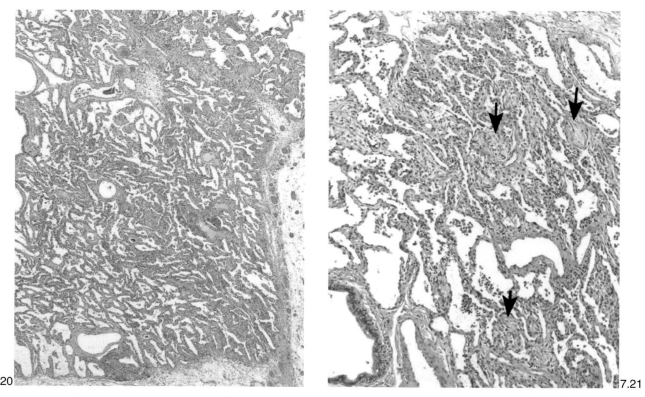

7.20

7.21

图 7.20 和图 7.21　带有 OP 区域的富于细胞型 NSIP 如图 7.21(箭)。在 NSIP 中,偶尔出现 OP 的小病灶并不少见。但是,如果明确 NSIP 背景下存在大量的 OP 病灶,则应考虑潜在的胶原血管疾病或 IPAF(见第 21 章)的可能性。

纤维化型 NSIP 有时更倾向于胸膜下或排列在小叶间隔，并且这种病例难以与 UIP 鉴别。Kambouchner 等[10]提出纤维化逐渐消退到肺实质，而无清晰的界限，以及成纤维细胞灶缺乏/少量倾向于 NSIP。

分子与遗传学异常

人们对与 NSIP 相关的遗传学异常知之甚少，一个事实困扰着这个问题，即大多数 NSIP 病例都有明确的病因（胶原血管疾病或其他自身免疫疾病、过敏性肺炎、药物反应）。如果人们接受两个或两个以上密切相关的家族性间质性肺炎为"家族性"的定义，则约 85% 的这类患者患有 UIP，10% 患有 NSIP[10]。NSIP 患者显然没有特发性 UIP 中常见的 MUC5B 启动子单核苷酸多态性或端粒酶突变，但有些患者具有表面活性蛋白基因的突变，特别是 SFTPC 基因[10]。

鉴别诊断/关联

在肺活检中，间质性肺疾病患者的 NSIP 形态学是一个常见表现，并有广泛的鉴别/病因诊断（表 7.2）。过敏性肺炎（图 7.22 和图 7.23）、药物反应（图 7.24 至图 7.26 并见第 18 章）和胶原血管疾病及具有自身免疫性特征[11]的间质性肺炎（图 7.10 至图 7.12）是 NSIP 图像的最常见原因；当诊断 NSIP 时，我们建议纳入这些实体作为重要的鉴别诊断。

如前所述，在明确的胶原血管疾病患者的 ILD 中，NSIP 是最常见的形式。部分 NSIP 患者有潜在胶原血管疾病的临床和血清学证据，但不符合明确的胶原血管疾病的风湿病学诊断标准。文献中已经用各种重叠术语描述了这种情况，包括"肺部先天性结缔组织疾病"[12]、"自身免疫性特征 ILD"[13]、"IPAF"[7,14]及"不能分类的结缔组织疾病"[15]。如果 VATS 活检显示一个 NSIP 类型，伴有提示胶原血管疾病的形态学特征(许多淋巴细胞聚集、生发中心、高比例浆细胞)，但无胶原血管疾病临床证据，于是诊断栏应写明："外科肺活检显示 NSIP，伴提示潜在胶原血管疾病/具有自身免疫性特征间质性肺炎的特征"。对此问题的详述见第 21 章。

特发性 NSIP 病例相对少见[3]，并且一些研究者认

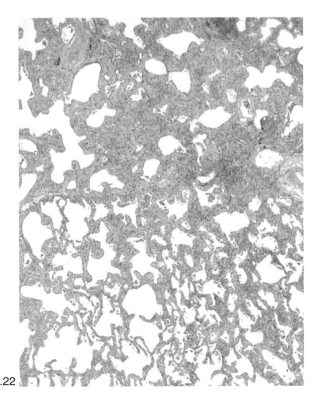

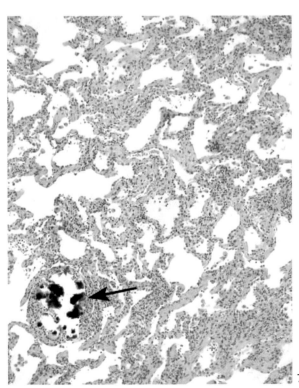

7.22　　　　　　　　　　　　　　　　　　　　　　7.23

图 7.22 和图 7.23　类似纤维化型 NSIP 的慢性（纤维化）过敏性肺炎，无法区分大多数活检与特发性 NSIP，但图 7.23 中的 Schaumann 小体(箭)标记陈旧肉芽肿部位并提示正确的诊断。已知患者有鸟类暴露史。

表 7.2
NSIP 图像的鉴别诊断和关联
特发性 NSIP（排除诊断）
某些过敏性肺炎病例（查找巨细胞/肉芽肿）
药物反应
胶原血管疾病（所有类型，包括抗合成酶综合征）和相关疾病（IPAF）
原发性胆汁性肝硬化
炎性肠病
长期生存及大量终末期的 DIP
部分慢性嗜酸性粒细胞性肺炎病例
陈旧纤维化 DAD/急性呼吸窘迫综合征
部分朗格汉斯细胞组织细胞增生症终末区域
OP 病变边缘
慢性肺出血（查找含铁血黄素或铁包裹的血管弹性蛋白）
肺静脉阻塞性疾病（直接在胸膜下和血栓静脉查找间质含铁血黄素或铁包裹的血管弹性蛋白）
LIP
RBF（吸烟相关间质纤维化，见第 8 章）
肺或骨髓移植后限制性移植物综合征
在 UIP 的局灶（诊断仍为 UIP）

为它们实际上代表不能分类的结缔组织疾病[15]。

DIP（见第 8 章）可能会进展为纤维化，这种情况下，典型的呼吸气腔肺泡巨噬细胞可能会持续存在，但在某些情况下它们会消失，从而使图像在形态学上与纤维化型 NSIP 并无区别（见第 8 章，图 8.22 和图 8.23）。

慢性肺出血可导致间质纤维化，并产生非常类似于纤维化型 NSIP 的图像。诊断的线索是存在间质含铁血黄素或含铁血黄素巨噬细胞（见第 24 章，图 24.3 和图 24.4），以及小血管弹性层的铁结壳（见第 24 章，图 24.4）。许多这样的情况反映出潜在的血管炎（毛细血管炎），通常是显微镜下多血管炎[16]。

由于慢性肺泡出血，在肺静脉闭塞性疾病中也会发生相同的现象（见第 24 章，图 24.6 和图 24.7）；这些患者有肺动脉高压和血栓性小肺内静脉血栓形成的临床证据（见第 24 章，图 24.8）。在静脉闭塞性疾病中，纤维化过程仅限于胸膜下区域，这与纤维化非常普遍的毛细血管炎引起的弥漫性出血相反。

其他类型的纤维化病变会产生线状纤维化，在某种程度上类似于 NSIP，包括终末期朗格汉斯细胞组织细胞增生症（见第 10 章，图 10.25 和图 10.26）和终末期结节病（见第 13 章，图 13.28）。在结节病和朗格汉斯细胞组织细胞增生症中，纤维化通常比纤维化型 NSIP 中的斑片更多，并且可能会出现典型的肉芽肿或星状结节。影像学检查常常使诊断明确。

呼吸性细支气管炎并纤维化（RBF）[17]，也称为吸烟相关的间质纤维化和伴有纤维化的呼吸气腔扩大（见第 8 章），可能伴随肺泡壁产生类似纤维化型 NSIP 的纤维化图像（见图 8.9 和图 8.12）；RBF 的初始描述[18]来自最初被诊断为纤维化型 NSIP 的一组病例。诊断 RBF 的线索是，纤维化病变明显位于胸膜下区域而不是弥漫，纤维化与扩大的气肿性呼吸气腔混杂，在顶部该病变是楔形的，伴有呼吸性细支气管，以及呼吸气腔内存在噬色素的吸烟者巨噬细胞（见第 8 章）。通常，与 NSIP 的纤维化相反，RBF 的纤维化非常透明。

需要将富于细胞型 NSIP 与淋巴细胞间质性肺炎（LIP）区分开。在 LIP 中，间质性慢性炎性浸润比在富于细胞型 NSIP 中更加明显，因此肺泡壁明显变宽，有时会融合（见第 19 章，图 19.10 至图 19.16）。LIP 也可能与 CT 成像上的囊肿相关，偶尔也可能与活检相关（见第 19 章，图 19.19）。小的间质肉芽肿或单个巨细胞在 LIP 常见。对于 LIP 的诊断，最重要的是应充分表明淋巴浸润的强度，以免引起淋巴瘤的困扰。

当机化伴随肺泡壁时，有时 NSIP 与机化性弥漫性肺泡损伤（DAD）的区分也可成为一个问题[9]。在 NSIP 图像中，明显的间质肉芽组织或淡染的结缔组织倾向于机化性 DAD（图 7.27 和图 7.28），然而 NSIP 的纤维化一般相当致密[9]。该鉴别很重要，因为此类病例的预后是 DAD，远比 NSIP 预后差。如果患者幸存，此类病例最终看起来像 NSIP。

在完全不相关的情况下，NSIP 样的形态也可以看作是局部反应类型（图 7.29 和图 7.30）；应当记住，真正的 NSIP 在病理学和影像学上都是弥漫性病变。

UIP 和 NSIP 的区分

最难以鉴别诊断是区分 UIP 和某些纤维化 NSIP 病例[19]。部分原因是因为这样的事实，即纤维化型 NSIP 样区域可能存在于其他方面非常普通的 UIP 中

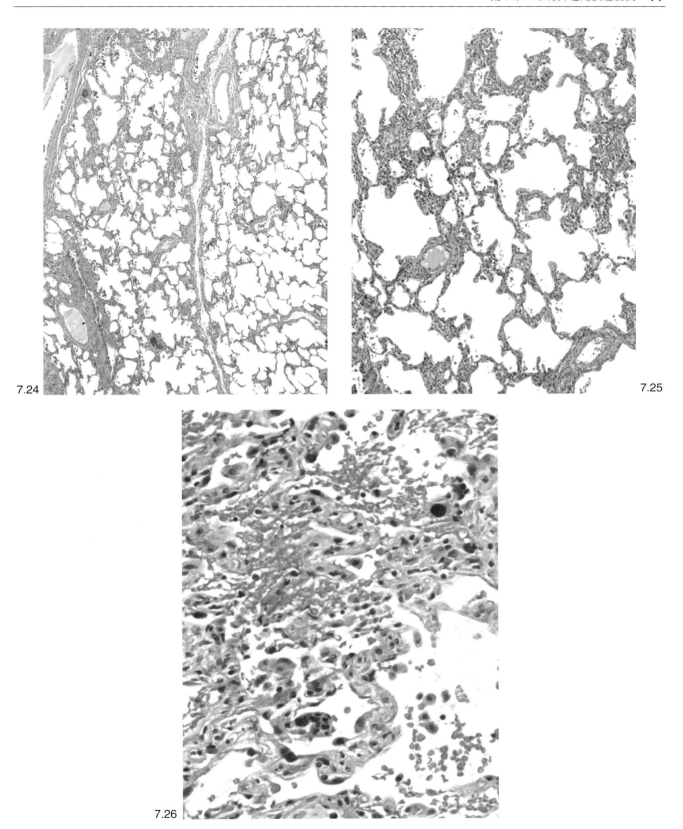

7.24

7.25

7.26

图 7.24 至图 7.26　白消安的毒性表现为富于细胞型 NSIP。注意图 7.26 中白消安典型的增大、深染的核。NSIP 是一种常见的药物反应类型。

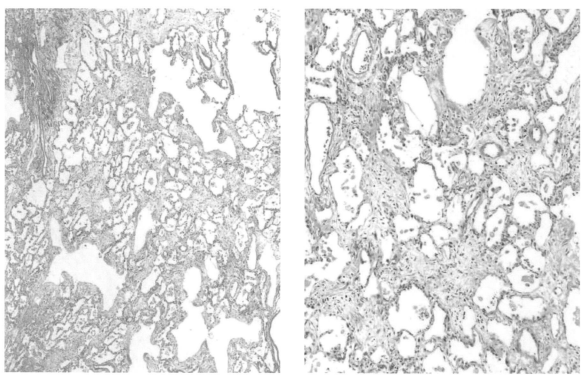

7.27

7.28

图 7.27 和图 7.28　类似 NSIP 的机化性 DAD 的低倍镜和高倍镜图像。构成像"间质性"病变的松散结缔组织是正确诊断的线索。

（见第 6 章，图 6.39），偶尔这些区域占据了大部分活检组织，或者如果进行了两次活检，一个看起来像纤维化型 NSIP，另一个像 UIP。但是，后续资料表明，UIP 图像的存在决定了预后[20,21]，因此，只要存在明确的 UIP，就应诊断为 UIP，而忽略 NSIP 成分。

表 7.3 列出了提示一种或另一种疾病的特征。最重要的发现是结构扭曲（纤维化和蜂窝变薄层）和病变的不连续性，并强烈支持 UIP。UIP 的纤维化和非纤维化实质之间的急剧过渡比 NSIP 更典型[9]。在大多数情况下，在镜下扫描放大时很容易区分（见第 6 章，图 6.19 至图 6.22）。一个有用的技巧是，询问如果在想象中消除了炎症和（或）纤维化会发生什么：在 NSIP 中，一般最后会有正常的肺实质，而在 UIP 中，无论怎样的想象扭曲都不会使畸形的实质恢复到正常状态。

一份基于活检和随后移植肺的报告[22]表明，NSIP 可进展为 UIP。这是仅有的一项做出此论断的形态学研究，目前，大多数病理学家将这两种情况视为完全独立的实体。

诊断方法

NSIP 是一种需要在大范围内评估低倍镜下结构的诊断。目前，仅 VATS 或手术活检适用于此目的。经支气管活检无法诊断 NSIP，实际上，这种活检通常极具误导性，因为许多疾病会导致局部慢性间质性炎症（图 7.29 和图 7.30；第 3 章，图 3.2 和图 3.8）。目前尚无关于冷冻活检法是否可用于诊断 NSIP 的资料。

治疗与预后

不论病因如何，NSIP 的预后在很大程度上取决于是否存在纤维化。NSIP 通常采用免疫抑制治疗（见第 1 章）。纯细胞性类型的 NSIP 通常对类固醇有反应并可以完全消退，而有纤维化型 NSIP 的预后要差得多，特发性 UIP 的预后最差[23]。因此，在诊断 NSIP 时必须始终提及是否存在纤维化，这一点很重要。OP 的

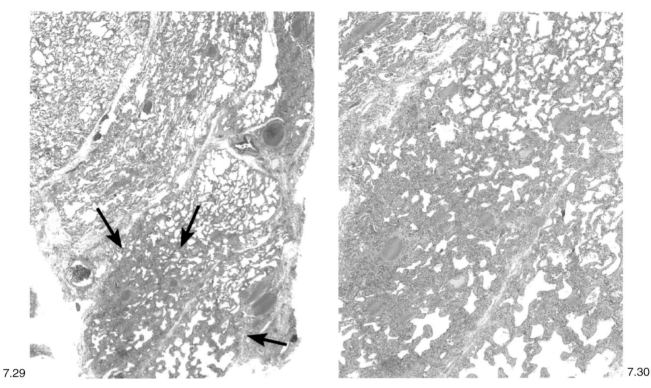

7.29

7.30

图 7.29 和图 7.30　类似 NSIP 的一个局部反应。图像来自一个自发性气胸病例。拍摄区域直接位于发炎的胸膜下。图 7.29 中箭显示区域类似富于细胞型 NSIP（图 7.30 中显示高倍放大的该区域），但其余的肺实质是正常的。真正的 NSIP 始终是一个弥漫性病变。此为一个不重要的局部反应。

表7.3	
纤维化型 NSIP 和 UIP 的区分	
纤维化型 NSIP	**UIP**
缺乏结构扭曲	总是存在结构扭曲
蜂窝变少见	大多数活检中可见蜂窝变
纤维化均匀分布在整个小叶	胸膜下或沿肺泡隔纤维化最严重
纤维化病变非常均匀	纤维化病变呈斑片状，与正常或接近正常的肺交替
成纤维细胞灶稀疏或不存在	成纤维细胞灶常见
在正常和异常肺实质之间过渡	可有局部 NSIP 样区域，但不改变诊断

存在不会改变预后[24]。

　　根据基础病因，NSIP 结果可能有所不同。Nunes 等[25]报告与胶原血管疾病相关的 NSIP 预后优于特发性 NSIP，并且有 NSIP 类型的慢性（纤维化）过敏性肺炎表现最差。不过，该报告有点难以解释，因为它没有

表明所有 NSIP 病例是否都存在纤维化，或某些是否为纯细胞性的。

（阳云平　译）

参考文献

1. Kinder BW. Nonspecific interstitial pneumonia. *Clin Chest Med.* 2012;33:111–121.
2. Silva CI, Müller NL, Hansell DM, et al. Nonspecific interstitial pneumonia and idiopathic pulmonary fibrosis: changes in pattern and distribution of disease over time. *Radiology.* 2008;247:251–259.
3. Travis WD, Hunninghake G, King TE Jr, et al. Idiopathic nonspecific interstitial pneumonia: report of an American Thoracic Society project. *Am J Respir Crit Care Med.* 2008;177:1338–1347.
4. Silva CI, Müller NL, Lynch DA, et al. Chronic hypersensitivity pneumonitis: differentiation from idiopathic pulmonary fibrosis and nonspecific interstitial pneumonia by using thin-section CT. *Radiology.* 2008;246:288–297.
5. Katzenstein AL, Fiorelli RF. Nonspecific interstitial pneumonia/fibrosis. Histologic features and clinical significance. *Am J Surg Pathol.* 1994;18:136–147.
6. Churg A, Wright JL, Ryerson CJ. pathologic separation of chronic hypersensitivity pneumonia from fibrotic connective tissue disease-associated interstitial lung disease. *Am J Surg Pathol.* 2017;41:1403–1409.

7. Fischer A, Antoniou KM, Brown KK, et al.; "ERS/ATS Task Force on Undifferentiated Forms of CTD-ILD." An official European Respiratory Society/American Thoracic Society research statement: interstitial pneumonia with autoimmune features. *Eur Respir J.* 2015;46:976–987.

8. Churg A, Bilawich A. Confluent fibrosis and fibroblast foci in fibrotic non-specific interstitial pneumonia. *Histopathology.* 2016;69:128–135.

9. Borie R, Kannengiesser C, Crestani B. Familial forms of nonspecific interstitial pneumonia/idiopathic pulmonary fibrosis: clinical course and genetic background. *Curr Opin Pulm Med.* 2012;18:455–461.

10. Kambouchner M, Levy P, Nicholson AG, et al. Prognostic relevance of histological variants in nonspecific interstitial pneumonia. *Histopathology.* 2014;65:549–560.

11. Nascimento ECTD, Baldi BG, Sawamura MVY, et al. Morphologic aspects of interstitial pneumonia with autoimmune features. *Arch Pathol Lab Med.* 2018;142:1080–1089.

12. Fischer A, West SG, Swigris JJ, et al. Connective tissue disease-associated interstitial lung disease: a call for clarification. *Chest.* 2010;138:251–256.

13. Vij R, Noth I, Strek ME. Autoimmune-featured interstitial lung disease: a distinct entity. *Chest.* 2011;140:1292–1299.

14. Suzuki A, Kondoh Y, Fischer A. Recent advances in connective tissue disease related interstitial lung disease. *Expert Rev Respir Med.* 2017;11:591–603.

15. Kinder BW, Collard HR, Koth L, et al. Idiopathic nonspecific interstitial pneumonia: lung manifestation of undifferentiated connective tissue disease? *Am J Respir Crit Care Med.* in antineutrophil cytoplasmic antibodies (ANCA)-associated vasculitis: a series of 49 patients and review of the literature. *Medicine (Baltimore).* 2014;93:340–349.

17. Churg A, Hall R, Bilawich A. Respiratory bronchiolitis with fibrosis-interstitial lung disease: a new form of smoking-induced interstitial lung disease. *Arch Pathol Lab Med.* 2015;139:437–440.

18. Yousem SA. Respiratory bronchiolitis-associated interstitial lung disease with fibrosis is a lesion distinct from fibrotic nonspecific interstitial pneumonia: a proposal. *Mod Pathol.* 2006;19:1474–1479.

19. Nicholson AG, Addis BJ, Bharucha H, et al. Inter-observer variation between pathologists in diffuse parenchymal lung disease. *Thorax.* 2004;59:500–505.

20. Monaghan H, Wells AU, Colby TV, et al. Prognostic implications of histologic patterns in multiple surgical lung biopsies from patients with idiopathic interstitial pneumonias. *Chest.* 2004;125:522–526.

21. Flaherty KR, Travis WD, Colby TV, et al. Histopathologic variability in usual and nonspecific interstitial pneumonias. *Am J Respir Crit Care Med.* 2001;164:1722–1727.

22. Schneider F, Hwang DM, Gibson K, et al. Nonspecific interstitial pneumonia: a study of 6 patients with progressive disease. *Am J Surg Pathol.* 2012;36:89–93.

23. Nicholson AG, Colby TV, du Bois RM, et al. The prognostic significance of the histologic pattern of interstitial pneumonia in patients presenting with the clinical entity of cryptogenic fibrosing alveolitis. *Am J Respir Crit Care Med.* 2000;162:2213–2217.

24. Huo Z, Li J, Li S, Zhang H, et al. Organizing pneumonia components in non-specific interstitial pneumonia (NSIP): a clinicopathological study of 33 NSIP cases. *Histopathology.* 2016;68:347–355.

25. Nunes H, Schubel K, Piver D, et al. Nonspecific interstitial pneumonia: survival is influenced by the underlying cause. *Eur Respir J.* 2015;45:746–755.

第 8 章

呼吸性细支气管炎并间质性肺疾病、呼吸性细支气管炎并纤维化和脱屑性间质性肺炎

命名与概念性/诊断性问题

呼吸性细支气管炎并间质性肺疾病(RBILD)、呼吸性细支气管炎并纤维化(RBF)和脱屑性间质性肺炎(DIP)是几乎都发生于吸烟者的疾病,虽然 RBILD 和 DIP 常常被归类于特发性间质性肺炎[1](见第 1 章)。这些病变的关系尚不完全明确。我们提出了吸烟者的呼吸性细支气管炎(RB)是来源于 RBILD、RBF、DIP 的"基线"异常[2],其衍生为如图 8.1 的两个不同的形态学路径。

对于病理医师来说,RBILD 的诊断存在一个不寻常的概念性问题,因为 RBILD 是一种具有间质性肺疾病(ILD;见后文)临床特征的疾病,其形态与吸烟者的 RB 相同,是一种几乎在每个吸烟者中附带发现的病变(通过检查吸烟者的任何切除肺叶可以很容易地确定),以及一种与非常轻微的气流异常或没有可检测到的功能异常相关的疾病。最初认为,与 RB 相关的间质纤维化会自动变成 RBILD,但最近的研究显示这不是事实,因为纤维化可见于这两种疾病[3]。病理医师根据临床表现和影像学特征可区分 RB 和 RBILD,但不能单独通过活检来确定。

另一条规则是,诊断 RBILD 需要临床和放射学上的 ILD 证据,而活检中没有其他原因导致 ILD 的证

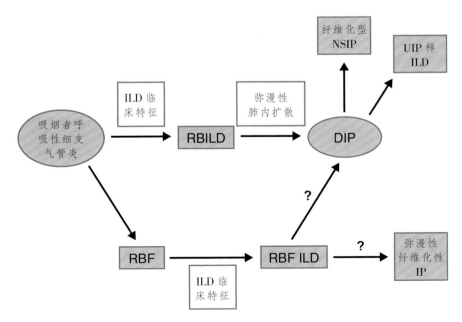

图 8.1 一个概念性图示,显示了本章讨论的各实体之间的关系。(Reprinted from Churg A, Hall R, Bilawich A. Respiratory bronchiolitis with fibrosis−interstitial lung disease: a new form of smoking−induced interstitial lunge disease. *Arch Pathol Lab Med*. 2015;139 (4):437‑440 with permission from Archives of Pathology & Laboratory Medicine. Copyright 2015 College of American Pathologists.)

据；如果存在另一个 ILD，则认为是临床间质性病变的原因，并且忽略与吸烟相关的呼吸性细支气管的改变[3]。

目前的共识是，RBILD 和 DIP 是相关的病变，RBILD 是较早且更局限的病灶，随着继续吸烟，病灶逐渐进展为更广泛的 DIP[4]（图 8.1）。正如所预期的那样，有些表现在形态学上介于两者之间[5]。

如果患者是吸烟者[6]，更多的并发症是朗格汉斯细胞组织细胞增生症（见第 10 章）病变周围、肿瘤周围，以及其他情况下也可能会发现 DIP 样区域。从定义上讲 DIP 是一种弥漫性疾病，不伴有其他类型 ILD，并且在呼吸气腔中吸烟者巨噬细胞的局部聚集不足以诊断 DIP。

RBF[7,8]以各种名称出现在文献中，包括 RB 相关 ILD 伴纤维化[9]、呼吸气腔扩大并纤维化[10]、吸烟相关特发性间质性肺炎[11]，以及吸烟相关间质纤维化[12]。理论上，最后一个术语最好，但因为"吸烟相关 ILD"在各种情况下非正式使用，我们认为使用"RBF"一词可避免歧义。

就像 RB 一样，RBF 在吸烟者的肺中常常是一个偶然的、无关紧要的表现，重度吸烟者尤其如此[9,10]；Katzenstein 等[12]报告来自吸烟者肺叶切除的广泛样本中 45% 存在 RBF，Kawabata 等[10]报告在 21% 的重度吸烟者的肺中 45% 有相似病变。尽管如此，根据我们的经验，即使在切除标本中此类病变并不常见。在超过 30 包/年的 200 名吸烟者的系列[8]里，我们在 HRCT 中观察到 RBF（见后文）独特的影像学表现的仅占 7%；同样，Flaherty 等[11]发现 8% 的重度吸烟者的 HRCT 有 RBF 病变。然而，可以用 HRCT 上通常看不到小的病理改变这一事实来解释。

在少数病例中，患者有 ILD 的临床和放射学依据，其中 RBF 作为活检的唯一病理表现，并且没有其他表现可以解释 ILD。在此情况下，根据 RBILD 类推，该病变可称为呼吸性细支气管炎并纤维化–间质性肺疾病（RBFILD）[2]。文献综述显示，部分过去称为 RBILD 的病例，特别是那些伴有大量纤维化的病例，为真正的 RBF 或 RBFILD[13,14]（见后文"病理特征"部分）。

病因学

表 8.1 列出了 RBILD、RBF 和 DIP 的病因。所有已公布的 RBILD、RBF 病例都发生在吸烟者中，而少数 DIP 病例发生在非吸烟者（烟草）中。表 8.1 也列出了其他推测原因，尽管在其中一些报告中，患者也是重度吸烟者（详细综述参见 Godbert 等[15]），并且在某些情况下，已发表的案例引发了质疑，因为该病变是否真的是 DIP 而不仅仅是呼吸气腔巨噬细胞的局部集聚。尽管如此，我们在重度大麻吸食者中曾发现明确的 DIP（见后文）。

临床表现

RBILD 患者通常表现为气短，然而大多数 RB 吸烟者无症状；尽管如此，一些吸烟者由于患有慢性阻塞性肺疾病（COPD）而表现为气短，因此气短不能可靠地将 RB 和 RBILD 区分。从生理上讲，RB 患者可能有气流阻塞或无异常，但 RBILD 的特征是纯粹的限制性通气功能异常，或限制性与阻塞性通气功能异常并存，或弥散功能明显降低[3]。DIP 患者通常呼吸急促，并且总是出现限制性通气功能障碍和（或）弥散功能降低。在部分 DIP 患者中可见杵状指[15]。

RBF/RBFILD 是重度吸烟者的常见疾病，他们通常吸烟超过 30 包/年，某些系列的平均水平甚至超过 50 包/年[2]。许多病例似乎是偶然发现的结果，没有可专门归因于 RBF 的生理改变。然而，少数患者或是在

表 8.1
RBILD、RBF 和 DIP 的病因
吸烟史：RBILD 和 RBF 患者达 100%
吸烟史：DIP 患者达 60%~90%
DIP 的其他推测原因
烟雾
粉尘
药物
大麻
胶原血管疾病

影像学上有 ILD 的证据，或是在临床上被诊断为
ILD，原因是弥散功能的过度下降，超出了香烟烟雾引
起的 COPD 的预期程度[7]。

影像特征

RBILD 的 HRCT 表现包括中心小叶状磨玻璃影
结节和(或)斑片状或融合的磨玻璃影[4,5](图 8.2)。这
些异常往往主要累及上叶，但可能弥漫。几乎所有病
例均可见上叶小叶中心性肺气肿。少数患者主要在下
肺野有轻度网状影[5]。

RBF 的 HRCT 表现可能很细微，很容易被遗漏。
它们通常由轻度的斑片状网状影组成，与小叶中心性
和隔旁肺气肿相邻，主要在上、中肺野的外围区域，在
肺基底部很少或无网状结构(图 8.3)[7]。几乎所有患者
存在斑片状或广泛性的磨玻璃影，这些影像可能弥漫
或主要累及上肺野或下肺野。

DIP 的 HRCT 的主要特征是广泛的双侧磨玻璃
影，并且在所有病例中都存在[5](图 8.4)。它可能是弥
漫性的，但往往主要累及下叶。网状影可能出现在多
达 60% 的患者中，但通常是轻度的，并局限于下肺野
的外周区域。蜂窝肺不常见，但在磨玻璃影灌注区域
内可能会出现许多细小、清晰的囊肿[5]。RBILD、RBF
和 DIP 的 CT 表现可与其他几种 ILD 的 CT 表现重
叠，特别是过敏性肺炎和非特异性间质性肺炎
(NSIP)。

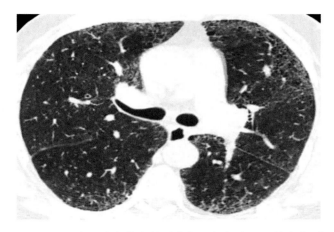

图 8.3 呼吸性细支气管炎并纤维化。有广泛 RBF 的患者，右
上支气管水平的 HRCT 表现为轻度肺气肿，伴有邻近的网状影
和主要累及肺外周区域的磨玻璃影。

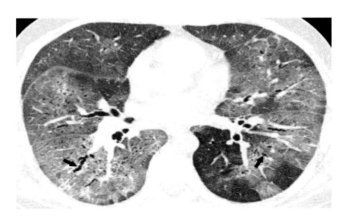

图 8.4 脱屑性间质性肺炎。下肺野水平的 HRCT 显示广泛的
双侧磨玻璃影和小的局灶网状影区域。还应注意的是，与纤维
化相关的一些下叶支气管轻度扩张和呈串珠状(牵引性支气管
扩张)(箭)。本例患者为 59 岁男性，继发于吸食大麻的 DIP。

病理特征

吸烟者的 RB 和 RBILD 表现出两个特征 (表
8.2)：首先，吸烟者的巨噬细胞，即具有浅金色或浅棕
色的巨噬细胞(图 8.5 至图 8.8)，集聚在呼吸细支气
管腔和(或)更远端肺泡管或肺泡。吸烟者巨噬细胞中
的色素反映出源自烟雾的铝硅酸盐，并被巨噬细胞铁
素化；在苏木精-伊红染色上通常呈光滑或细颗粒状
(图 8.7)，在铁染色上可能呈蓝色(图 8.8)。吸烟者的
色素需要从含铁血黄素中分开，含铁血黄素通常是粗

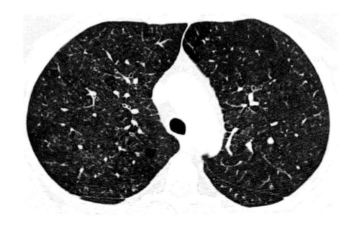

图 8.2 呼吸性细支气管炎伴间质性肺疾病。上叶水平的
HRCT 显示双侧磨玻璃影和界限不清的小叶中心小结节。本例
患者为 44 岁女性。

表 8.2	
RB/ILD 和 RBF/RBFILD 诊断的形态学标准	
RB/RBILD	**RBF/RBFILD**
呼吸性细支气管/周围肺泡腔中的吸烟者巨噬细胞 多变的但通常是轻度的间质纤维化,局限于呼吸性细支气管 　壁和周围的肺泡。间质纤维化可能完全不存在	常常存在形态学 RB 存在明显的但局部的间质性纤维化斑片,或是紧邻胸膜下, 　或是从呼吸性细支气管延伸至胸膜 纤维化通常存在玻璃样变且明显寡细胞 纤维化通常包绕含有吸烟者巨噬细胞的肺气肿腔隙

颗粒状的(见第 24 章,图 24.3 和图 24.4),并且通常会在铁染色上强烈着色。

其次,RB 和 RBILD 的特征是呼吸性细支气管壁有不同程度的纤维化。纤维化可能几乎不存在 (图 8.5)或存在,但局限于受影响的呼吸细支气管壁和一些周围的肺泡(图 8.6)。

根据定义,在 RBF 和 RBFILD 中(表 8.2)很容易看到但明显局部性的间质纤维化,在高倍镜下是寡细胞的,并且是玻璃样变[2,8](图 8.9 至图 8.13)。纤维化通常包绕肺气肿腔隙(图 8.9 至图 8.13)。纤维化可能位于紧邻胸膜下相当浅的区域(图 8.9 和图 8.10),或者可能呈楔形,从呼吸性细支气管延伸到胸膜下区域(图 8.11);然而根据定义,大部分肺实质的纤维化病

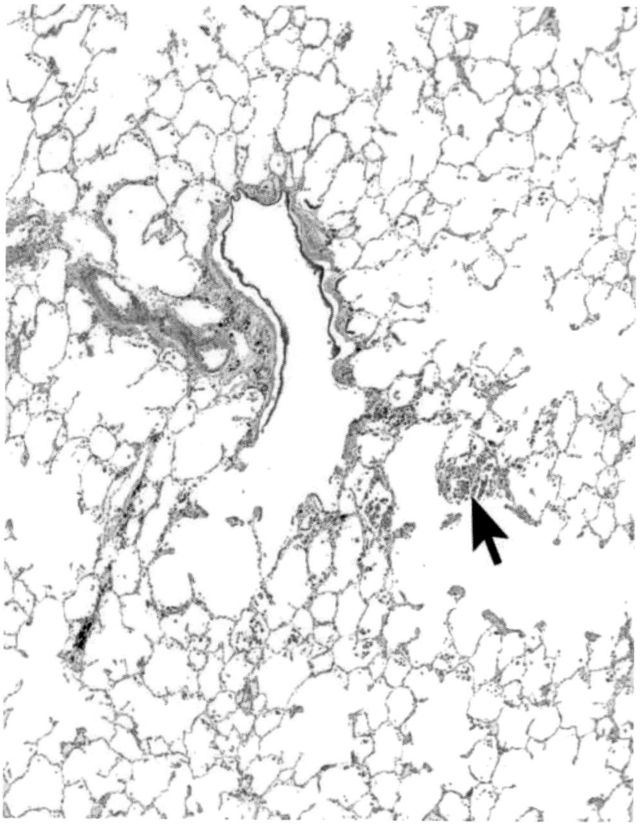

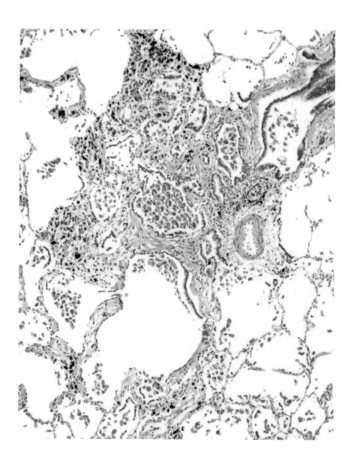

图 8.5　吸烟者的 RB/RBILD 的低倍镜视图。在此例中请注意细支气管壁的轻微纤维化,并且在肺泡管和肺泡中有噬色素巨噬细胞集聚(箭)。如果有临床证据显示 ILD 且活检中无其他原因导致 ILD,则图 8.5 至图 8.9 中的病变表示 RBILD。否则,它就是单纯的 RB。

图 8.6　RB/RBILD 的示例,呼吸性细支气管壁上有大量纤维化。尽管有纤维化,但这不是 RBILD,除非有 ILD 的临床证据且没有其他引起这种疾病的原因。

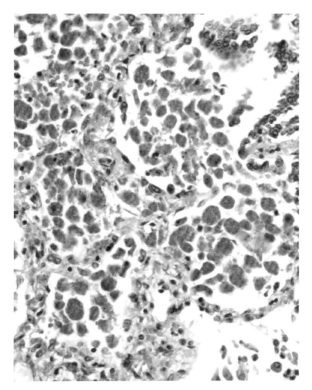

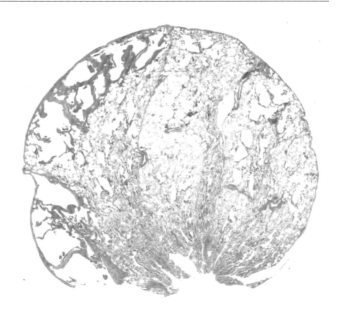

图 8.9　RBF 的低倍镜视图。请注意，界限清楚但相当明显的胸膜下纤维化与气肿性呼吸气腔混杂。

图 8.7　吸烟者巨噬细胞的高倍镜视图显示典型的金棕色、微颗粒状色素沉着。

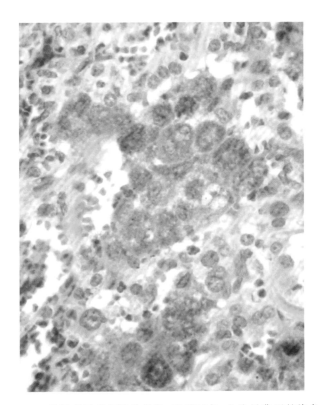

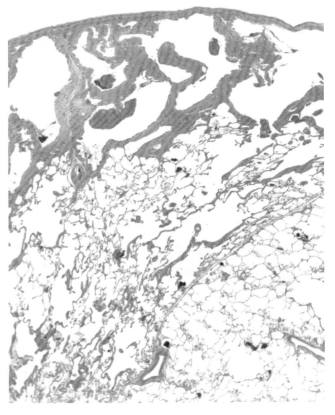

图 8.8　吸烟者巨噬细胞的铁染，呈淡蓝色。此为最典型的染色反应。含铁血黄素（也为金棕色）明显较粗糙，并且用普鲁士蓝染色强着色。

图 8.10　图 8.9 的高倍镜视图。纤维化是明显寡细胞的，这是 RBF 的典型表现。

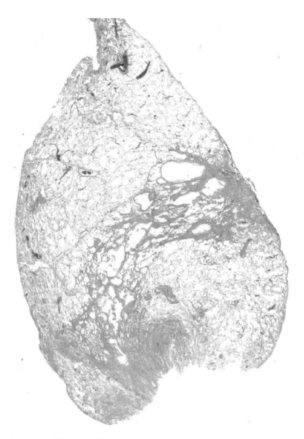

图 8.11 1 例 RBF，其中纤维化区域形成延伸至胸膜的界限清晰的楔形。注意混合性肺气肿的典型图像。(Reproduced by permission from Reddy TL, Mayo J, Churg A. Respiratory bronchiolitis with fibrosis. High-resolution computed tomography findings and correlation with pathology. *Ann Am Thorac Soc*. 2013; 10:590–601.)

变稀少。纤维化区域内的呼吸气腔始终含有吸烟者巨噬细胞(图 8.12 和图 8.13)。成纤维细胞灶无或罕有，当出现大量成纤维细胞灶时，要考虑普通型间质性肺炎(UIP)样本不良的问题。

与 RB/RBILD 和 RBF/RBFILD 明显的局限性异常不同，在 DIP 中(表 8.3)，吸烟者巨噬细胞广泛充填了肺泡腔隙，并且总是伴随着广泛的慢性间质炎症和(或)间质纤维化(图 8.14 至图 8.21)。DIP 的间质纤维化，在结构上与纤维化型 NSIP 相似，因为通常不会出现结构扭曲；但是，长期生存的 DIP 病例至少在影像学上可能会进展为蜂窝肺[16]。在某些 DIP 病例中，肺泡巨噬细胞会持续存在，而在另一些病例中，它们会随着时间的推移而消失，留下的图像与纤维化型 NSIP 基本上没有区别(图 8.1、图 8.22 和图 8.23)。

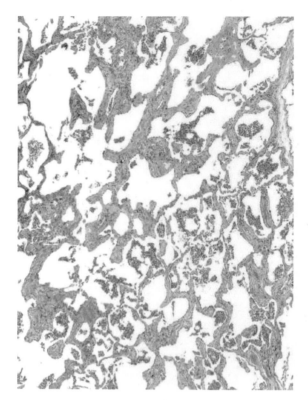

图 8.12 1 例 RBF，其外观类似纤维化型 NSIP。但是，它比 NSIP 具有更多的寡细胞和玻璃样变。气肿性呼吸气腔中有吸烟者巨噬细胞集聚。在此情况下，纤维化病变被限制在紧邻胸膜下的条带中。

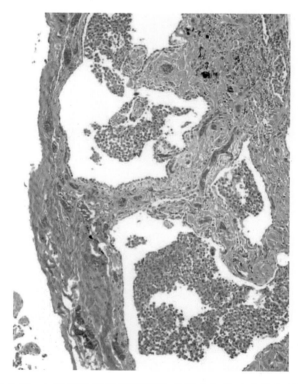

图 8.13 1 例 RBF 高倍镜下视图，显示寡细胞玻璃样变纤维和大量呼吸气腔巨噬细胞。

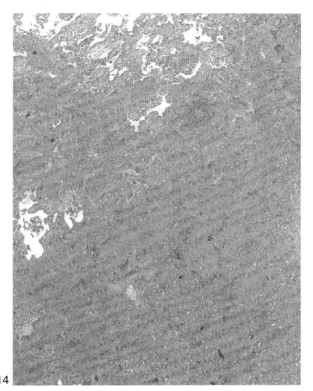 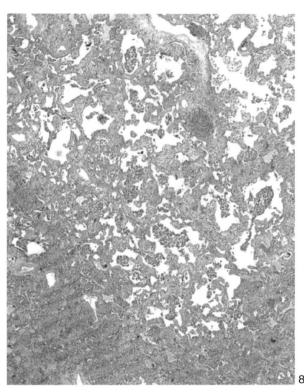

8.14　　　　　　　　　　　　　　　　　　　　　　　　　　　　8.15

图 8.14 和图 8.15　　DIP。同一病例的两个低倍镜视图。在图 8.14 中，该病变看上去几乎是实性的，而在图 8.15 中，可以看到从下面的肺组织中分离出的呼吸气腔巨噬细胞集聚。

表 8.3
DIP 的病理特征

大范围的均一病变

呼吸气腔中充满了噬色素巨噬细胞，可能看起来像吸烟者巨噬细胞

常见淋巴细胞结节

常见少量的嗜酸性粒细胞

总是存在间质性炎症/纤维化，通常沿起始的肺泡壁而无结构扭曲

单个显微镜下视野与 RB/RBILD 单个视野没有区别

长期生存病例可能看起来像纤维化型 NSIP 或可能进展为蜂窝变

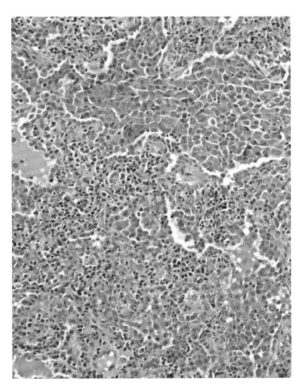

图 8.16　图 8.14 和图 8.15 所示病例的高倍镜视图。在该放大倍数下，间质炎性浸润清晰可见。DIP 始终具有间质性炎症浸润和(或)间质纤维化。

　　在 DIP 中，通常在呼吸气腔或间质中也可发现少量的嗜酸性粒细胞(图 8.17)，但是大量的嗜酸性粒细胞则应考虑慢性嗜酸性粒细胞性肺炎的问题(见第 15 章)。影像检查几乎总是会解决这两种可能性，因为 DIP 通常会显示弥漫性的磨玻璃影，伴或不伴网状影，而慢性嗜酸性粒细胞性肺炎则显示出局部的实变区域，通常位于外周，并可能会游走。DIP 其他常见的

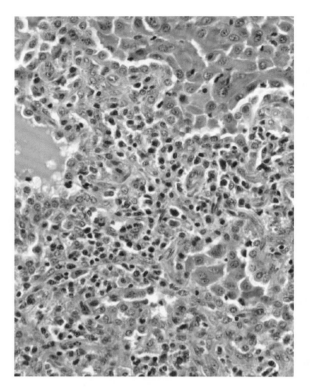

图 8.17　图 8.14 至图 8.16 所示病例的高倍镜视图。散在的嗜酸性粒细胞存在于间质炎性浸润中。在 DIP 中，间质或呼吸气腔中的嗜酸性粒细胞一般很少。

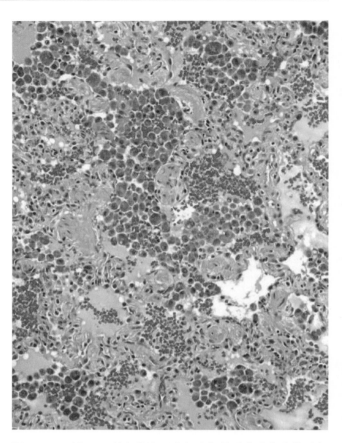

图 8.19　1 例 DIP，所有肺泡巨噬细胞都是重度噬色素的吸烟者巨噬细胞。在少数病例会发生此情况；大多数病例仅显示散在的或有时为无噬色素巨噬细胞。

显微镜下特征包括淋巴结节（图 8.14 和图 8.15）和散在的巨细胞（图 8.18）。

DIP 的肺泡巨噬细胞具有变化的外观。在大多数情况下，噬色素的吸烟者巨噬细胞相对较少，而无色素的巨噬细胞的数量则较多，但有时肺泡完全被吸烟者巨噬细胞充填（图 8.19）。

偶有病例介于 RB/RBILD 和 DIP 之间，因为此类病例比典型的 RB/RBILD 分布更为广泛，但又不如 DIP 广泛。我们建议将此类病例诊断为 DIP，因为炎症/纤维化病变正在扩展，如果有足够的时间，大概会以 DIP 结束。

据报道，DIP 可在移植肺中复发[17]（图 8.24）。目前尚不清楚是否仅在继续吸烟的患者中看到这种现象。

诊断方法

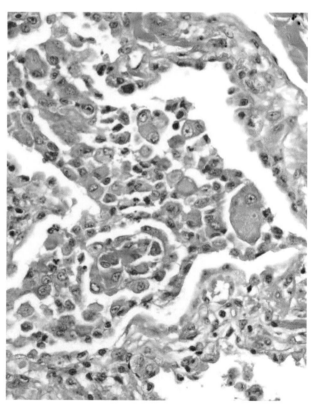

图 8.18　1 例 DIP，有一个呼吸气腔巨细胞。

RBILD、RBF/RBFILD 和 DIP 要求在大范围内进

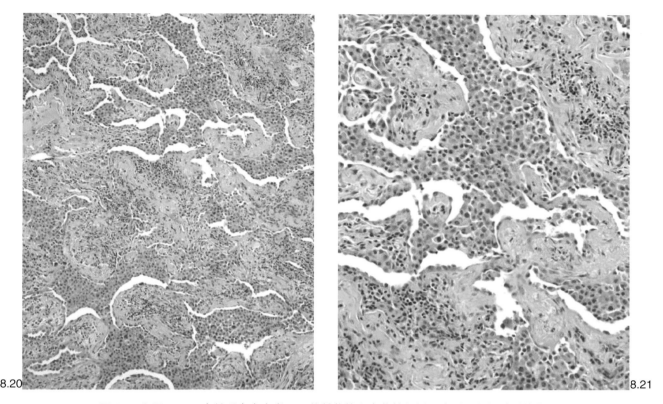

图 8.20 和图 8.21 大量吸食大麻者 DIP 的低倍镜和高倍镜视图。有明显的间质纤维化。

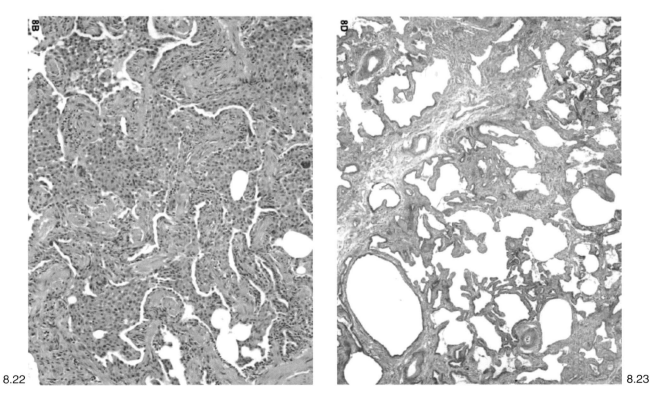

图 8.22 和图 8.23 DIP 转变为纤维化型 NSIP 图片。该患者在进行肺移植前 3 年进行活检显示 DIP。这些图像来自移植肺。在图 8.22 中,外观仍然是 DIP,但是大部分移植肺看起来像纤维化型 NSIP(图 8.23)。(Reproduced by permission from Tazelaar HD, Wright JL, Churg A. Desquamative interstitial pneumonia. *Histopathology*. 2011;58:509−516.)

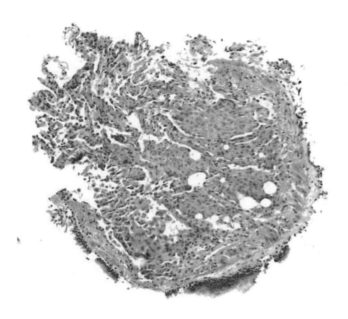

图 8.24　移植肺 DIP 复发。普通经支气管活检不适合 DIP 的诊断,但有时可用于评估肺移植的复发性疾病。

行低倍镜下结构评估。因此,不能使用经支气管活检标本,而需要 VATS 活检标本进行诊断。尚未确定冷冻活检是否可以用于这些诊断。

鉴别诊断

　　RB/RBILD 是一种特殊的疾病, 鉴别诊断非常有限。从未见到 RB/RBILD 的支气管周围化生的化生性支气管上皮(见第 23 章,图 23.16 至图 23.18),也从未见到狭窄或闭塞的缩窄性细支气管炎(闭塞性细支气管炎,见第 20 章,图 20.23 至图 20.27),也从未见到在呼吸性细支气管壁上有明显的炎症,例如,感染性细支气管炎(见第 20 章,图 20.7 至图 20.10)。RB/RBILD 常常与小叶中心性肺气肿相关,并且小叶中心性肺气肿的腔隙本身可能具有吸烟者巨噬细胞及腔壁的纤维化,但呼吸气腔明显扩张(见第 9 章,图 9.11 和图 9.12)。

　　RBF/RBFILD 的主要鉴别诊断是弥漫性纤维化间质性肺炎,事实上,Yousem[9]最初的 RBF 病例报告提取的病例, 其一系列病变最初被认为是纤维化型 NSIP 病变。在局部区域,RBF 可与纤维化型 NSIP 类似(图 8.12),尽管 NSIP 通常不具有 RBF 扩张的呼吸气腔。但没有真正的纤维化间质性肺炎(UIP、NSIP、

DIP、慢性过敏性肺炎、结缔组织病相关的 ILD)以 RBF/RBF ILD 的形式位于小斑片。同样,真正的纤维化间质性肺炎可能是寡细胞性的,但是纤维化不可能为玻璃样变的。在不确定的情况下,影像学检查通常可以解决问题。

　　在胸部 X 线片上,RBF 也可能被误认为石棉沉着病。Bledsoe 等[18]描述了 24 例 ILO 判读 1/0(或更高)且有石棉接触史的病例,其中临床/放射学诊断为石棉沉着病,但在病理学检查中 18/24 认为实际上是 RBF。第 22 章将进一步讨论该主题。

　　DIP 的鉴别诊断见表 8.4。吸烟者巨噬细胞可见于吸烟者的任何病变周围,例如,朗格汉斯细胞组织细胞增生症或肿瘤周围,在此种情况下应忽略巨噬细胞。肺泡巨噬细胞可在任何类型的炎症性肿块病变周围聚集(图 8.25 和图 8.26),但是 DIP 始终是弥漫性疾病,不会形成肿块。吸烟者巨噬细胞也可能在其他方面不明显的肺内呼吸气腔中看到(图 8.27),但呼吸气腔巨噬细胞本身不是诊断 DIP 的依据。DIP 始终是一种弥漫性疾病, 具有间质性炎症/纤维化以及呼吸气腔巨噬细胞。

　　任何引起气道阻塞的原因,如肿瘤,都将导致阻塞性病变后的巨噬细胞聚集(所谓的"金色肺炎",在肉眼检查时可见其为金色)。与 DIP 相反,阻塞性病变通常是段性或亚段性的,而不扩散至整个肺部。聚集在阻塞后面的巨噬细胞是细泡沫状且无吸烟者色素,一般来说阻塞性病变不会导致间质炎症/纤维化,这在 DIP 中却总是存在。

　　在使用胺碘酮(图 8.28 和图 8.29)或他汀类药物治疗的患者,以及有时在吸脂的患者中,也可见粗糙的无色素泡沫巨噬细胞广泛充填肺泡。在免疫功能低下的宿主中,含有大量结核分枝杆菌或红球菌微生物

表8.4
DIP 的鉴别诊断
LCH 的病变周围,有时在肿瘤和其他病变周围的吸烟者巨噬细胞集聚
药物反应,尤其是对胺碘酮、他汀类药物的反应
阻塞性肺炎,伴有泡沫巨噬细胞集聚
免疫受损宿主中的红球菌和鸟分枝杆菌感染
慢性嗜酸性粒细胞性肺炎

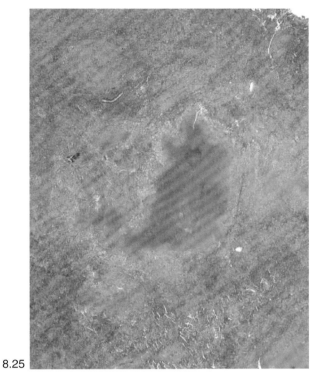

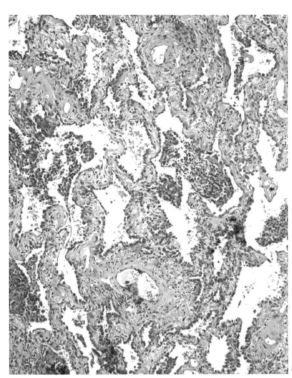

8.25

8.26

图 8.25 和 8.26　DIP 的类似表现。类似 DIP（图 8.26）的结核性肉芽肿（图 8.25）周围的局部反应。DIP 总是弥漫性的，不应与肿块病变相关。

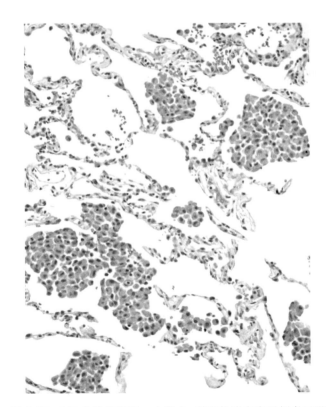

图 8.27　DIP 的类似表现。本例中，呼吸气腔中有吸烟者巨噬细胞集聚，但无间质性炎症浸润或间质纤维化，以上为诊断 DIP 所必需的特征。

的微泡沫巨噬细胞可充填肺泡腔，但这些巨噬细胞与 DIP 的巨噬细胞明显不同，并且通常没有间质反应。

慢性嗜酸性粒细胞性肺炎（见第 15 章，图 15.12 和图 15.13）在呼吸气腔中可能有大量的巨噬细胞并发生间质性炎症反应，但在呼吸气腔中也有大量的嗜酸性粒细胞，比 DIP 中发现的数量更多。在影像学上，慢性嗜酸性粒细胞性肺炎通常形成分散的实变区域，这些区域常常在胸膜下。

硬金属病（巨细胞间质性肺炎、碳化钨尘肺）通常表现为纤维化和炎症，并局限于小气道壁并伴有巨细胞和巨噬细胞反应；但是，偶尔硬金属病通过实质扩散，可类似 DIP（见第 22 章）

预后

RBILD 的预后良好，在文献报告中显示戒烟/类固醇对所有病例（除 1 例外）至少起稳定作用[3]。关于 RBF/RBFILD 预后的资料有限，但在影像学检查中大多数此类情况是稳定的或一小部分显示出轻微的局部进展 [11]，以及 RBF/RBFILD 似乎是形态学的"终

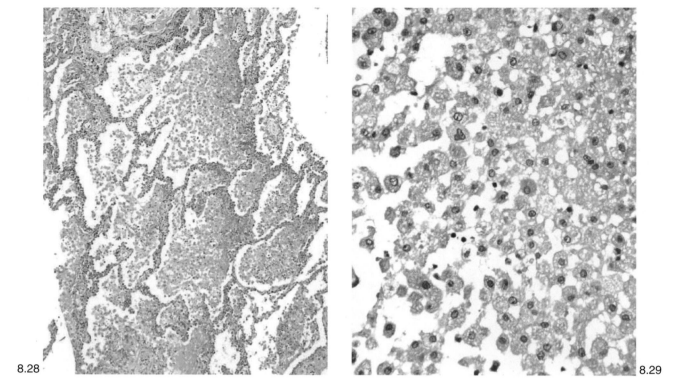

8.28

8.29

图 8.28 和图 8.29　类似 DIP 的胺碘酮毒性表现。呼吸气腔充填了巨噬细胞,但它们是粗的泡沫,此为胺碘酮的典型图像。肿块病变后的阻塞性肺炎可以产生类似的图像,但通常伴有更细的泡沫巨噬细胞。

端",并未进展为弥漫性纤维化间质性肺炎。RBF/RBFILD 总是见于重度吸烟者,这类患者的进展性疾病更有可能是潜在 COPD 的表现。

　　总体来说,DIP 的预后非常好,特别是考虑到这类病例与纤维化型 NSIP 的相似程度,在各种系列中,患者长期生存率为 70%~95%。类固醇和戒烟是通常的治疗方法。大环内酯类药物已成功应用于某些患者。戒烟本身已使少数患者的症状得到改善。尽管尚不清楚这些患者是否也停止吸烟,但已有自发性缓解的报道[15]。在某些患者中,肺泡巨噬细胞消失,该病与纤维化型 NSIP 难以区分(图 8.22 和图 8.23)[19]。其他患者出现放射性蜂窝肺和终末期纤维化[16],但尚不清楚这种肺疾病的病理表现。

（阳云平　译）

参考文献

1. Travis WD, Costabel U, Hansell DM, et al.; ATS/ERS Committee on Idiopathic Interstitial Pneumonias. An official American Thoracic Society/European Respiratory Society statement: update of the international multidisciplinary classification of the idiopathic interstitial pneumonias. *Am J Respir Crit Care Med*. 2013;188:733–748.
2. Churg A, Hall R, Bilawich A. Respiratory bronchiolitis with fibrosis-interstitial lung disease: a new form of smoking-induced interstitial lung disease. *Arch Pathol Lab Med*. 2015;139:437–440.
3. Churg A, Müller NL, Wright JL. Respiratory bronchiolitis/interstitial lung disease: fibrosis, pulmonary function, and evolving concepts. *Arch Pathol Lab Med*. 2010;134:27–32.
4. Heyneman LE, Ward S, Lynch DA, et al. Respiratory bronchiolitis, respiratory bronchiolitis-associated interstitial lung disease, and desquamative interstitial pneumonia: different entities or part of the spectrum of the same disease process? *AJR Am J Roentgenol*. 1999;173:1617–1622.
5. Sverzellati N, Lynch DA, Hansell DM, et al. American Thoracic Society-European Respiratory Society classification of the idiopathic interstitial pneumonias: advances in knowledge since 2002. *Radiographics*. 2015;35:1849–1871.
6. Vassallo R, Jensen EA, Colby TV, et al. The overlap between respiratory bronchiolitis and desquamative intersti-

tial pneumonia in pulmonary Langerhans cell histiocytosis: high-resolution CT, histologic, and functional correlations. *Chest*. 2003;124:1199–1205.

7. Reddy TL, Mayo J, Churg A. Respiratory bronchiolitis with fibrosis: high resolution computed tomography findings and correlation with pathology. *Ann Am Thorac Soc*. 2013;10:590–601.

8. English C, Churg A, Lam S, et al. Respiratory bronchiolitis with fibrosis: prevalence and progression. *Ann Am Thorac Soc*. 2014;11:1665–1666.

9. Yousem SA. Respiratory bronchiolitis-associated interstitial lung disease with fibrosis is a lesion distinct from fibrotic nonspecific interstitial pneumonia: a proposal. *Mod Pathol*. 2006;19:1474–1479.

10. Kawabata Y, Takemura T, Hebisawa A, et al. Eosinophilia in bronchoalveolar lavage fluid and architectural destruction are features of desquamative interstitial pneumonia. *Histopathology*. 2008;52:194–202.

11. Flaherty KR, Fell C, Aubry MC, et al. Smoking-related idiopathic interstitial pneumonia. *Eur Respir J*. 2014;44:594–602.

12. Katzenstein AL, Mukhopadhyay S, Zanardi C, et al. Clinically occult interstitial fibrosis in smokers: classification and significance of a surprisingly common finding in lobectomy specimens. *Hum Pathol*. 2010;41:316–325.

13. Myers JL, Veal CF Jr, Shin MS, et al. Respiratory bronchiolitis causing interstitial lung disease: a clinicopathologic study of six cases. *Am Rev Respir Dis*. 1987;135:880–884.

14. Yousem SA, Colby TV, Gaensler EA. Respiratory bronchiolitis-associated interstitial lung disease and its relationship to desquamative interstitial pneumonia. *Mayo Clin Proc*. 1989;64:1373–1380.

15. Godbert B, Wissler MP, Vignaud JM. Desquamative interstitial pneumonia: an analytic review with an emphasis on aetiology. *Eur Respir Rev*. 2013;22:117–123.

16. Kawabata Y, Takemura T, Hebisawa A, et al.; Desquamative Interstitial Pneumonia Study Group. Desquamative interstitial pneumonia may progress to lung fibrosis as characterized radiologically. *Respirology*. 2012;17:1214–1221.

17. King MB, Jessurun J, Hertz MI. Recurrence of desquamative interstitial pneumonia after lung transplantation. *Am J Respir Crit Care Med*. 1997;156:2003–2005.

18. Bledsoe JR, Christiani DC, Kradin RL. Smoking-associated fibrosis and pulmonary asbestosis. *Int J Chron Obstruct Pulmon Dis*. 2014;19;10:31–37.

19. Tazelaar HD, Wright JL, Churg A. Desquamative interstitial pneumonia. *Histopathology*. 2011;58:509–516.

第 9 章

肺纤维化合并肺气肿

术语与概念性问题

理论上,在所有患有间质性肺疾病(ILD)的吸烟者肺部,都能看到肺气肿和间质纤维化并存。通常,我们不建议在 VATS 活检中报告存在肺气肿,因为从未将此类活检用于诊断肺气肿。尽管如此,实际上在检查病理材料时,有 3 种不同的情况值得关注和(或)可能引起诊断混淆:肺纤维化合并肺气肿(CPFE)、小叶中心性肺气肿伴穿过扩大的呼吸气腔的纤维条带,以及呼吸性细支气管炎并纤维化(RBF,见第 8 章)。

临床表现

被称为"肺纤维化合并肺气肿"的临床疾病通常见于患有基础慢性阻塞性肺疾病的重度吸烟者,以及最常见的普通型间质性肺炎(UIP)、特发性肺纤维化(IPF)或与胶原血管疾病相关 UIP,尤其是类风湿性关节炎或系统性硬化症[1-3]。在 CPFE 报告其他类型的纤维化间质性肺炎的概率较低,尽管文献中的描述非常不详细。对于 UIP/IPF,类风湿性关节炎和肺气肿都是吸烟者的常见疾病,该组合并不令人惊讶,但也偶尔见于从未或轻度吸烟且患有结缔组织疾病的病例[3]。

文献中关于诊断肺气肿的标准仍存在分歧。Jacob 等[4]在 272 例 IPF 患者的连续系列中,对 39% 的患者以 HRCT 上的任意数量肺气肿为标准,对 CPFE 进行了诊断,但其他人发现,当使用较高的肺气肿界限时,这个比例要小得多[5]。

因为人们在面对 ILD 的体征、症状和影像时,CPFE 呈现出令人困惑的肺功能图像,肺容量明显保留和弥散能力显著降低,CPFE 引起了相当多的临床关注[1]。对于病理医师来说,它通常呈现出很不寻常的

形态学外观(见后文)。

肺动脉高压常见于 CPFE 患者[1,2,6],同时对于这种组合是否与不成比例的肺动脉压力升高有关,一直存在相当大的争论;然而,在两组大型系列 CPFE 患者中,发现肺动脉压与肺气肿和肺纤维化的预期值相近,这两种疾病本身都与肺动脉高压有关,而且没有证据表明存在协同交互作用[7]。

影像特征

CPFE 的 HRCT 表现,包括上叶肺气肿和下叶 ILD 为主(图 9.1 和图 9.2)。在大多数患者中,ILD 表现为网状影和蜂窝肺,主要累及胸膜下区域和肺基底,这是典型 UIP 的类型[1,8]。约 2/3 的患者存在磨玻璃影,但通常轻微,并有网状影和蜂窝肺混杂[1]。然而在某些患者中,ILD 以磨玻璃影为主,伴或不伴有网状影和牵引性支气管扩张,这种图像提示非特异性间质性肺炎(NSIP)或脱屑性间质性肺炎(DIP)[8,9]。

病理特征

文献中描述的大多数 CPFE 病例被称为伴肺气肿的 UIP 或伴肺气肿的 NSIP,主要基于影像学检查,很少有活检证实这些诊断[1,2]。根据描述,某些患者可能患有潜在的 DIP[1,2]或呼吸性细支气管炎相关的间质性肺疾病(RBILD)[2]。只有一组大型系列(22 例)的 CPFE 患者有病理学描述,所有这些患者中潜在的纤维化间质性肺炎均为 UIP[10]。

在形态学检查中,CPFE 显示纤维化性间质性肺炎和肺气肿非常多变的组合(图 9.3 至图 9.10)。病理表现可能令人困惑,特别是因为在肺叶切除术或大楔形切除术的大体检查中,肺气肿可以掩盖间质纤维化

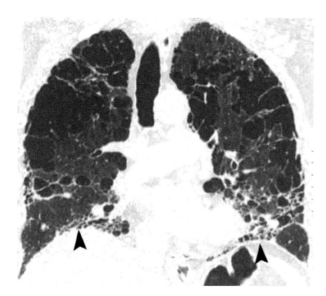

图 9.1　肺气肿合并 UIP。容积 HRCT 的冠状位重建表现为广泛的上叶大泡性肺气肿和基底部 ILD(箭)。

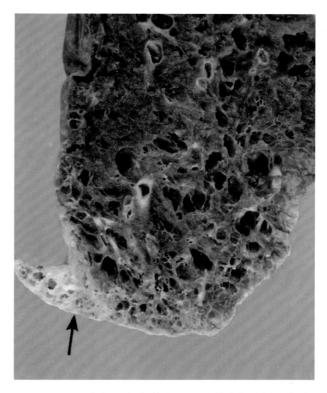

图 9.3　CPFE。本例患者有潜在的 UIP,其大部分被肺气肿掩盖。但是,该叶的下部显示明显的纤维化(箭)。

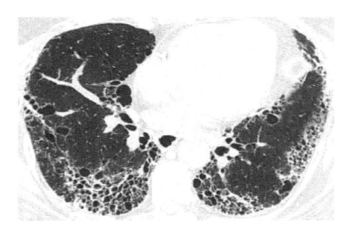

图 9.2　同一例患者肺底水平的 HRCT 表现为 UIP 的胸膜下网状影和蜂窝肺特征。该患者为 67 岁男性,有吸烟史,吸烟指数 100 包/年。

的存在(图 9.3 和图 9.7)。在此类标本中,通常有足够的组织可用于肉眼观察(图 9.3 和图 9.7)或显微镜下检查(图 9.10)以发现典型的纤维化肺疾病区域。

　　然而,在外科肺活检中,可能只有一种混杂,有时会产生不寻常的带有纤维壁的扩大呼吸气腔图像(图 9.4 至图 9.6),其有时类似蜂窝变(图 9.8)。但是与蜂窝变不同,在扩大的腔隙中没有化生的细支气管上皮,并且通常无浓缩的分泌物(图 9.8)。Inomata 等[10]指出,这些呼吸气腔的直径通常超过 10mm,并不是蜂窝变的典型表现。相反,这些扩大的呼吸气腔似乎代表

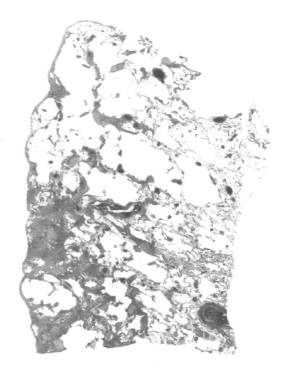

图 9.4　纤维化 UIP 合并肺气肿的低倍镜视图(图 9.3 同一病例)。由于存在肺气肿,纤维化病变的呼吸气腔比通常 UIP 的要大得多,且该病变看起来不像 UIP。

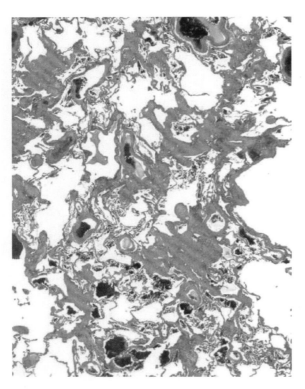

图 9.5　同一病例的另一个区域。该处病变显然是纤维化间质性肺炎,但是由于肺气肿,纤维化比通常的 UIP 更加不规则。当表现出这种类型的奇异形态时,CT 影像检查有助于指向正确的诊断。

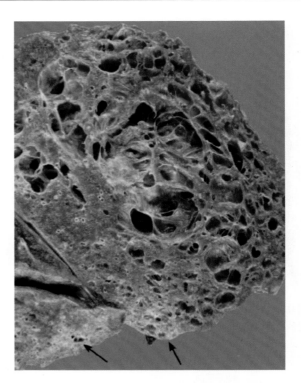

图 9.7　纤维化合并肺气肿,其中纤维化成分为慢性过敏性肺炎。如图 9.3 所示,肺气肿掩盖了弥漫性纤维化,但在肺气肿区域(箭)以外的地方明显可见纤维化。

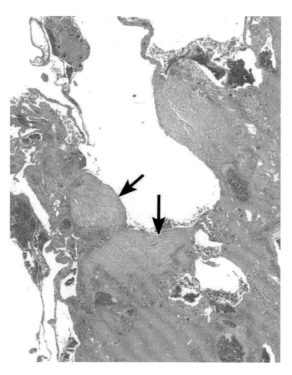

图 9.6　同一病例的另一个区域,显示在明显扩大的呼吸气腔周围有成纤维细胞灶(箭)。

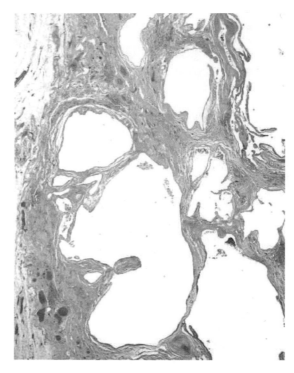

图 9.8　图 9.7 同一病例。该区域显示出肺气肿腔隙周围的纤维化且类似蜂窝变。但是,通常见于蜂窝状腔隙的化生性细支气管上皮细胞缺失,也无浓缩的分泌物。

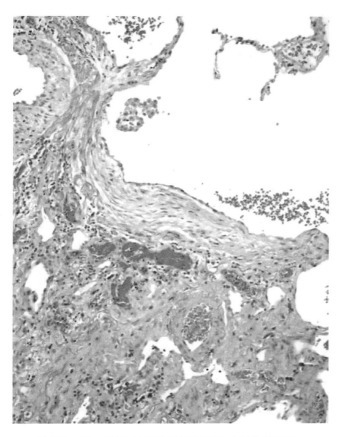

图 9.9　同一病例,肺气肿腔隙周围的成纤维细胞灶。

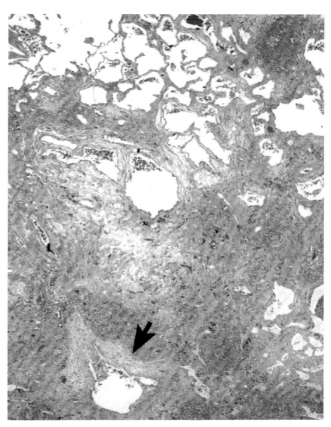

图 9.10　同一病例的另一个没有肺气肿的区域,显示出更类似于 UIP 的图像(某些病例看起来像 UIP 的慢性过敏性肺炎,见第 12 章)。箭显示为成纤维细胞灶。

着肺气肿灶伴发在其周围的纤维化。成纤维细胞灶也可能存在于扩大的呼吸气腔中(图 9.6 和图 9.9),成纤维细胞灶从来都不是单纯性肺气肿的特征。

　　即使在呼吸气腔不是很大的部位,间质性纤维化也经常因肺气肿而扭曲(例如,图 9.4 和图 9.5),并且可能无法通过活检对纤维化间质性肺炎进行分类。有易于识别的成纤维细胞灶(图 9.6、图 9.9 和图 9.10)表明基础病变可能是 UIP,但参考 HRCT 影像可能会提供更好的指导。

小叶中心性肺气肿并纤维化

　　第二种情况是纤维化和肺气肿的结合,患者根本没有弥漫性 ILD,而是普通的小叶中心性肺气肿伴扩大的呼吸气腔内的纤维条带(图 9.11 和图 9.12)。实际上,与小叶中心性肺气肿(图 9.11 和图 9.12)或隔旁的肺气肿相关的纤维化十分常见[11],但并没有改变肺气肿的基础诊断,而且事实上,在诊断小叶中心性肺气肿时,应避免提及纤维化,因为其没有预后或治

疗意义,并可能给临床医师带来困惑。

呼吸性细支气管炎并纤维化

　　RBF,也被称为吸烟相关性间质纤维化、呼吸气腔扩大并纤维化,以及 RBILD 伴纤维化(见第 8 章),由明显局部的,通常为胸膜下、寡细胞区域与通常玻璃样变的间质性纤维化与肺气肿混杂而成(图 9.13 和图 9.14,并见第 8 章)。吸烟者巨噬细胞存在于扩大的呼吸气腔中。在给定的中倍镜视野中,RBF 可类似某种形式的 CPFE(图 9.14),但与 CPFE 对比,根据定义,必须有潜在的弥漫性纤维化间质性肺炎,在RBF 病变形成斑片,位置局限于紧邻胸膜下区域(图9.13),或有时从呼吸细支气管延伸到胸膜(见图8.11),此类型的边界在 UIP、NSIP、慢性过敏性肺炎或 DIP中从不存在。当 HRCT 上可见 RBF 时,表现为胸膜下网状影斑片与肺气肿混杂,通常与双侧磨玻璃影

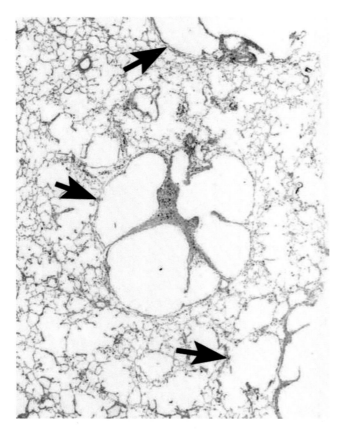

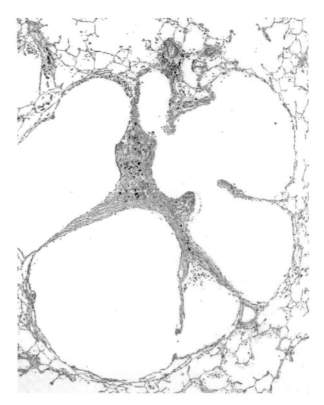

图 9.12　图 9.11 中央病变的高倍镜下视野。

图 9.11　小叶中心性肺气肿伴纤维化。当条带穿过扩大的呼吸气腔时,3 个独立的小叶中心性肺气肿病灶(箭)显示出不同程度的纤维化。这是小叶中心性肺气肿的常见表现。正确的诊断是"小叶中心性肺气肿",而不是"小叶中心性肺气肿伴纤维化",因为后者可能被误认为是 CPFE,并且这种类型的纤维化在肺气肿中没有已知的功能性后果。

相关(见图 8.3)。RBF 在第 8 章有更详细的讨论。

诊断方法

CPFE 通常仅通过影像学诊断,但如果需要组织学检查,则必须进行 VATS 活检。在此情况下,经支气管活检不能获得有价值的信息。目前冷冻肺活检诊断 CPFE 的可能用途尚不清楚。

预后

CPFE 的预后一直颇有争议,并且有报道称,CPFE 的预后与单纯性 UIP 相同、更好或更差[12-16]。然而,来自大型 UIP 患者的队列研究的最新数据显示,对于一定量的影像学纤维化,CPFE 患者的生存率较

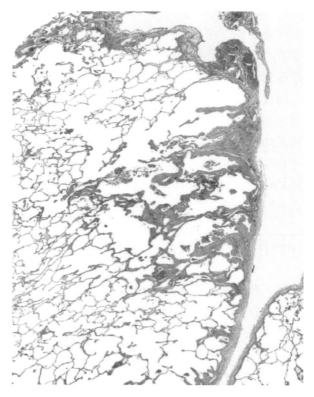

图 9.13　RBF 与 CPFE 的比较。注意纤维化病变的明显界限,此为 RBF 特征性表现,与 CPFE 典型的弥漫性纤维化相反。

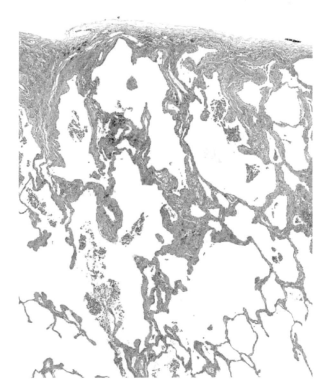

图 9.14　图 9.13 中纤维化区域的高倍镜下视野。仅依靠这一视野不可能确定纤维化病变是局部的还是弥散性的，但是参考 CT 影像通常可以解决此问题。RBF 的更多图像见第 8 章。

那些有 UIP 而无肺气肿的患者更差[4]。严重的肺动脉高压是死亡率的主要决定因素，其 1 年生存率约为 60%[7,13,14]。

（阳云平　译）

参考文献

1. Cottin V, Nunes H, Brillet PY, et al. Combined pulmonary fibrosis and emphysema: a distinct underrecognised entity. *Eur Respir J.* 2005;26:586–593.
2. Cottin V, Cordier JF. Combined pulmonary fibrosis and emphysema in connective tissue disease. *Curr Opin Pulm Med.* 2012;18:418–427.
3. Papaioannou AI, Kostikas K, Manali ED, et al. Combined pulmonary fibrosis and emphysema: the many aspects of a cohabitation contract. *Respir Med.* 2016;117:14–26.
4. Jacob J, Bartholmai BJ, Rajagopalan S, et al. Functional and prognostic effects when emphysema complicates idiopathic pulmonary fibrosis. *Eur Respir J.* 2017;50(1). pii: 1700379.
5. Ryerson CJ, Hartman T, Elicker BM, et al. Clinical features and outcomes in combined pulmonary fibrosis and emphysema in idiopathic pulmonary fibrosis. *Chest.* 2013;144:234–240.
6. Fell CD. Idiopathic pulmonary fibrosis: phenotypes and co-morbidities. *Clin Chest Med.* 2012;33:51–57.
7. Jacob J, Bartholmai BJ, Rajagopalan S, et al. Likelihood of pulmonary hypertension in patients with idiopathic pulmonary fibrosis and emphysema. *Respirology.* 2017;23:593–599.
8. Attili AK, Kazerooni EA, Gross BH, et al. Smoking-related interstitial lung disease: radiologic-clinical-pathologic correlation. *Radiographics.* 2008;28:1383–1396.
9. Jankowich MD, Rounds SI. Combined pulmonary fibrosis and emphysema syndrome: a review. *Chest.* 2012;141:222–231.
10. Inomata M, Ikushima S, Awano N, et al. An autopsy study of combined pulmonary fibrosis and emphysema: correlations among clinical, radiological, and pathological features. *BMC Pulm Med.* 2014;14:104.
11. Wright JL, Tazelaar HD, Churg A. Fibrosis with emphysema. *Histopathology.* 2011;58:517–524.
12. Jankowich MD, Rounds S. Combined pulmonary fibrosis and emphysema alters physiology but has similar mortality to pulmonary fibrosis without emphysema. *Lung.* 2010;188:365–373.
13. Kurashima K, Takayanagi N, Tsuchiya N, et al. The effect of emphysema on lung function and survival in patients with idiopathic pulmonary fibrosis. *Respirology.* 2010;15:843–848.
14. King TE Jr, Pardo A, Selman M. Idiopathic pulmonary fibrosis. *Lancet.* 2011;378:1949–1961.
15. Mejía M, Carrillo G, Rojas-Serrano J, et al. Idiopathic pulmonary fibrosis and emphysema: decreased survival associated with severe pulmonary arterial hypertension. *Chest.* 2009;136:10–15.
16. Cottin V, Le Pavec J, Prévot G, et al. Pulmonary hypertension in patients with combined pulmonary fibrosis and emphysema syndrome. *Eur Respir J.* 2010;35:105–111.

第 10 章

朗格汉斯细胞组织细胞增生症(肺嗜酸性肉芽肿)

术语与概念性问题

朗格汉斯细胞组织细胞增生症(LCH)是指朗格汉斯细胞的增生,朗格汉斯细胞是树突状细胞的一种形式。较早的术语"肺嗜酸性粒细胞性肉芽肿"有时也应用于这些病变,但由于在嗜酸性肉芽肿中并没有肉芽肿,且嗜酸性粒细胞可能丰富、稀少或完全不存在,因此具有误导性。最好不要使用更早的名称"组织细胞增生症 X",因为其包含许多完全不同的实体:LCH(有时是指播散性疾病)、Letterer-Siwe 病和 Hand-Schiller-Christian 病,后两者播散,有时具有侵袭性,通常见于婴儿和 2~10 岁儿童。在儿童中见到的播散形式现在更常被称为"系统性 LCH"[1]。

根据目前的观点,LCH 是一种髓样肿瘤,肿瘤细胞来源于树突状细胞克隆分化的不同阶段[2],因此对很多患者采用了针对特定分子异常的抑制剂进行治疗(详见"病因学和分子生物学机制"和"治疗和预后"部分)。虽然这种观点理论上可能是正确的,但大部分朗格汉斯细胞组织细胞增生症患者单纯累及肺部并呈现出炎症性病程,病变可以改善或引起实质性瘢痕(见"治疗和预后"部分),而不是以肿瘤的方式出现"转移"。

病因学和分子生物学机制

成人 LCH 通常是与当前或既往吸烟相关的疾病,但在法国,20% 的 LCH 患者与吸食大麻有关[1]。在人类和动物试验模型中,香烟烟雾起到树突状细胞诱导剂的作用[4]。香烟烟雾通过抗细胞凋亡机制而促进树突状细胞的存活,并且甚至在健康吸烟者肺内也可发现 CD1a 阳性朗格汉斯细胞数量增多。香烟烟雾被认为能诱导含朗格汉斯细胞在内的许多细胞类型的衰老,但非死亡,并且衰老细胞通常与促炎症反应状态相关。肺内 LCH 细胞表达的分化标志物与暴露于病原体或活化的细胞因子后所见的相似。

现在可获得大量有关 LCH 分子变化的信息,这些信息提示[1,2],所有病例均具有影响有丝分裂原激活的蛋白激酶通路的突变,该通路将外部细胞膜信号转导至细胞核,从而导致多种效应,最明显的是细胞增生。Durham[2] 提出,当自我更新的树突状细胞前体群体发生突变时,结果是系统性 LCH,而分化的树突状细胞群体中出现的突变则导致局部 LCH。

35%~50% 的肺 LCH 和超过 50% 的系统性 LCH 患者存在 BRAF V600E 突变[2](表 10.1),这一突变同样发生在包括恶性黑色素瘤、结肠癌、甲状腺癌等其他肿瘤中,并导致 BRAF 持续活化,且顺序激活下游 MAP 激酶,包括细胞外信号调节激酶(ERK)和 ERK 激酶(也称为 MEK)[3]。在 LCH 中,BRAF V600E 突变可通过免疫组织化学检测到;Roden 等[6] 分别在 25/43(28%)的肺 LCH 和 19/54(35%)的肺外 LCH(见"免疫组化"部分)中发现 BRAF 染色阳性。

在 LCH 中,第二最常见的突变(约占病例总数的 20%)发生在 MAP2K1(也称为 MEK1),并且在少数病例中发现了各种其他突变和偶发的易位[2](表 10.1);这些均与 BRAF V600E 互斥。目前,检测这些突变需要直接测序。但是所有这些突变,包括 BRAF 中的突变、激活 ERK,并且持续的 ERK 活化导致细胞周期蛋白 D1 积累,可以通过免疫化学方法在 LCH 病变中检测到细胞周期蛋白 D1[7](见"免疫组化"部分)。

表 10.1
报道的 LCH 突变和易位
常见
BRAF V600E
MAP2K1
少见
KRAS
NRAS
ARAF
BRAF 非 V600E
ERRB3
BRAF 缺失
ETV3–NCOA2 易位

From Durham BH. Molecular characterization of the histiocytoses: neoplasia of dendritic cells and macrophages. *Semin Cell Dev Biol.* 2019;86:62–76.

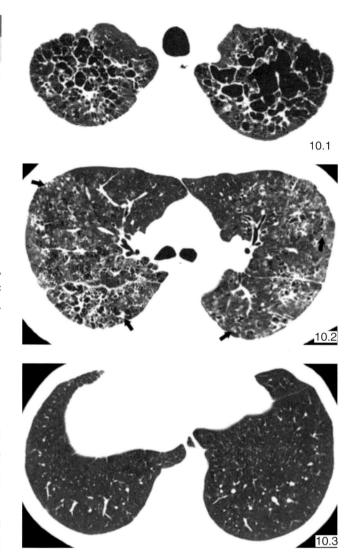

图 10.1 至 图 10.3 LCH。图 10.1,在肺尖部水平的 HRCT 显示多发的大小不等、形状各异的薄壁和厚壁囊肿,以及一些小结节。图 10.2,在主支气管水平的 HRCT 显示多发的大小不等、形状各异的囊肿和小结节(箭)。注意可能由呼吸性细支气管炎所致的磨玻璃影。图 10.3,肺基底部水平的 HRCT 显示正常肺实质。

临床表现

LCH 通常见于年轻人,大多数患者表现为呼吸短促,约 20% 的患者无症状[1,8,9],仅在常规胸片发现病变,另有 15% 的患者有自发性气胸,其可能是复发性的。15%~20% 的患者有发热、体重减轻的全身症状。肺功能显示限制性或阻塞性通气功能障碍(后者反映 LCH 病变闭塞小气道的结果),有时仅表现为单纯弥散功能降低。

影像特征

LCH 的 HRCT 典型表现为中上肺野结节和囊肿,累及肺基底部相对稀少(图 10.1 至 图 10.3)。疾病早期以结节为主,晚期以囊肿为主[11]。结节边缘光滑或不规则,直径通常小于 10mm,并呈小叶中心性分布。囊肿可以是薄壁或厚壁,早期直径通常小于 1cm,呈圆形或卵圆形。后期囊肿可融合增大至直径超过 2cm,常常形状怪异。HRCT 没有显示出一致的中央或周围病变占优势,但几乎在所有病例中,肺基底部都相对稀少。

在大多数患者中,通过 HRCT 对足够典型的 LCH 的表现可以做出可靠的诊断[13]。通过在局部的肺破坏区域内缺乏可见的壁和存在小血管,小叶中心性肺气

肿很容易得以区分。淋巴管肌瘤病的囊肿通常不伴有结节,全肺均可累及而无区域特征性。然而,需要注意的是轻度 LCH 可能被漏诊,或被误诊为呼吸性细支气管炎或有多发性小结节或囊肿的其他疾病(图 10.4 和 图 10.5)。许多 LCH 病灶 PET 扫描图像呈阳性。

病理特征

为方便记忆,LCH 病变可分为早期(或细胞期)(表

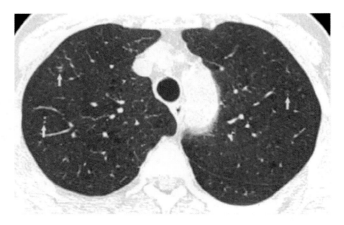

图 10.4　HRCT 显示上叶轻度肺气肿和少量边界模糊的磨玻璃结节影。CT 报告仅描述肺气肿和可疑小结节。

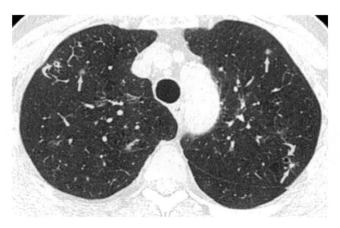

图 10.5　10 个月后 HRCT 显示一些磨玻璃结节(直箭)和两个囊性病灶(弯箭)。怀疑朗格汉斯细胞组织细胞增生症并经外科肺活检确诊。

表 10.2
LCH 的病理表现

早期病变

以呼吸性细支气管为中心的细胞性圆形至星状结节

偶尔出现一个间质性图像区域

细胞病变,包含嗜酸性粒细胞、朗格汉斯细胞、慢性炎症细胞和吸烟者巨噬细胞不同程度混杂

可出现囊肿

S-100、CD1a、Langerin 或细胞周期蛋白 D1 阳性细胞的集聚

嗜酸性粒细胞可能缺乏

晚期病变

不规则的寡细胞性瘢痕,可呈结节状或星状,有时为线状

以呼吸性细支气管为中心的瘢痕

无胸膜下优势

可出现与瘢痕相关的纤维化壁囊肿

通常很少或没有 S-100/CD1a/Langerin 阳性细胞

呼吸性细支气管和(或)伴随的肺动脉分支可能被阻塞

10.2)和晚期(或瘢痕期)病变,在一个活检标本上常常发现两期并存。

早期表现为肉眼观的圆形至星状(图 10.6),并且低倍镜下富细胞性的结节(图 10.7 至图 10.9)。病变以呼吸性细支气管为中心,常闭塞细支气管腔。高倍镜下,它们由类似巨噬细胞但有核沟的朗格汉斯细胞、嗜酸性粒细胞和一定数量的吸烟者巨噬细胞混杂组成(图 10.10 至图 10.12)。嗜酸性粒细胞数量差异很大,部分病例几乎没有(比较图 10.10 和图 10.11),嗜酸性粒细胞的缺乏不能排除 LCH 诊断,因为朗格汉斯细胞才是真正的诊断依据。

有时朗格汉斯细胞在间质中增生不形成明显的结节(图 10.13 至图 10.17),类似间质性肺炎。然而与

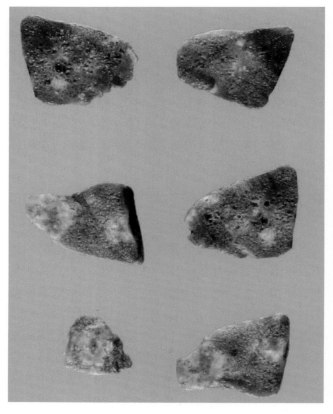

图 10.6　早期 LCH 大体标本显示散在分布的结节,无法与肿瘤区分。(Case Courtesy Dr. Julia Flint.)

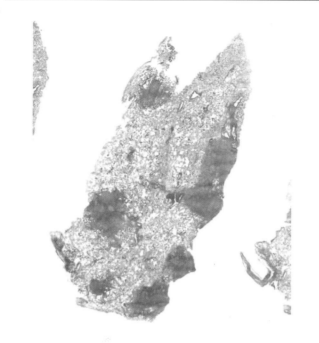

图 10.7　早期 LCH 的全景视图显示细胞性、星状至不规则形状结节。

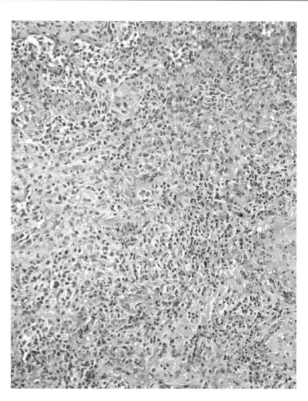

图 10.9　同一结节的高倍镜视野，早期 LCH 结节致密而富于细胞性。

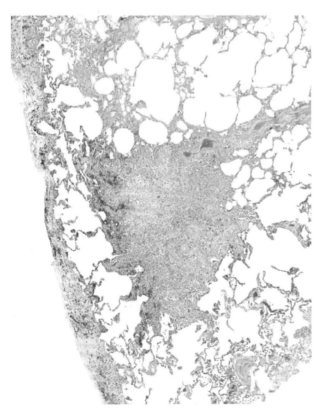

图 10.8　低倍镜视野显示早期 LCH 的一个结节。注意其中的星状结节,这在 LCH 中是非常常见的。

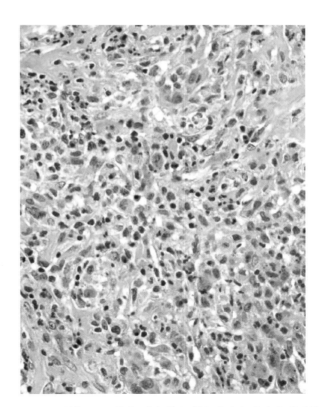

图 10.10　早期 LCH 结节,由朗格汉斯细胞和相当多的嗜酸性粒细胞组成。

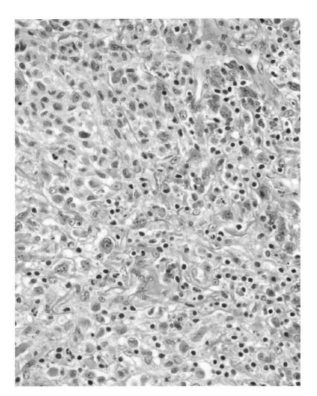

图 10.11　早期 LCH 结节由片状朗格汉斯细胞组成,只有稀少的嗜酸性粒细胞。LCH 中可能完全没有嗜酸性粒细胞。注意大量吸烟者巨噬细胞,这是 LCH 结节内及周围的一个常见表现。

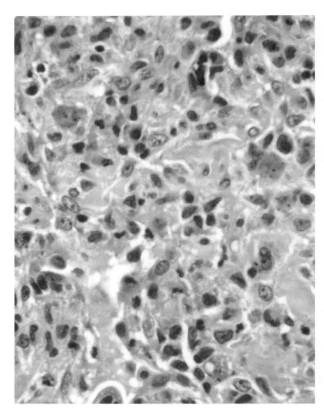

图 10.12　高倍镜视野显示良性形态而有时扭曲的朗格汉斯细胞核和少量吸烟者巨噬细胞。

真正的间质性肺炎截然相反的是, 这些 LCH 的病灶总是非常局限。机化性肺炎(OP)区域也可和早期LCH病变并存(图 10.18)。有时在早期病变中可见到血管闭塞(图 10.19)。

早期 LCH 结节常发展为囊性(图 10.20),可能原因是细支气管腔的缩小导致的球阀效应。如果囊肿紧邻胸膜下,可破裂形成气胸。囊肿通常形状怪异,最近的影像学资料表明,怪异形状系囊肿融合所致[13]。

LCH 的晚期病变由纤维瘢痕组成,这些纤维瘢痕可能呈圆形或星状,或多或少呈线形,并且大体上可以产生一种蜂窝变的形式(图 10.21),尽管与普通型间质性肺炎(UIP)的蜂窝变不同, 陈旧性 LCH 具有囊性腔隙,但无纤维组织片,也没有在真正的蜂窝变中发现的化生性细支气管上皮、黏液集聚和炎性细胞(见图 6.16 至图 6.18)。相反,陈旧的 LCH 病灶是由寡细胞性纤维瘢痕组成的,有时可见于呼吸细支气管周围或至少呈小叶中心性分布 (图 10.22 至图 10.26)。陈旧瘢痕的 LCH 从无 UIP 的胸膜下分布, 也无纤维化型非特异性间质性肺炎(NSIP)的均一瘢痕,并且通常肺基底部稀少。

随着病变形成时间的延长,陈旧性病灶内还可见少数朗格汉斯细胞和(或)嗜酸性粒细胞(图 10.27 至图 10.28)。病变越陈旧,这些细胞越少,在非常晚期的病灶内甚至完全看不见细胞。LCH 瘢痕可以闭塞呼吸性细支气管和伴随的小肺动脉分支。当足够多的动脉分支被破坏时,会发生肺动脉高压。

因为 LCH 是一种吸烟者相关的疾病,LCH 活检标本也可能有局灶性脱屑性间质性肺炎(DIP)样区域和吸烟者呼吸性细支气管炎。但是如果不是广泛存在的 DIP(见第 8 章)或肺泡内大量吸烟者巨噬细胞的集聚,我们可以常规忽略这些病变。

免疫组化

朗格汉斯细胞呈 S-100 和 CD1a 染色强阳性(图 10.29 和图 10.30),当细胞性病变不确定时这是一个有价值的检测。朗格汉斯细胞呈 Langerin(CD207)阳性,但少有实验室备有 Langerin 抗体,相对于 S-100

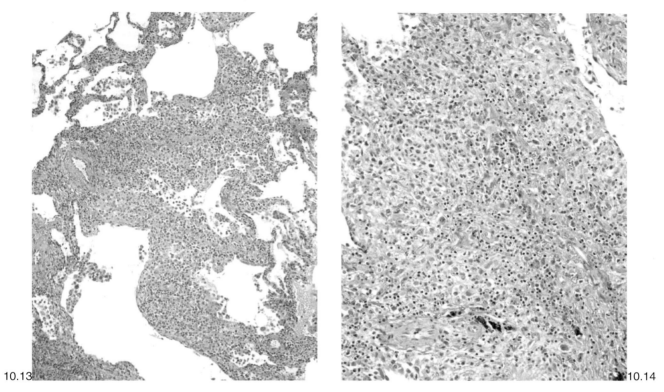

图 10.13 和图 10.14　具有间质性表现的早期 LCH 的低倍镜和高倍镜显微镜下观。早期 LCH 病变并不总是结节,但即使明显存在间质性,其病变也是局限的。

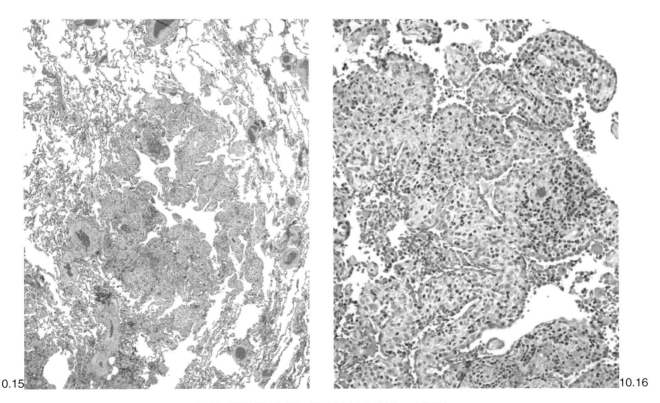

图 10.15 至图 10.17　详见图 10.17 图注。(待续)

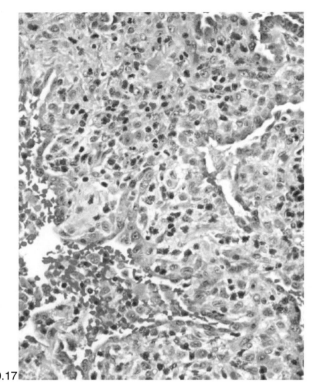

10.17

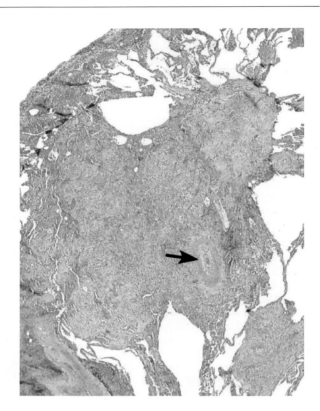

图 10.15 至图 10.17(续)　早期 LCH 间质性生长型的另一个
例子。

图 10.19　早期 LCH 结节中闭塞的血管(箭)。因为 LCH 结
节通常形成于呼吸性细支气管周围,趋于吞没和闭塞肺动脉分
支,最终导致肺动脉高压。

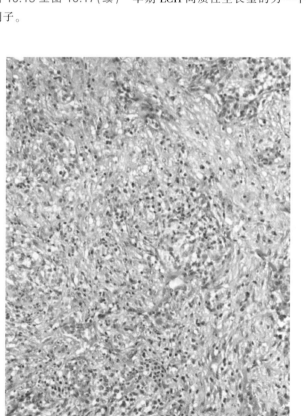

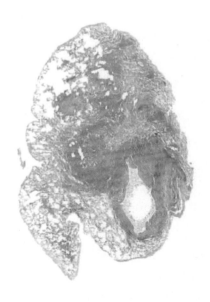

图 10.18　早期 LCH 结节内的 OP 区域。

图 10.20　早期 LCH 结节伴囊肿,囊肿破裂进入胸膜腔是
LCH 气胸高发的原因。

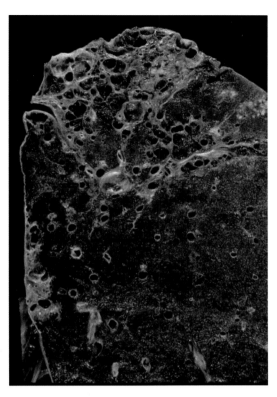

图 10.21　大体标本显示肺尖部晚期纤维化 LCH，LCH 通常累及上肺野，很少累及肺基底部。

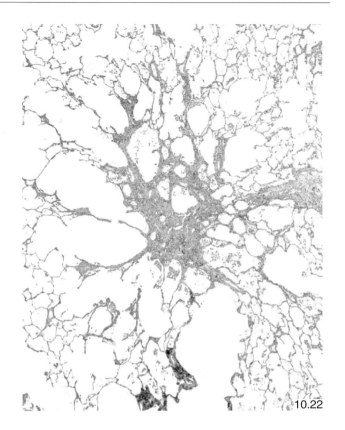

10.22

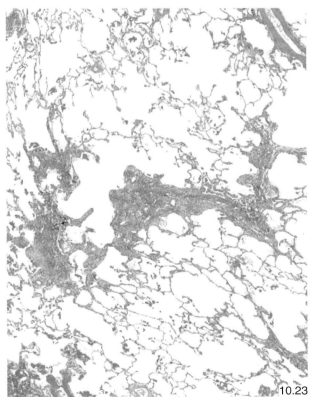

10.23

图 10.22 至图 10.24　晚期 LCH 不同类型局限性瘢痕示例。不规则或星状小叶中心性瘢痕应怀疑陈旧性终末期 LCH，但也可见于晚期结节病。（待续）

和 CD1a，其并不具有任何优势。

任何肺部炎性病变都会出现少量朗格汉斯细胞，因此在染色阳性的判读时必须慎重[14]。阳性诊断必须是基于片状或结节状染色阳性细胞（图 10.29 和图 10.30），而不是散在单个阳性细胞[14]。

晚期 LCH 由于朗格汉斯细胞消失，S-100、CD1a、Langerin 和可能的细胞周期蛋白 D1 染色诊断价值有限[14]。但偶有染色细胞的小聚集，对弥漫性瘢痕病变的病因确定有诊断价值（图 10.31 至图 10.33）。

如上所述，部分肺 LCH 病例呈 BRAF V600E 突变，呈 BRAF V600E 抗体染色阳性（图 10.34 至图 10.36）。该表现可能具有重要治疗意义（见后文），但不应依赖于此诊断，因为许多病例 V600E 蛋白染色阴性。

Shanmugam 等[7]最近报道，所有 LCH 病变都对细胞周期蛋白 D1 染色，这可能是非常有用的标记（图 10.37 至图 10.39），因为这些研究者发现非肿瘤性朗格汉斯细胞不染色，例如，皮肤病性淋巴结肿大的淋巴结。LCH 病变也会对磷酸化 ERK(pERK)染色[7]。但是，根据我们的经验，pERK 染色可能存在很多技术上的困难，对固定条件敏感，与细胞周期蛋白 D1 染

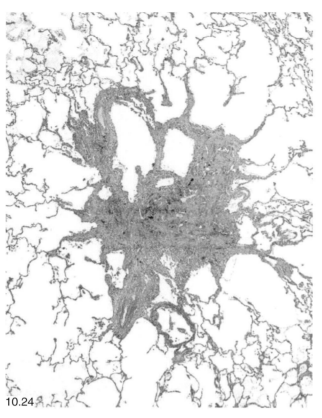

10.24

图 10.22 至 10.24（续）

相比并无优势。

诊断方法

通常情况下，可根据 HRCT 做出 LCH 诊断而无须活检。有时经支气管肺活检有一定的诊断价值（见图 3.4 和图 3.5），但由于 LCH 病变散在分布，经支气管肺活检阳性率相当低。如果偶尔遇到病变足够大，可以通过穿刺活检；已有冷冻肺活检明确诊断的报道[17]。尽管如此，VATS 仍是诊断的"金标准"。

鉴别诊断

表 10.3 列举了 LCH 的鉴别诊断，似乎很复杂，诊断其实并不困难。在低倍镜下，LCH 早期细胞性病变类似肿瘤，但在高倍镜下，唯一可能与 LCH 混淆的肿瘤是累及肺部的典型霍奇金病，因为霍奇金病通常以气道为中心并伴有一些嗜酸性粒细胞。但是，霍奇金病没有朗格汉斯细胞和吸烟者巨噬细胞，同时 LCH 里也没有里-施（Reed-Sternberg）细胞。

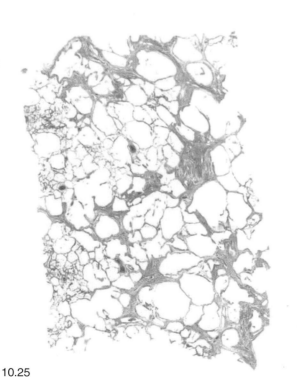

10.25

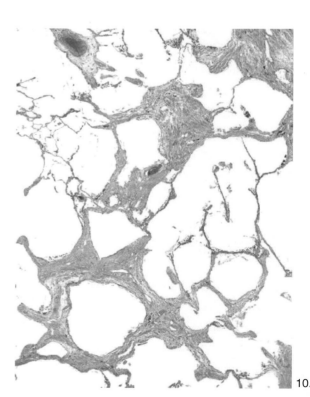

10.26

图 10.25 和图 10.26　晚期 LCH 弥漫性瘢痕。虽然没有特异性，这种形状怪异的小叶中心性分布的弥漫性瘢痕应怀疑陈旧性终末期 LCH。

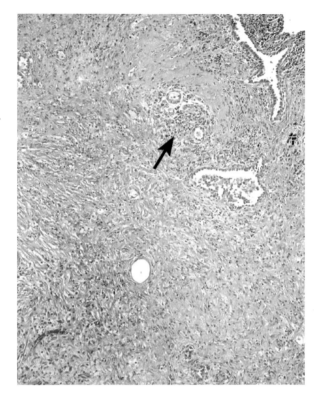

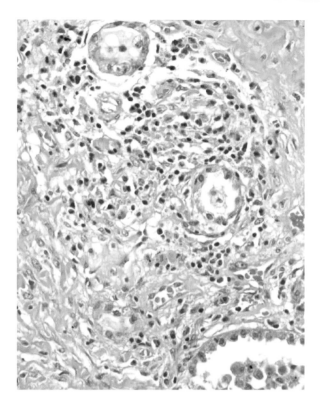

图 10.27　LCH 的大瘢痕结节,内有残存的微灶嗜酸性粒细胞和朗格汉斯细胞(箭)。

图 10.28　图 10.27 中箭头所示区域的高倍镜视图，此类在其他方面典型的瘢痕结节病灶可明确诊断 LCH。

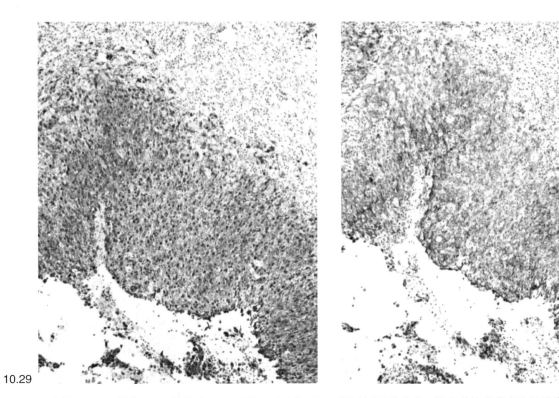

10.29

10.30

图 10.29 和图 10.30　早期 LCH 结节中 S-100(图 10.29)和 CD1a(图 10.30)的染色。没有其他病变产生这种类型的 S-100/CD1a 阳性细胞片。然而,朗格汉斯细胞随着病变的老化而消失,因此陈旧纤维化病变的染色阴性并不能排除 LCH。

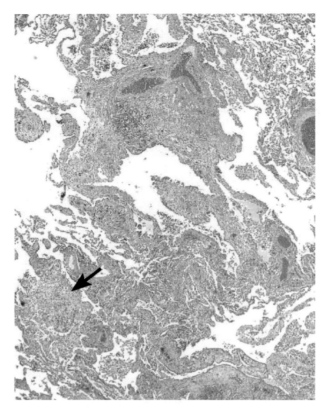

图 10.31   低倍镜视野中 LCH 病变大部分瘢痕化,但箭标处有
一个富细胞区域。

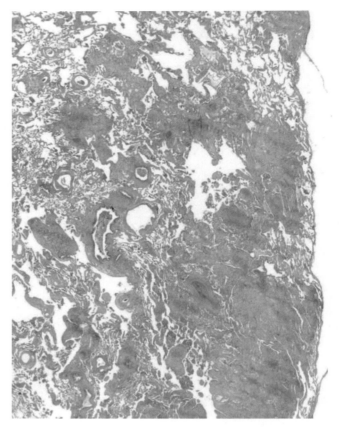

图 10.34   低倍镜下可见多发病变的早期 LCH。

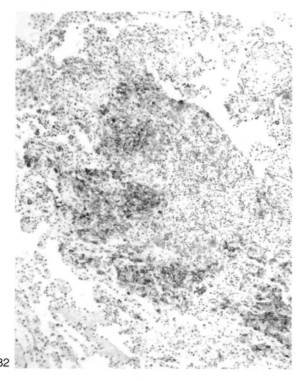

10.32

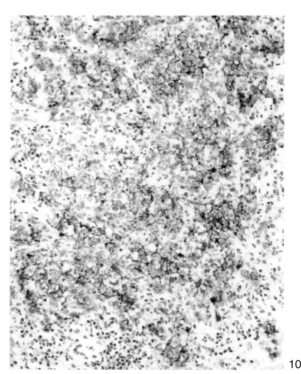

10.33

图 10.32 和图 10.33   图 10.31 箭头所示区域 CD1a 染色。注意瘢痕区域未染色,细胞性区域呈深而浓的染色。当形态学类型在晚
期 LCH 中无特异性时,S-100 或 CD1a 染色有时有助于检出残存的诊断细胞灶, 但只有此处所示类型的细胞集聚阳性染色才具
有诊断意义。

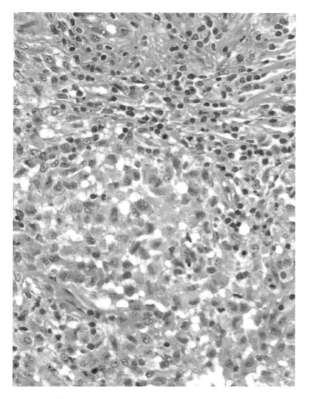

图 10.35　图 10.34 中病变之一的高倍镜视野，可见大量朗格汉斯细胞和稀少的嗜酸性粒细胞。

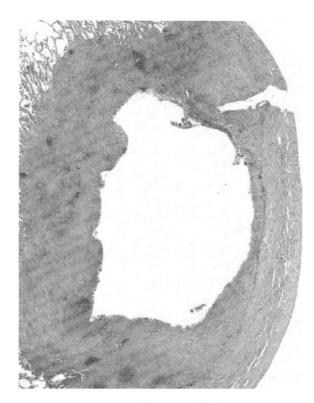

图 10.37　早期 LCH 的囊性变。

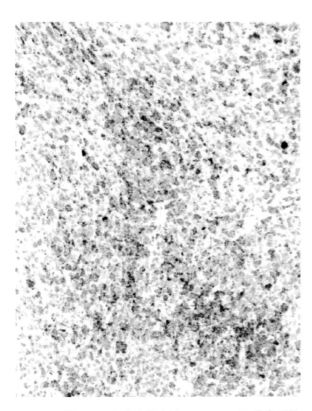

图 10.36　图 10.35 中病变呈广泛 BRAF V600E 染色阳性。

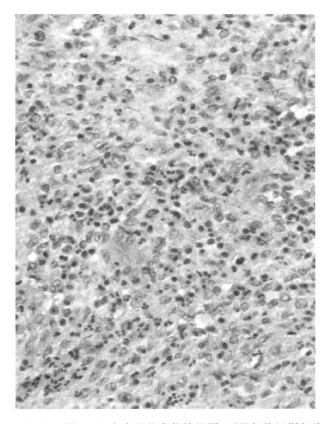

图 10.38　图 10.37 中病变的高倍镜视野，可见朗格汉斯细胞和大量嗜酸性粒细胞。

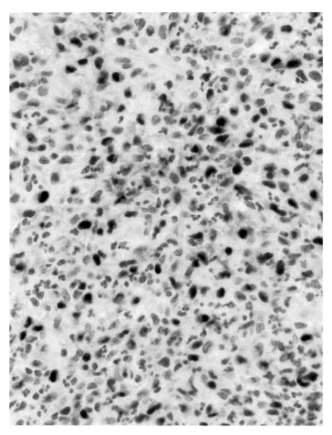

图 10.39　本例病变细胞周期蛋白 D1 染色呈强阳性。

表 10.3

LCH 的鉴别诊断

反应性嗜酸性粒细胞性胸膜炎
- 常见于气胸
- 也可见于药物、肿瘤
- 细胞 S-100/CD1a 染色阴性

慢性嗜酸性粒细胞性肺炎
- 嗜酸性粒细胞,无朗格汉斯细胞,通常无结节

转移瘤(细胞性结节)

累及肺的霍奇金病

UIP 或 NSIP(对比有广泛瘢痕的 LCH 形式)

陈旧性终末期的结节病

Erdheim-Chester 病

反应性嗜酸性粒细胞性胸膜炎是大量嗜酸性粒细胞在胸膜聚集的非肿瘤性病变,常常是对炎性病变、肿瘤、药物或自发性气胸的反应(图 10.40 和图 10.41)。自发性气胸提示 LCH 的可能性,但通常在手术切除的肺大泡标本中无 LCH 可明确诊断。慢性嗜

酸性粒细胞性细胞胸膜炎的浸润细胞为巨噬细胞或间皮细胞,S-100 和 CD1a 均为阴性。如有疑问,影像学检查可显示反应性嗜酸性粒细胞性胸膜炎中无实质结节/囊肿。

慢性嗜酸性粒细胞性肺炎(见第 15 章)可呈局限性而有些类似 LCH。但是,显微镜下典型嗜酸性粒细胞性肺炎通常有大量嗜酸性粒细胞性浸润,常与 OP 并存,且朗格汉斯细胞稀少甚至不存在。慢性嗜酸性粒细胞性肺炎表现为实性病变,通常为周围性病变且常常呈游走性,影像学复查很容易与 LCH 鉴别。

Erdheim-Chester 病(见第 23 章)的特征是长骨径向硬化、慢性骨痛,以及 CD68 和可能为泡沫状的 13a 因子阳性巨噬细胞对多个骨外部位的浸润,且许多病例有 BRAF V600E 突变[2](见第 23 章)在肺部,巨噬细胞主要见于胸膜、小叶间隔和支气管血管束周围,伴随不同程度的纤维化(见图 23.1 至图 23.15)。Erdheim-Chester 细胞聚集在支气管血管束周围 (见图 23.13),因此某种程度上类似 LCH,但是朗格汉斯细胞从不呈泡沫状,Erdheim-Chester 病没有嗜酸性粒细胞性浸润,通常也没有吸烟者巨噬细胞。Erdheim-Chester 细胞不显示 CD1a 和 Langerin 染色阳性,且通常 S-100 染色也不呈阳性。Erdheim-Chester 病的胸部 HRCT 也显著不同于朗格汉斯细胞组织细胞增生症,有明显的隔增厚(见第 23 章,图 23.10)。

在纤维化疾病中,UIP 和 NSIP 不显示星状瘢痕,如在 UIP(见第 6 章)中所见的真正的蜂窝变伴化生的细支气管上皮,这在 LCH 中是没有的。结节病最常见的瘢痕为结节,但偶尔结节病有或多或少的支气管血管束走行的线状瘢痕。当病变没有完全瘢痕化且肉芽肿仍然存在时,很容易与 LCH 鉴别,不容易鉴别的是完全"终末"的呈线状瘢痕的结节病(见图 13.27)。

治疗和预后

部分 LCH 患者可自行缓解或戒烟后缓解[8,9],持续吸烟与疾病进展相关[1]。类固醇可用于疾病进展期,但是疗效并不确切。有报道称克拉屈滨(2-氯脱氧腺苷)可以改善 LCH 患者肺功能并使囊肿缩小。据报道[3],少数患者经 BRAF V600E 抑制剂维罗非尼治疗后可达到至少稳定甚至是疾病的逆转。MEK1 抑制剂曲美替尼治疗的 MAP2K1(MEK1)突变患者也达到类似的

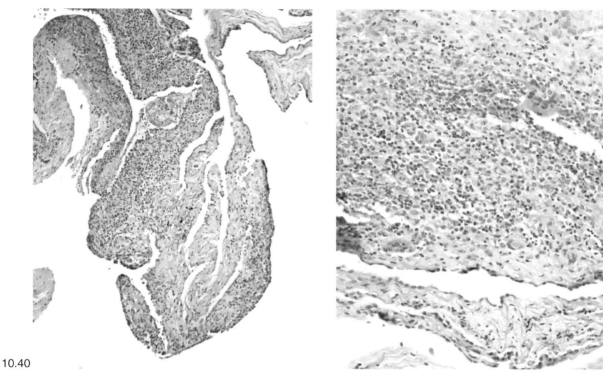

10.40

10.41

图 10.40 和图 10.41 反应性嗜酸性粒细胞性胸膜炎的低倍镜和高倍镜视图。高倍镜下图像类似 LCH。LCH 和反应性嗜酸性粒细胞性胸膜炎均与气胸相关,但 LCH 在影像学上显示有结节,而反应性嗜酸性粒细胞性胸膜炎则无结节。反应性嗜酸性粒细胞性胸膜炎的增生细胞为组织细胞或间皮细胞,且 S-100/CD1a 染色阴性。

临床和放射学改善[19]。

过去,LCH 被认为预后良好,但近期众多研究显示不一,约 50% 的患者稳定或好转[8,19],50% 的患者持续进展[1]。Vassallo 等[8]的研究显示在 BRAF 抑制剂治疗前患者 15 年生存率约 50%。有一部分患者进展为明显气道阻塞[9,20],患者可因继发于广泛瘢痕形成的呼吸衰竭而死亡,由于 LCH 小叶中心性病变在瘢痕形成过程中取代肺动脉分支,导致肺动脉高压在长期生存的 LCH 患者也非常常见[8,20]。肺 LCH 患者发生淋巴瘤特别是霍奇金病和肺癌的概率也上升了[21]。

对于广泛瘢痕形成的患者可以进行肺移植治疗。LCH 可在移植肺中复发,特别是继续吸烟或恢复吸烟的患者[22]。

(江宇 译)

参考文献

1. Vassallo R, Harari S, Tazi A. Current understanding and management of pulmonary Langerhans cell histiocytosis. *Thorax*. 2017;72:937–945.
2. Durham BH. Molecular characterization of the histiocytoses: neoplasia of dendritic cells and macrophages. *Semin Cell Dev Biol*. 2019;86:62–76.
3. Diamond EL, Subbiah V, Lockhart AC, et al. Vemurafenib for BRAF V600-mutant Erdheim-Chester disease and Langerhans cell histiocytosis: analysis of data from the histology-independent, phase 2, open-label VE-BASKET study. *JAMA Oncol*. 2018;4:384–388.
4. Vassallo R, Walters PR, Lamont J, et al. Cigarette smoke promotes dendritic cell accumulation in COPD; a Lung Tissue Research Consortium study. *Respir Res*. 2010;11:45.
5. Wei W, Ji S. Cellular senescence: molecular mechanisms and pathogenicity. *J Cell Physiol*. 2018;233:9121–9135.
6. Roden AC, Hu X, Kip S, et al. BRAF V600E expression in Langerhans cell histiocytosis: clinical and immunohistochemical study on 25 pulmonary and 54 extrapulmonary cases. *Am J Surg Pathol*. 2014;38:548–551.
7. Shanmugam V, Craig JW, Hornick JL, et al. Cyclin D1 is expressed in neoplastic cells of Langerhans cell histiocytosis but not reactive Langerhans cell proliferations. *Am J Surg Pathol*. 2017;41:1390–1396.
8. Vassallo R, Ryu JH, Colby TV, et al. Pulmonary Langerhans'-cell histiocytosis. *N Engl J Med*. 2000;342:1969–1978.
9. Suri HS, Yi ES, Nowakowski GS, et al. Pulmonary Langerhans cell histiocytosis. *Orphanet J Rare Dis*. 2012;7:16.
10. Mendez JL, Nadrous HF, Vassallo R, et al. Pneumothorax in pulmonary Langerhans cell histiocytosis. *Chest*. 2004;125:1028–1032.
11. Brauner MW, Grenier P, Tijani K, et al. Pulmonary Langerhans cell histiocytosis: evolution of lesions on CT scans. *Ra-*

diology. 1997;204:497–502.

12. Kim HJ, Lee KS, Johkoh T, et al. Pulmonary Langerhans cell histiocytosis in adults: high-resolution CT-pathology comparisons and evolutional changes at CT. *Eur Radiol*. 2011;21:1406–1415.

13. Bonelli FS, Hartman TE, Swensen SJ, et al. Accuracy of high-resolution CT in diagnosing lung diseases. *AJR Am J Roentgenol*. 1998;170:1507–1512.

14. Webber D, Tron V, Askin F, et al. S-100 staining in the diagnosis of eosinophilic granuloma of lung. *Am J Clin Pathol*. 1985;84:447–453.

15. Housini I, Tomashefski JF Jr, Cohen A, et al. Transbronchial biopsy in patients with pulmonary eosinophilic granuloma. Comparison with findings on open lung biopsy. *Arch Pathol Lab Med*. 1994;118:523–530.

16. Mukhopadhyay S, Eckardt SM, Scalzetti EM. Diagnosis of pulmonary Langerhans cell histiocytosis by CT-guided core biopsy of lung: a report of three cases. *Thorax*. 2010;65:833–855.

17. Fruchter O, Fridel L, El Raouf BA, et al. Histological diagnosis of interstitial lung diseases by cryo-transbronchial biopsy. *Respirology*. 2014;19:683–688.

18. Askin FB, McCann BG, Kuhn C. Reactive eosinophilic pleuritis: a lesion to be distinguished from pulmonary eosinophilic granuloma. *Arch Pathol Lab Med*. 1977;101:187–191.

19. Lorillon G, Jouenne F, Baroudjian B, et al. Response to trametinib of a pulmonary Langerhans cell Histiocytosis harboring a MAP2K1 deletion. *Am J Respir Crit Care Med*. 2018;198:675–678.

20. Tazi A, Marc K, Dominique S, et al. Serial computed tomography and lung function testing in pulmonary Langerhans' cell histiocytosis. *Eur Respir J*. 2012;40:905–912.

21. Egeler RM, Neglia JP, Aricò M, et al. The relation of Langerhans cell histiocytosis to acute leukemia, lymphomas, and other solid tumors. The LCH-Malignancy Study Group of the Histiocyte Society. *Hematol Oncol Clin North Am*. 1998;12:369–378.

22. Dauriat G, Mal H, Thabut G, et al. Lung transplantation for pulmonary Langerhans' cell histiocytosis: a multicenter analysis. *Transplantation*. 2006;81:746–750.

第 11 章

肉芽肿形式的间质性肺疾病介绍

表 11.1 总结了各种类型的以肉芽肿为特征的间质性肺疾病(ILD)。这种分组对于病理医师的记忆是有用的,因为其缩小了鉴别诊断范围,但仅限于帮助记忆,因为这些实体大多数彼此之间没有相关性。

该方法还比通常的鉴别方法有更多的局限性。除了热浴肺外,表 11.1 中所列的任何疾病并不总是存在肉芽肿(即使终末期结节病也可能没有肉芽肿),因此肉芽肿缺失也不一定是否定上述诊断的依据。此外,病理医师倾向于将肉芽肿分为非坏死性(经常但不总是准确地称为"结节状")和坏死性,暗示后者是感染性的, 但是这种方法在实际操作中并不明确,因为表 11.1 中的许多实体有时可能包含坏死性肉芽肿。

没有理想的方法可以将所有这些实体进行分组,因此, 过敏性肺炎和结节病将在单独的章节中讲述(见第 12 章和第 13 章);第 18 章为肉芽肿性药物反应;误吸,可在肺内表现为细支气管炎,但也表现为机化性肺炎,主要在第 20 章,也在第 5 章中讲述;而第 14 章讲述的是通常有肉芽肿且不适合归类于其他类型的疾病(普通变异和选择性免疫球蛋白 A 缺乏症、原发性胆汁性胆管炎,以及炎性肠病)。

表 11.2 列出了与 ILD 不相关的肺部肉芽肿病因,遇到肉芽肿时应始终牢记这些病因,因为除了结节病以外,肉芽肿样 ILD 相对较少见。

表 11.1	
以肉芽肿为特征的 ILD	
疾病	**肉芽肿总是存在吗?/坏死了吗?**
过敏性肺炎(见第 12 章)	否/否
热浴肺(见第 12 章)	是/有时
结节病(见第 13 章)	否/有时
药物反应(见第 18 章)	否/少见
普通变异型免疫缺陷和其他遗传原因的免疫缺陷(见第 14 章)	否/少见
误吸(包含误吸相关性细支气管炎)(见第 5 章和第 20 章)	否/有时
淋巴细胞性间质性肺炎(见第 19 章)	否/否
原发性胆汁性胆管炎(见第 14 章)	否/否
克罗恩病(见第 14 章)	否/有时

表 11.2	
肺部肉芽肿的其他病因	
疾病	**肉芽肿总是存在吗？/坏死了吗？**
感染	
典型的分枝杆菌	是,除了某些免疫功能低下的宿主/是
非结核分枝杆菌	是,除了某些免疫功能低下的宿主/可能有或可能没有坏死
常见真菌感染(芽生菌、球孢子菌、组织胞浆菌、隐球菌 [a])	是,除了某些免疫功能低下的宿主 [a]/是
曲霉菌	不常见/通常坏死
肺孢子菌	不常见/通常坏死
血管炎	
韦格纳肉芽肿(肉芽肿并多血管炎)	通常,但可能仅表现为出血/存在时肉芽肿总是坏死
Churg–Strauss 综合征(嗜酸性肉芽肿并多血管炎)	通常无/存在时肉芽肿总是坏死
重症哮喘	否/否

[a] 隐球菌感染即使在非免疫功能低下的患者中也可能没有宿主反应。

（阳云平　译）

第 12 章

过敏性肺炎

定义、术语和概念性问题

过敏性肺炎(HP)在过去被称为"外源性过敏性肺泡炎",但后来此术语彻底弃用,我们将只使用HP。由于慢性HP(见后文定义)在影像或组织活检上可表现为普通型间质性肺炎(UIP),因此在本章中,我们明确地用术语UIP/特发性肺纤维化(IPF)来表示UIP,其为IPF的放射学/病理学类型。

HP是吸入抗原局限于肺的高敏反应。传统上将HP分为急性、亚急性和慢性(意为纤维化性)(表12.1),并沿用至今。然而,这种形式是否能将病例真正区分开来存在很大的临床争论[1-3]。一些研究者将"慢性"HP视作症状和体征长时间持续的任何形式的HP(通常6个月或1年),而无论有无纤维化[4]。我们不推荐使用这种分类,因为这造成了影像和病理的重叠类型,而且更重要的是,忽略了传统亚急性和慢性(纤维化性)病例之间明确的预后差异[5,6](见"治疗和预后"部分),但读者在查阅文献时应该了解这些术语的不同使用方式。

关于HP的另一个问题是经常缺乏临床、影像和病理水平上的一致性特征,这些特征有利于建立诊断并区别于其他纤维化性间质性肺疾病(ILD)。这个问题在Walsh等的研究中得到了很好的阐明[7]。该研究中,7个有经验的多学科讨论组评审了相同的70例ILD病例。UIP/IPF(加权kappa 0.71)和胶原血管疾病(CVD)相关的ILD一致性良好(加权kappa 0.73),而慢性HP一致性较差(加权kappa 0.29)。事实上,一部分称为UIP/IPF的病例很可能是慢性HP;Morell等[8]报道,经吸入激发、肺泡灌洗液淋巴细胞、血清抗体和(或)活检评估后,46例符合2011 ATS/ERS临床和放射学IPF指南的患者中有20例有可能重新被归类为

HP。在大多数纤维化性ILD使用类固醇治疗的时代,这个问题并不重要,但自从UIP/IPF引入抗纤维化治疗以来,将慢性HP与IPF区分具有相当重要的意义,因为慢性HP需要免疫抑制治疗[9],而免疫抑制治疗在UIP/IPF中是禁忌的(见第6章和"治疗与预后"部分)。

表12.1列出了一系列各种类型HP的界定,其中致敏原的暴露是临床上最重要的特征[3,10]。然而,在相当大比例的病例中,通常25%~30%的亚急性HP,以及50%或更多的慢性HP,未能识别抗原[3,10,11]。支气管

表 12.1

HP 亚型的定义和区分

急性

已知暴露于某种抗原(常极高剂量)

暴露后4~6小时出现胸闷、畏寒、发热、气短;48小时内症状消失

亚急性

已知暴露于一种抗原

起病隐匿的气短超过数周至数月

常有吸气相啰音

一般肺功能轻度限制性通气功能障碍/弥散功能下降

有时轻度气流阻塞

BAL中的淋巴细胞增多(>20%,特别是>40%)

特异性血清抗体沉淀或吸入激发试验阳性

特异性的放射学和病理学特征(见正文)

慢性

有特异性的放射学和病理特征的纤维化性ILD

已知暴露于1种抗原

起病隐匿的气短

限制性通气肺功能障碍/弥散功能下降

特异性血清抗体沉淀或吸入激发试验阳性

BAL中的淋巴细胞增多(>20%,特别是>40%)

肺泡灌洗（BAL）也是一种有用的检测方法，发现淋巴细胞比例增高，至少 20%，特别是超过 40%，支持 HP 的诊断。但在大量慢性 HP 患者，特别是 UIP 型的，未发现淋巴细胞[3]。变应原特异性 IgG 抗体滴度升高可支持 HP 诊断，尽管标准可用的检测似乎非常不敏感，或不能评价恰当的变应原，只有少数几个实验室有能力检测出更多不常见的抗体[11]。同样，吸入激发试验仅在个别非常专业的中心才能开展。考虑到这些限制，HP 的基本诊断常常降低为通过影像学和活检的具有典型特征的 ILD。

病因学

　　HP 通常由吸入的有机抗原引起，但也有少数与接触无机化学品有关的病例报道（表 12.2）。暴露可能是职业性或环境性的（表 12.2）。

　　初看，表 12.2 提示了大量的 HP 病例，但列表中许多发病原因局限于非常特定的行业，在特定的地点所雇佣的少量工人，大多数医师不太可能遇到。在北美，最常见的病因是农业、家养鸟类、热浴肺、被污染的加湿器和居所霉菌[12,13]。在世界其他地区，起病是不同的。例如，在墨西哥和西班牙，许多人饲养鸽子，

表 12.2

由特定类型的暴露引起 HP 的病因及名称[a]

名称	致敏原
养鸟者肺[b]/饲鸽者肺[b]	在粪便、羽毛、填充羽毛的枕头和羽绒被中的鸟类蛋白质
农民肺[b]	发霉的干草和谷物
热浴肺[b]	热水浴缸、桑拿房和淋浴器中定植的非结核分枝杆菌
加湿器肺[b]/空调肺	加湿器和强制空气加热和冷却系统定植的各种微生物体，最常见的是出芽短梗霉菌和高温放线菌种属
居所霉菌导致的 HP[b]	发霉的墙壁、地板和天花板
蔗尘肺	发霉的甘蔗
面包师肺	被污染的面粉
奶酪工肺	发霉的乳酪
化工肺	异氰酸盐类和偏苯三酸酐
咖啡工人肺	咖啡豆粉尘
洗涤剂肺	含酶洗涤剂
燃料碎片所致的 HP	发霉的木质燃料碎片
麦芽工人肺	发霉的威士忌麦芽
枫树皮工人病	发霉的枫树皮
金属加工者/养路工肺	被污染的金属加工液所致 HP
磨坊主肺	被污染的谷物
软体动物/贝壳所致的 HP	牡蛎和海螺壳
蘑菇工人肺	蘑菇堆肥
脑垂体粉剂吸入者肺	牛和猪的脑垂体粉
软木尘肺	发霉的软木粉尘
游泳池 HP	游泳池被内毒素、假丝酵母属、高温放线菌种属等污染
木浆和木工肺	松树或红木提取物/霉木肺（过敏性肺泡炎）
夏季型 HP（日本）	住所被皮肤毛孢子菌和浅白隐球菌污染
烟草工人肺	烟草

[a] 有关 HP 的更广泛的病因、病原和特异性抗原的列表，见 Morell 等[11]。

[b] 北美 HP 常见的原因。

禽蛋白诱发的 HP（通常被称为"饲鸽者肺"）非常常见[14]。在日本，居所霉菌污染由皮肤毛孢子菌或浅白隐球菌产生的所谓"夏季型"HP。在印度，HP 是最常见的 ILD 类型，在许多情况下，与空调被霉菌污染有关[15]。

作为参考，表 12.2 遵循了用不同名称标记特定病因 HP 的通用惯例，但这可能会造成混淆，在实际诊断任何病因的 HP 时，最好专门使用"过敏性肺炎"一词。例如，"鸟类暴露所致的 HP"而不是"鸟类爱好者肺"，"因剥落枫树皮引起的 HP"而不是"枫树皮工人病"。

分子/基因原因和在诊断中的潜在作用

HP 的发生似乎反映了具有易感基因背景的个体对抗原的敏感性，但有关 HP 基因变化的信息相对较少。肿瘤坏死因子 α（TNFα）启动子的多态性赋予了疾病发生的不同风险。HP 的一些类型与特定的人类白细胞抗原（HLA）等位基因相关，如鸽子饲养者的 HLA-DR3，日本夏季型 HP 的 HLA-DQ3，农民肺的 HLA-A、HLA-B 和 HLA-C 位点抗原[16]。

Ley 等[17]报道 25%~30% 的慢性 HP 患者存在 MUC5B rs35705950 的次等位基因，而在健康对照组中约为 10%。慢性 HP 患者的外周血也常常有白细胞短端粒[17]。在 Ley 等的研究中[17]，影像学上纤维化的程度与 MUC5B rs35705950 次等位基因的存在相关，而短端粒长度与活检上 UIP 样特征和生存率降低相关。

这些数据主要提供了风险评估，但并无诊断性价值，因为 MUC5B rs35705950 次等位基因和短端粒也常见于 UIP/IPF 和具有 UIP 影像的类风湿性关节炎患者，并可能也存在于其他形式的纤维化性 ILD[16,17]（更多讨论见第 6 章）。

临床特征

表 12.1 对 HP 的临床特征也进行了总结。急性型常暴露在高级别的变应原中，表现为流感样疾病，在暴露数小时后突然发热、畏寒和气短。如果暴露量没有持续，症状通常在 48 小时内自行消失，但在随后暴露中可再次发生。

亚急性 HP 是最常见的形式，被认为反映了持续极低级别暴露于可疑抗原。通常表现为超过数周到数月起病的隐匿气短，偶伴发热。患者典型表现为肺基底部啰音，轻度限制性通气功能障碍，以及弥散功能下降；然而，因病变累及细支气管，也可能发生轻微的气流阻塞。

在慢性 HP 背后事件的确切顺序尚不清楚。一些研究者认为反映了频繁高级别暴露于抗原，而另一些人认为它是由长期低级别暴露引起的。大多数病例的表现与亚急性 HP 类似，但肺功能改变往往更明显，患者可有杵状指，并且根据定义，活检或影像学上有纤维化的证据。

尽管传统教学中认为吸烟可以避免罹患 HP，但在我们的经验中，许多慢性 HP 患者是吸烟者或有吸烟史，而且影像学或活检显示 UIP 型的 HP 患者似乎尤其如此[18]。

影像特征

由于急性 HP 的临床表现具有特征性，且症状通常能迅速消失，因此很少进行计算机断层扫描。少数报告病例显示双侧广泛的磨玻璃影，伴或不伴下垂区域的实变和小叶中心性结节（图 12.1）。

绝大多数接受 HRCT 的 HP 患者为亚急性 HP。典型的表现包括肺实质不均一的外观（马赛克衰减），伴斑片状或融合的磨玻璃影，肺小叶区散在的衰减降低和血管供应减少[19]（图 12.2）。另一常见的表现是

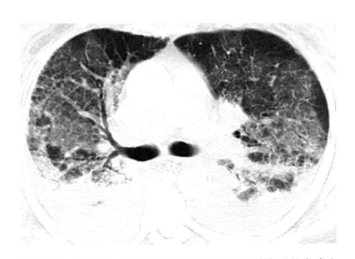

图 12.1 急性 HP。上叶水平的 HRCT 显示双肺广泛的磨玻璃影和下垂区域的实变。外观符合弥漫性肺泡损伤。患者为 69 岁女性，因禽抗原（鸡）导致急性 HP。

小叶中心性磨玻璃样衰减的结节影。呼气 HRCT 典型表现为多灶性小叶空气潴留。异常可呈弥漫性的，但倾向下肺野优势分布。在特有的临床背景下，HRCT 表现常常有足够的特征性，可以强烈提示诊断[19]。

慢性 HP 的纤维化表现为网状影、牵引性支气管扩张和常见的蜂窝肺（图 12.3 和图 12.4）。纤维化的分布是多变的，可能是随机的头尾分布，或主要分布在上、中或下肺野，但通常在肺的最底部稀少[20]。其可能在横断面随机分布或表现出支气管周围（或胸膜下）优势。大多数患者有亚急性 HP 的相关表现，这有助于与其他纤维化肺疾病相鉴别（图 12.3 和图 12.4）。然而，应该注意的是，仅约 50% 的病例，可通过 HRCT 可靠地区分慢性 HP 与 IPF 和纤维化型非特异性间质性肺炎（NSIP）。在 HRCT 中，当马赛克衰减或空气潴留的范围超过了网状影，并且异常呈弥漫性横断面分布时，诊断 HP 的特异性高，而假阳性的风险低，但只有 18%~55% 的患者存在该组合表现[21]。

病理特征

HP 的病理特征总结于表 3.5。急性 HP（表 12.3）很少进行活检，其病理表现不明确。以下均有报告，包括弥漫性肺泡损伤、广泛肺泡纤维素沉积、急性细支气管炎、细胞性 NSIP 样表现、血管炎/毛细血管炎及

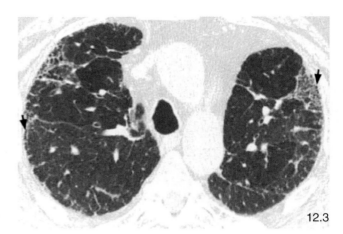
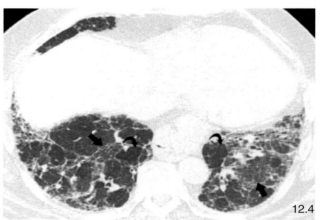

图 12.3 和图 12.4　慢性 HP。图 12.3，上叶水平 HRCT 显示周边的网状影和极少的蜂窝肺（箭）。图 12.4，肺基底水平的 HRCT 显示轻度斑片状网状影和明显不均匀的肺实质，具有正常灌注区域、斑片状磨玻璃影（直箭）和衰减降低和血管供应减少的小叶区域（弯箭）。患者为 68 岁男性，由禽类抗原所致慢性 HP。

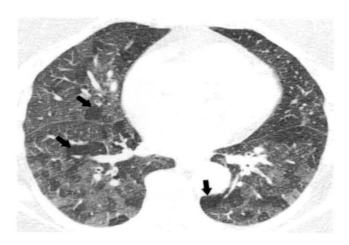

图 12.2　亚急性 HP。HRCT 显示广泛的双侧磨玻璃影和小叶区域的衰减降低和血管供应减少（箭）。患者为 86 岁男性，由居所霉菌所致亚急性 HP。

表 12.3
急性 HP 的病理特征
文献中很少定义，因为大多数急性 HP 患者未进行活检
已报告的反应包括：
弥漫性肺泡损伤/广泛的肺泡纤维素沉积
急性细支气管炎
毛细血管炎/血管炎
细胞性 NSIP 样表现
亚急性 HP 形式
可出现肉芽肿

类似亚急性 HP 的区域,但只见于病例报告和小的系列研究中[22,23]。我们见过的少数令人信服的病例具有弥漫性肺泡损伤和肉芽肿(图 12.5 和图 12.6)。

　　亚急性 HP(表 12.4)是活检中最常见的形式,通常显示为轻度慢性间质炎性浸润,在小叶中心的支气管血管束周围最明显,当离开支气管血管束时逐渐减轻(图 12.7 至图 12.12)。有时,细支气管壁也有慢性炎症(图 12.13),一些研究者称此病变为"细支气管炎"。少数亚急性 HP 病例并未显示细支气管中心分布,而间质炎症分布甚至更明显,并产生富于细胞型 NSIP 图像(图 12.14 至图 12.16)。在亚急性 HP 病例中偶尔会出现少量的机化性肺炎(OP)。

　　约 2/3 的亚急性 HP 病例可见非干酪样肉芽肿、孤立巨细胞或 Schaumann 小体,但不同病例中,肉芽肿/巨细胞的数量差异很大。虽然传统教学认为 HP 的巨细胞/肉芽肿为间质性的, 但有时也会在呼吸气腔中发现[24]。巨细胞、肉芽肿和 Schaumann 小体(图12.17 至图 12.20)通常与间质性炎症区域相关,包括受累细支气管的壁(图 12.13);在细支气管壁的慢性炎性浸

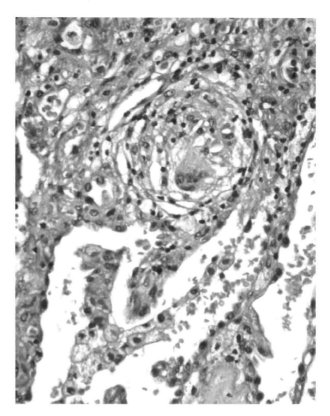

图 12.6　急性 HP。同一病例的另一区域显示一疏松的肉芽肿。

润病变中同时出现巨细胞和肉芽肿,强烈提示 HP,但并不完全具有特异性,因为伴有炎症的肉芽肿也可见于误吸和分枝杆菌感染后的细支气管壁中(见图 20.21 和图 20.22)。结节病肉芽肿也常见于支气管壁内和细支气管周围,但常表现为同心层状纤维化(见图 13.15 和图 13.16),且通常缺乏慢性炎性浸润。

　　HP 的肉芽肿在文献中常被描述为"形成不良",但这并不总是正确的,有时肉芽肿是模糊的(图 12.12),但更多的时候非常清晰(图 12.16 和图 12.17)。然而,

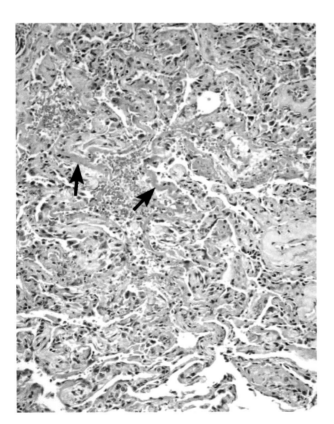

图 12.5　急性 HP。与图 12.1 为同一鸟类暴露病例的低倍镜视野,显示透明膜(箭)。

表 12.4
亚急性 HP 的病理特征
带有淋巴细胞和浆细胞的间质性肺炎最常分布在支气管血管周围(小叶中心性)
慢性炎症可累及细支气管壁("细支气管炎")
一些病例表现为更均一的富于细胞型 NSIP 图像
约 2/3 的病例中, 非坏死性肉芽肿、单一的巨细胞或 Schaumann 小体,常围绕细支气管分布
呼吸气腔中可能存在肉芽肿/巨细胞

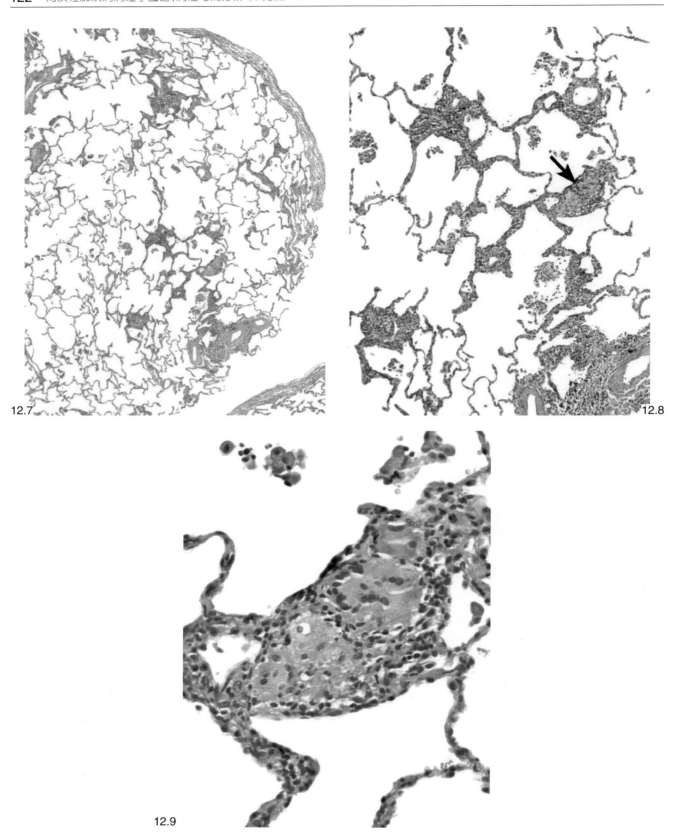

图 12.7 至图 12.9　亚急性 HP。注意明显的支气管血管束周围(小叶中心性)的局部浸润,这是大多数亚急性 HP 的典型表现。图 12.8 中箭示有一处肉芽肿,在图 12.9 中以更高倍镜显示。患者曾接触鸟类,鸟类蛋白血清学阳性。

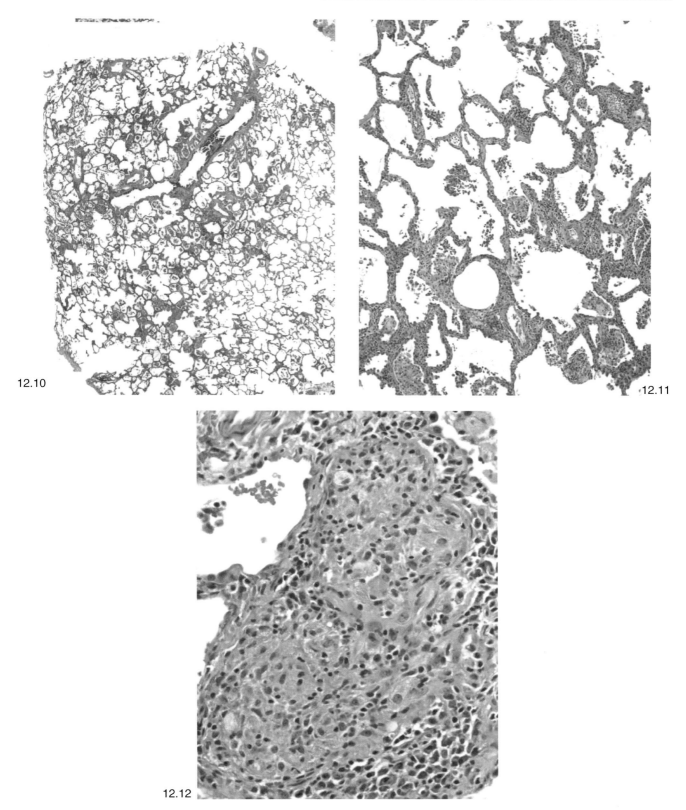

12.10

12.11

12.12

图 12.10 至图 12.12 亚急性 HP。同样是小叶中心性的间质性浸润，但相比图 12.7 至图 12.9 更为广泛。图 12.12 显示边界稍微模糊的肉芽肿。患者曾接触过鸟类。

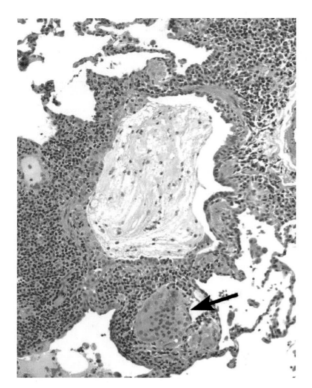

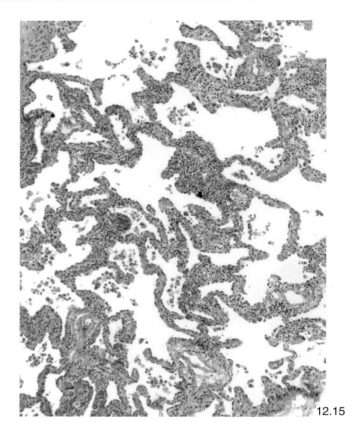

图 12.13　亚急性 HP 中所谓的"细支气管炎"。注意细支气管周围炎性浸润处可见巨细胞(箭)。这在 HP 中是一个常见发现,但并不完全具有特异性,因为可偶见于误吸。

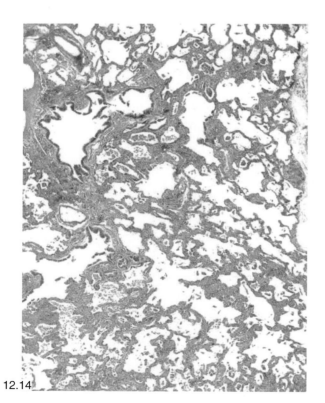

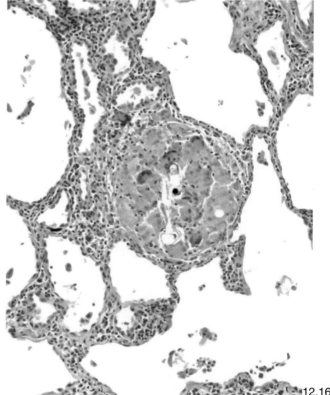

图 12.14 至图 12.16　类似富于细胞型 NSIP 的亚急性 HP。注意没有支气管血管周围加重。在活检上,仅存在提示正确诊断的肉芽肿(图 12.16)。患者在农场工作。

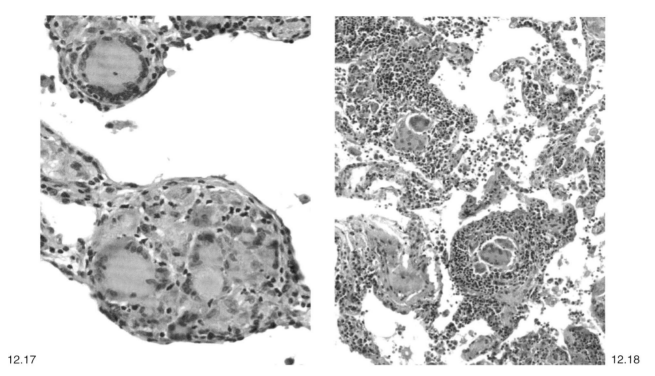

12.17

12.18

图 12.17 和图 12.18　亚急性 HP 的肉芽肿和孤立巨细胞。虽然 HP 的肉芽肿常被描述为形成不良,但许多情况下,它们是非常明显的,但总是缺乏常见于结节病的外周同心性纤维化(对照第 13 章的图 13.5)。

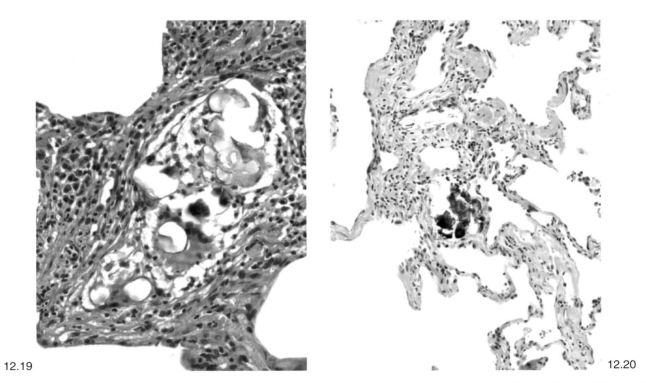

12.19

12.20

图 12.19 和图 12.20　肉芽肿伴 Schaumann 小体。Schaumann 小体在 HP 的肉芽肿中常见,但有时可见于结节病肉芽肿。在图 12.20(慢性 HP)中,所有的巨细胞均消失,仅剩下 Schaumann 小体。

在 HP 中从未存在通常见于结节病肉芽肿的同心层状纤维化(见图 13.5)。HP 的肉芽肿常含有 Schaumann 小体(图 12.16、图 12.19 和图 12.20)。这些结构并非疾病特有的,可以在任何原因的持续性肉芽肿中看到,但在感染性肉芽肿中不常见,而且根据我们的经验,在结节病中出现的概率远少于 HP。Schaumann 小体也有诊断价值,因为在 HP 的某些病例中,所有的肉芽肿都已经消失,但 Schaumann 小体仍然存在(图 12.20)。HP 中的巨细胞和肉芽肿可能含有胆固醇裂隙(图 12.21 至图 12.23)。

　　慢性 HP(表 12.5)表现更为多样,文献中关于慢性 HP 的形态学特征存在相当大的争议,尤其是将慢性 HP 与 UIP/IPF 区分开来的特征[25](参见 Churg 等的综述[26],见"鉴别诊断"部分)。但诊断任何类型的慢性 HP 的基本要求是陈旧性纤维化。肉眼或显微镜下可见蜂窝变。慢性 HP 的纤维化主要发生在上、中、下肺野,但基底部纤维化较上、中肺野更轻,倾向于诊断慢性 HP 而非 UIP,而 HRCT 通常比活检更能准确地评

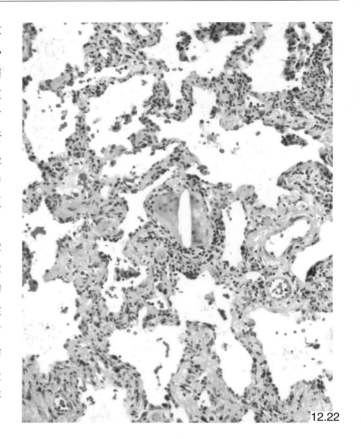

12.22

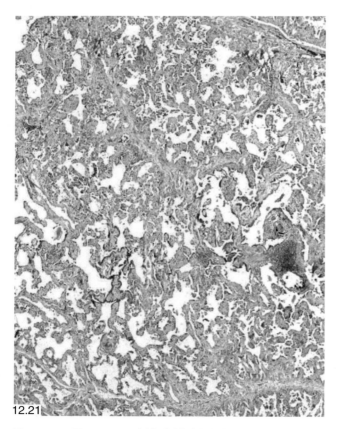

12.21

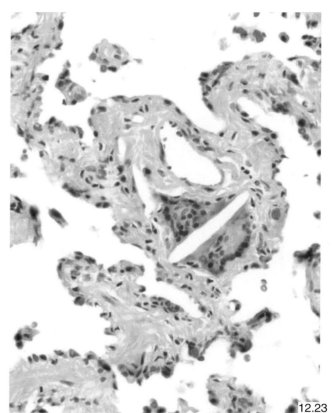

12.23

图 12.21 至图 12.23　1 例鸟类暴露的慢性 HP。本例中,该疾病类似纤维化型 NSIP;然而,存在的间质性巨细胞(图 12.22 和图 12.23)提示了正确诊断。

表 12.5

慢性 HP 的病理特征

陈旧性纤维化伴可能的形式：

纤维化型 NSIP

UIP

仅细支气管周围（小叶中心性）的纤维化

同时存在细支气管周围和 UIP 样纤维化

纤维带桥接细支气管周围和胸膜下/隔旁区域

所谓的特发性细支气管中心性间质纤维化型

约 50% 病例中存在间质性、非坏死性肉芽肿、巨细胞或

Schaumann 小体

可出现典型亚急性 HP 区域

细支气管上皮化生可能累及很大比例的细支气管

可出现成纤维细胞灶

间质浆细胞与淋巴细胞的比例相对较低

估这种分布（见后文）。

　　从概念上讲，慢性 HP 的纤维化病变可分为纤维化性 NSIP 样型（图 12.21 和图 12.22）、UIP 样型（图 12.24 至图 12.27）和小叶中心性纤维化型（图 12.28 至图 12.31），后两种类型的可变组合相当常见（图 12.32 至图 12.34）。在某些病例中，来自一个肺叶的活检看起来像 UIP，而另一个肺叶或另一个区域的则以小叶中心性纤维化为主（图 12.33 和图 12.34）。在亚急性 HP 中，可能会发现肉芽肿、巨细胞或 Schaumann 小体（图 12.23 和图 12.30）。然而，如上所述，至少 50% 的慢性 HP 并未显示这些特征。亚急性 HP 的典型区域也很明显（图 12.26 和图 12.27），但通常不存在，并且也非诊断慢性 HP 所必需。除了亚急性 HP 的区域外，一些慢性 HP 病例可见中度的慢性间质性炎性浸润，通常主要为淋巴细胞、少量浆细胞和嗜酸性粒细胞，但慢性 HP 也可能是非常寡细胞性的。

　　除非发现巨细胞、肉芽肿或 Schaumann 小体，否则难以区分纤维化性 NSIP 样型（图 12.21 和图 12.22）与其他病因的纤维化性 NSIP（见第 7 章）。同样，部分 UIP 型的慢性 HP 包括巨细胞、肉芽肿、Schaumann 小体或亚急性 HP 区域（图 12.24 至图 12.27），但有些病例在形态学上无法与 UIP/IPF 区分（见第 6 章，并见"鉴别诊断"部分）。成纤维细胞灶在慢性 HP 的 UIP 型中很常见。支持慢性 HP 诊断的一项表现是存在累

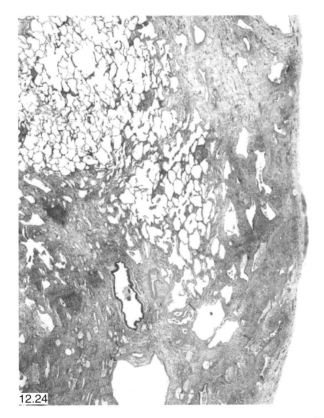

12.24

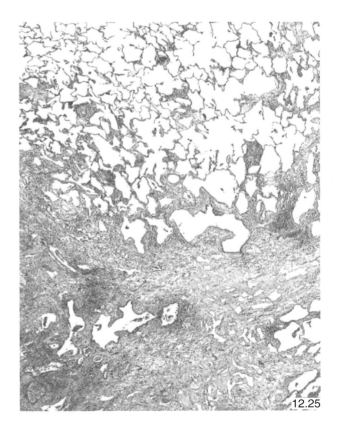

12.25

图 12.24 至 12.27　详见图 12.27 图注。（待续）

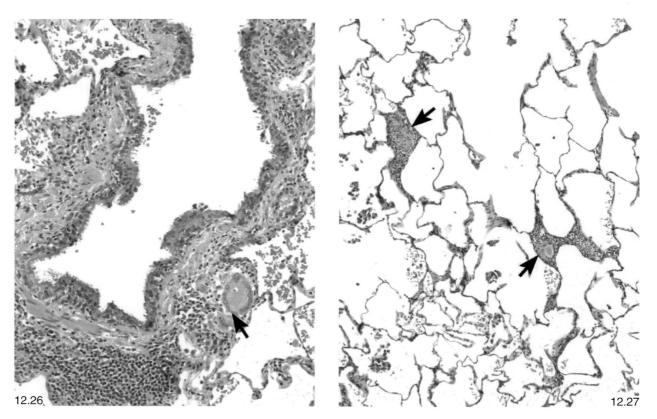

图 12.24 至图 12.27（续） 暴露于居所霉菌的 1 例慢性 HP 患者。本例类似于 UIP，伴胸膜下斑片状纤维化（图 12.24 和图 12.25）。然而，也有亚急性 HP 的典型区域，表现为细支气管周围（图 12.26，箭）和间质（图 12.27，箭）巨细胞和肉芽肿。尽管本病例显示的图像可清楚地识别为 HP，但某些慢性 HP 病例与 UIP 无法区分。

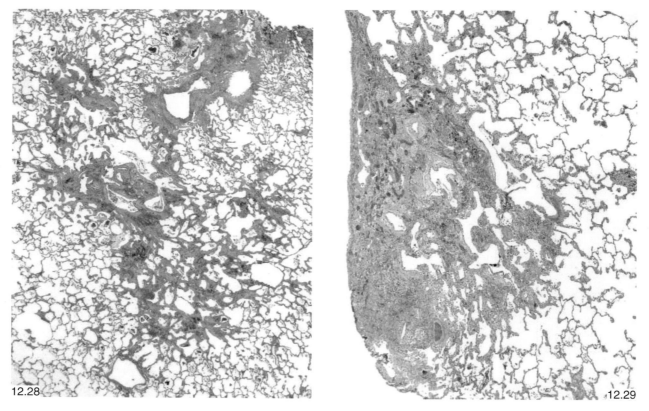

图 12.28 至图 12.31 详见图 12.31 图注。（待续）

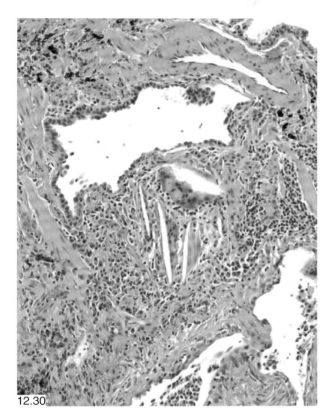
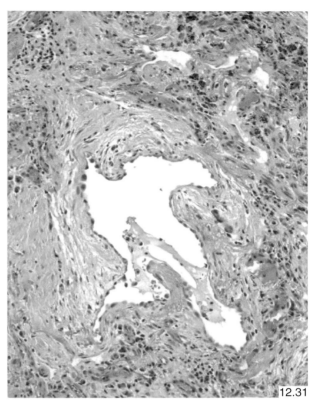

图 12.28 至 12.31（续）　暴露于金属加工液的 1 例慢性 HP 患者。图 12.29 显示局限性小叶中心性纤维化，这是慢性 HP 的类型之一。也存在轻微类似于 UIP 的胸膜下纤维化（图 12.29）。在高倍镜下，可见伴胆固醇结晶的巨细胞（图 12.30）和成纤维细胞灶（图12.31）。

及大部分细支气管的细支气管上皮化生（图 12.35 和图 12.36）。超过半数细支气管受累，最有可能诊断慢性 HP，但细支气管上皮化生仅偶尔累及细支气管，对诊断并无帮助，因为它可见于各种形式的 ILD[27]（见第 24 章）。

在一些慢性 HP 病例中，细支气管周围（小叶中心性）纤维化是唯一的形态学异常，这些病变常有相关的成纤维细胞灶。这些病例可有典型的亚急性 HP 混杂病理表现，如累及一定比例细支气管和细支气管周围纤维化，或累及其他细支气管。慢性 HP 患者可

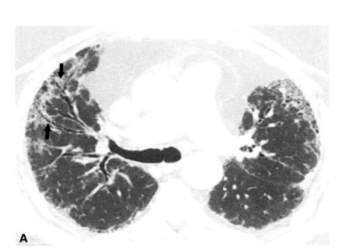
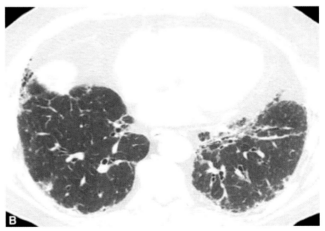

图 12.32　慢性 HP。（A）右上肺叶支气管水平 HRCT 影像显示胸膜下中等程度广泛纤维化。同时注意中心性支气管周围纤维化（箭），这在 UIP/IPF 中是不常见的表现。（B）同一患者的下叶基底段水平 HRCT 影像，显示外周轻度的斑片状网状影。肺底部的相对稀少倾向于慢性 HP 而不是 UIP/IPF。

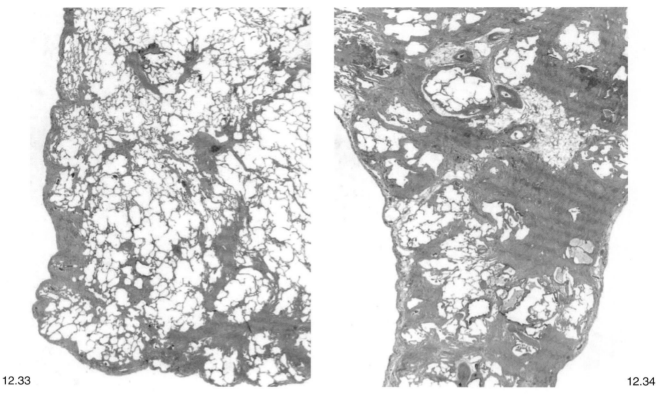

12.33   12.34

图 12.33 和图 12.34   慢性 HP。与图 12.32 为同一病例。此例中,下叶活检(图 12.33)显示突出的细支气管周围纤维化和少量胸膜下纤维化,而上叶活检(图 12.34)与 UIP/IPF 无法区分。图 12.33 所示的图像弱化了 UIP/IPF 的诊断,CT 影像亦如此。(Reprinted from Churg A, Bilawich A, Wright JL. Pathology of chronic hypersensitivity pneumonitis what is it? what are the diagnostic criteria? why do we care? *Arch Pathol Lab med.* 2018;142:109–119 with permission from Archives of Pathology & Laboratory medicine. Copyright 2018 College of American Pathologists.)

有细纤维桥,连接细支气管和胸膜或小叶间隔(图 12.37 和图 12.38),但随着小叶周围纤维化数量的增加, 这一表现作为鉴别 UIP/IPF 特征的可靠性降低。粗纤维桥帮助诊断的价值更小,因为在晚期 UIP/IPF 中,当纤维化超过整个小叶时,粗纤维桥很常见(图 12.34,并见第 6 章)。细支气管周围纤维化和胸膜下纤维化的混杂很常见, 或多或少类似于 UIP/IPF(图 12.33 和图 12.34)。

在大多数伴有小叶中心受累的慢性 HP 病例中,纤维化组织与反应性肺泡内衬细胞相叠加,或更常见的是, 只有非反应性的 1 型和 2 型细胞。Yousem 和 Dacic[28]描述了名为"特发性细支气管中心性间质纤维化"——一种纤维化性间质性肺炎,其内有细纤维化从支气管血管束沿肺泡壁径向散发出去 (图 12.39)。这种纤维化的特征是全部或部分被化生性细支气管上皮覆盖(图 12.40)。Yousem 报道的病例既没有 HRCT

也没有血清学的 HP 证据,但我们认为这些病例是慢性 HP 的变异型。

HP 的急性加重

慢性 HP 患者可发生急性加重[29,30],这与 UIP/IPF 样纤维化型密切相关。与 UIP 的急性加重一样,所构成的形态学特征为弥漫性肺泡损伤或 OP,叠加在其下的纤维化性间质性肺炎上。怀疑 HP 急性加重时, 活检应仔细检查,以确保没有陈旧的基础纤维化[22]。

HP 的其他组织学病变

HP 中肺气肿的发生率有所增加[2,31],其可见于吸烟者和不吸烟者,并与气流阻塞有关。这些病例中部分属于肺纤维化合并肺气肿的范畴 (见图 9.7 至图

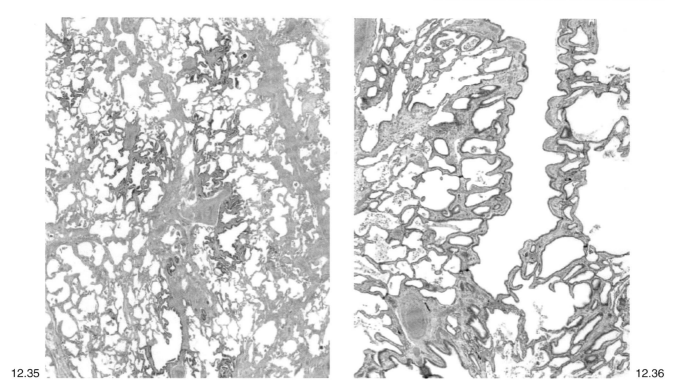

12.35　12.36

图 12.35 和图 12.36　慢性 HP。注意图 12.35 中累及所有细支气管的细支气管上皮化生和图 12.36 中色彩鲜艳的细支气管上皮化生。细支气管上皮化生累及样本中一半以上的细支气管,有利于诊断慢性 HP。这些病例也存在肉芽肿(图中未显示)。

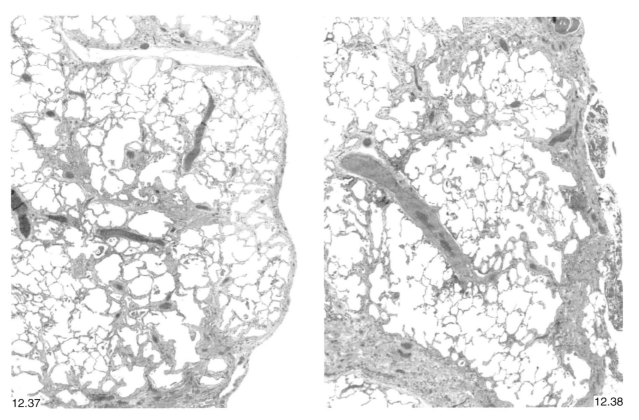

12.37　12.38

图 12.37 和图 12.38　2 例不同的慢性 HP,伴有细微的纤维素带,从细支气管周围延伸至胸膜和小叶间隔。当纤维化主要是小叶中心性时,这种图像更支持慢性 HP 而非 UIP/IPF,但随着胸膜下和间隔旁纤维化数量的增加及纤维桥变得粗大(如纤维化病变覆盖整个小叶),其诊断价值降低。

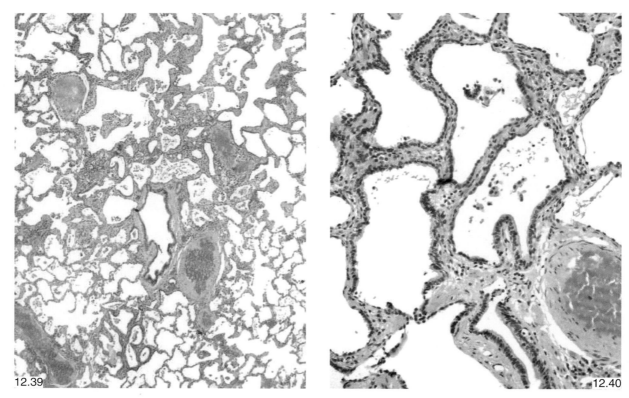

图 12.39 和图 12.40　慢性 HP 伴细支气管中心性间质纤维化图像。注意广泛的细支气管上皮化生，这是此类慢性 HP 变异的特征性表现。患者在农场工作，禽蛋白血清学阳性。（Reproduced by permission from Fenton ME, Cockcroft DW, Wright JL. Hypersensitivity pneumonitis as a cause of airway centered interstitial fibrosis. *Ann Allergy Asthma Immunol.* 2007;99:465-466 2007;99:465-466.）

9.10）。据报道，慢性 HP[31]患者出现胸膜肺实质纤维弹性增生症（PPFE）（有关 PPFE 的描述，见第 24 章）。

热浴肺

　　热浴肺是由非结核分枝杆菌所致，以及极少数情况下，由定植在热水浴缸、按摩浴缸、桑拿浴室和偶尔淋浴器上的其他微生物所致。一些人认为，热浴肺确实是需要抗菌治疗的一种感染性病变，但大多数观点认为这是 HP 的一种特殊形式[32]。被污染的环境清洁后和（或）使用类固醇后患者有反应的事实，支持这是 HP 的一个变异型。

　　热浴肺患者的 HRCT 典型显示为双侧磨玻璃影和小叶中心性结节影，常伴有空气潴留，难以与其他原因的 HP 区分（图 12.41）。

　　热浴肺的病理表现与普通亚急性 HP 类似，但通常肉芽肿体积大且数量多，间质炎性浸润相对较轻（图 12.42）[32]。有时会出现 OP 区域。约 10%的病例伴坏死的肉芽肿，这在普通 HP 中从未出现。另一个不

常见的特征是在呼吸性细支气管腔内存在肉芽肿（图 12.42 和图 12.43）。呼吸性细支气管腔内肉芽肿有时见于误吸入因素，但绝不会像热浴肺那样大，并在其他情况下极其罕见甚至不存在。在热浴肺中，分枝杆

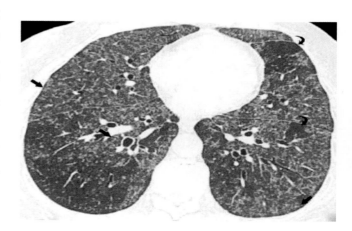

图 12.41　热浴肺。HRCT 显示双侧广泛磨玻璃影，边界不清的小叶中心性结节（直箭），以及局部衰减减低和血管供应减少区域（弯箭）。患者为 68 岁女性。

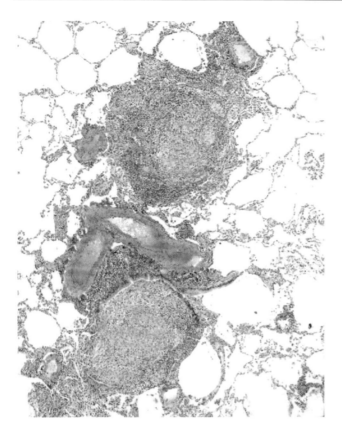

图 12.42 热浴肺。如图所示,典型的热浴肺有大的肉芽肿和轻微的间质性浸润。注意细支气管内可见肉芽肿,这是热浴肺的典型(但不恒定)表现。

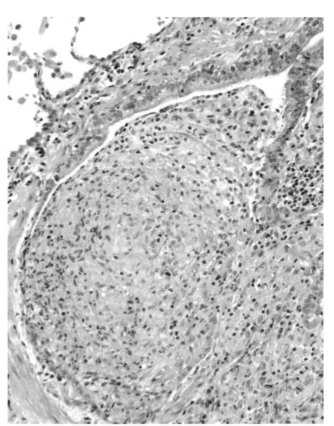

图 12.43 热浴肺。另一个细支气管腔内存在大的肉芽肿的病例。

菌通常可以通过染色或培养来证实。被污染的热浴肺暴露很少导致慢性 HP 的图像。

鉴别诊断

急性 HP 的鉴别诊断

有机粉尘毒性综合征(OTDS)是由接触含有大量内毒素、真菌或放线菌的发霉干草或谷物引起的;其也见于接触被镰刀菌污染的纺织品工人。临床方面,其特点是急性起病、发热、自限性过程,非常类似急性HP。然而,OTDS 患者没有致敏原,也没有针对致病微生物的血清抗体。病理特征不明确,但已有报道存在急性细支气管炎伴大量可见的真菌微生物[33]。

亚急性 HP 的鉴别诊断

亚急性 HP 的重要鉴别诊断为结节病(见第 13章)和淋巴细胞间质性肺炎(见第 19 章),重要的鉴别

特征见表 12.6。

慢性 HP 的鉴别诊断

单纯细支气管周围纤维化的慢性 HP 病例相对少见。鉴别诊断包括胶原血管疾病相关 ILD(CVD–ILD)和气道中心性间质纤维化,其本身可能是一种慢性 HP(见第 24 章)和微量吸入/胃食管反流病(GERD)[34,35](表 12.7)。

慢性 HP 的主要鉴别诊断为 UIP/IPF、CVD–ILD 和纤维化型 NSIP。纤维化型 NSIP 只是慢性 HP 的一种可能的模式,如果巨细胞/肉芽肿/Schaumann 小体不存在,那么只有临床和放射学信息可以指向正确的诊断。

表 6.6(见第 6 章)列出了有助于区别 UIP 模式的慢性 HP 与和 UIP/IPF 及 UIP 模式的 CVD–ILD 的特征。CVD–ILD 在形态学上与慢性 HP 重叠,可有 UIP样纤维化、富于细胞型或纤维化型 NSIP 图像,或孤立的小叶中心性纤维化(见图 21.8)。间质浆细胞与淋巴细胞的比例高(1:1 或更高,见图 21.9),滤泡性细支气管炎,存在大量淋巴样聚集或含有生发中心的淋巴样

表 12.6

亚急性 HP 的鉴别诊断

亚急性 HP	结节病	淋巴细胞间质性肺炎
间质性炎症总是存在，通常轻微，且为主要特征	间质炎症非常罕见；肉芽肿是主要特征	间质性炎症总是存在且显著，常使肺泡壁增宽至融合点
间质性炎症通常发生在支气管血管束周围（小叶中心性）		弥漫性炎症
约 2/3 的病例有肉芽肿/巨细胞	所有病例都有肉芽肿，除非完全终末期疾病	肉芽肿常见，但通常不显著
非坏死性肉芽肿（热浴肺除外）	肉芽肿偶见坏死性	非坏死性肉芽肿
肉芽肿从不表现出同心层纤维化	肉芽肿周围同心层纤维化常见	肉芽肿除从不表现为同心层性纤维化，普通变异型免疫缺陷除外
肉芽肿通常在小叶中心，常在细支气管壁内	肉芽肿沿支气管血管束、小叶间隔、胸膜分布	肉芽肿随机分布
无囊肿	无囊肿	有时可有囊肿

聚集（见图 7.10 至图 7.12）支持 CVD-ILD，尽管在慢性 HP 和 UIP/IPF 中也可见少量无生发中心的淋巴样聚集。这些特征需要在远离蜂窝变的区域进行评估，因为蜂窝变通常显示出相当多的慢性炎症，可有淋巴样聚集。肉芽肿和巨细胞并不具有完全的特异性，因为也可见于 CVD-ILD[27]（见图 21.13），但它们的存在不利于 UIP/IPF 的诊断。临床资料（血清学检测、已知的 CVD）

表 12.7

单纯细支气管周围型慢性 HP 的鉴别诊断

疾病	鉴别诊断
慢性 HP	可存在肉芽肿/巨细胞/Schaumann 小体
	高比例的细支气管发生细支气管周围化生
	部分细支气管表现为亚急性 HP 型
	可存在成纤维细胞灶
CVD-ILD	浆细胞与淋巴细胞比例高
	滤泡性细支气管炎
	大量淋巴样聚集
	具有生发中心的淋巴样聚集
	可存在肉芽肿/巨细胞
微量吸入/GERD	可存在肉芽肿/巨细胞
	巨细胞常呈异物型
	存在吸入性异物
	通常不存在成纤维细胞灶

是重要的，但在某种意义上意义不大，因为有明显 CVD 的患者通常不进行活检。然而，血清学阳性可提示诊断具有自身免疫特征的间质性肺炎（见第 21 章）。

当巨细胞/肉芽肿/Schaumann 小体、亚急性 HP 区域或大量伴细支气管壁化生的细支气管缺乏时，诊断慢性 HP 的重要且反复出现的问题是与 UIP/IPF 鉴别。这一点目前在文献中存在争议[25,26]。主要的问题是在 UIP/IPF 中到底允许有多大程度的细支气管周围纤维化（如果存在），以及如果细支气管周围纤维化被接受作为 UIP/IPF 的一部分，纤维化必须与胸膜/小叶间隔相连还是与细支气管分离。表 6.6 列出了目前哪些是有利于鉴别的或强或弱的形态学特征，但也有一些慢性 HP 在形态学上无法与 UIP/IPF 区别（另见第 6 章该主题讨论）。在此情况下，影像学常常很有价值（图 12.32），临床信息通常对诊断的价值有限，因为一个兼具临床特征和已知抗原暴露的患者，如宠物鸟，不太可能需要进行活检。

诊断方法

在具有临床和影像学特征的 HP 患者中，偶尔有经支气管常规钳夹会显示慢性间质性炎症和间质巨细胞/肉芽肿/Schaumann 小体（图 12.44 和图 12.45）。在这种情况下，活检是诊断性的。然而，如果所表现的全都只是慢性间质性炎症，我们建议将这种活检报告

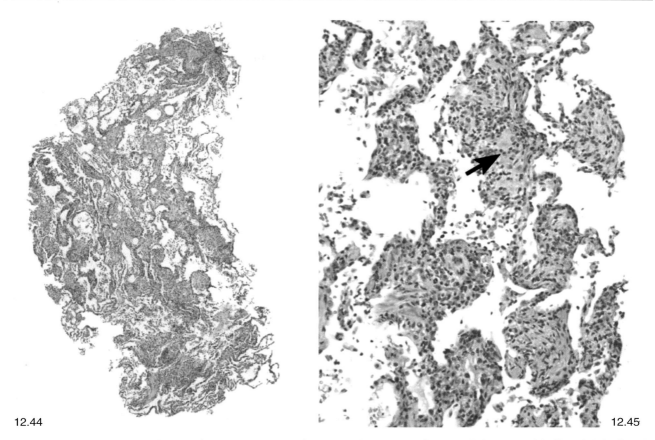

12.44

12.45

图 12.44 和图 12.45　经支气管活检诊断的亚急性 HP。注意图 12.45 中的巨细胞(箭)。HP 偶尔可通过支气管活检诊断,但必须有间质巨细胞或肉芽肿。在经支气管活检中,间质性炎症本身是完全非特异性的。患者接触过鸟类,临床和放射学方面考虑 HP。

归为非诊断性,因为经支气管活检显示的单独的慢性间质性炎症既常见又非特异性。

　　冷冻活检也可用于诊断 HP[36],但该报告主要适用于亚急性 HP。尚无研究证实冷冻活检是否可以用于鉴别慢性 HP 与 UIP/IPF。在我们看来,电视辅助胸腔镜手术活检是合适的选择,特别是对于疑似慢性 HP 的患者,在评估低倍镜下结构、气道纤维化、细支气管周围化生,以及足够大的组织样本以发现巨细胞/肉芽肿方面至关重要。

治疗和预后

　　HP 的治疗和预后取决于疾病类型(急性、亚急性或慢性)。大多数研究者认为,对急性或亚急性疾病,激素治疗完全吸收。对于慢性 HP,推荐使用类固醇、霉酚酸酯或硫唑嘌呤进行免疫抑制治疗[9]。人们普遍认为,避免使用抗原是解决问题的关键,但一些研究

者报告,无法识别抗原的病例似乎与具有已知抗原的病例一样有效[13,37],而其他人则发现识别抗原与改善慢性 HP 的生存率相关[38]。抗原暴露的问题可能是微妙的:Tsutsui 等[39]研究表明,在鸟类暴露引起的慢性 HP 患者中,移除禽类后鸟舍中残留的鸟类抗原数量与预后呈负相关。慢性 HP,尤其是具有 UIP 型的慢性 HP,在没有持续抗原暴露的情况下是否是一种自我延续的疾病尚不清楚。

　　放射学研究清楚地表明,影像学上伴纤维化的 HP 患者比无纤维化的患者预后明显更差[6];也有人提出,被诊断为慢性 HP 影像学无蜂窝肺的病例比无影像学蜂窝肺的 UIP 具有更好的预后,而当存在蜂窝肺时,两种情况的预后一样差。

　　慢性 HP 的预后可能还取决于潜在的病理类型。活检上伴有 UIP 样纤维化的病例总体预后差。在大多数研究中(Churg 等[26]综述),死亡时间或移植时间约为 3~4 年,但是 Chiba 等[18]报道了表现为 UIP 型的患

者中，成纤维细胞灶极少者比成纤维细胞灶大量者生存率高很多。其他的慢性 HP 类型的预后很难确定，因为病例数量少，且文献中数据相互矛盾（见 Churg 等[26]综述）。Nunes 等[40]得出结论，慢性 HP 中纤维化性 NSIP 型比 CVD 相关的 NSIP 预后更差。我们的经验是，这类患者的情况与 UIP 型的慢性 HP 的患者一样很差。单纯细支气管周围纤维化可能有更好的预后[13]。一项研究报道[41]，肺移植后，慢性 HP 患者的预后在很大程度上比 UIP/IPF 患者好很多，因为慢性 HP 患者未发生闭塞性细支气管炎。

（何萍　译）

参考文献

1. Lacasse Y, Selman M, Costabel U, et al.; HP Study Group. Classification of hypersensitivity pneumonitis: a hypothesis. *Int Arch Allergy Immunol.* 2009;149:161–166.
2. Selman M, Pardo A, King TE Jr. Hypersensitivity pneumonitis: insights in diagnosis and pathobiology. *Am J Respir Crit Care Med.* 2012;186:314–324.
3. Vasakova M, Morell F, Walsh S, et al. Hypersensitivity pneumonitis: perspectives in diagnosis and management. *Am J Respir Crit Care Med.* 2017;196(6):680–689.
4. Hanak V, Golbin JM, Hartman TE, et al. High-resolution CT findings of parenchymal fibrosis correlate with prognosis in hypersensitivity pneumonitis. *Chest.* 2008;134:133–138.
5. Churg A, Ryerson CJ. The many faces of hypersensitivity pneumonitis. *Chest.* 2017;152(3):458-460. doi:10.1016/j.chest.2017.03.024.
6. Salisbury ML, Gu T, Murray S, et al. Hypersensitivity pneumonitis: radiologic phenotypes are associated with distinct survival time and pulmonary function trajectory. *Chest.* 2019;155(4):699–711. doi:10.1016/j.chest.2018.08.1076.
7. Walsh SLF, Wells AU, Desai SR, et al. Multicentre evaluation of multidisciplinary team meeting agreement on diagnosis in diffuse parenchymal lung disease: a case-cohort study. *Lancet Respir Med.* 2016;4(7):557–565.
8. Morell F, Villar A, Montero MÁ, et al. Chronic hypersensitivity pneumonitis in patients diagnosed with idiopathic pulmonary fibrosis: a prospective case-cohort study. *Lancet Respir Med.* 2013;1(9):685–694.
9. Morisset J, Johannson KA, Vittinghoff E, et al. Use of mycophenolate mofetil or azathioprine for the management of chronic hypersensitivity pneumonitis. *Chest.* 2017;151(3):619–625.
10. Morisset J, Johannson KA, Jones KD, et al.; HP Delphi Collaborators. Identification of diagnostic criteria for chronic hypersensitivity pneumonitis: an international modified delphi survey. *Am J Respir Crit Care Med.* 2018;197(8):1036–1040.
11. Morell F, Villar A, Ojanguren I, et al. Hypersensitivity pneumonitis: challenges in diagnosis and management, avoiding surgical lung biopsy. *Semin Respir Crit Care Med.* 2016;37(3):395–405.
12. Hanak V, Golbin JM, Ryu JH. Causes and presenting features in 85 consecutive patients with hypersensitivity pneumoni-
13. tis. *Mayo Clin Proc.* 2007;82:812–816.
13. Churg A, Sin DD, Everett D, et al. Pathologic patterns and survival in chronic hypersensitivity pneumonitis. *Am J Surg Pathol.* 2009; 33:1765–1770.
14. Morell F, Roger A, Reyes L, et al. Bird fancier's lung: a series of 86 patients. *Medicine (Baltimore).* 2008;87:110–130.
15. Singh S, Collins BF, Sharma BB, et al. Interstitial lung disease in India. Results of a prospective registry. *Am J Respir Crit Care Med.* 2017;195(6):801–813.
16. Adegunsoye A, Vij R, Noth I. Integrating genomics into management of fibrotic interstitial lung disease. *Chest.* 2019;155:1026–1040. doi:10.1016/j.chest.2018.12.011.
17. Ley B, Newton CA, Arnould I, et al. The MUC5B promoter polymorphism and telomere length in patients with chronic hypersensitivity pneumonitis: an observational cohort-control study. *Lancet Respir Med.* 2017;5(8):639–647.
18. Chiba S, Tsuchiya K, Akashi T, et al. Chronic hypersensitivity pneumonitis with a usual interstitial pneumonia-like pattern: correlation between histopathologic and clinical findings. *Chest.* 2016;149(6):1473–1481.
19. Silva CI, Churg A, Müller NL. Hypersensitivity pneumonitis: spectrum of high-resolution CT and pathologic findings. *AJR Am J Roentgenol.* 2007;188:334–344.
20. Silva CI, Müller NL, Lynch DA, et al. Chronic hypersensitivity pneumonitis: differentiation from idiopathic pulmonary fibrosis and nonspecific interstitial pneumonia by using thin-section CT. *Radiology.* 2008;246:288–297.
21. Salisbury ML, Gross BH, Chughtai A, et al. Development and validation of a radiological diagnosis model for hypersensitivity pneumonitis. *Eur Respir J.* 2018;52. pii: 1800443.
22. Hariri LP, Mino-Kenudson M, Shea B, et al. Distinct histopathology of acute onset or abrupt exacerbation of hypersensitivity pneumonitis. *Hum Pathol.* 2012;43:660–668.
23. Grunes D, Beasley MB. Hypersensitivity pneumonitis: a review and update of histologic findings. *J Clin Pathol.* 2013;66:888–895.
24. Castonguay MC, Ryu JH, Yi ES, et al. Granulomas and giant cells in hypersensitivity pneumonitis. *Hum Pathol.* 2015;46:607–663.
25. Hashisako M, Tanaka T, Terasaki Y, et al. Interobserver agreement of usual interstitial pneumonia diagnosis correlated with patient outcome. *Arch Pathol Lab Med.* 2016;140:1375–1382.
26. Churg A, Bilawich A, Wright JL. Pathology of chronic hypersensitivity pneumonitis what is it? what are the diagnostic criteria? why do we care? *Arch Pathol Lab Med.* 2018;142:109–119.
27. Churg A, Wright JL, Ryerson CJ. Pathologic separation of chronic hypersensitivity pneumonitis from fibrotic connective tissue disease-associated interstitial lung disease. *Am J Surg Pathol.* 2017;41:1403–1409.
28. Yousem SA, Dacic S. Idiopathic bronchiolocentric interstitial pneumonia. *Mod Pathol.* 2002;15:1148–1153.
29. Costabel U, Bonella F, Guzman J. Chronic hypersensitivity pneumonitis. *Clin Chest Med.* 2012;33:151–163.
30. Miyazaki Y, Tateishi T, Akashi T, et al. Clinical predictors and histologic appearance of acute exacerbations in chronic hypersensitivity pneumonitis. *Chest.* 2008;134:1265–1270.
31. Jacob J, Odink A, Brun AL, et al. Functional associations of pleuroparenchymal fibroelastosis and emphysema with hypersensitivity pneumonitis. *Respir Med.* 2018;138:95–101.
32. Hanak V, Kalra S, Aksamit TR, et al. Hot tub lung: presenting features and clinical course of 21 patients. *Respir Med.*

2006;100:610–615.

33. Perry LP, Iwata M, Tazelaar HD, et al. Pulmonary mycotoxicosis: a clinicopathologic study of three cases. *Mod Pathol.* 1998;11:432–436.

34. Bois MC, Hu X, Ryu JH, et al. Could prominent airway-centered fibroblast foci in lung biopsies predict underlying chronic microaspiration in idiopathic pulmonary fibrosis patients? *Hum Pathol.* 2016;53:1–7.

35. Kuranishi LT, Leslie KO, Ferreira RG, et al. Airway-centered interstitial fibrosis: etiology, clinical findings and prognosis. *Respir Res.* 2015;16:55.

36. Ussavarungsi K, Kern RM, Roden AC, et al. Transbronchial cryobiopsy in diffuse parenchymal lung disease: retrospective analysis of 74 cases. *Chest.* 2017;151:400–408.

37. Coleman A, Colby TV. Histologic diagnosis of extrinsic allergic alveolitis. *Am J Surg Pathol.* 1988;12:514–518.

38. Fernández Pérez ER, Swigris JJ, Forssén AV, et al. Identifying an inciting antigen is associated with improved survival in patients with chronic hypersensitivity pneumonitis. *Chest.* 2013;144:1644–1651.

39. Tsutsui T, Miyazaki Y, Kuramochi J, et al. The amount of avian antigen in household dust predicts the prognosis of chronic bird-related hypersensitivity pneumonitis. *Ann Am Thorac Soc.* 2015;12:1013–1020.

40. Nunes H, Schubel K, Piver D, et al. Nonspecific interstitial pneumonia: survival is influenced by the underlying cause. *Eur Respir J.* 2015;45:746–755.

41. Kern RM, Singer JP, Koth L, et al. Lung transplantation for hypersensitivity pneumonitis. *Chest.* 2015;147:1558–1565.

第 13 章

结节病

流行病学

结节病的患病率在世界范围内差异很大,各地发病率为 10/100 万~400/100 万。在北美,据报道白色人种发病率为 100/100 万,黑人发病率约为白人的 3 倍。在欧洲,结节病在北方国家更为常见,尤其是在斯堪的纳维亚。因为一部分结节病患者没有症状,而且许多病例会自发缓解,所以报告的数字可能被低估。大部分患者发病年龄在 40 岁以下,好发于 20~29 岁[1]。

临床表现

约 1/3 的结节病患者无症状,仅在胸部影像学检查时偶然被发现。1/3 的患者有低热、不适、体重下降。另 1/3 的患者有气短、咳嗽和有时胸痛的症状。肺功能因放射学阶段而异(见"影像特征"部分)。早期患者可为正常肺功能,但可因为结节病肉芽肿致大小气道变窄引起气流阻塞[2](见后文),也可出现限制性通气功能障碍。晚期(如弥漫性纤维化)患者由于弥漫性肺容量下降呈限制性通气功能障碍,也可出现肺动脉高压。

结节病是一种系统性疾病,可累及任何器官。肺外症状不是本书的重点,读者可参考《呼吸和危重症监护医学综述》第 38 卷(2017),了解最新的综述。

影像特征

结节病最常见的特征性影像学表现为对称性双侧肺门及右侧气管旁淋巴结肿大(图 13.1)。根据 X 线表现,肺结节病传统上可分为五期[5]。

0 期:无明显 X 线异常。

Ⅰ 期:肺门和纵隔淋巴结肿大,而无 X 线肺实质

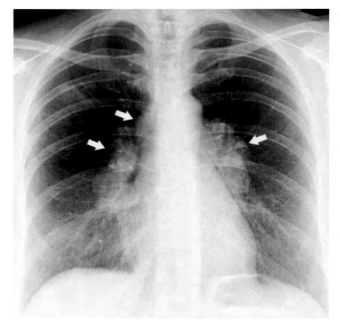

图 13.1　结节病。胸片显示对称性双侧肺门和右气管旁淋巴结肿大(箭)。双肺正常。患者为 37 岁女性。

异常。

Ⅱ 期:肺门和纵隔淋巴结肿大伴肺部实质异常。

Ⅲ 期:仅有肺部实质性病变。

Ⅳ 期:晚期纤维化。

这些所谓的"分期"并不代表疾病的慢性程度,而只表示胸部 X 线类型,其主要用途是预测预后。55%~90% 的 Ⅰ 期患者、40%~70% 的 Ⅱ 期患者、10%~20% 的 Ⅲ 期患者和 0% 的 Ⅳ 期结节病患者自发缓解[5]。就诊时,约 90% 的患者胸部 X 线片异常,最常见和最具特征性的表现为对称性的双侧肺门和纵隔淋巴结肿大[1],20%~50% 的患者出现上肺为主的小结节或网状结节影[1]。自从使用 HRCT 以来,已较少使用肺结节病的分期[1]。

HRCT 在结节病的胸内表现的检测上比 X 线片

敏感得多，在适当的临床背景下，它实际上可以做出诊断[1,6]。因此，对怀疑结节病的患者应常规进行HRCT检查。肺结节病的 HRCT 表现与组织学改变密切相关，通常由淋巴管周围分布的小结节组成，即主要邻近支气管、肺动脉和静脉，以及沿小叶间隔、叶间裂和肋胸膜下区域分布，并导致以上结构的结节状增厚（如图 13.2 和图 13.3）[1,7]。结节和结节状增厚反映显微镜下肉芽肿的融合。结节边缘可光滑或不规则，通常边界清楚，直径 2~5mm。在 15%~25% 的患者中，肉芽

肿可以融合形成直径 1~4cm 的大结节或肿块[7]。纤维化导致不规则的线性阴影（网状影）、不规则的隔增厚、牵引性支气管扩张，偶有蜂窝肺。同结节类似，纤维化主要发生在上肺的支气管血管束周围，通常会导致肺门向头侧移位，以及下叶的代偿性肺气肿。

病理特征

结节病肉芽肿的特征

结节病肉芽肿总是边界清楚，并且相当清楚的局限性巨细胞、上皮样组织细胞和数量不等的慢性炎性细胞组成的间质性集聚（图 13.4）（表 13.1）。结节病肉芽肿常常被透明胶原的细小同心层包绕（图 13.5），这一特征有助于结节病的诊断，因为其从未在过敏性肺炎中出现并且也很少出现在感染性肉芽肿中；然而其可见于普通变异型免疫缺陷患者（见第 14 章）。根据我们的经验，该纤维化图像见于正在形成瘢痕的结节病（见后文）。

虽然传统教学称结节病肉芽肿为非坏死性，但这也不是绝对的。普通结节病中偶尔可见少量坏死（图

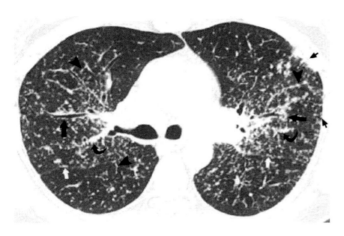

图 13.2 结节病 HRCT 显示结节和沿支气管（黑色直箭）、血管（弯箭）、小叶间隔（箭头）和叶间裂（白箭）和沿肋胸膜（小箭）的结节状增厚。

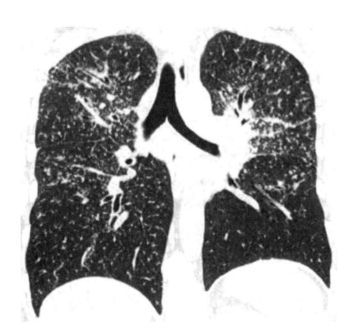

图 13.3 同一病例的冠状位重建显示上叶占优势。患者为 38 岁女性。

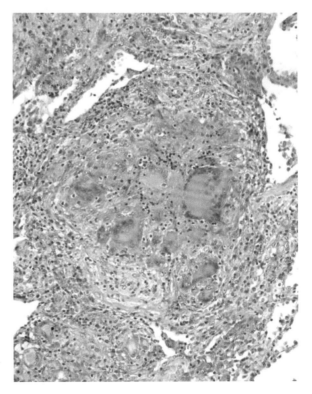

图 13.4 结节病肉芽肿。本例存在中等数量的淋巴细胞混杂。

表 13.1
结节病的一般病理特征
一般非坏死性，边界清楚的间质性肉芽肿
偶尔出现少量坏死
肉芽肿周围常由细小纤维的同心层包绕
肉芽肿可以包括星状小体、Schaumann 小体、草酸钙或磷酸
盐的双折光晶体，这些表现对于结节病是非特异性的
肉芽肿伴随淋巴道
沿支气管血管束
沿小叶间隔
沿胸膜
通常无间质性浸润
机化性肺炎通常不是结节病的特征
肉芽肿可以聚集并形成透明瘢痕，并最终由瘢痕取代肉
芽肿
肉芽肿可以被不规则线性瘢痕取代

13.6)，根据定义存在于坏死性结节病(见后文)。是否对每一个结节病的病例都进行微生物的特殊染色是有争议的(见后文)，但只要有任何坏死存在，特殊染色就必须进行。

另一个常见的谬误是星状小体 (图 13.7) 和 Schaumann 小体是结节病的特征。星状小体可见于巨细胞或任何原因所致的肉芽肿，Schaumann 小体亦如此。二者在感染性肉芽肿中不太常见，可能是因为感染性肉芽肿往往不会长时间存在。Schaumann 小体在过敏性肺炎(HP)较结节病更常见。有时结节病的肉芽肿消失了，仅留下被称为"墓碑"的 Schaumann 小体，但该现象同样存在于 HP 中(见图 12.19 和图 12.20)。

包括结节病肉芽肿在内的任何原因的肉芽肿，都可能含有草酸钙和磷酸钙的双折光晶体(图 13.8 和图 13.9)。这些是巨噬细胞代谢的内源性产物，并不代表吸入物质[8]。

结节病肉芽肿的分布

结节病肉芽肿特征性地表现为淋巴(淋巴管)分

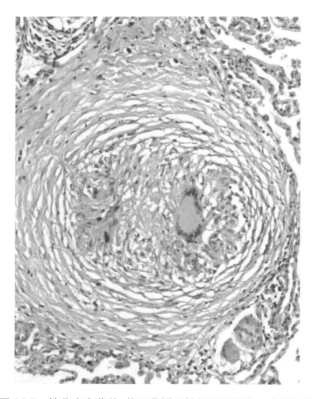

图 13.5 结节病肉芽肿，伴显著同心性板层纤维化。本例为典型的结节病肉芽肿，并且是除了普通免疫缺陷综合征，罕见于其他原因所致的肉芽肿。同心性板层纤维化倾向见于向瘢痕进展的结节病。

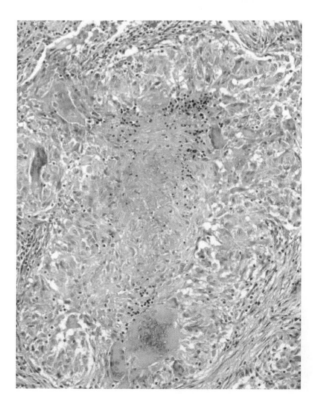

图 13.6 结节病肉芽肿的坏死。小部分中心性坏死在结节病肉芽肿并不见，但是在这种情况下需要染色排除感染。

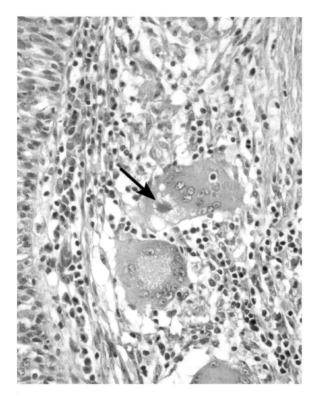

图 13.7 支气管内结节病肉芽肿的一个星状小体(箭)。星状小体可见于任何病因的肉芽肿或多核巨细胞(虽然其罕见于HP),且无特异性诊断价值。

布;也就是说,它们分布在小叶中心的支气管血管束周围,沿小叶间隔和胸膜分布(图 13.10 至图 13.15)。这种分布方式在诊断上是非常有用的:感染性肉芽肿随机散布在肺实质,而 HP 的肉芽肿虽然常常呈小叶中心性分布,但是它们并不沿小叶间隔分布,通常也不分布在胸膜。

结节病肉芽肿可以数量众多的形式出现,足以引起小气道管腔狭窄(图 13.14 至图 13.15),也可见于大气道黏膜(图 13.16)。在 HP 中从未发现小气道肉芽肿性狭窄和支气管内肉芽肿。

结节病一般没有远离肉芽肿的间质炎性浸润,因此其间的实质通常是正常的(图 13.12 和图 13.13)并且以肉芽肿为主要特征,与 HP 相反,后者总是有间质炎性病变并且肉芽肿可能很少或不存在(见第12 章)。

血管受累("血管炎")

结节病肉芽肿可累及血管(图 13.17 和图 13.18)。该表现非常常见(见于约 70% 的大活检标本),故有些研究者将其称为血管炎。如前所述,一些结节病患者

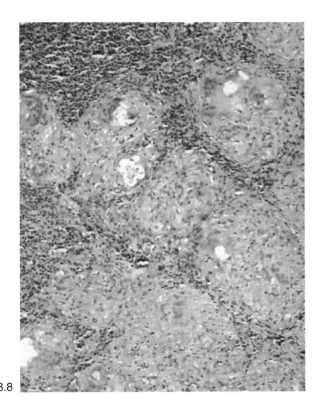
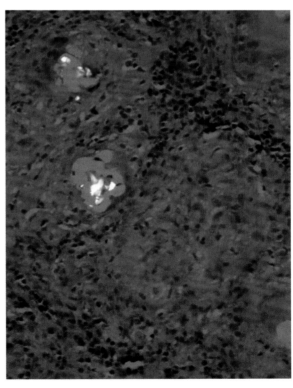

13.8

13.9

图 13.8 和图 13.9 在平光和偏振光下的肺门淋巴结结节病肉芽肿的结晶包涵体(草酸钙或碳酸钙)。相似的结晶可见于肺实质肉芽肿。这些结晶在一些结节病病例中数量众多,但是结晶的存在没有诊断意义,因为相似的结晶可见于任何肉芽肿性疾病。

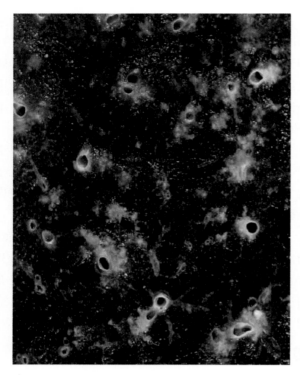

图 13.10　活动性结节病的大体观，肉芽肿分布于支气管血管束周围。

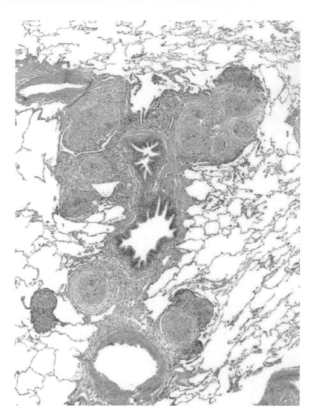

图 13.12　活动性结节病，伴支气管血管束周围多发肉芽肿。肉芽肿也聚集形成小结节。注意缺乏间质性炎症，与 HP 相反，HP 存在显著间质性炎症且肉芽肿更少、更不明显。

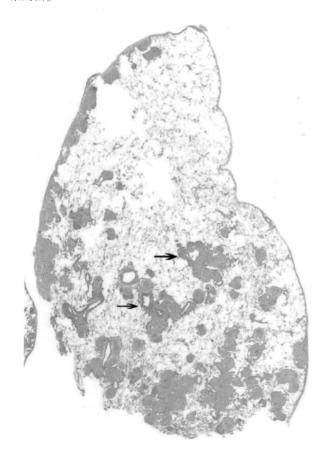

图 13.11　活动性结节病的低倍镜下观。在支气管血管束周围（箭）和沿胸膜发现肉芽肿。

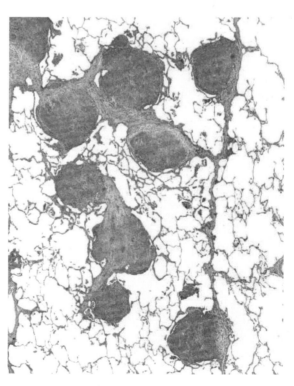

图 13.13　沿两个小叶间隔和小血管分布的结节病肉芽肿。

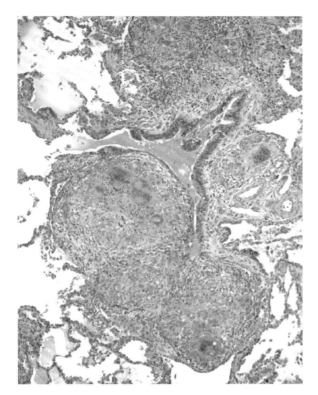

图 13.14 围绕并挤压一细支气管的肉芽肿。这一病变可导致气流阻塞。

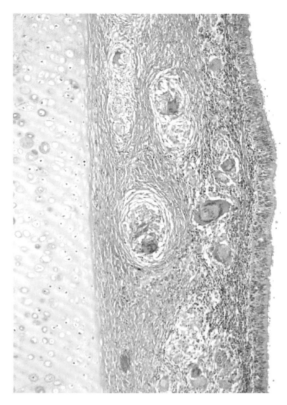

图 13.16 结节病的支气管内肉芽肿。支气管内肉芽肿在支气管镜下可见小结节,这样的病灶活检通常可诊断为结节病。

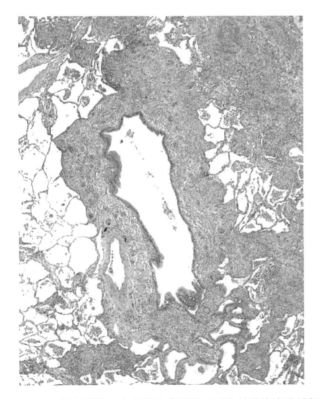

图 13.15 完全围绕一小气道的肉芽肿。因为结节病肉芽肿倾向于支气管血管束周围分布,经支气管镜活检的诊断阳性率高。

会进展为肺动脉高压,但尚不清楚这一过程反映血管肉芽肿性累及或血管纤维化性闭塞[4]。部分结节病肺动脉高压患者对类固醇有反应[3],这提示至少在一部分病例中肉芽肿性血管炎是功能性的后果。

结节病的结节形成与瘢痕

随着时间的推移,结节病肉芽肿可聚合形成结节性聚集(图 13.19 和图 13.20,见后文)。这一现象在 CT 问世以前曾被认为非常罕见,现在人们知道它实际上很常见。

结节病可自行消退或经治疗消退, 或可留有瘢痕。最常见的瘢痕类型是含有聚集性肉芽肿的结节进行性玻璃样变(图 13.19 至图 13.23)。因为结节病肉芽肿倾向于沿支气管血管束分布,结节通常呈小叶中心性分布(图 13.22)。偶尔,聚集性肉芽肿结节可形成明显的慢性炎性浸润(图 13.24);这在非常大的结节更常见(结节性结节病)。除非结节非常大(见"结节性和坏死性结节病"部分),结节的存在并不能改变病理诊断,也不需要在诊断时进行确认。

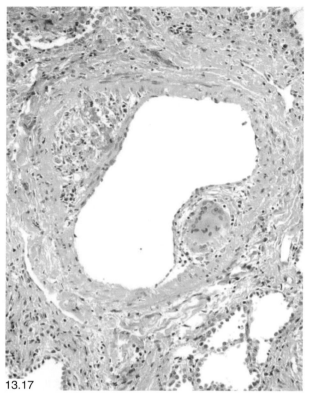

13.17

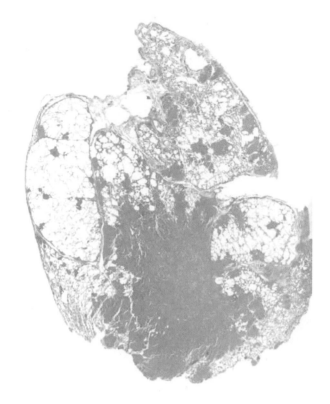

图 13.19 结节性结节病。由肉芽肿聚集形成的结节在结节病常见;如果结节大于 1cm,该疾病被归类为"结节性结节病"。在该病例中,大结节是细胞性的,个别肉芽肿仍然存在。

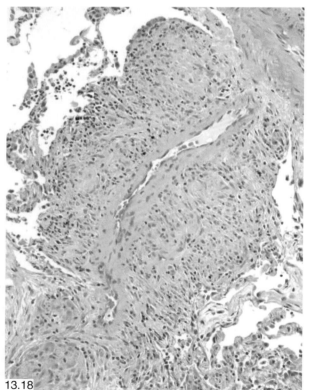

13.18

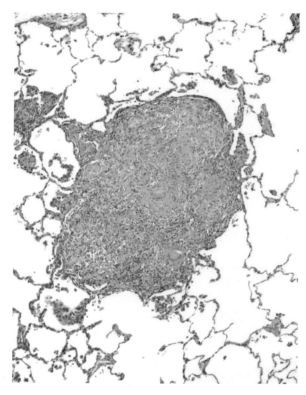

图 13.17 和图 13.18 在一动脉(图 13.17)和一静脉(图13.18)的结节病肉芽肿性血管炎。如果对大的结节病肺活检标本进行仔细检查,肉芽肿性血管炎在大多数病例中都是可发现的,在结节性和坏死性结节病中都存在。肉芽肿可能在血管的内膜侧或外膜侧。

图 13.20 由结节病肉芽肿聚集形成的细胞性结节。

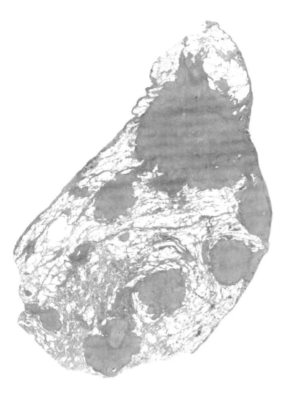

图 13.21 结节性结节病,伴多发透明结节。

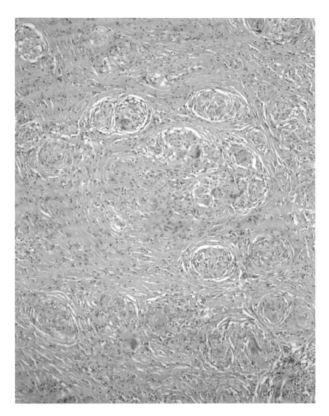

图 13.23 结节病结节的高倍镜视野显示肉芽肿与致密透明胶原混杂。

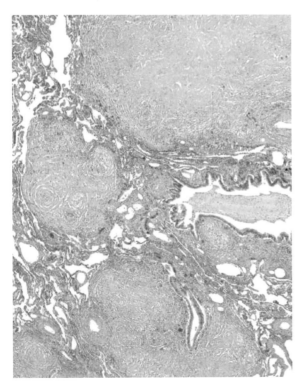

图 13.22 结节性结节病。此病例中,结节大部分是透明的,只存留几个单独的肉芽肿。透明结节的形成是结节病瘢痕形成的一种形式。

一种不太常见的瘢痕类型是线状或星状瘢痕形成(图 13.25 至图 13.27),常以支气管血管束为中心或结合在支气管血管束(图 13.27)。如果肉芽肿完全消失,这种类型的瘢痕可能无法与朗格汉斯细胞组织细胞增生症的陈旧瘢痕区分(见图 10.22 和图 10.23)。通常,瘢痕的结节病呈类似纤维化型非特异性间质性肺炎表现(图 13.28,并见第 7 章)。

结节病可进展为广泛的瘢痕,通常在上肺野(图 13.29)。在移植时,此类一些(但不是全部)病例仍会有肉芽肿[9,10]。其他病例仅显示致密瘢痕,其更典型的是在中央而不是外周,并且可有淋巴管型。在某些病例中存在蜂窝变,可位于中央而不是外周,也可以发现少量成纤维细胞灶[9,10]。

在完全瘢痕的活检标本,纤维化的上肺野分布对诊断很有帮助,但是朗格汉斯细胞组织细胞增生症、部分慢性 HP 的病例和陈旧性肺结核或真菌感染也可以产生上肺野瘢痕。肺基底部分布稀少的瘢痕强烈反对普通型间质性肺炎的诊断。

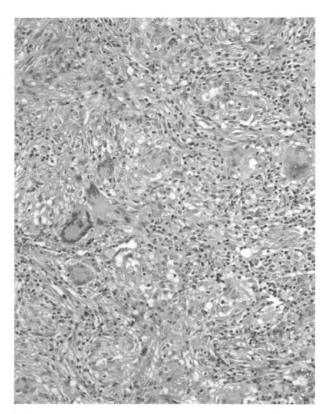

图 13.24　1 例结节病结节,其中有相当多慢性炎症而无纤维化。

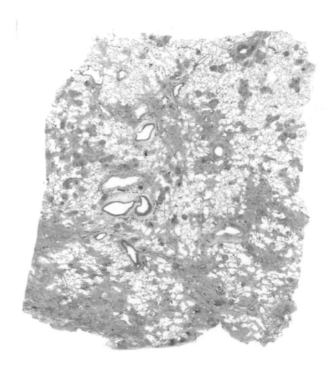

图 13.26　或多或少的不规则线性瘢痕与单独肉芽肿混杂的结节病。

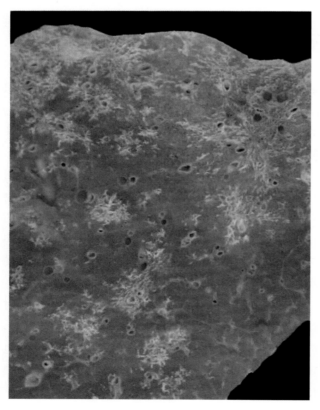

图 13.25　结节病的细小支气管血管束周围瘢痕。

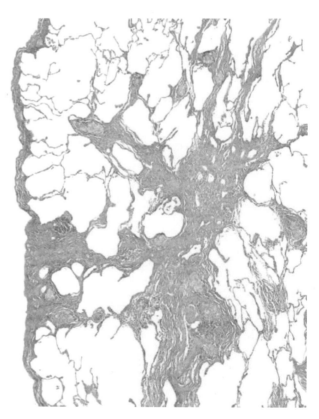

图 13.27　伴支气管血管束周围瘢痕和少量小肉芽肿的结节病。结节病支气管血管束周围瘢痕相比结节的形成不太常见,这种瘢痕类型也可见于慢性 HP 和朗格汉斯细胞组织细胞增生症(缺乏肉芽肿)。

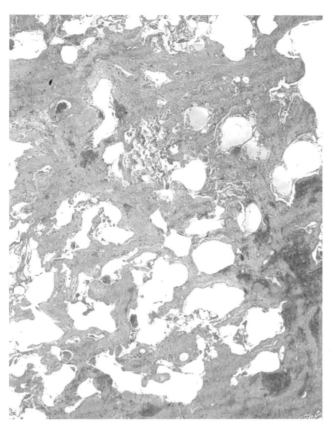

图 13.28 类似纤维化性 NSIP 的结节病弥漫性瘢痕。

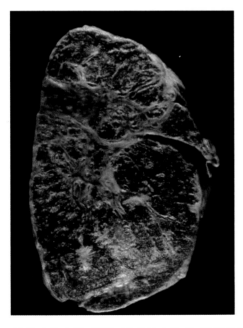

图 13.29 结节病终末期(Ⅳ期)瘢痕的大体观,显示典型的中至上野分布。

结节性和坏死性结节病

结节性结节病(表 13.2)是一个可以追溯到 CT 问世前的术语,那时认为结节病的结节是不常见的。究其原意,结节性结节病指的是在胸片可见结节的结节病,但如今结节性结节病仅指影像上可见结节直径大于或等于 1cm 的结节病。结节性(和坏死性的)结节病的主要临床意义在于影像学上,结节具有恶性肿瘤的主要鉴别诊断特点。这有时仍然是正确的,但是因为结节性和坏死性结节病在 HRCT 上有典型结节病表现,它与普通结节病的鉴别就不像以前那么容易了。

在结节性结节病的病例中,病变由聚集的肉芽肿组成,这些肉芽肿形成透明瘢痕,其方式与普通结节病中常见的小结节相同(图 13.19 至图 13.23);唯一的区别是结节的大小。坏死性结节病也类似(表13.2),除了聚集的肉芽肿中存在小面积或大面积坏死(图 13.30 和图 13.31),但这一表现要求仔细检查抗酸杆菌和真菌的染色,因为感染性病变在显微镜下可以是相同的。结节性和坏死性结节病总是有较小的结节或远离大结节的单独肉芽肿。结节性和坏死性结节病始终都与肉芽肿性血管受累有关,但血管壁肉芽肿在结核病和真菌感染中同样常见,因此该表现不是有价值的诊断工具。

坏死性结节病是结节病的一种单纯的变体还是完全不同的实体,在文献中颇有争议。最近的一篇综述[11]指出,普通结节病、结节性结节病和坏死性结节病在临床表现、影像学和病理学特征存在广泛重叠。此外,肺外的肉芽肿性疾病也可见 20%~30% 的坏死性结节病病例[12],眼、皮肤、中枢神经系统、肝部和胃肠道均是最常见的受累部位,它们也是普通结节病肺

表 13.2
结节性和坏死性结节病的特征
由聚集的肉芽肿形成的大结节
结节性结节病中心透明化
坏死性结节病的结节内坏死
存在远离大结节的小结节和(或)单独肉芽肿
总是存在肉芽肿性血管受累

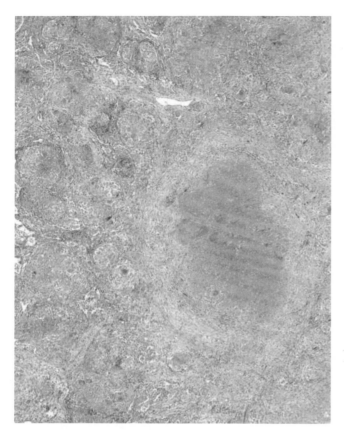

图 13.30 坏死性结节病。此病例中，在聚集性肉芽肿中间出现了一个坏死区域。

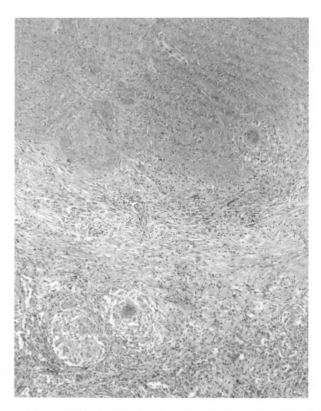

图 13.31 坏死性肉芽肿。图 13.30 同一病例的高倍镜视野。在此情况下，必须进行针对抗酸杆菌和真菌的染色，因为结核病和真菌感染可以产生相同的形态学图像。

外受累的典型部位，这一现象支持坏死性结节病单纯是形态学上一种不寻常形式的结节病的观点。

结节病的特殊染色

在临床和形态学上典型的结节病是否总是需要微生物的特殊染色是有争议的。虽然在这些情况下找到微生物的可能性非常小，我们相信无论如何这些染色均应该做，因为不典型的分枝杆菌并不总是会产生坏死性肉芽肿（见后文），而且甚至普通肺结核的肉芽肿也可以在短时间内表现为非坏死性。

病因和发病机制

结节病表现为在没有明确病原体的情况下持续存在的一种异常的肉芽肿反应[13]。虽然在结节病肉芽肿不能培养或直接鉴定出活的微生物，分子检测还是在部分病例显示出微生物的 DNA，特别是分枝杆菌和丙酸杆菌属的 DNA，并且分枝杆菌过氧化氢-过氧化物酶也有被发现。支持此观点的更多证据来自两个小样本研究，在这两个研究中抗结核药物治疗方案在皮肤和肺结节病中有效[14,15]。

结节病肉芽肿的形成已被广泛研究，部分由反馈回路组成，在反馈回路中，干扰素-γ 的产生通常是对感染原的一种反应，诱导肿瘤坏死因子 α（TNF-α）及白介素（IL）-12 和 IL-23 产生，TNF-α 反过来导致炎性细胞分泌更多的干扰素-γ。更多细节可参见 Le 和 Crouser 的论文[13]。

目前没有结节病的分子诊断方法，但是阻断上述各种炎症因子的作用可能被用作治疗方案，不同的 TNF-α 等位基因可能与治疗反应相关（见后文）。

诊断方法

经支气管肺活检（图 13.32）普遍用于结节病的诊断并有很高的阳性率，很大程度上是因为结节病肉芽肿呈支气管血管束周围分布（图 13.11 至图 13.15），意

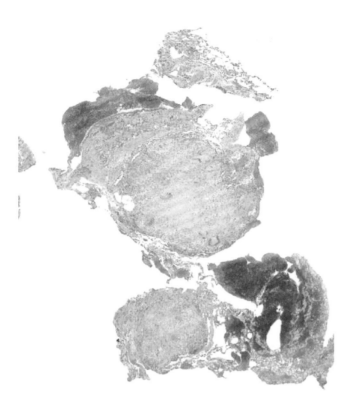

图 13.32 结节病经支气管活检显示多发肉芽肿。

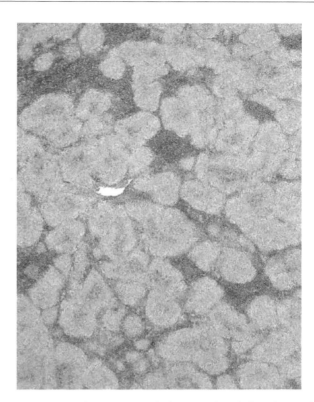

图 13.33 纵隔淋巴结的结节病肉芽肿。有些肉芽肿有少量中央坏死。肺门和纵隔淋巴结中的结节病肉芽肿有明显的边界结构,与窦组织细胞相反,不位于淋巴结窦中。

味着它就是活检钳取标本的肺最佳区域。如果在最初的切片未看见肉芽肿而临床印象又是结节病,应准备另外的切片,因为阳性率可以提高到高达 7 倍的水平。支气管内活检同样在结节病有较高阳性率,特别是如果内镜医师观察到支气管黏膜结节(图 13.16)。冷冻肺活检也是一种有效的诊断方法,虽然并不一定比传统的经支气管镜钳取活检或支气管内超声(EBUS)行纵隔淋巴结活检[1,17]。

结节病能累及任何器官,肺门和纵隔淋巴结通常充满肉芽肿;这样的淋巴结偶尔包含源自聚集的肉芽肿形成的玻璃样结节(图 13.33 和图 13.34)。有时淋巴结窦里的组织细胞类似肉芽肿,但是结节病真正的肉芽肿不会显示出窦分布而且通常挤在一起(图13.33)。

肺门或纵隔淋巴结的纵隔镜和 EBUS 活检(图 13.35 和图 13.36)有非常高的阳性率[18],可能比经支气管镜活检更好[1],胸外部位(如皮肤)也有时适合活检诊断。裂隙灯检查可以显示眼结节病的特征性表现从而避免活检。

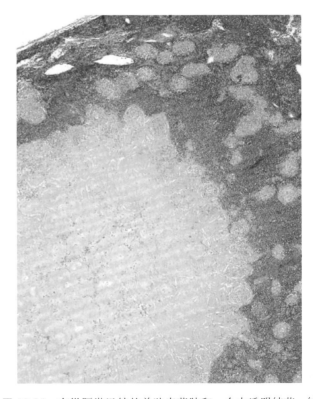

图 13.34 在纵隔淋巴结的单独肉芽肿和一个大透明结节。结节病的结节样肉芽肿可通过与肺实质肉芽肿相同的方式融合形成结节。

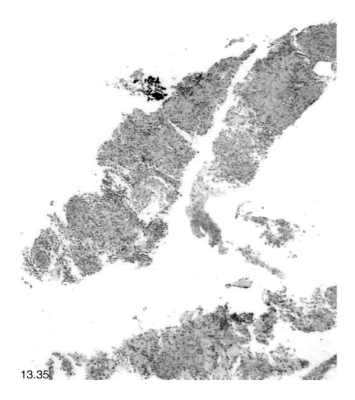

13.35

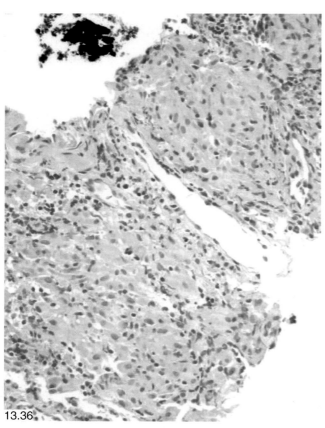

13.36

图 13.35 和图 13.36　经 EBUS 穿刺的一个纵隔淋巴结的结节病肉芽肿。

鉴别诊断

结节病的主要鉴别诊断是 HP 和感染,以及很少的慢性铍病(图 13.37)。结节病与 HP 的鉴别已在前文中提及,并将在第 12 章更详细地介绍(具体见表 12.7)。表 13.3 显示了结节病相比真菌和分枝杆菌感染的特征。应特别注意在扩张的细支气管和支气管壁中看起来像结节病肉芽肿的非坏死性肉芽肿,因为该图像是非常典型的非结核分枝杆菌感染而非结节病(图 13.38 和图 13.39)。

慢性铍病(慢性铍中毒)在形态学上与肺结节病相同,形成单独非坏死性肉芽肿和聚集性肉芽肿(图 13.37)。实际上,铍中毒非常罕见,铍中毒的患者几乎无一例外均有铍暴露史。在有疑问的病例中,可以使用铍淋巴细胞转化试验[19],它也可通过组织切片中的能量色散 X 线光谱[20]或肺组织的各种化学分析来显示铍[21]。

一些药物能在肺内呈现肉芽肿样反应(见第 18

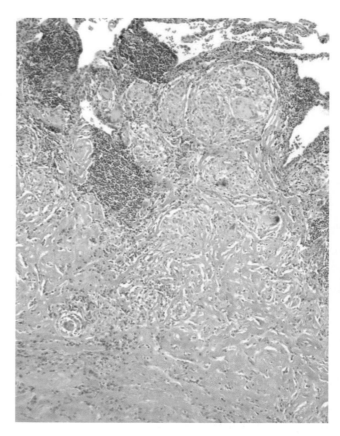

图 13.37　慢性铍病(慢性铍中毒)。图像显示由肉芽肿和透明胶原组成的一个结节性病灶边缘。形态学上,慢性铍中毒与结节病无法区分。

表 13.3		
结节病与感染性肉芽肿的比较		
结节病	**结核和真菌感染**	**非结核分枝杆菌感染**
肉芽肿通常但并不总是非坏死性的 肉芽肿沿淋巴道分布	肉芽肿通常但并不总是坏死性的 肉芽肿在肺实质随机分布	肉芽肿可以是非坏死性的或坏死性的 肉芽肿随机分布或分布在扩张的细支气管 或支气管壁内
聚集的肉芽肿瘢痕到透明的结节 肉芽肿通常被透明胶原带同心圆包绕 Schaumann 小体偶见 未找到微生物	聚集的肉芽肿通常显示坏死 同心圆透明带少见 Schaumann 小体少见 通常可找到微生物	同心圆透明带少见 Schaumann 小体少见 通常可找到微生物

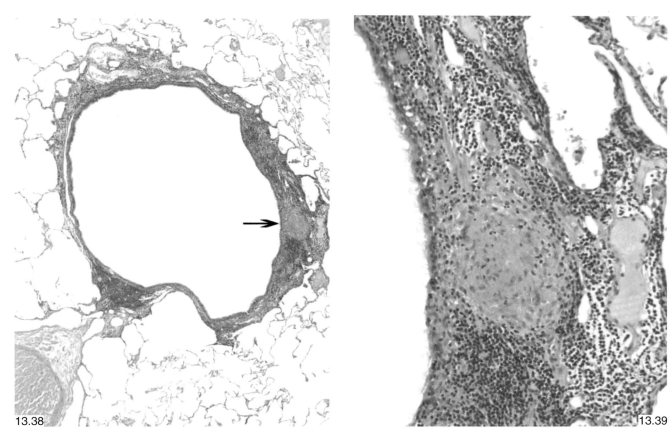

13.38 13.39

图 13.38 和图 13.39　鸟胞内分枝杆菌(MAC)感染。在扩张的细支气管壁中有一个非坏死性肉芽肿(箭和图 13.39 中的高倍镜显示)。壁内有肉芽肿的支气管扩张和细支气管扩张气道不是结节病的特征，而是 MAC 和其他非结核分枝杆菌感染的典型特征。MAC 肉芽肿通常是非坏死性的。

章)。甲氨蝶呤的肉芽肿是散在的，病变类似 HP，但是抗 TNF 药物、干扰素治疗和免疫检查点抑制剂[21-24]能引起多发的、有时聚集性的肺肉芽肿(见图 18.14 和图 18.15)。这种现象在临床文献中经常被错误地称为"结节病"[22-25]。然而，根据我们的经验，这种肉芽肿既没有同心纤维化，也没有沿淋巴道分布。至少对于抗

TNF 药物，如果停药，肉芽肿就会消失[25]，表明这确实是一种药物反应。

结节病型肉芽肿在含有肿瘤的肺中很常见，此类病例的肺门和纵隔淋巴结也可能含有肉芽肿。在大多数此类病例中，肉芽肿的数量远少于结节病，并且没有提示结节病的影像学表现，而在真正结节病的淋巴

结中不存在大量的肉芽肿聚集。

治疗

　　类固醇是一线治疗药物，但是通常用于有危及生命或器官威胁疾病或生活质量受损的患者[1]。如果类固醇治疗后疾病仍进展，或保留类固醇，也可使用抗代谢药物和非甾体类药物，包括硫唑嘌呤、甲氨蝶呤、霉酚酸酯和来氟米特。TNF-α 拮抗剂对部分患者有效，特别是那些携带 TNF-α308G 等位基因的患者，但是存在结核感染风险。

预后

　　综上所述，结节病的预后很大程度上取决于胸部X线片分期。分期越高，缓解的概率越低（高达 90% 的 I 期结节病例可缓解，而无Ⅳ期结节病例），但是即使是高分期的疾病也可以非常缓慢地进展；一项Ⅳ期结节病患者的研究显示从诊断开始的 10 年生存率为 84%[26]。经治或不经治，病例总体缓解约 70%。仅 1%~5% 的病例是致死性的，而且这一数据可能被夸大，因为这些病例往往被转诊到医学中心而被计数。在美国结节病的死亡率估计是 2.8/100 万[1]。神经结节病和心脏结节病的预后更差，有肺动脉高压患者亦如此[1,4,27,28]。

　　有人认为，结节病与肺外恶性肿瘤发生的风险略有增加相关，但是显然不会增加肺癌发生的风险[1]。小部分结节病患者发生真菌瘤，并且几乎都是Ⅳ期结节病患者[1]。

　　结节性和坏死性结节病似乎表现为低阶段疾病，预后良好[27]。结节病可在移植肺复发，但是通常不会引起有临床意义的疾病[29]。

（江宇　译）

参考文献

1. Spagnolo P, Rossi G, Trisolini R, et al. Pulmonary sarcoidosis. *Lancet Respir Med.* 2018;6:389–402.
2. Morgenthau AS, Teirstein AS. Sarcoidosis of the upper and lower airways. *Expert Rev Respir Med.* 2011;5:823–833.
3. Shigemitsu H, Nagai S, Sharma OP. Pulmonary hypertension and granulomatous vasculitis in sarcoidosis. *Curr Opin Pulm Med.* 2007;13:434–438.
4. Shlobin OA, Baughman RP. Sarcoidosis-associated pulmonary hypertension. *Semin Respir Crit Care Med.* 2017;38:450–462.
5. Baughman RP, Culver DA, Judson MA. A concise review of pulmonary sarcoidosis. *Am J Respir Crit Care Med.* 2011;183:573–581.
6. Naidich D. Are CT findings of pulmonary sarcoidosis ever sufficient for a presumptive diagnosis? *Lancet Respir Med.* 2018;6(9):e43.
7. Criado E, Sánchez M, Ramírez J, et al. Pulmonary sarcoidosis: typical and atypical manifestations at high-resolution CT with pathologic correlation. *Radiographics.* 2010;301:567–586.
8. Visscher D, Churg A, Katzenstein AL. Significance of crystalline inclusions in lung granulomas. *Mod Pathol.* 1988;1:415–419.
9. Xu L, Kligerman S, Burke A. End-stage sarcoid lung disease is distinct from usual interstitial pneumonia. *Am J Surg Pathol.* 2013;37(4):593–600.
10. Zhang C, Chan KM, Schmidt LA, et al. Histopathology of explanted lungs from patients with a diagnosis of pulmonary sarcoidosis. *Chest.* 2016;149:499–507.
11. Rosen Y. Four decades of necrotizing sarcoid granulomatosis: what do we know now? *Arch Pathol Lab Med.* 2015;139:252–262.
12. Karpathiou G, Batistatou A, Boglou P, et al. Necrotizing sarcoid granulomatosis: a distinctive form of pulmonary granulomatous disease. *Clin Respir J.* 2018;12:1313–1319.
13. Le V, Crouser ED. Potential immunotherapies for sarcoidosis. *Expert Opin Biol Ther.* 2018;18:399–407.
14. Drake WP, Oswald-Richter K, Richmond BW, et al. Oral antimycobacterial therapy in chronic cutaneous sarcoidosis: a randomized, single-masked, placebo-controlled study. *JAMA Dermatol.* 2013;149:1040–1049.
15. Drake WP, Richmond BW, Oswald-Richter K, et al. Effects of broad-spectrum antimycobacterial therapy on chronic pulmonary sarcoidosis. *Sarcoidosis Vasc Diffuse Lung Dis.* 2013;30:201–211.
16. Takayama K, Nagata N, Miyagawa Y, et al. The usefulness of step sectioning of transbronchial lung biopsy specimen in diagnosing sarcoidosis. *Chest.* 1992;102:1441–1443.
17. Aragaki-Nakahodo AA, Baughman RP, Shipley RT, et al. The complimentary role of transbronchial lung cryobiopsy and endobronchial ultrasound fine needle aspiration in the diagnosis of sarcoidosis. *Respir Med.* 2017;131:65–69.
18. Colt HG, Davoudi M, Murgu S. Scientific evidence and principles for the use of endobronchial ultrasound and transbronchial needle aspiration. *Expert Rev Med Devices.* 2011;8:493–513.
19. Santo Tomas LH. Beryllium hypersensitivity and chronic beryllium lung disease. *Curr Opin Pulm Med.* 2009;15:165–169.
20. Butnor KJ, Sporn TA, Ingram P, et al. Beryllium detection in human lung tissue using electron probe X-ray microanalysis. *Mod Pathol.* 2003;16:1171–1177.
21. Balmes JR, Abraham JL, Dweik RA, et al; ATS Ad Hoc Committee on Beryllium Sensitivity and Chronic Beryllium Disease. An official American Thoracic Society statement: diagnosis and management of beryllium sensitivity and chronic beryllium disease. *Am J Respir Crit Care Med.* 2014;190:e34–e59.
22. Cousin S, Italiano A. Pulmonary sarcoidosis or post-immunotherapy granulomatous reaction induced by the anti-PD-1 monoclonal antibody pembrolizumab: the terminology is not the key point. *Ann Oncol.* 2016;27:1974–1975.
23. Marzouk K, Saleh S, Kannass M, et al. Interferon-induced granulomatous lung disease. *Curr Opin Pulm Med.* 2004;10:435–440.

24. Tong D, Manolios N, Howe G, et al. New onset sarcoid-like granulomatosis developing during anti-TNF therapy: an under-recognised complication. *Intern Med J.* 201;42:89–94.

25. Cathcart S, Sami N, Elewski B. Sarcoidosis as an adverse effect of tumor necrosis factor inhibitors. *J Drugs Dermatol.* 2012;11:609–612.

26. Nardi A, Brillet PY, Letoumelin P, et al. Stage IV sarcoidosis: comparison of survival with the general population and causes of death. *Eur Respir J.* 2011;38:1368–1373.

27. Lynch JP 3rd, Ma YL, Koss MN, et al. Pulmonary sarcoidosis. *Semin Respir Crit Care Med.* 2007;28:53–74.

28. Sayah DM, Bradfield JS, Moriarty JM, et al. Cardiac involvement in sarcoidosis: evolving concepts in diagnosis and treatment. *Semin Respir Crit Care Med.* 2017;38:477–498.

29. Milman N, Burton C, Andersen CB, et al. Lung transplantation for end-stage pulmonary sarcoidosis: outcome in a series of seven consecutive patients. *Sarcoidosis Vasc Diffuse Lung Dis.* 2005;22:222–228.

第 14 章

其他肉芽肿性间质性肺疾病

普通变异型免疫缺陷病和选择性 IgA 缺乏症

临床特征

普通变异型免疫缺陷病（CVID）是一种异质性的原发性免疫缺陷综合征，其特征是低血清 IgG，伴不同程度的低 IgA 或 IgM，以及相关的抗体生成水平降低，继发于 B 细胞向抗体生成浆细胞的分化失败[1]。约 50% 的病例还存在 T 细胞功能异常[2]。CVID 的患病率为 1/25 000~1/50 000。约 5% 的病例描述了编码 B 和 T 细胞功能的基因的特定突变，但在大多数患者中，潜在的分子异常尚不清楚[3]。选择性 IgA 缺乏症（IgAD）实际上比 CVID 更常见，不同之处在于 IgA 水平下降，经常到无法检测出的程度，而 IgG 和 IgM 的水平根据定义是正常的[4]。然而，有些病例从 IgAD 演变为 CVID[5,6]。

感染，特别是经常发生的上呼吸道和下呼吸道感染，是 CVID 和 IgAD 患者最常见的初始表现。CVID 和 IgAD 患者均可出现各种各样的全身性自身免疫性疾病，包括自身免疫性血细胞减少，如自身免疫性血小板减少性紫癜和自身免疫性溶血性贫血；风湿性自身免疫性疾病，如幼年型类风湿性关节炎和成人类风湿性关节炎[7]；肠病，包括炎性肠病临床表现；肝炎/肝大；脾大；淋巴结病；脑膜炎或脑炎，小部分病例中还出现淋巴瘤和其他恶性肿瘤[3,4,7,8]。哮喘的发病率也有所增加。间质性肺疾病见于 10%~20% 的 CVID 患者[3]。

一些最初诊断为 CVID 的患者，或其临床/免疫表现类似 CVID 的患者，实际上是以特定基因异常为特征的更为罕见的免疫缺陷形式，例如，伴 RAG 突变[9]或 CTLA4 突变、PI3KCD 突变[2]的联合免疫缺陷。

影像特征

大多数 CVID 患者在 HRCT 上表现为肺部异常，最常见的是支气管扩张[10,11]。支气管扩张主要累及右肺中叶，其次为下叶。支气管扩张的严重程度与既往下呼吸道感染的频率相关[11]。其他的常见表现是磨玻璃影，以及一个或多个肺部结节。

肉芽肿性–淋巴细胞性间质肺疾病（GLILD）的特征性 HRCT 表现：多发性的小的磨玻璃状或实性结节，小叶间隔增厚，肺门和纵隔淋巴结肿大，脾大[10,12]（图 14.4 和图 14.5）。结节分布于淋巴管周围，并反映存在淋巴样增生。异常主要倾向累及下叶，并可随时间加重或消退[10]。小部分患者出现实变区[12]。

病理特征

在 CVID 和 IgAD 报道的病理表现（表 14.1）差异很大，并且病理病变的定义问题导致了该领域的文献混淆，在某些情况下，无疑是对 CVID 与 IgAD 进行了错误分类，而且病例数量较少。

慢性肺疾病见于 30% 的 CVID 患者，其中支气管扩张[13]（图 14.1 和图 14.2）可能是最常见的表现，推测为反复感染的后遗症。支气管扩张也见于 IgAD[4]。

据报道，高达 20% 的 CVID 患者发生孤立的或聚集性的肉芽肿，不仅发生在肺部（图 14.3 至图 14.6），也可在淋巴结、脾脏，其他器官则较少[14]。肺部肉芽肿通常但并不总是非坏死性的[3]，微生物染色通常无价值。肉芽肿有时表现为见于结节病肉芽肿的同心圆层状纤维化型（图 14.3），但通常不具有结节病的淋巴样分布特征[15]。尽管肉芽肿并非 IgAD 的特征，但我们偶尔也见过与淋巴细胞性间质性肺炎（LIP）无关的肉芽肿病例。

正如前文所述的非特异性间质性肺炎（NSIP），机

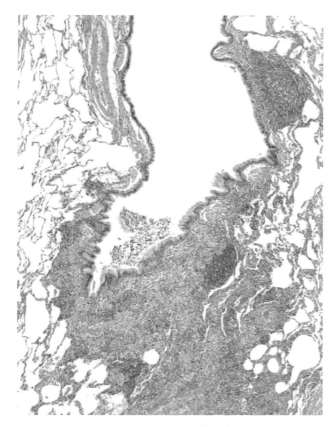

图 14.1 CVID 中的支气管扩张。

特征	CVID	IgAD
支气管扩张/细支气管扩张	+	+
孤立的肉芽肿	+	?
OP(BOOP,COP)	+	+
GLILD	+	?
滤泡性细支气管炎	+	?
LIP	+	+
富于细胞型 NSIP	+	?
间质性纤维化	+	?

表 14.1 普通变异型和选择性 IgA 免疫缺陷的病理表现

化性肺炎(OP)也很常见,有时则是滤泡性细支气管炎或 LIP。

　　GLILD(图 14.4 至图 14.7)是 CVID 的一种形式,以非干酪样间质性肉芽肿与滤泡性细支气管炎(见第 19 章)、淋巴样增生、轻度慢性间质性肺炎或 LIP(见第 20 章)的不同组合为特征。肉芽肿可与淋巴浸润相关或分离。在已发表的最大的 GLILD 病理系列[2]中,16 例中有 14 例也可见 OP,16 例中有 12 例可见间质

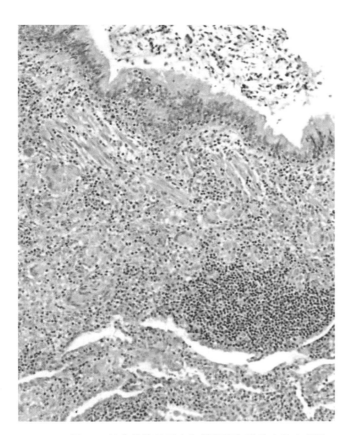

图 14.2 图 14.1 较高倍镜显示支气管扩张气道壁中的肉芽肿。

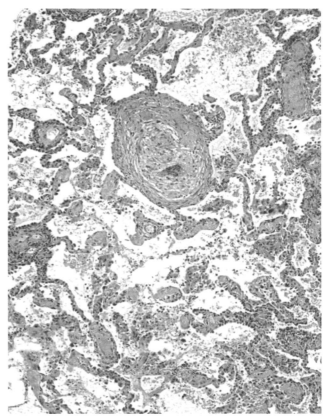

图 14.3 1 例 CVID 中的一个有同心圆层状纤维化的肉芽肿。

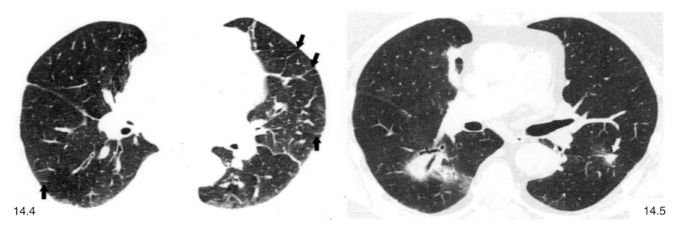

图 14.4 和图 14.5　肉芽肿性淋巴细胞性间质性肺疾病。图 14.4：下叶支气管水平的 HRCT 显示主要在舌叶的轻度、光滑的小叶间隔增厚(黑箭)。图 14.5：图 14.1 后 4 个月于左上叶支气管水平行 HRCT，显示右肺下叶局灶性支气管周围实变及磨玻璃影，左肺下叶有一个结节(白箭)。

纤维化，从轻微到广泛的纤维化伴蜂窝变不等。奇怪的是，CVID/GLILD 患者的循环 B 细胞数量较少，但组织活检显示 CD20 阳性 B 细胞数量相当可观。目前尚不清楚 GLILD 是否发生在 IgAD 中，尽管 LIP 通常如此。

在 CVID 患者中，GLILD，特别是 LIP 究竟是一种特定的疾病实体，还是仅为间质性肺疾病(ILD)的各种形式，目前还不完全清楚(见第 20 章)。然而，根据我们的经验和文献中的图例，GLILD 的肉芽肿比 LIP

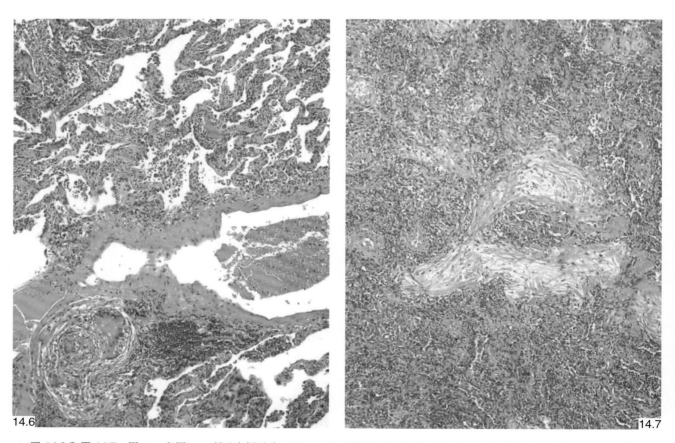

图 14.6 和图 14.7　图 14.4 和图 14.5 所示病例活检。图 14.6 显示肉芽肿和轻度慢性间质性炎症，而图 14.7 显示一个 OP 区域。

的肉芽肿更大,也更清晰;区别于 LIP 之处可能是与淋巴浸润没有空间性关联。有时有同心圆层状纤维化,这在 LIP 的肉芽肿中是看不到的。OP 不是大多数 LIP 病例所伴随的。这些表现表明 GLILD 可能与 LIP 不同。

肉芽肿或 GLILD 在其他罕见的免疫缺陷形式中也有描述,如 CTLA4 突变和脂多糖反应米色样锚定蛋白(LRBA)缺陷[2](参见 Rose 等[14]的更详细列表)。

诊断方法

对于已知有 CVID、GLILD 的患者,可通过经支气管肺活检诊断;然而,诊断必须综合检查结果,而这些结果不太可能全部出现在经支气管肺活检中。在小活检中的孤立的肉芽肿可被混淆为结节病,但结节病患者通常无反复感染的病史,且常有克隆高丙种球蛋白血症而不是低丙种球蛋白血症。在 CVID 或 IgAD 中的 LIP 和支气管扩张/细支气管扩张的诊断通常需要电视辅助胸腔镜活检;目前还不清楚冷冻活检的价值。

鉴别诊断

如果没有适当的病史,CVID 和 IgAD 很难诊断,因为许多病理类型在其他形式的 ILD 中很常见,包括 OP(见第 5 章)、NSIP(见第 7 章)、过敏性肺炎(见第 12 章)、滤泡性毛细支气管炎(见第 19 章)、淋巴样增生(见第 20 章)和 LIP(见第 20 章)。肉芽肿和间质性炎症浸润并存可见于过敏性肺炎和其他病因的 LIP,肉芽肿加 OP 常被视为误吸的表现(见第 19 章)。尽管如此,如果有反复肺部感染的病史,就应该考虑是否患有 CVID 或 IgAD。

治疗与预后

外源性免疫球蛋白的使用显著降低了 CVID 肺部感染的发生率。用于治疗难治性/系统性疾病的药物有很多种,包括泼尼松、利妥昔单抗、硫唑嘌呤、环磷酰胺、羟氯喹和环孢素 A。总的来说,GLILD 患者的预后比无间质性肺疾病的患者差[3,16]。对于反复感染的 IgAD 患者,推荐使用抗生素和外源性免疫球蛋白[4]。

肺部的原发性胆汁性胆管炎(原发性胆汁性肝硬化)

原发性胆汁性胆管炎(PBC),以前被称为原发性胆汁性肝硬化,是一种有胆管炎血清学证据的自身免疫性肝病,抗线粒体抗体见于几乎所有病例,显微镜下可见非化脓性胆管炎伴小胆管的进行性缺失。在约 1/3 的病例中发现非坏死性肉芽肿与发炎的胆管有关(所谓的鲜艳的管道病变)[17]。部分病例病情进展为肝硬化。

虽然 PBC 在炎症性肝病系列中并不罕见,但累及肺部的情况似乎很少,有关影像学或病理改变的信息相对较少。迄今为止最大的系列[18]描述了 16 例 PBC 患者。CT 表现以双侧磨玻璃影最常见,但部分患者中可见网状影,偶见蜂窝肺(图 14.8)。一些病例中出现共存的自身免疫性疾病(重症肌无力、系统性硬化症和皮肤型狼疮)。

活检显示,16 例患者中有 15 例可见细支气管周围基质和间质内淋巴细胞浸润,倾向细支气管周围/淋巴管炎模式,但在一些病例中有更广泛的弥漫性间质扩散(图 14.9)。在 16 例患者中,有 13 例肉芽肿通常(但并非总是)形成不良,可见于间质、细支气管周围组织、呼吸气腔和胸膜,偶尔见于细支气管壁(图 14.10);1 例仅有肉芽肿,而无间质浸润。肉芽肿无一有坏死。其他病理特征包括 6 例有嗜酸性粒细胞浸润,7 例不同类型的纤维化[NSIP 样、普通型间质性肺炎(UIP)样、不可分类的类型]。根据我们的经验,肉芽肿也可见于肺门淋巴结。

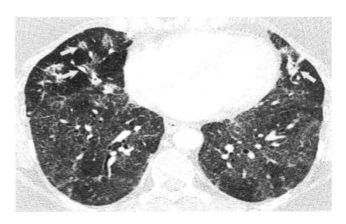

图 14.8　PBC 患者的 HRCT 图像显示双侧广泛的磨玻璃影。同时可见主要在下叶的一些边界不清的小结节,以及右肺中叶及舌叶的支气管周围局限性实变区(箭)。外科肺活检证实为支气管周围淋巴浸润伴肉芽肿。推测这些是支气管周围实变的原因。导致该患者磨玻璃影的组织学表现的原因尚不清楚。

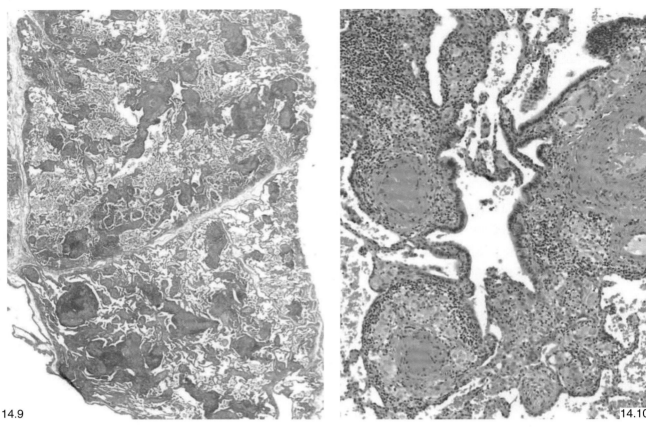

14.9

14.10

图 14.9 和图 14.10　PBC 肺部的低、中倍镜图。淋巴浸润伴间质性肉芽肿包绕许多气道。(Reprinted from lee HE, Churg A, Ryu JH, et al. Histopathologic findings in lung biopsies from patients with primary biliary cholangitis. *Hum Pathol*. 2018;82:177 - 186 with permission from Elsevier.)

鉴别诊断

　　鉴别诊断范围广泛,包括亚急性过敏性肺炎(见第 12 章)、LIP(见第 20 章)、NSIP(见第 7 章)、UIP(见第 6 章)、克罗恩病(CD,见后文)和肉芽肿性药物反应(见第 18 章)。在形态学上,这些疾病可能无法区分,尽管过敏性肺炎和 LIP 通常不会显示大量的肉芽肿,有别于一些 PBC 病例的肺部所见。在有 PBC 病史或至少抗线粒体抗体阳性的患者中,这些不同形式的 ILD 最有可能是 PBC 的表现。

肺中的 CD 和溃疡性结肠炎

　　明显的肺部疾病在 CD 和溃疡性结肠炎(UC)中是非常少见的,尽管有人声称,如果仔细寻找,在很大比例的患者中可发现气道阻塞,特别是 CD 患者[19]。呼吸道的亚临床病理异常实际上是相当常见的。在大多数病例中,确诊 CD 和 UC 的患者会出现肺部疾病,但

肺部疾病偶可为最初的临床表现。在一些患者中,结肠切除术似乎会突然促发明显的肺疾病。肠病和肺疾病可同时发作[20]。

　　CD 和 UC 患者的肺部均可发现多种异常(图 14.11

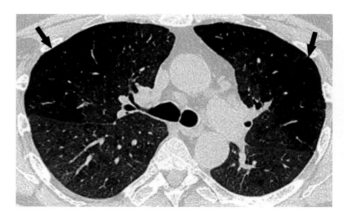

图 14.11　CD。HRCT 显示双侧广泛的衰减降低和血供减少(箭)区域,这是阻塞性小气道疾病的特征。血流再分配到正常的肺,导致产生衰减和血液供应增加的区域。这种组合表现被称为马赛克衰减与灌注。

至图 14.18)。HRCT 最常见的异常是支气管壁增厚和支气管扩张(图 14.16),这两种异常在 UC 中比在 CD 中更常见[21,22]。小气道疾病的 HRCT 表现不常见,包括小叶中心型结节、树芽征,以及吸气相图像的马赛克衰减和呼气相图像的空气滞留[22](图 14.11)。多灶性支气管周围和外周实变区域可能由继发于炎性肠病的 OP 引起,或可能更常见的是由感染或药物反应引起[21,22]。

病理表现

表 14.2 列出了在 CD 和 UC 中被描述的病理学病变(图 14.12 至图 14.14,图 14.17 和图 14.18),尽管表 14.2 中显示的相对频率是基于少数病例,并且实际上也近似。表 14.2 中所列的大多数病变在病因学方面相对非特异性,炎性肠病的病史通常是准确诊断所必需的。

肺部病变可累及大小气道及实质。肉芽肿性细支气管炎和伴有肉芽肿的 OP(BOOP/COP)均为 CD[23]特有特征(图 14.12 至图 14.14);肉芽肿通常是非坏死性的。在罕见的病例中,肉芽肿数量众多,其病变某种程度上类似结节病[24]。急性/坏死性细支气管炎均可见

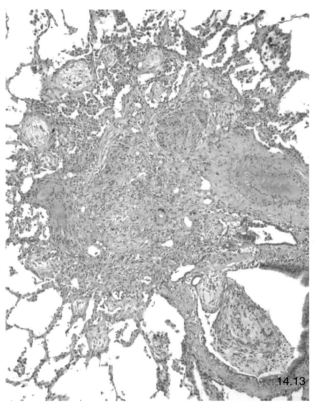

14.13

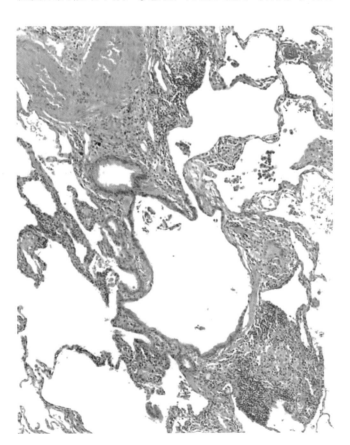

图 14.12　CD 中的肉芽肿性细支气管炎。此图有很大的差异,包括吸入性肺炎和过敏性肺炎,需要 CD 病史才能准确诊断。

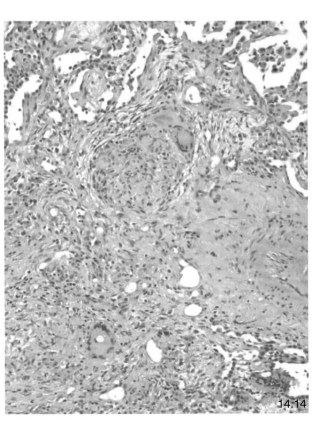

14.14

图 14.13 和图 14.14　CD 中的支气管周围炎性结节。机化性肺炎、炎症细胞和肉芽肿混杂。

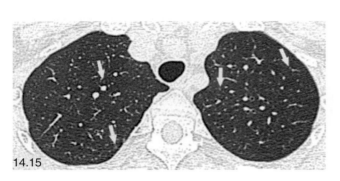
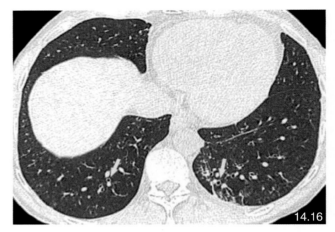

图 14.15 和图 14.16　UC。图 14.15：肺尖水平 HRCT 示双侧散在、边界不清的小叶中心型结节。图 14.16：下叶基底段 HRCT 示双侧支气管壁增厚，轻度的左下叶支气管扩张（箭）。注意几个小叶中心型结节，轻度斑片状磨玻璃样影以及肺不张或瘢痕的线状区域。

于 CD 和 UC，如无肉芽肿的气道周围炎性聚集。在显微镜下似乎脓肿的无菌性坏死结节在 UC 中更常见（图 14.17 和图 14.18）。

表 14.2 所列的一些类型可能是药物反应，而不是 CD 和 UC 的直接表现；例如，水杨酸盐引起嗜酸性粒细胞性肺炎（见第 18 章，病例研究 3），硫唑嘌呤或甲氨蝶呤引起间质性炎症（以及甲氨蝶呤引起的肉芽肿，见图 18.7），抗肿瘤坏死因子（TNF）药物引起肉芽肿结节样（见第 18 章，病例研究 1）。由于 CD 和 UC 患者经常使用类固醇或抗 TNF 药物治疗，因此在认定肉

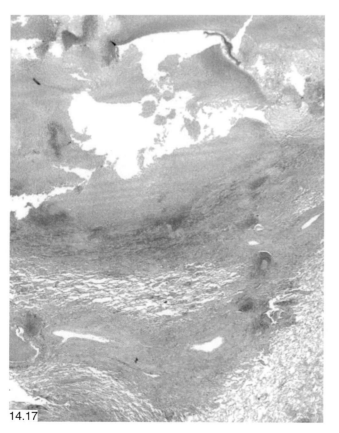
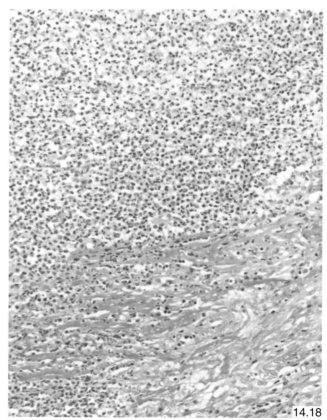

图 14.17 和图 14.18　累及肺的 UC。图 14.17 的上方可见一个大的坏死性结节（无菌性脓肿），视野的下半部分可见支气管血管周围炎症。更高倍镜下（图 14.18），坏死性生物结节含有大片中性粒细胞。

芽肿由 CD 和 UC 引起之前,应进行微生物染色。

治疗和预后

　　表 14.2 中列出的大多数病变对类固醇治疗反应良好。可能的例外是各种形式的细支气管炎,包括缩窄性毛细支气管炎,这方面的关于预后的文献存在矛盾且难以解释[19,20,23]。

表 14.2

CD 和 UC 肺病理改变的相对频率

病理性改变	CD	UC
气管炎症或狭窄	+	++
中性粒细胞性大气道炎症	+/−	++
支气管扩张	+	++
伴有慢性炎症的肉芽肿性		
细支气管炎	+	−
急性细支气管炎/支气管肺炎	+	+
弥漫性泛细支气管炎形态学图像	−	+
缩窄性细支气管炎	−	+
OP(BOOP,COP)	+/−	++
OP 伴肉芽肿	+	−
肉芽肿性间质性炎症	++	+/−

Modified from Camus P, Colby TV. The lung in inflammatory bowel disease. Eur Respir J. 2000;15:5–1; Casey MB, Tazelaar HD, Myers JL, et al. Noninfectious lung pathology in patients with Crohn's dis ease. *Am J Surg Pathol.* 2003;27:213–219.

（何萍　译）

参考文献

1. Resnick ES, Cunningham-Rundles C. The many faces of the clinical picture of common variable immune deficiency. *Curr Opin Allergy Clin Immunol.* 2012;12:595–601.
2. Rao N, Mackinnon AC, Routes JM. Granulomatous and lymphocytic interstitial lung disease: a spectrum of pulmonary histopathologic lesions in common variable immunodeficiency—histologic and immunohistochemical analyses of 16 cases. *Hum Pathol.* 2015;46:1306–1314.
3. Prasse A, Kayser G, Warnatz K. Common variable immunodeficiency-associated granulomatous and interstitial lung disease. *Curr Opin Pulm Med.* 2013;19:503–509.
4. Yazdani R, Azizi G, Abolhassani H, et al. Selective IgA deficiency: epidemiology, pathogenesis, clinical phenotype, diagnosis, prognosis and management. *Scand J Immunol.* 2017;85:3–12.
5. Español T, Catala M, Hernandez M, et al. Development of a common variable immunodeficiency in IgA-deficient patients. *Clin Immunol Immunopathol.* 1996;80(3, pt 1):333–335.
6. Aghamohammadi A, Mohammadi J, Parvaneh N, et al. Progression of selective IgA deficiency to common variable immunodeficiency. *Int Arch Allergy Immunol.* 2008;147:87–92.
7. Azizi G, Tavakol M, Rafiemanesh H, et al. Autoimmunity in a cohort of 471 patients with primary antibody deficiencies. *Expert Rev Clin Immunol.* 2017;13:1099–1106.
8. Gathmann B, Mahlaoui N, Ceredih GL, et al; European Society for Immunodeficiencies Registry Working Party. Clinical picture and treatment of 2212 patients with common variable immunodeficiency. *J Allergy Clin Immunol.* 2014;134:116–126.
9. Buchbinder D, Baker R, Lee YN, et al. Identification of patients with RAG mutations previously diagnosed with common variable immunodeficiency disorders. *J Clin Immunol.* 2015;35:119–124.
10. Maglione PJ, Overbey JR, Radigan L, et al. Pulmonary radiologic findings in common variable immunodeficiency: clinical and immunological correlations. *Ann Allergy Asthma Immunol.* 2014;113:452–459.
11. Bang TJ, Richards JC, Olson AL, et al. Pulmonary manifestations of common variable immunodeficiency. *J Thorac Imaging.* 2018;33:377–383.
12. Torigian DA, LaRosa DF, Levinson AI, et al. Granulomatous-lymphocytic interstitial lung disease associated with common variable immunodeficiency: CT findings. *J Thorac Imaging.* 2008;23:162–169.
13. Resnick ES, Moshier EL, Godbold JH, et al. Morbidity and mortality in common variable immune deficiency over 4 decades. *Blood.* 2012;119:1650–1657.
14. Rose CD, Neven B, Wouters C. Granulomatous inflammation: the overlap of immune deficiency and inflammation. *Best Pract Res Clin Rheumatol.* 2014;28:191–212.
15. Bouvry D, Mouthon L, Brillet PY, et al; Groupe Sarcoïdose Francophone. Granulomatosis-associated common variable immunodeficiency disorder: a case-control study versus sarcoidosis. *Eur Respir J.* 2013;41:115–122.
16. Bates CA, Ellison MC, Lynch DA, et al. Granulomatous-lymphocytic lung disease shortens survival in common variable immunodeficiency. *J Allergy Clin Immunol.* 2004;114:415–421.
17. Carey EJ, Ali AH, Lindor KD. Primary biliary cirrhosis. *Lancet.* 2015;386:1565–1575.
18. Lee HE, Churg A, Ryu JH, et al. Histopathologic findings in lung biopsies from patients with primary biliary cholangitis. *Hum Pathol.* 2018;82:177–186.
19. Majewski S, Piotrowski W. Pulmonary manifestations of inflammatory bowel disease. *Arch Med Sci.* 2015;11:1179–1188.
20. Camus P, Colby TV. The lung in inflammatory bowel disease. *Eur Respir J.* 2000;15:5–10.
21. Olpin JD, Sjoberg BP, Stilwill SE, et al. Beyond the bowel: extraintestinal manifestations of inflammatory bowel disease. *Radiographics.* 2017;37:1135–1160.
22. Cozzi D, Moroni C, Addeo G, et al. Radiological patterns of lung involvement in inflammatory bowel disease. *Gastroenterol Res Pract.* 2018;2018:5697846.
23. Casey MB, Tazelaar HD, Myers JL, et al. Noninfectious lung pathology in patients with Crohn's disease. *Am J Surg Pathol.* 2003;27:213–219.
24. Thao C, Lagstein A, Allen T, et al. Crohn's disease-associated interstitial lung disease mimicking sarcoidosis: a case report and review of the literature. *Sarcoidosis Vasc Diffuse Lung Dis.* 2016;33:288–291.

第 15 章

嗜酸性粒细胞性肺炎

命名问题

嗜酸性粒细胞性肺炎通常分为单纯性嗜酸性粒细胞性肺炎(Loeffler 综合征);急性嗜酸性粒细胞性肺炎(AEP),该病变在临床上有时类似急性呼吸窘迫综合征(ARDS)或社区获得性肺炎;以及慢性嗜酸性粒细胞性肺炎(CEP),其具有更长的病程,通常不会导致呼吸衰竭。然而,这些区别有时候并不明显,至少在形态学上,可以发现病例介于 AEP 和 CEP 之间[1-4]。由于治疗方法相同(大剂量激素),因此区别通常并不重要。

嗜酸性粒细胞性肺炎的病因

表 15.1 列举了嗜酸性粒细胞性肺炎的病因。AEP相对少见;最常见的病因是药物(处方药或吸入娱乐性药物)和香烟烟雾,通常发生在初吸烟者或戒烟后复吸者中[3,5]。据报道,超过 120 种药物可致嗜酸性粒细胞性肺炎[6]。嗜酸性粒细胞性肺炎可能是 Churg-Strauss 综合征(嗜酸性肉芽肿并多血管炎,EGPA)[7] 或变应性支气管肺曲霉病(ABPA)[8]的唯一表现,但这些疾病通常表现出多种其他特征。De Giacomi 等[9]提供了更详细的 AEP 病因清单,Bartal 等[6]及 pneumotox.com 上提供了与嗜酸性粒细胞性肺炎相关的广泛药物清单。

临床特征

单纯性嗜酸性粒细胞性肺炎(Loeffler 综合征)

单纯性嗜酸性粒细胞性肺炎的特征是在无肺部症状或症状轻微的情况下,影像学上有短暂的游走性肺部浸润。典型患者有外周血嗜酸性粒细胞增多症。大部分 Loeffler 综合征的病例被认为是肠道寄生虫的肺部移行所致,最常见的是蛔虫[1],但部分病例没有确切的原因。

急性嗜酸性粒细胞性肺炎

AEP(表 15.2)以突然起病为特点,根据定义,症

表 15.1
嗜酸性粒细胞性肺炎的病因

特发性
药物反应
  处方药,尤其是抗生素、非甾体抗炎药和抗癫痫药[3-6](见第 20 章)吸入娱乐性药物(海洛因、大麻、可卡因、甲基苯丙胺)
吸入有机抗原
Churg-Strauss 综合征(EGPA)
真菌性超敏反应(ABPA/真菌病)
- 感染
- Loeffler 综合征(短暂的呼吸气腔浸润,常由蛔虫或其他肠道寄生虫所致)
- 寄生虫
- 真菌感染,特别是球孢子菌属
- 肺孢子菌属
- 结核
- HIV 感染
- 病毒感染,特别是呼吸道合胞病毒

对香烟烟雾的非寻常反应(AEP 和偶尔的 CEP)
  第一次吸烟
  香烟复吸
  更换香烟品牌或增加吸烟量
恶性肿瘤
胶原血管疾病(特别是类风湿性关节炎)
炎性肠病
嗜酸细胞增多综合征(>1500/mm³,持续 6 个月或更长时间)

表 15.2
AEP 的特征
急性呼吸道疾病<1 个月且通常持续<7 天
严重程度从轻度且自限性到急性呼吸衰竭不等
经常出现全身症状，包括发热、盗汗、肌痛、寒战和胸膜炎性胸痛
HRCT 显示弥漫性磨玻璃影和（或）实变
HRCT 显示光滑的小叶间隔增厚
胸腔积液常见
支气管肺泡灌洗液嗜酸性粒细胞>25%
在大多数情况下，就诊时没有外周嗜酸性粒细胞增多症，但随着时间的推移可能会出现外周嗜酸性粒细胞增多症
活检为病理性弥漫性肺泡损伤（急性期或机化期）伴嗜酸性粒细胞或嗜酸性粒细胞性肺炎
对激素反应显著

表 15.3
CEP 的特征
通常诊断前病史较长（数月）
全身症状（发热、夜间盗汗、体重减轻）常见
许多患者有哮喘或特应性史
90%患者有血嗜酸性粒细胞增多症
影像学上外周实变，常呈游走性
病理类型：
经典类型（嗜酸性粒细胞片和巨噬细胞）
● 可有嗜酸性粒细胞坏死伴巨细胞或肉芽肿反应
● 少数病例可见非干酪性肉芽肿
OP 伴有嗜酸性粒细胞
伴有嗜酸性粒细胞的细胞性 NSIP 样型
急性纤维素性肺炎和伴有嗜酸性粒细胞的 OP
伴有嗜酸性粒细胞的不规则瘢痕
轻度嗜酸性粒细胞血管浸润

注：除典型情况，特别是患者在活检前接受过类固醇治疗的情况外，嗜酸性粒细胞可能相对较少。

状出现在 1 个月内，但通常<7 天。虽然最初对 AEP 的描述强调了迅速暴发的呼吸衰竭，但最近的研究表明病情从可自行缓解的轻症到需要机械通气的重症不等。不同的诱发因素引起的表现/严重性似乎存在差异，特别是与吸烟相关的 AEP 通常很严重[5]。与 CEP 相反，AEP 患者通常不存在哮喘。

可能会出现发热、盗汗、寒战和肌痛等全身症状/体征。大多数患者在就诊时未发现外周嗜酸性粒细胞增多症，但随着时间的推移，可能会出现血嗜酸性粒细胞增多症。根据定义，患者的支气管肺泡灌洗液嗜酸性粒细胞必须超过 25% 或活检结果显示为嗜酸细胞性肺疾病。

AEP 在临床上通常与 ARDS 或社区获得性肺炎非常相似，通常仅在肺泡灌洗液或活检存在嗜酸性粒细胞时才表明诊断正确。

慢性嗜酸性粒细胞性肺炎

大部分 CEP 的病例（表 15.3）起病隐匿，症状持续时间长，通常在诊断前已患病数月[4]。除了咳嗽、气短外，全身症状（发热、体重减轻、夜间盗汗）也很常见。25%~75%的患者有哮喘史，在部分病例 CEP 发病时才出现明显哮喘[4]。部分患者有血清免疫球蛋白 E（IgE）水平升高。血嗜酸性粒细胞增多症见于 90%的病例且嗜酸性粒细胞通常占白细胞的大部分。肺功能检测能显示阻塞性或限制性通气功能障碍。CEP 复发

很常见，常伴随着肺部新的浸润区域。

影像特征

单纯性肺嗜酸性粒细胞增多症（Loeffler 综合征）的特征是一过性和游走性实变影，常于 1 个月内自行消散（图 15.1 和图 15.2）[10]。实变的区域可以是单发或多发，在 X 线片上往往边界不清。CT 显示斑片状实变区和磨玻璃影，通常以外周分布为主[11]。主要的影像学鉴别诊断包括肺出血、机化性肺炎（OP）和反复吸入性肺炎。

AEP 的胸部 X 线片和高分辨 CT 表现通常为广泛的双侧磨玻璃影，斑片状实变，小叶间隔增厚，支气管血管束增粗，双侧胸腔积液但不伴心脏增大（图 15.3，并见"诊断方法"部分）。影像学鉴别诊断包括流体静力性肺水肿、ARDS 和细菌性或病毒性肺炎。

CEP 胸部 X 线片的经典描述是外周呼吸气腔实变（"反肺水肿征"），主要累及上叶（图 15.4）[10]。然而，值得注意的是，这一表现出现在<50%的病例中。其余患者胸部 X 线片上外周分布并不明显，但通常在 HRCT 上超过 90%的患者显示外周分布为主的实变和磨玻璃影（图 15.5）。主要的影像学鉴别诊断是 OP 和 Churg-Strauss 综合征（EGPA）。

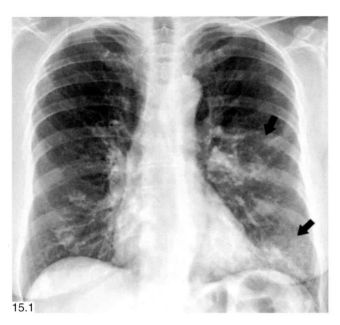

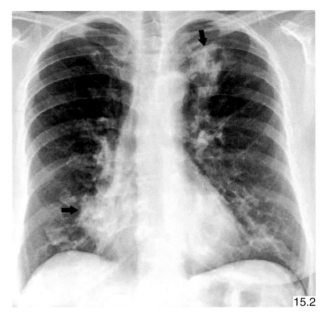

图 15.1 和图 15.2 单纯性肺嗜酸性粒细胞增多症。图 15.1:胸部 X 线片显示左下叶边界不清的实变区(箭)。图 15.2:6 天后胸部 X 线片显示左上叶和右中叶有新的实变区(箭),左下叶实变几乎完全吸收。该患者为 54 岁女性。

CEP 很少会导致肺纤维化(图 15.6)。

病理特征

单纯性嗜酸性粒细胞性肺炎

很少有病例进行活检,但形态学图像符合 CEP (见后文)。

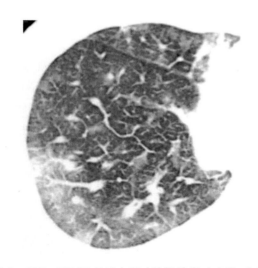

图 15.3 AEP。HRCT 显示右下叶弥漫性磨玻璃影、广泛小叶间隔增厚和小的实变灶。双侧全肺均有类似的表现。(Courtesy of Dr. Kiminori Fujimoto, Kurume, Japan.)

急性嗜酸性粒细胞性肺炎

在最严重的情况下,AEP 形态学上类似弥漫性肺泡损伤,但伴有更多嗜酸性粒细胞[2](图 15.7 至图 15.9)(表 15.2)。在普通的弥漫性肺损伤/ARDS/急性间质性

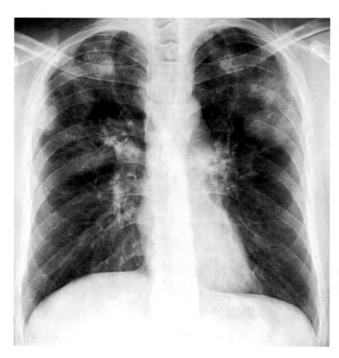

图 15.4 CEP 胸部 X 线片显示双侧斑片状实变区,主要位于上叶的外周区域。该患者为 32 岁男性。

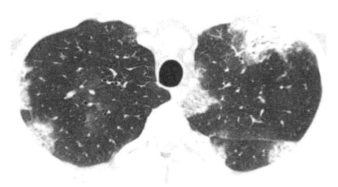

图 15.5　CEP。HRCT 显示上叶肺尖区域有外周实变和磨玻璃影。该患者为 31 岁女性。

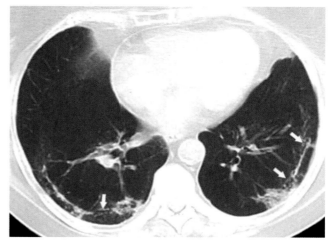

图 15.6　纤维化性 CEP。下肺水平的常规 CT 图像显示符合纤维化的外周网状影和牵引性支气管扩张的局灶区域（箭）。还注意到外周带状影和局灶性磨玻璃影。外科活检显示间质纤维化伴嗜酸性粒细胞。

肺炎（AIP）中，嗜酸性粒细胞极度稀少甚至不存在，因此，即便是发现少数嗜酸性粒细胞也是有意义的，并应考虑到 AEP 的诊断。

弥漫性肺泡损伤（DAD）可处于具有透明膜的急性期，或表现出弥漫性肺泡损伤中常见的任何机化形态学图像（图 15.7 和图 15.8，并见第 4 章）。嗜酸性粒细胞通常相当稀少，但偶尔也数量众多，图像更类似于伴有

一些透明膜的 CEP，或有时仅为单纯 CEP，没有弥漫性肺损伤的证据。

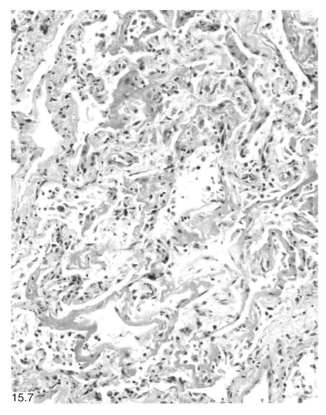

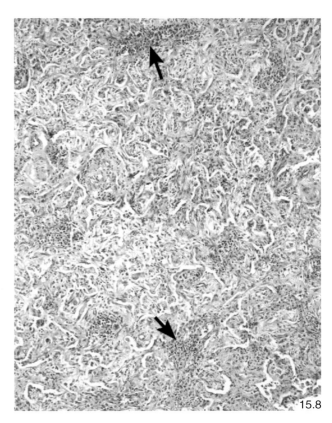

15.7

15.8

图 15.7 至图 15.9　AEP。图 15.7 和图 15.8 显示起初看似普通的急性和机化性弥漫性肺泡损伤。然而，在图 15.8（箭）和图 15.9 中可见嗜酸性粒细胞聚集，显示这实际上是 AEP。患者接受了化学药物治疗并发生急性呼吸衰竭。（待续）

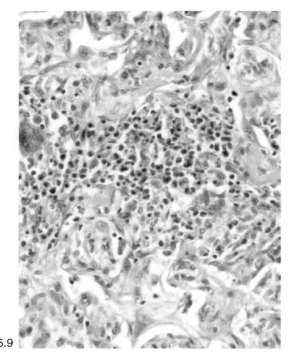

15.9

图 15.7 至图 15.9(续)

慢性嗜酸性粒细胞性肺炎

　　CEP 显示相当多的形态学类型(图 15.3)。典型形

式由充填肺泡腔的嗜酸性粒细胞片组成(图 15.10 和图 15.11),也就是说,看起来像嗜酸性粒细胞替代了中性粒细胞的细菌性肺炎。根据我们的经验,这种形式是少数病例的唯一类型。更常见的是,有大量的肺泡巨噬细胞与不同数量的嗜酸性粒细胞混杂(图 15.12 和图 15.13)。

　　OP 区域在 CEP 中非常常见(见图 5.25,图 5.26,图 15.14,图15.15,图 18.20 和图 18.21),部分病例在低倍镜下看起来像 OP(见图 18.20)。特发性 OP 可以偶见嗜酸性粒细胞,但一旦在看似 OP 的部位容易发现嗜酸性粒细胞(多个视野中每高倍镜视野有数个嗜酸性粒细胞或嗜酸性粒细胞片),则诊断为 CEP 的可能性就更大。

　　部分 CEP 的病例显示纤维素性和机化性肺炎图像[13]。图中大量的肺泡纤维素与或多或少的 OP 样肉芽组织混杂(图 15.16 和图 15.17,并见第 5 章对纤维素性和机化性肺炎的描述),而其他则类似富于细胞型非特异性间质性肺炎(NSIP)(图 15.18)。同样,嗜酸性粒细胞的存在显示诊断正确。

　　非干酪性肉芽肿见于 10%~20% 的 CEP 病例(图 15.19)。嗜酸性粒细胞性坏死(图 15.20)伴巨细胞或

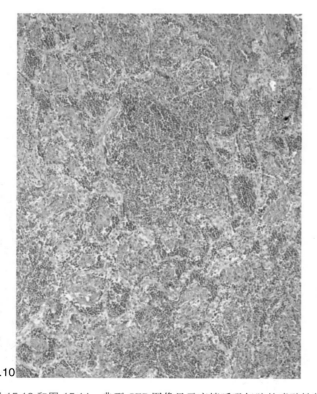

15.10

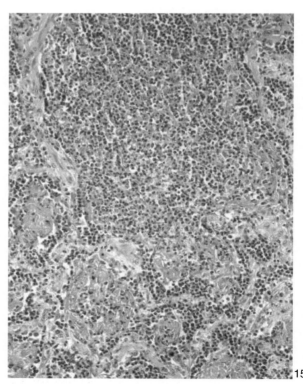

15.11

图 15.10 和图 15.11　典型 CEP 图像显示充填呼吸气腔的嗜酸性粒细胞片。患者种植蘑菇,临床上认为蘑菇暴露是其疾病的来源。

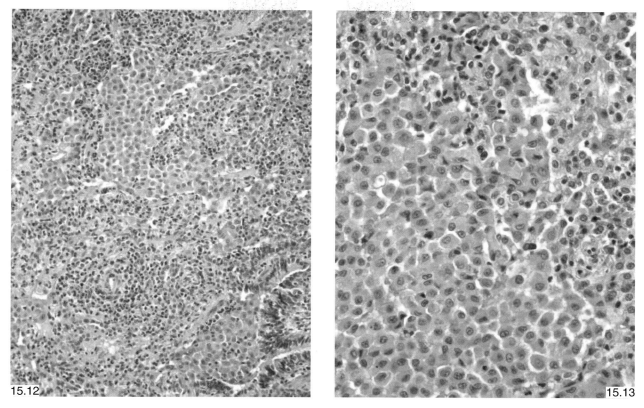

图 15.12 和图 15.13　此处的 CEP 图像中有许多呼吸气腔巨噬细胞。脱离本章内容来看，图 15.13 可能被误认为是 DIP，因为 DIP 通常有少量嗜酸性粒细胞；然而，CEP 和 DIP 在影像上完全不同，而且 DIP 不可能拥有图 15.12 中可见的嗜酸性粒细胞数量。患者服用红霉素后出现气短和实变。

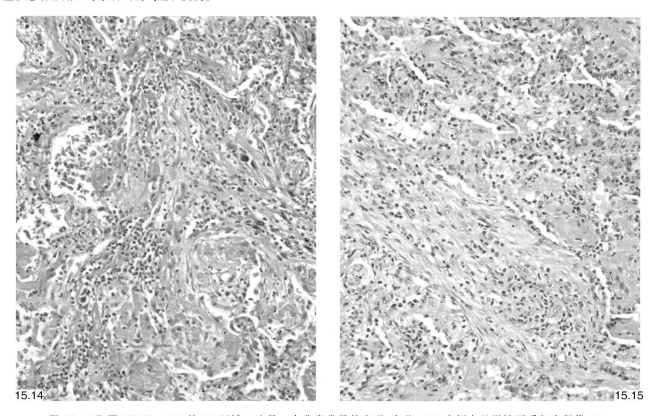

图 15.14 和图 15.15　CEP 的 OP 区域。这是一个非常常见的表现，有些 CEP 病例在显微镜下看起来很像 OP。

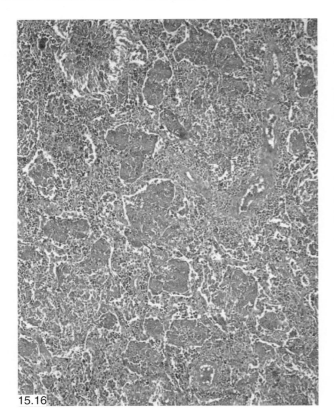
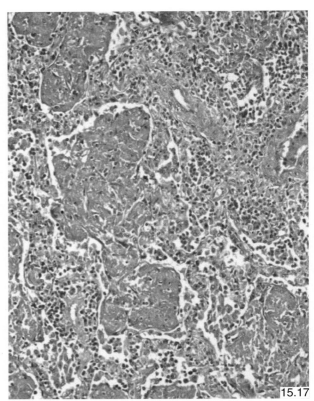

图 15.16 和图 15.17　CEP 中显著的呼吸气腔纤维素沉积(纤维素性并机化性肺炎型)。此类病例应该简单地报告为 CEP。

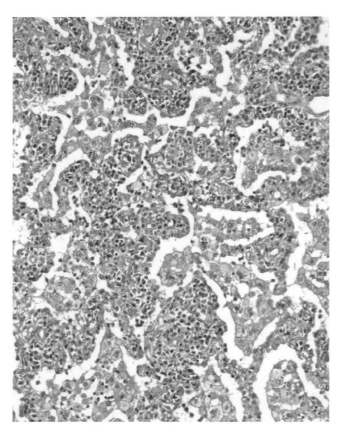

图 15.18　CEP,类似富于细胞型 NSIP。

产生肉芽肿样改变的上皮样组织细胞反应 (图 15.21 和图 15.22)见于约 15% 的病例[14]。这种形式本身并不表明潜在的 Churg-Strauss 综合征[7]。在 CEP 区域之中,嗜酸性粒细胞和慢性炎性细胞(图 15.23)的轻度血管浸润是常见现象, 同样也不表明 Churg-Strauss 综合征或潜在的血管炎。

随着时间的推移,CEP 趋于消长并出现在肺的不同区域;然而,如果疾病在同一区域反复发生,则可能导致纤维化。少有 CEP 纤维化类型的文献报道;根据我们的经验,这些病例可能看起来或多或少类似纤维化 NSIP 或具有斑片状纤维化类型,有点类似于普通型间质性肺炎,但与嗜酸性粒细胞混杂。可能出现成纤维细胞灶。

治疗对形态学表现的影响

嗜酸性粒细胞对类固醇激素异常敏感并以显著而快速的方式发生凋亡。如果在大剂量类固醇治疗开始的 1~2 天后进行活检, 则嗜酸性粒细胞可能非常少。在这种情况下,影像学游走性外周实变史或类固醇治疗前的高灌洗或高血清的嗜酸性粒细胞计数是正确诊断的重要线索。

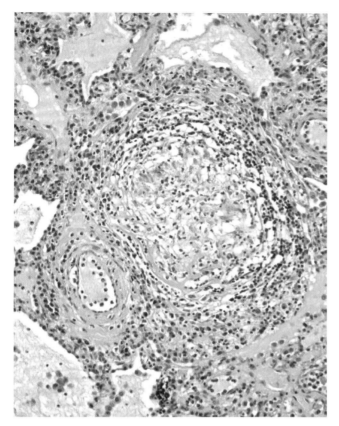

图 15.19 图 15.12 和图 15.13 所示同一病例的非干酪性肉芽肿。

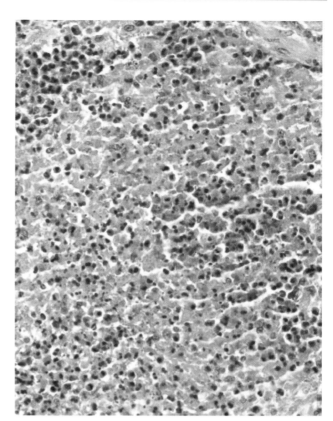

图 15.20 CEP 的早期嗜酸性粒细胞性坏死。

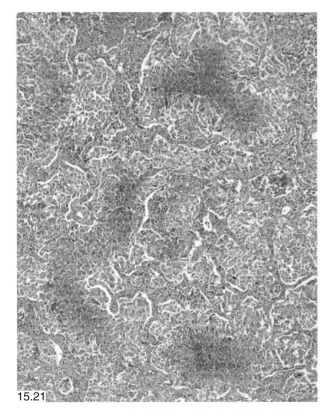

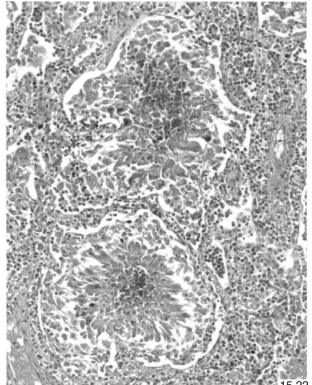

图 15.21 和图 15.22 具有肉芽肿反应的嗜酸性粒细胞性坏死区域。这是 CEP 中的常见表现，并且不会改变对 Churg-Strauss 综合征的诊断。

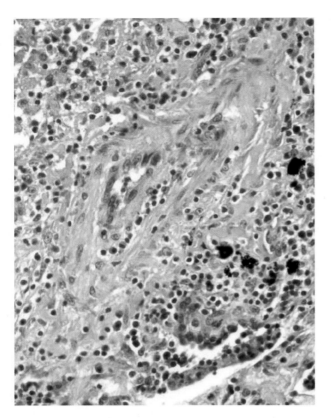

图 15.23 CEP 的血管浸润。图示中的轻微血管浸润是常见的，并不能提示诊断为血管炎。

诊断方法

如果有适当的临床和影像学背景，有时无须活检即可诊断 CEP。经支气管活检有时是有诊断性的（见图 18.20 和图 18.21），但是在大多数病例中采用VATS 活检。和 AIP/ARDS 相同，AEP 很难通过经支气管活检明确诊断，因为诊断性特征（嗜酸性粒细胞）可能是局灶性的，然而，如果患者有 ARDS 的临床和影像学表现，经支气管活检显示弥漫性肺损伤和嗜酸性粒细胞，则可以明确诊断。冷冻活检适用于嗜酸性粒细胞性肺炎的诊断[15]，虽然与VATS 活检相比的阳性率尚不清楚。如果临床和影像学表现符合嗜酸性粒细胞性肺炎，则支气管肺泡灌洗也是一种有用的诊断方法；超过 25% 的嗜酸性粒细胞被认为具有诊断意义（图 15.24 和图 15.25）[4]。

鉴别诊断

主要鉴别诊断列于表 15.4。代表 AEP 的弥漫性肺损伤与代表 AIP/ARDS 的弥漫性肺损伤之间的形

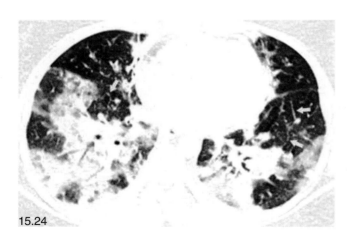

15.24

图 15.24 和图 15.25 1 例经左氧氟沙星治疗的患者的 AEP。给药后，缺氧性呼吸衰竭迅速发作，出现双侧弥漫性磨玻璃影和实变，主要累及肺下垂部位（图 15.24）。还注意到小叶间隔增厚（箭）。灌洗液检测显示嗜酸性粒细胞超过 25%（图 15.25），从而明确了诊断。

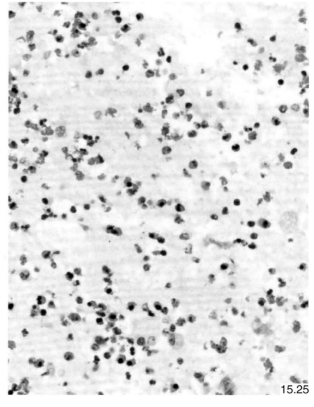

15.25

表 15.4	
嗜酸性粒细胞性肺炎的形态学鉴别诊断	
AEP	弥漫性肺泡损伤（AIP/ARDS）
CEP	OP
	朗格汉斯细胞组织细胞增生症
	霍奇金病
	反应性嗜酸性粒细胞性胸膜炎
	DIP
	Churg-Strauss 综合征（EGPA）
	ABPA

态学区别完全取决于前者可发现嗜酸性粒细胞。弥漫性肺损伤的潜在类型是无法区分的。

CEP 最重要的鉴别诊断是 OP，偶有影像显示外周实变的患者进行的 VATS 活检显示 OP 伴有嗜酸性粒细胞略增加，但不足以明确诊断为 CEP。在这种情况下，我们建议给出一个 CEP 需要被考虑到的说明，以提醒临床医生寻找血嗜酸性粒细胞增多症以及潜在的致病因子。

朗格汉斯细胞组织细胞增多症（见第 10 章）可能有大量嗜酸性粒细胞，但细胞性结节主要由 S-100/CD1a 阳性朗格汉斯细胞组成，常混有吸烟者巨噬细胞，且结节以小气道为中心（见图 10.10）。

肺内典型的霍奇金病具有淋巴细胞背景和少量嗜酸性粒细胞，但也有 Reed-Sternberg 细胞（R-S 细胞）；病变通常呈结节状，以支气管血管束为中心。

反应性嗜酸性粒细胞性胸膜炎（见图 10.40 和图 10.41）也可能有大量的嗜酸性粒细胞，但是其局限于胸膜腔，没有潜在的肺疾病，或仅存在于胸膜下和胸膜疱。

脱屑性间质性肺炎（DIP；见第 8 章）通常有少量嗜酸性粒细胞与肺泡巨噬细胞混杂或在间质内（见图 8.17），并且某个 DIP 和 CEP 视野可能无法区分（比较图 8.17、图 15.12 和图 5.13）；然而，在大多数 CEP 的病例中，有些区域的嗜酸性粒细胞数量相当多，在有疑问的病例中，影像可以解决这个问题。CEP、Churg-Strauss 综合征（EGPA）和 ABPA 的区别有时在形态学上存在问题，因为这 3 种情况均能产生 CEP 的图像（表 15.5）。Churg-Strauss 综合征的部分病例很难与 CEP 区分，因为 100% 的 Churg-Strauss 综合征患者和许多 CEP 患者都有哮喘，且两种情况都与血嗜酸性粒细胞增多症相关（表 15.5）。许多 Churg-Strauss 综合征患者，但不是全部，有系统性血管炎证据和抗中性粒细胞质抗体（ANCA）阳性[7]，但这些表现在 CEP 中却不存在。

表 15.5			
CEP、Churg-Strauss 综合征（CSS、EGPA）和 ABPA 的区别			
特征	CEP	CSS（EGPA）	ABPA
哮喘	25%~75%病例	100%病例	几乎所有病例[a]
血嗜酸性粒细胞	>90%病例	100%病例	是
IgE 升高	是	是	很高
血清抗曲霉菌抗体	否	否	是
注射曲霉菌抗原引起的皮肤反应	否	否	是
ANCA	阴性	P-ANCA 50%病例	阴性
影像学	实变，通常为外周性	常有实变，可以为外周性	中央性黏膜嵌塞和支气管扩张
嗜酸性粒细胞性肺炎的病理图像	是	常见	通常为次要成分[b]
真性血管炎	否[c]	有时	否
支气管扩张	否	否	是
黏膜嵌塞	否	否	是[b]
支气管中心性肉芽肿病	否	否	是[b]
富于细胞性细支气管炎伴嗜酸性粒细胞	否	否	是[b]

[a] ABPA 可见于非哮喘的囊性纤维化患者。

[b] 在特定的 ABPA 病例中，这些特征可以存在或不存在。

[c] CEP 可显示炎性病灶中的轻度血管浸润。

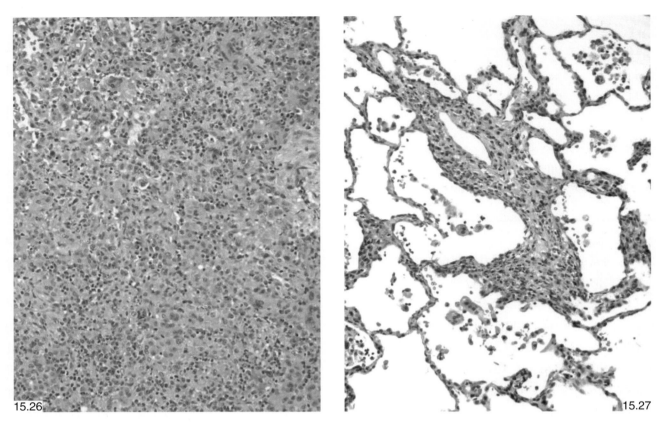

图 15.26 和图 15.27　Churg-Strauss 综合征（EGPA）。活检部分显示的形态学图像无法与普通 CEP 区分（图 15.26）；然而，远离嗜酸性粒细胞性肺炎区域的血管壁也有明显嗜酸性粒细胞性浸润（图 15.27），表明正确的诊断应是 Churg-srauss 综合征。

在形态学上，肺 Churg-Strauss 综合征可以与 CEP 完全相同（图 15.26），也可以是 CEP 的图像伴真性血管炎。伴或不伴肉芽肿样反应的嗜酸性粒细胞坏死可见于 Churg-Strauss 综合征和普通 CEP，不能作为鉴别要点。如上所述，嗜酸性粒细胞和淋巴细胞的轻度血管浸润在 CEP（图 15.23）很常见且不被视为血管炎。提示真性血管炎的特征是血管壁坏死、嗜酸性粒细胞在 CEP 样区域中间的血管壁明显浸润或者在远离 CEP 区域的嗜酸性粒细胞的血管壁浸润（图 15.27）。

ABPA/真菌病是一种对环境中真菌的超敏反应，致敏原几乎总为曲霉菌[8]。大多数 ABPA 的病例发生于哮喘患者，但也有部分发生于非哮喘的囊性纤维化患者（表 15.5）。病理学方面，有在形态上与普通 CEP 难以区分的嗜酸性粒细胞性肺炎，是 ABPA 的特征之一，但这通常是次要问题，其在很多情况下并不存在。伴有或不伴黏膜嵌塞的中心性支气管扩张比嗜酸性粒细胞性肺炎更为常见，也可能有支气管中心性肉芽肿或细支气管炎，通常与嗜酸性粒细胞相关。

预后

按照释义，单纯性嗜酸性粒细胞性肺炎或多或少是一个自限性过程。AEP 对类固醇的反应显著而快速[1,4,9]。由于大多数其他形式的 ARDS/AIP 对类固醇具有抵抗性，因此正确识别经活检的 AEP 对治疗至关重要。CEP 对类固醇的反应也非常迅速，但相当一部分患者在类固醇减量后会复发，尽管在大多数患者重新使用类固醇后 CEP 会再次消退[1,4]。若在开始类固醇治疗后 2~3 天临床症状消失，1 周内影像学浸润消散，则几乎可以证实嗜酸性粒细胞性肺炎诊断。

白介素-5（IL-5）是一种导致嗜酸性粒细胞成熟并引起血嗜酸性粒细胞水平升高的细胞因子。此外，其还可以延长血液中嗜酸性粒细胞的寿命，活化嗜酸性粒细胞并促进其向组织中迁移[16]。目前抗 IL-5 药物（美泊利珠单抗和瑞利珠单抗）已在临床应用，并且在 Churg-Strauss 综合征中，美泊利珠单抗相对于单用类固醇已经可延长发作间歇并增加患者缓解数量[17]。这些药物可作为嗜酸性粒细胞性肺炎患者的类固醇助减剂。

（江宇 译）

参考文献

1. Fernández Pérez ER, Olson AL, Frankel SK. Eosinophilic lung diseases. *Med Clin North Am.* 2011;95:1163–1187.

2. Tazelaar HD, Linz LJ, Colby TV, et al. Acute eosinophilic pneumonia: histopathologic findings in nine patients. *Am J Respir Crit Care Med.* 1997;155:296–302.

3. De Giacomi F, Vassallo R, Yi ES, et al. Acute eosinophilic pneumonia. Causes, diagnosis, and management. *Am J Respir Crit Care Med.* 2018;197:728–736.

4. Cottin V. Eosinophilic lung diseases. *Clin Chest Med.* 2016;37:535–556.

5. De Giacomi F, Decker PA, Vassallo R, et al. Acute eosinophilic pneumonia: correlation of clinical characteristics with underlying cause. *Chest.* 2017;152:379–385.

6. Bartal C, Sagy I, Barski L. Drug-induced eosinophilic pneumonia: a review of 196 case reports. *Medicine (Baltimore).* 2018;97:e9688.

7. Churg A. Recent advances in the diagnosis of Churg-Strauss syndrome. *Mod Pathol.* 2001;14:1284–1293.

8. Hogan C, Denning DW. Allergic bronchopulmonary aspergillosis and related allergic syndromes. *Semin Respir Crit Care Med.* 2011;32:682–692.

9. Philit F, Etienne-Mastroianni B, Parrot A, et al. Idiopathic acute eosinophilic pneumonia: a study of 22 patients. *Am J Respir Crit Care Med.* 2002;166:1235–1239.

10. Jeong YJ, Kim KI, Seo IJ, et al. Eosinophilic lung diseases: a clinical, radiologic, and pathologic overview. *Radiographics.* 2007;27:617–637.

11. Price M, Gilman MD, Carter BW, et al. Imaging of eosinophilic lung diseases. *Radiol Clin North Am.* 2016;54:1151–1164.

12. Daimon T, Johkoh T, Sumikawa H, et al. Acute eosinophilic pneumonia: thin-section CT findings in 29 patients. *Eur J Radiol.* 2008;65:462–467.

13. Beasley MB, Franks TJ, Galvin JR, et al. Acute fibrinous and organizing pneumonia: a histological pattern of lung injury and possible variant of diffuse alveolar damage. *Arch Pathol Lab Med.* 2002;126:1064–1070.

14. Colby TV, Carrington CB. Interstitial lung disease. In: Thurlbeck WM, Churg A, eds. *Pathology of the Lung.* 2nd ed. New York, NY: Thieme Medical Publishers; 1995:668.

15. Ussavarungsi K, Kern RM, Roden AC, et al. Transbronchial cryobiopsy in diffuse parenchymal lung disease: retrospective analysis of 74 cases. *Chest.* 2017;151:400–408.

16. Domingo C. Overlapping effects of new monoclonal antibodies for severe asthma. *Drugs.* 2017;77:1769–1787.

17. Wechsler ME, Akuthota P, Jayne D, et al; EGPA Mepolizumab Study Team. Mepolizumab or placebo for eosinophilic granulomatosis with polyangiitis. *N Engl J Med.* 2017;376:1921–1932.

第 16 章

肺泡蛋白沉积症

定义

肺泡蛋白沉积症(PAP)是一种间质性肺疾病,表面活性物质稳态异常导致脂蛋白物质填充肺泡腔[1]。PAP 并不常见,最近日本的一项研究显示发病率为每百万人中 0.49 例[2]。

病因和亚分类

表面活性物质由 Ⅱ 型肺泡细胞分泌,通常被肺泡巨噬细胞和 Ⅱ 型细胞降解。表面活性物质的作用是降低表面张力,防止肺泡塌陷;表面活性物质蛋白 A、B、C 和 D 在肺的固有免疫中也起着重要作用[1,3]。

在 PAP 中,表面活性物质不会降解,而是积聚在肺泡腔中,在此处,其在显微镜下表现为粗颗粒嗜酸性物质。PAP 可以根据表面活性物质积聚的病因进行细分。肺泡巨噬细胞需要粒细胞-巨噬细胞集落刺激因子(GM-CSF)才能成熟为具有降解表面活性物质能力的全功能细胞,90% 的 PAP 病例是由循环抗 GM-CSF 抗体的产生引起的 (称为原发性或自身免疫性 PAP)(图 16.1)。骨髓细胞的正常免疫功能也需要 GM-CSF,而 PAP 患者的中性粒细胞的抗菌性能受损[1]。

其余的大多数病例被标记为继发性并具有多种相关性,包括血液系统疾病、其他形式的恶性肿瘤、免疫抑制、暴露于外源性粉尘和烟雾以及药物 (表16.1),所有这些都被认为是通过受损的巨噬细胞介导的(表 16.1)。

极少数病例是由影响表面活性物质基因、GM-CSF 本身或与 GM-CSF 信号相关基因结构和功能的突变引起的;这些被称为先天性或遗传性 PAP (表16.1)。也有极少数既没有发现抗 GM-CSF 抗体也没有发现基因异常的情况[1,4,5]。

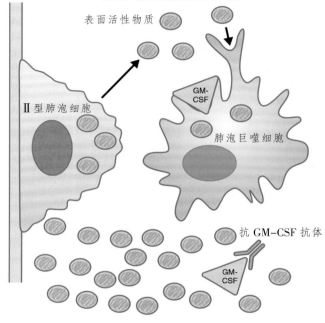

正常表面活性物质分泌与降解

表面活性物质

Ⅱ 型肺泡细胞

GM-CSF

肺泡巨噬细胞

抗 GM-CSF 抗体

GM-CSF

自身免疫性(原发性)PAP

图 16.1 原发性(自身免疫性)PAP 的发病机制。表面活性物质由 Ⅱ 型肺泡细胞分泌, 通常被肺泡巨噬细胞吞噬和降解;这一过程需要 GM-CSF 与巨噬细胞 GM-CSF 受体结合。在原发性(自身免疫性)PAP 中,针对 GM-CSF 的抗体阻止 GM-CSF 与巨噬细胞受体结合,导致巨噬细胞成熟失败,且表面活性物质作为蛋白质沉积物质在呼吸气腔中积聚。

临床特征

PAP 的临床特征是非特异性的,包括咳嗽、气短、不适,有时还有胸痛或体重减轻,通常以惰性方式发展。胸部检查通常无异常,但偶有报告称出现爆裂音、杵状指和发绀。即使在患有自身免疫性 PAP 的患者中,也似乎与吸烟及粉尘暴露有关[1,6]。

GM-CSF 抗体水平是唯一确定的生物标志物,升高的水平对自身免疫性 PAP 具有 100% 的特异性和

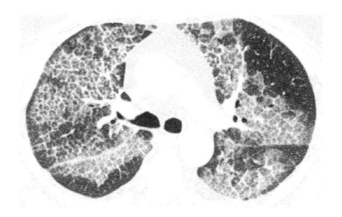

表 16.1

PAP 的病因分类和报告的相关性

原发性（又称获得性或自身免疫性）：由抗 GM-CSF 抗体引起

继发性

血液系统恶性肿瘤，尤其是白血病和骨髓增生异常综合征

非血液系统恶性肿瘤

免疫缺陷状态

吸入大量极细的矿物粉尘(8ᵃ)

　　二氧化硅(称为硅蛋白沉积症或急性硅沉着病)(9)

　　铝(10)

　　铟化合物(11)

　　二氧化钛(12)

有机粉尘 ᵃ(3)，包括锯末、面包粉和肥料

地震粉尘(确切的媒介不清楚)(13)

烟雾ᵃ(3)包括氯、清洁产品、汽油、合成塑料烟雾、油漆烟雾、清漆烟雾、氢氟酸

药物反应(1)

　　化疗药物，尤其是白消安

　　环孢素

　　达沙替尼

　　伊马替尼

　　来氟米特

　　吗替麦考酚酯

　　西罗莫司

　　吸入芬太尼贴剂(见图 18.16 至图 18.18)

作为一个局部现象，偶见于纤维化间质性肺炎

遗传性

GM-CSF 基因突变

GM-CSF 受体基因突变(CSF2RA、CSF2RB)

表面活性物质结构/产生基因突变(SFTPB、SFTPC、BCA3、TTF1)

ᵃ 除了二氧化硅和铟，表 16.1 这部分中列出的具体药物在文献中主要以单个病例报告为代表，尚不清楚这些是否为 PAP 的实际原因。

敏感性[3]。

影像特征

　　胸部 X 线片通常显示双侧斑片状实变区，肺尖和肋膈角相对稀少。特征性的高分辨率 HRCT 表现包括双侧磨玻璃影并叠加因小叶间隔增厚而呈现的细线状影，这种组合称为铺路石征[7](图 16.2)。存在铺路石征的区域通常具有清晰的边缘，呈地图状或小叶零

图 16.2　HRCT 扫描显示磨玻璃影和小叶间隔增厚（"铺路石征"），典型的 PAP。

散状分布。尽管铺路石征相对非特异性，但对于有慢性症状的患者，应该会增加 PAP 的可能性。

病理特征

　　大体上，PAP 看起来是充填呼吸气腔的一种黄色的均匀柔软的物质；这类病变可能非常不完整(图 16.3)。PAP 的显微特征是肺泡腔被粗颗粒嗜酸性物质充填，这些物质通常包含圆形或细长的致密小体，

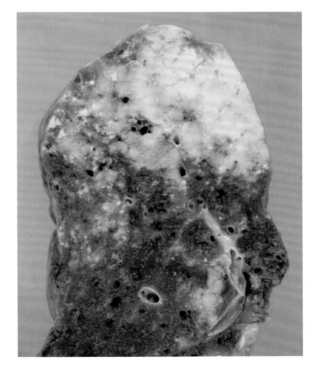

图 16.3　PAP 的大体外观特征是柔软的黄色物质完全填充局部区域的呼吸气腔。(Case Courtesy Dr. Julia Flint.)

可能代表死亡的巨噬细胞(图 16.4 至图 16.6)。胆固醇裂隙和少量泡沫巨噬细胞也可能出现于颗粒物质中。蛋白沉积物质显示消化后过碘酸–希夫(dPAS)反应强阳性(图 16.7),这有助于将其与 dPAS 阴性的水肿液区分开来(见后文)。

根据我们的经验,偶尔存在轻度间质炎症和(或)只略微增厚肺泡壁的非常轻微的间质纤维化在继发性 PAP 中比在原发性中更常见(图 16.8 和图 16.9)。据报道,接触铟化合物导致的 PAP 经常与纤维化有关,但纤维化的诊断通常是通过影像学做出的,并且这些病例的病理表现尚不清楚[8]。

硅蛋白沉积症通常有轻度慢性间质浸润,偏振可能会显示出细的淡橙色双折射二氧化硅颗粒(图16.10),但在某些病例中,二氧化硅颗粒太小而无法通过光学显微镜看到。其他据报道会导致蛋白质沉积的粉尘常因过细而无法通过光学显微镜看到,但其可以通过电子显微镜检测到(图 16.11)。

Verma 等[9]报告了 5 例 PAP 病例,这些病例也有

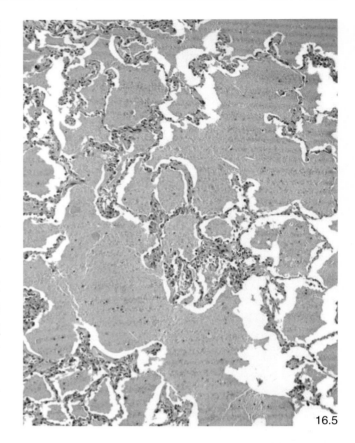

16.5

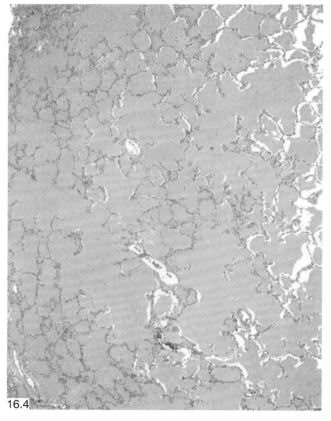

16.4

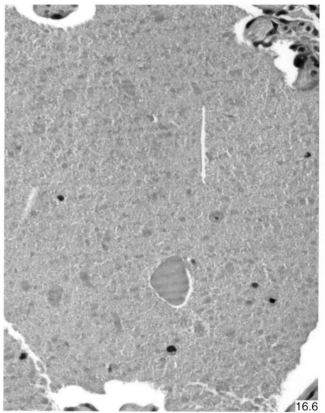

16.6

图 16.4 至图 16.6 PAP 显示由粗颗粒嗜酸性物质充填呼吸气腔。注意图中缺乏间质炎症和间质纤维化,这是大多数 PAP 病例的典型表现。在高倍镜下(图 16.5),蛋白质沉积物呈明显的颗粒状并含有致密的嗜酸性结构,可能代表肺泡巨噬细胞的残留物。

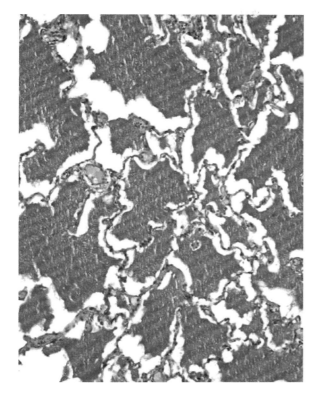

图 16.7 消化后 PAS 染色显示蛋白沉着物质的强烈染色。消化后的 PAS 染色可用于将 PAP 与 PAS 阴性的肺水肿区分开来(比较图 16.14)。

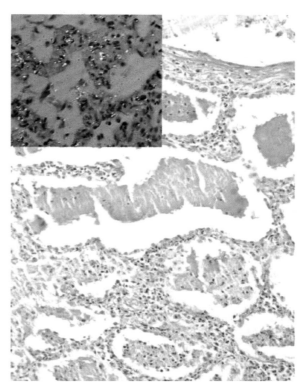

图 16.10 硅蛋白沉积症(也称为急性硅沉着病)。在硅蛋白沉积症中,通常存在间质性慢性炎症浸润。小图显示双折射二氧化硅颗粒。

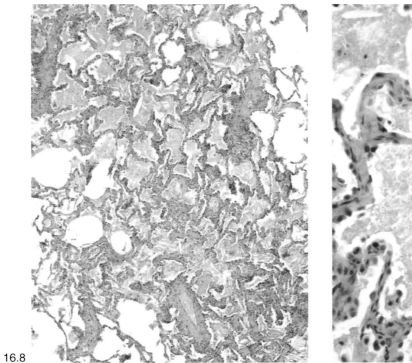

16.8

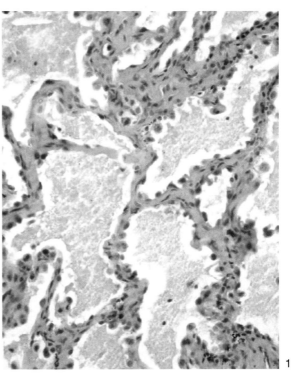

16.9

图 16.8 和图 16.9 1 例接受白消安治疗的血液系统恶性肿瘤患者的 PAP 图像。此例中,细小的间质纤维化可能是 PAP 的一部分,但也可能反映了白消安的毒性。

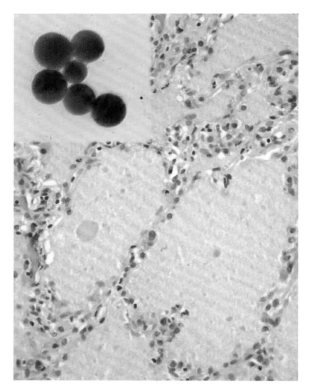

图 16.11　1 例研磨铝金属的患者的 PAP。PAP 在一些暴露于浓度极高的极细粉尘的患者中可见。小图:电子显微照片显示从活检分解物中回收的亚微米铝球。(Reproduced by permission from Miller RR, Churg AM, Hutcheon M, et al. Pulmonary alveolar proteinosis and aluminum dust exposure. *Am Rev Respir Dis*. 1984;130:312‑315.)

过敏性肺炎的形态学改变,包括细支气管中心性间质性炎症和非坏死性肉芽肿。其中 3 例患者有鸟类接触史。进行检测的两例患者没有抗 GM‑CSF 抗体。

鉴别诊断

肺水肿由光滑的或极细的颗粒状嗜酸性物质充填呼吸气腔,而不是像 PAP 那样的粗颗粒状物质,可能会显示切割产生的振动伪影,并且 dPAS 呈阴性(图 16.12 至图 16.14)。

肺孢子菌的特征是由泡沫状而非粒状嗜酸性物质充填呼吸气腔(图 16.15),并且通过银染色可以看到微生物。

PAP 与显著的间质纤维化或慢性炎症或纤维化引起的潜在肺结构扭曲相关,提示另一个潜在病变,例如,继发于化学治疗药物的纤维化或纤维化性间质

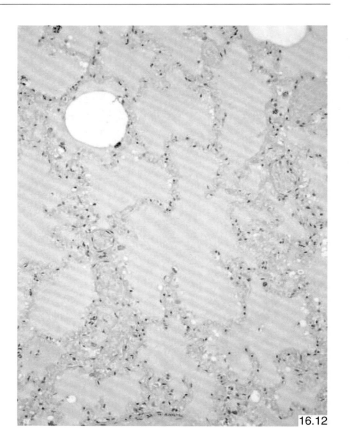

16.12

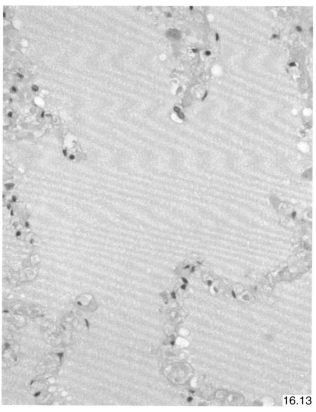

16.13

图 16.12 至图 16.14　详见图 16.14 图注。(待续)

性肺炎,其中蛋白沉积症可能是局部表现。

诊断方法

经支气管活检可用于诊断 PAP(图 16.16 和图

16.14

图 16.12 至图 16.14(续)　肺水肿。与蛋白沉积物质相比,水肿液看起来光滑或呈极细的颗粒状,不会被消化后的 PAS 染色(图 16.14)。

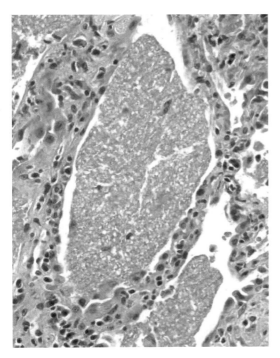

图 16.15　肺孢子菌肺炎。与蛋白沉积液相反,肺孢子菌会产生泡沫状嗜酸性物质,其中通常可见细小的点。

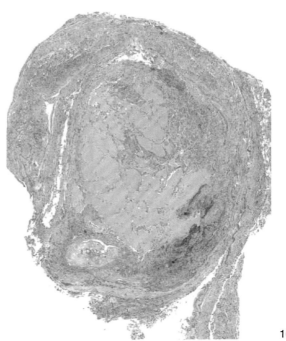

16.16

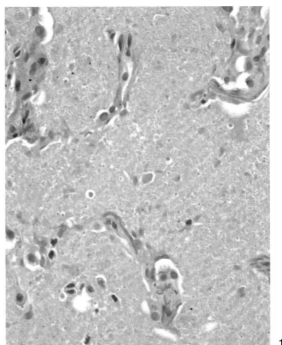

16.17

图 16.16 和图 16.17　经支气管活检中的 PAP。如果活检对病变进行取样,则很容易在经支气管活检中诊断 PAP,但 PAP 可能呈斑片状(比较图 16.3),经支气管活检经常会漏诊。

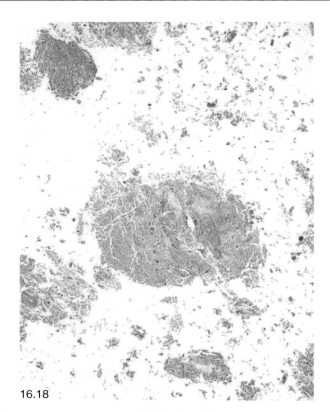
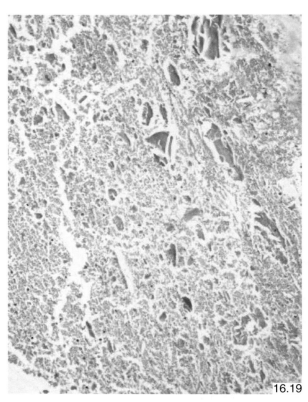

图 16.18 和图 16.19　dPAS 染色的灌洗液中蛋白沉积物质的低倍和高倍镜下视野。该物质基本上与组织切片中肺泡腔中所见相同。

16.17),但 PAP 区域可能呈斑片状,经支气管活检可能会遗漏。冷冻活检已被用于诊断 PAP[10]。也可以使用显微镜检查支气管肺泡灌洗液,特征性表现是颗粒状 dPAS 阳性物质,看起来像组织切片中的蛋白沉积物质(图 16.18 和图 16.19)。

并发症

PAP 患者可见机会性微生物感染,如诺卡菌、曲霉、结核分枝杆菌、非结核分枝杆菌和肺孢子菌[1]。这可能反映了由于缺乏 GM-CSF 或 GM-CSF 信号传导而导致的巨噬细胞和中性粒细胞在杀伤微生物方面存在的缺陷(见"病因和亚分类"部分)。

治疗和预后

一小部分原发性 (自身免疫性)PAP 患者自发缓解,但大多数需要接受大容量(全肺)支气管肺泡灌洗治疗。该方法在大多数情况下可有效缓解症状,但据报道,复发率高达 70%,并且可能需要重复灌洗。也可采用注射或雾化 GM-CSF 进行治疗,在日本的一项研究中[11],6 个月的吸入 GM-CSF 治疗使约 2/3 的患者得到缓解,并且这种缓解情况可持续至少 30 个月。最近,据报道,利妥昔单抗对少数病例有效。

原发性 PAP 的预后良好,5 年生存率为 85%~94%[12,13],但这些数字可能因纳入老年病例而存在偏差;在较新的材料中,存活率通常为 100%[3]。遗传性 PAP 的预后取决于确切的突变,有些是致命的。继发性 PAP 的预后取决于该病变的潜在原因,特别是在患有潜在恶性肿瘤的患者中。最近的数据表明,这类患者的预后很差[6]。硅蛋白沉积症的预后也很差,即使是通过灌洗治疗[14,15],并且暴露于其他矿物粉尘可能也是如此,尽管数据很少[15]。

作为纤维化间质性肺炎的一个偶然的局部表现的蛋白沉积症,可能没有预后意义。

(何萍　译)

参考文献

1. Kumar A, Abdelmalak B, Inoue Y, et al. Pulmonary alveolar proteinosis in adults: pathophysiology and clinical approach. *Lancet Respir Med.* 2018;6:554–565. doi:10.1016/

S2213-2600(18)30043-2.

2. Inoue Y, Trapnell BC, Tazawa R, et al; Japanese Center of the Rare Lung Diseases Consortium. Characteristics of a large cohort of patients with autoimmune pulmonary alveolar proteinosis in Japan. *Am J Respir Crit Care Med.* 2008;177:752–762.

3. Suzuki T, Trapnell BC. Pulmonary alveolar proteinosis syndrome. *Clin Chest Med.* 2016;37:431–440.

4. Martinez-Moczygemba M, Huston DP. Immune dysregulation in the pathogenesis of pulmonary alveolar proteinosis. *Curr Allergy Asthma Rep.* 2010;10:320–325.

5. Carey B, Trapnell BC. The molecular basis of pulmonary alveolar proteinosis. *Clin Immunol.* 2010;135:223–235.

6. Ishii H, Tazawa R, Kaneko C, et al. Clinical features of secondary pulmonary alveolar proteinosis: pre-mortem cases in Japan. *Eur Respir J.* 2011;37:465–468.

7. Frazier AA, Franks TJ, Cooke EO, et al. From the archives of the AFIP: pulmonary alveolar proteinosis. *Radiographics.* 2008;28:883–899.

8. Cummings KJ, Nakano M, Omae K, et al. Indium lung disease. *Chest.* 2012;141:1512–1521.

9. Verma H, Nicholson AG, Kerr KM, et al. Alveolar proteinosis with hypersitivity pneumonitis: a new clinical phenotype. *Respirology.* 2010;15:1197–1202.

10. Ussavarungsi K, Kern RM, Roden AC, et al. Transbronchial cryobiopsy in diffuse parenchymal lung disease: retrospective analysis of 74 cases. *Chest.* 2017;151:400–408.

11. Tazawa R, Inoue Y, Arai T, et al. Duration of benefit in patients with autoimmune pulmonary alveolar proteinosis after inhaled granulocyte-macrophage colony-stimulating factor therapy. *Chest.* 2014;145:729–737.

12. Luisetti M, Kadija Z, Mariani F, et al. Therapy options in pulmonary alveolar proteinosis. *Ther Adv Respir Dis.* 2010;4:239–248.

13. Chung MJ, Lee KS, Franquet T, et al. Metabolic lung disease: imaging and histopathologic findings. *Eur J Radiol.* 2005;54:233–245.

14. Souza CA, Marchiori E, Gonçalves LP, et al. Comparative study of clinical, pathological and HRCT findings of primary alveolar proteinosis and silicoproteinosis. *Eur J Radiol.* 2012;81:371–378.

15. Xiao YL, Xu KF, Li Y, et al. Occupational inhalational exposure and serum GM-CSF autoantibody in pulmonary alveolar proteinosis. *Occup Environ Med.* 2015;72:504–512.

16. Bomhard EM. Particle-induced pulmonary alveolar proteinosis and subsequent inflammation and fibrosis: a toxicologic and pathologic review. *Toxicol Pathol.* 2017;45:389–440.

17. Miller RR, Churg AM, Hutcheon M, et al. Pulmonary alveolar proteinosis and aluminum dust exposure. *Am Rev Respir Dis.* 1984;130:312–315.

18. Keller CA, Frost A, Cagle PT, et al. Pulmonary alveolar proteinosis in a painter with elevated pulmonary concentrations of titanium. *Chest.* 1995;108:277–280.

19. Hisata S, Moriyama H, Tazawa R, et al. Development of pulmonary alveolar proteinosis following exposure to dust after the Great East Japan Earthquake. *Respir Invest.* 2013;51:212–216.

第 17 章

淋巴管肌瘤病

疾病性质和发病机制

尽管淋巴管肌瘤病(LAM)传统上被认为是间质性肺疾病的一种,但有一种新的共识认为其实际上是一种肿瘤病变,即一种不寻常的血管周上皮样细胞肿瘤(PEComa),或者与 PEComas 密切相关[1,2]。表 17.1 总结了肿瘤病变的证据。循环中的 LAM 细胞可见于肺、乳糜性积液和尿液中(图 17.1)。当 LAM 在移植肺复发时,移植肺的 LAM 细胞显示出与患者原发病变相同的基因突变类型。LAM 细胞在肺内显示破坏性行为,包括异常增殖、血管生成与淋巴管生成、继发于蛋白酶产生的肺基质破坏。在代谢方面,LAM 细胞利用有氧糖酵解(Warburg 效应),这是许多恶性肿瘤的典型表现。在 LAM、血管平滑肌脂肪瘤或淋巴管肌瘤的特定患者中,所有病变都显示出同样的基因突变,LAM 细胞中普遍存在杂合性丢失。

LAM 可能散发或与结节性硬化症(TSC)相关,大

表 17.1

支持 LAM 是一种新生物的观点的证据

循环 LAM 细胞在血液、乳糜性积液、尿液中存在

在特定病例的肺 LAM 细胞、淋巴结淋巴管肌瘤和血管平滑肌脂肪瘤中发现相同的突变,提示起源相同

在肺 LAM 病变、淋巴管肌瘤和血管平滑肌脂肪瘤中存在 TSC 基因杂合性丢失

不合适的侵袭、增生、血管生成、淋巴管生成和蛋白酶驱动的基质破坏,是和其他恶性肿瘤共有的特征

LAM 细胞使用有氧糖酵解(Warburg 效应),这是一种在许多恶性肿瘤中常见的特征

在移植肺复发的 LAM 细胞中,显示出与患者原发 LAM 细胞相同的遗传学异常

通过抑制 mTORC1 信号通路终止 LAM 进展的能力

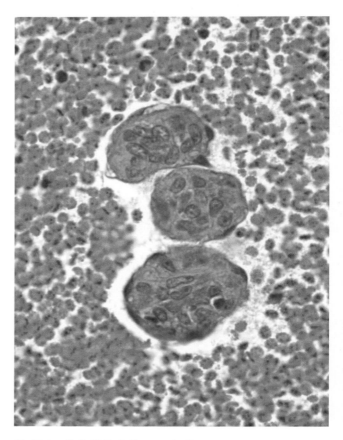

图 17.1 胸腔积液中的 LAM 细胞。(Courtesy Dr. Thomas V Colby.)

多数病例的遗传学异常是结节性硬化症 1(TSC1)突变,其能产生一种称为错构瘤蛋白的蛋白,该蛋白被认为在肌动蛋白细胞骨架组织起作用;或结节性硬化症 2(TSC2)突变,其能产生结节蛋白,在细胞生长和细胞周期/细胞增殖调控方面起作用[3]。散发性 LAM,通常表现为双等位体细胞 TSC2 突变,而 TSC 相关性 LAM 通常显示 TSC1 胚系突变。然而,这些规则并不是绝对的,也偶有散发的 LAM 患者有 TSC1 突变[4]。值得注意的是,PEComas 通常携带 TSC2 突变[1]。

错构瘤蛋白和结节蛋白与 TBC1D7 的蛋白产物

结合形成复合体,通常会下调 mTORC1,即雷帕霉素复合物[1]的哺乳动物靶点(图 17.2)。mTORC1 本身是一种蛋白复合物,其功能是作为细胞能量/氧化还原状态/营养状态的传感器,由包括雌激素在内的生长因子驱动,并控制下游蛋白质的合成。在 LAM 中,异常的 TSC2 或 TSC1 基因蛋白表达产物导致结构性 mTOR 活化,从而导致 LAM 细胞的生长率、迁移率和存活率上调[3,5](图 17.2)。TSC1 或 TSC2 的突变和缺失被认为是驱动基因突变。最重要的是,mTORC1 信号通路能被外源性雷帕霉素(西罗莫司)或相关药物依维莫司下调,这构成了治疗 LAM 的一种方法的基础(见"治疗和预后"部分)。

并不是所有的 LAM 病例都有 TSC1 或 TSC2 突变,但有些病例有与 mTORC1 信号通路控制相关的基因突变,如 PPP2R2B[4],这种情况可能就是部分患者对 mTOR 抑制剂没有反应的原因。

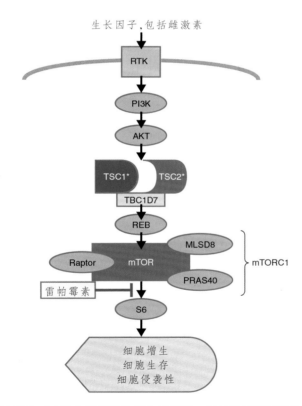

图 17.2　LAM 分子活动的简化示意图。通过受体酪氨酸激酶(RTK)生长因子信号激活 TSC1/TSC2/TBC1D7 复合物,其通常能抑制 mTORC1。在 LAM 中,TSC1 或 TSC2 突变(标记 TSC1* 和 TSC2*)使 TSC1/TSC2/TBC1D7 复合物失去功能,导致 mTORC1 结构性活化,从而增强 LAM 细胞的增生、生存和侵袭性。mTOR 抑制剂(如雷帕霉素和依维莫司)阻断 mTORC1 活性,因此可用于治疗 LAM。

因为雌激素也可以驱动 mTORC1,所以有人认为[5] LAM 细胞的增殖需要激素支持的环境。有雌激素存在的情况下,LAM 细胞表达 Bcl-2 (B-细胞淋巴瘤2),这是一种抗凋亡物,且能上调 LAM 细胞存活率。对雌激素的需求能帮助解释为何散发的 LAM 几乎普遍是女性的疾病及为何疾病进展在绝经后女性中会缓慢得多[6]。

将 LAM 视为一种肿瘤,特别是恶性肿瘤的观念[2]是有局限性的。前文描述的 LAM 的许多特征是典型的恶性肿瘤。但是,LAM 细胞并没有显示出非整倍体或整个染色体臂的丢失/增加这一非常典型的恶性肿瘤的特征[4]。现在已经很明显,LAM 的自然病程从诊断到死亡或移植长达数十年[7](见"治疗和预后"部分),这一表现也不是大多数恶性肿瘤的特征。此外,如果 mTORC1 抑制剂无效或不能耐受,即使有循环的 LAM 细胞,LAM 也能通过肺移植治疗,这不是恶性肿瘤的常见情况。

在肺、血管平滑肌脂肪瘤和淋巴管肌瘤中发现相同的突变意味着其来自一个共同的来源。有人提出 LAM 可以源于子宫[8],部分肺 LAM 患者可以找到子宫 LAM 细胞的小病灶[8],但是鉴于 LAM 细胞的广泛循环能力,所以这并不是子宫起源的证据。淋巴管肌瘤可能是在接受淋巴结清扫术治疗盆腔恶性肿瘤的患者的盆腔淋巴结中偶然发现的,有时并没有肺 LAM 的证据,但尚不清楚这些患者是否会发展为 LAM[9,10]。在这一点上,LAM 的原发部位尚不清楚。

临床特征

LAM 不仅见于约 1/3 携带 TSC[3]的女性,也见于无 TSC 证据的女性("散发性 LAM"),据估计,每年每百万人中有 3~7.8 例该病患者[3]。传统的观念认为 LAM 是绝经前女性的疾病,但是国家心肺血液研究所 LAM 注册中心收集的 230 例患者的信息显示[11],40% 为绝经后女性。少数 LAM 患者被报道为携带 TSC 的男性[12]。

表 17.2 列举了建议的 LAM 诊断标准列。LAM 患者常表现为气短,气胸是常见症状(反映胸膜下囊肿破裂),复发性气胸见于部分患者。肺外表现多见,肾血管平滑肌脂肪瘤见于 30% 的散发性 LAM 患者和多达 90% 的 TSC 相关性 LAM;部分表现为肾血管平滑

表 17.2
LAM 的诊断标准
HRCT 弥漫性囊性肺疾病的适当类型加上以下至少一条表现：
TSC
肾血管平滑肌脂肪瘤的影像学表现
乳糜胸
淋巴管肌瘤的影像学表现
血清 VEGF-D>800pg/mL
积液或淋巴结中的 LAM 细胞
肺 LAM 的活检证据或一个肺外表现（血管平滑肌脂肪瘤；淋巴管肌瘤）

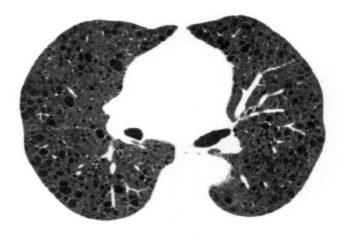

图 17.3　淋巴管肌瘤病。HRCT 显示许多双侧薄壁的囊肿，直径为 3~15mm。囊间的实质是正常的。该患者为 53 岁女性。

肌脂肪瘤的患者，随后在胸部影像学检查中被发现存在囊肿[13]，淋巴管肌瘤在散发性 LAM[13]更常见，可见于任何淋巴部位，但在盆腔淋巴结可能更常见[9,10]。阻塞胸导管的淋巴管肌瘤引起乳糜性胸腔积液，见于多达 10% 的患者，乳糜性积液也可见于腹膜腔和心包腔。偶发严重的咯血，被认为是 LAM 细胞向小肺血管生长的反映。LAM 患者运动时常显示肺动脉压力升高，可能也是因为同样的原因[12]。LAM 细胞可能长入小气道[8]，这被认为是肺功能检查呈现阻塞性通气功能障碍或混合型阻塞限制性通气功能障碍的原因。

　　LAM 细胞分泌血清血管内皮生长因子-D（VEGF-D），这是一种促进淋巴管形成的物质，血清水平>800pg/mL 强烈支持 LAM 的诊断。然而，许多 LAM 患者的 VEGF-D 水平并不高[3,14,15]。

影像特征

　　LAM 的特征性 HRCT 表现是双侧薄壁囊肿，均匀散布于整个肺部并被正常实质包围（图 17.3）。囊肿的大小和形状往往相当一致，轻度疾病患者的囊肿直径<5mm，但严重受累时可能>1cm[16]。超过 50% 的患者发生自发性气胸，在 35% 的患者中，这是导致诊断的主要事件[11]。虽然在适当的临床环境中，HRCT 特征性表现可能足以强烈提示诊断，但可能与其他囊性肺疾病有相当大的重叠，特别是朗格汉斯细胞组织细胞增生症（LCH）、淋巴细胞性间质性肺炎和 Birt-Hogg-Dubé 综合征（见"鉴别诊断"部分）。

　　TSC 的肺部表现包括 LAM 和多灶性微结节肺泡

细胞增生（MMPH）。高达 1/3 的 TSC 女性患者有 LAM 特征性的肺囊肿[17]。MMPH 表现为直径 1~8mm 的分布于双肺的磨玻璃结节，但其可主要分布于上叶（图 17.4）[18]，MMPH 可以单独出现或与 LAM 共存。

病理特征

肉眼观

　　视觉上表现为囊壁厚度大于肺气肿，但比蜂窝肺更薄更软的囊肿，这是 LAM 的特征性表现（图 17.5）

显微镜下表现

　　肺 LAM 的典型特征为囊腔的存在，囊壁由 LAM 细胞组成。与普通平滑肌细胞相比，LAM 细胞的细胞

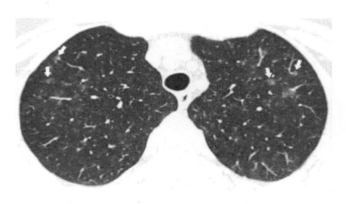

图 17.4　多灶性微结节性肺细胞增生。HRCT 显示双肺有多个磨玻璃结节（箭）。该患者为患有 TSC 的 43 岁女性。

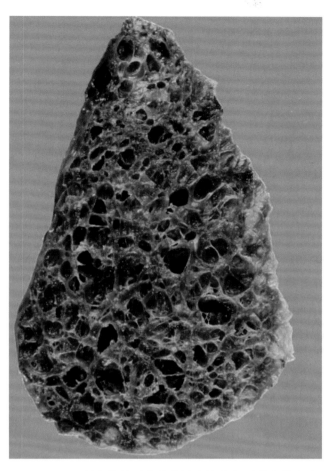

图 17.5 LAM 的大体外观为稍带厚壁的囊肿,略类似蜂窝变。然而,与蜂窝变不同的是,LAM 触诊时囊壁柔软,显微镜检查囊壁没有纤维化。

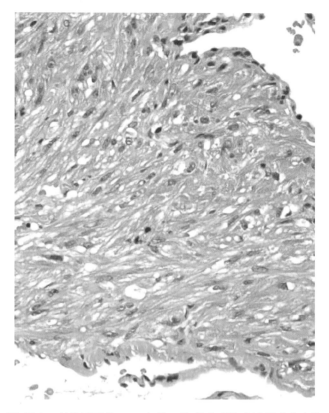

图 17.6 高倍镜下的 LAM 细胞。注意典型的略透明或有空泡的细胞质。

质通常更透明或略有空泡(图 17.6)。LAM 细胞的数量/体积变化很大。教科书展示的典型病例是 LAM 细胞形成的囊壁整体大量增厚,肺内有许多此类囊肿(图 17.7 和图 17.8),但在某些情况下,囊壁仅有小的结节性增厚(图 17.9 和图 17.10),还有其他病例类似肺气肿(图 17.11 和图 17.12),仅有仔细检查一个或多个囊肿才可发现特征性肺 LAM 细胞(图 17.12)。

　　LAM 细胞可长入小气道,但这一现象通常仅在免疫组织化学染色下可见[8]。LAM 细胞也可长入血管,被认为反映血管侵袭的含铁血黄素可存在于部分病例(图 17.8)。

免疫组织化学染色

　　LAM 细胞表达肌肉标志物,如结蛋白,此外,HMB-45 也呈阳性。尽管对 LAM 的研究经常显示在给定病变部位几乎每个 LAM 细胞 HMB-45 均染色,但根据我们的经验,更为常见的发现是极其局灶性的染色(图 17.13)。LAM 细胞显示 β-联蛋白的细胞质染色[19],我们发现这种染色比 HMB-45 呈现更为弥漫的阳性,并且通常更容易解析(图 17.14)。正常的平滑肌不会被 β-联蛋白染色,但支气管和细支气管上皮细胞通常被染色。许多病例中的 LAM 细胞也呈雌激素(ER)和孕酮(PR)受体染色阳性,这较 HMB-45 表现出更多的弥漫性染色(图 17.15 和图 17.16)。

淋巴管肌瘤

　　淋巴管肌瘤由形成发育不全的 D2-40 阳性淋巴通道的 LAM 细胞组成(图 17.17 和图 17.18);一些作者称之为淋巴结转移[9]。这种情况在肺内极为罕见,但是能影响胸内的任何淋巴结或淋巴结构。血管平滑肌脂肪瘤通常见于肾脏,但罕有血管平滑肌脂肪瘤样病变在肺内的报道。

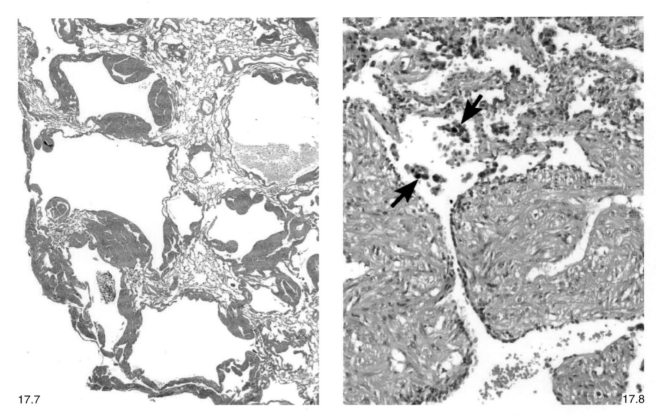

图 17.7 和图 17.8　LAM 的一个病例，在其囊壁有相当大块的 LAM 细胞。高倍镜下可见继发于慢性出血的含铁血黄素（箭），在 LAM 中是常见现象。

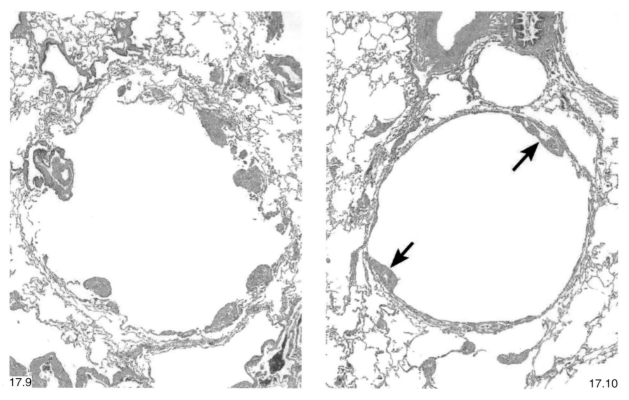

图 17.9 和图 17.10　LAM 的一个病例，LAM 细胞在囊壁形成小的结节状赘生物。在图 17.10 被 LAM 细胞（箭）占据的区域相当小，初看可能会将囊肿误认为肺气肿。

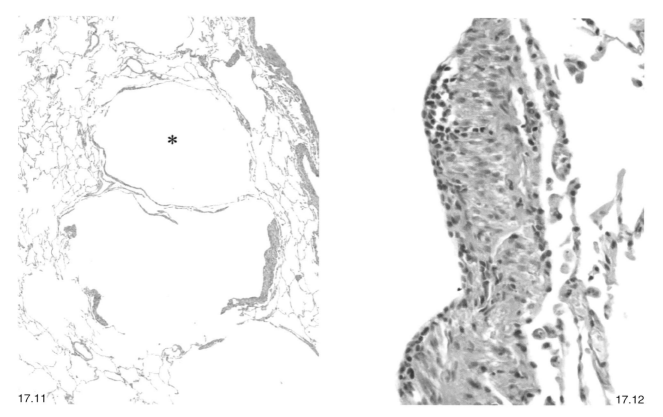

17.11

17.12

图 17.11 和图 17.12 1 例 LAM 细胞增生极少的患者的 3 个 LAM 囊肿的部分。中间的囊有由 LAM 细胞增厚的区域(图 17.12 以更高的放大倍数显示),但相邻的囊肿(星号)几乎没有。这样的囊肿很难与肺气肿腔或 Birt–Hogg–Dubé 囊区分开来(对照图 17.26)。

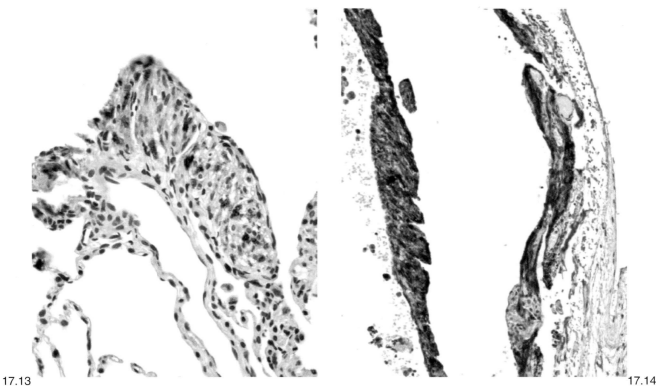

17.13

17.14

图 17.13 至图 17.16 LAM 细胞的免疫组化染色。根据我们的经验,HMB–45 染色(图 17.13)通常很零散,而 β–联蛋白染色则是浓而弥散性的(图 17.14)。ER(图 17.15)和 PR(图 17.16)染色并不总是存在,但是如果呈阳性,则通常可染色所有的或大部分 LAM 细胞。(待续)

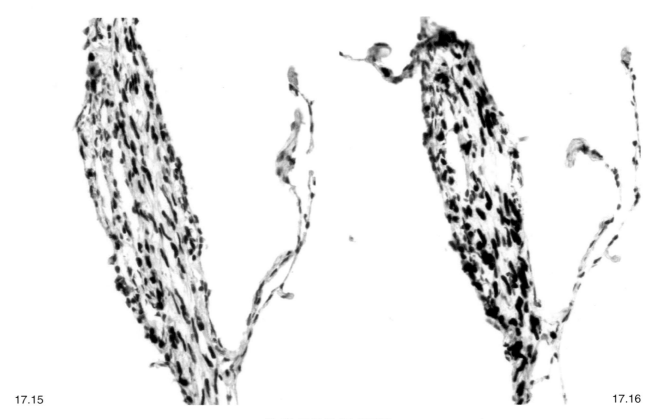

17.15   17.16

图 17.13 至图 17.16(续)

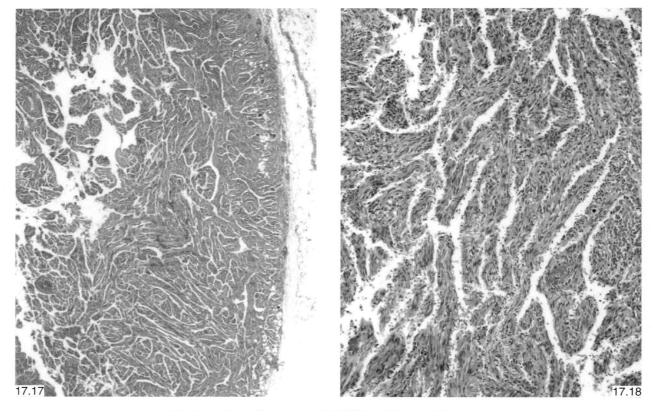

17.17   17.18

图 17.17 和图 17.18　1 例 LAM 患者的纵隔淋巴管肌瘤的低倍和中倍镜下观。

多灶性微小结节样肺细胞增生

多灶性微小结节样肺细胞增生（MMPH）在 TSC 患者的某些 LAM 病例中可见，但也可在没有 LAM 的病例中发生。其由多个小结节组成，这些小结节则由沿着肺泡壁生长的良性外观的 2 型增生细胞组成，下面的致密间质纤维化局限于结节。（图 17.19 至图 17.21）

鉴别诊断

LAM 的主要形态学鉴别诊断见表 17.3。小叶中心肺气肿形成囊性腔隙，有变得非常薄的壁或偶尔有纤维化壁（图 17.22 和图 17.23）。囊壁中肌肉最少的 LAM 类似肺气肿（图 17.11），但肺气肿的腔壁中没有肌肉。进入肺气肿腔隙的呼吸性细支气管有部分肌化壁，可能与 LAM 混淆。然而，进入肺气肿腔的呼吸性细支气管不是囊性的，其通常有非常明显的纤毛上皮，这不是 LAM 的特征。呼吸性细支气管壁的平滑肌 HMB-45 和 β-联蛋白阴性。

良性转移性平滑肌瘤实际上是一种已经转移到肺部的非常低级别的平滑肌肉瘤；几乎所有病例都起源于子宫。良性转移性平滑肌瘤形成无囊肿的间质结节，尽管其通常包含由化生性肺泡上皮排列的小腔隙（图 17.24 和图 17.25）。良性转移性平滑肌瘤细胞呈 ER 阳性，但 HMB-45 和 β-联蛋白呈阴性。

在第 10 章已对 LCH 详细描述。其可形成囊性间隙，但这些间隙壁是朗格汉斯细胞、嗜酸性粒细胞、吸烟者巨噬细胞的细胞增生（见图 10.10 和图 10.11），或者，如果病变由致密的纤维组织组成则为陈旧性（见图 10.22 至图 10.24）。朗格汉斯细胞是 S-100，CD1a 和周期蛋白 D1 染色呈阳性（见图 10.29、图 10.30 和图 10.36），HMB-45 和 β-连环蛋白染色呈阴性。

Birt-Hogg-Dubé 综合征是一种常染色体显性遗传疾病，80% 的病例以皮肤纤维毛囊瘤、肾细胞癌和肺囊肿为特征，有时也包括气胸[21]。Birt-Hogg-Dubé 综合征由编码卵泡素的基因突变所致，卵泡素是一种

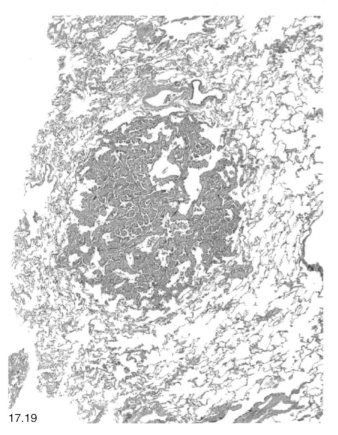
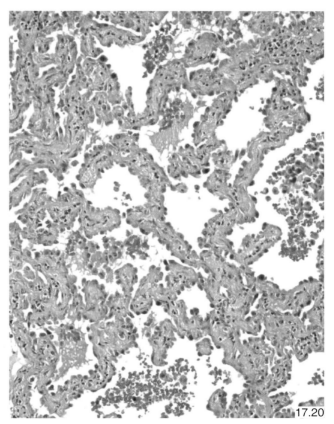

17.19 17.20

图 17.19 至图 17.21　1 例 LAM 患者的 MMPH。病变由 Ⅱ 型增生细胞构成，被覆在致密的纤维化间质上。（待续）

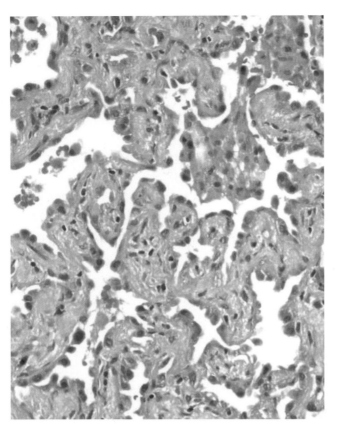

图 17.19 至图 17.21(续)

功能未明的蛋白质。

在 CT 上,囊肿倾向于大小形状各异,并且比 LAM 中看到的囊更大,通常主要累及下肺区,常紧靠纵隔(图 17.26),而 LAM 中的囊通常随机分布在整个肺中[22,23]。

显微镜下,肺囊肿通常由角蛋白阳性的薄薄地拉伸的肺泡壁形成,囊肿内既无异常平滑肌也无纤维组织(图 17.27);然而,一些作者认为囊肿倾向于紧靠小叶间隔[21]。

病理诊断方法

结合囊性肺疾病的一个特有类型和升高的 VEGF-D,LAM 的诊断并不需要活检[24]。如果需要组织,美国胸科学会立场文件建议将经支气管活检作为获取组织标本的首要方法。由 Koba 等[26]描述的系列报道了 17/24 例经支气管活检的阳性诊断;通常情况下,囊肿不可见,但典型的 LAM 细胞通过特异性染色可以被鉴定出来。有时能在乳糜性积液或腹水的细胞学检查中发现 LAM 细胞聚集(图 17.1)。冷冻活检也应该是有价值的。VATS 活检普遍用于临床/影像不典型的病例。

治疗和预后

首次阐述时,LAM 被视为一种预后不良的侵袭性疾病。然而,现在很明显,大多数 LAM 病例实际上进展缓慢。Oprescu 等[7]报道 410 例患者 10 年无移植生存率为 86%;自诊断后的中位无移植时间为 23 年,大多数患者并没有使用雷帕霉素治疗。

这种"改善"有几个可能的原因。首先,HRCT 会发现胸部 X 线片可能漏诊的 LAM 的病例,因此可以更早地做出诊断。其次,病理文献报道的 LAM 的最初描述为非常广泛的肌肉(如图 17.7 和图 17.8),但是病理学家现在认识到更微妙的疾病(图 17.11),其发生更早或更病情更轻,Matsui 等[27]认为进展速度与活

表 17.3			
LAM 的形态学鉴别诊断			
小叶中央型肺气肿	**良性转移性平滑肌瘤**	**LCH**	**Birt-Hogg-Dubé 综合征**
囊腔有薄壁或偶有纤维化壁,但无肌肉	肌肉组成无囊的间质性结节。结节可以包含化生的肺泡上皮排列的小腔隙	在疾病早期,囊有由朗格汉斯细胞、嗜酸性粒细胞和吸烟者巨噬细胞组成的细胞性壁	囊壁由纤弱的肺实质组成,无肌肉或纤维组织(但囊肿有时紧邻小叶间隔)
呼吸性细支气管的肌性壁使肺气肿腔有上皮内衬。呼吸性细支气管的肌肉是 HMB-45 和 β-连环蛋白染色阴性	肌细胞呈 ER 阳性,HMB-45 和 β-连环蛋白染色阴性	朗格汉斯细胞 S-100,CD1a 和周期蛋白 D1 阳性,HMB-45 和 β-连环蛋白染色阴性。陈旧性 LCH 有囊肿伴纤维化壁	患者有皮肤纤维毛囊瘤和肾细胞癌

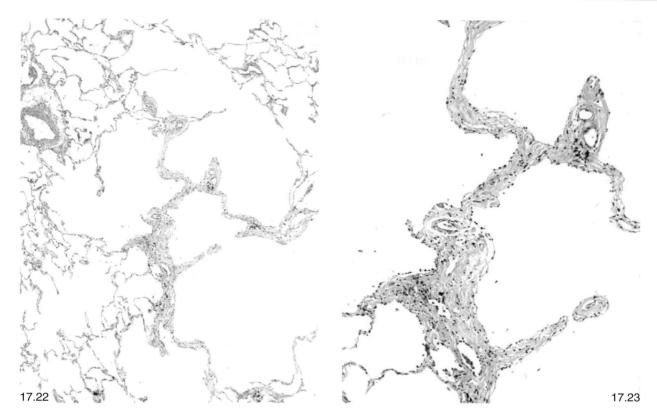

17.22

17.23

图 17.22 和图 17.23　小叶中央型肺气肿。小叶中央型肺气肿的腔通常有变薄的壁,但有时腔壁也有纤维化,如本例所示。肺气肿腔壁不会有肌肉。

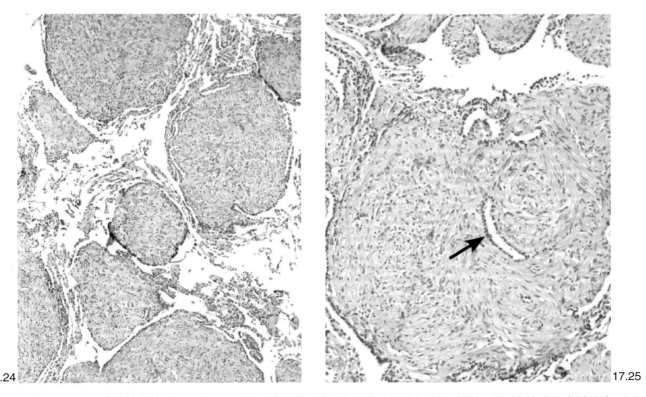

17.24

17.25

图 17.24 和图 17.25　良性转移性平滑肌瘤。良性转移性平滑肌瘤的肌性结节实际上是间质性的,有时包含小的囊样腔隙,这些实际上是化生的残存肺泡上皮(图 17.25,箭)。然而,该大小的囊样间隙在 LAM 中从未存在,肌肉的 HMB-45 染色阴性,ER 染色阳性。

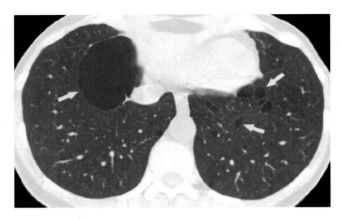

图 17.26　Birt-Hogg-Dubé 综合征。HRCT 显示右肺下叶有一个大的薄壁囊肿,左下叶有几个不同形状的较小囊肿(箭)。较大的囊肿和许多小囊肿位于肺的内侧区域。患者为患有该病的 54 岁女性。

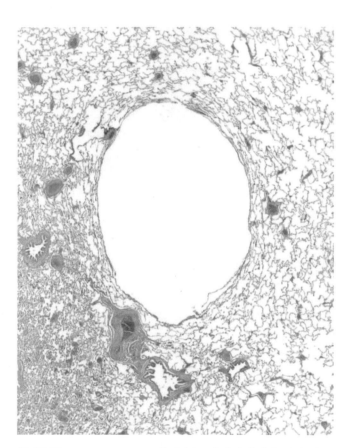

图 17.27　Birt-Hogg-Dubé 综合征。囊壁由变薄的肺实质组成,壁内无肌肉。

检中看到的 LAM 细胞的相对数量呈正比。再次,最初对 LAM 细胞的描述均围绕绝经前女性,但如前所述,现在已经认识到,相当一部分患者在绝经后出现

LAM,而且绝经后女性的生存率更高[6],这也符合雌激素驱动 mTORC1 信号通路的观察结果(见前文,关于发病机制的说明)。

　　部分病例进展非常缓慢,可能不需要治疗。mTORC1 信号通路抑制剂雷帕霉素或依维莫司已被证明可以稳定或改善肺功能,降低血清 VEGF-D 水平,减少或消除乳糜胸,并使血管平滑肌脂肪瘤和淋巴管肌瘤缩小[3,15,16,28,29]。然而,这些效应仅在服药期间存留,mTORC1 抑制剂产生多种毒性作用,包括免疫抑制,并且可能不能耐受。肺移植是另一种有效的治疗选择。虽然 LAM 是由雌激素驱动的,但是抗雌激素治疗对其无效[15,16]。

　　　　　　　　　　　　　　　　　(江宇　译)

参考文献

1. Pan CC, Chung MY, Ng KF, et al. Constant allelic alteration on chromosome 16p (TSC2 gene) in perivascular epithelioid cell tumour (PEComa): genetic evidence for the relationship of PEComa with angiomyolipoma. *J Pathol.* 2008;214:387–393.
2. McCormack FX, Travis WD, Colby TV, et al. Lymphangioleiomyomatosis: calling it what it is: a low-grade, destructive, metastasizing neoplasm. *Am J Respir Crit Care Med.* 2012;186:1210–1212.
3. Harari S, Torre O, Cassandro R, et al. The changing face of a rare disease: lymphangioleiomyomatosis. *Eur Respir J.* 2015;46:1471–1485.
4. Murphy SJ, Terra SB, Harris FR, et al. Genomic rearrangements in sporadic lymphangioleiomyomatosis: an evolving genetic story. *Mod Pathol.* 2017;30:1223–1233.
5. El-Chemaly S, Henske EP. Towards personalised therapy for lymphangioleiomyomatosis: lessons from cancer. *Eur Respir Rev.* 2014;23:30–35.
6. Gupta N, Lee HS, Ryu JH, et al; NHLBI LAM Registry Group. The NHLBI LAM registry: prognostic physiological and radiological biomarkers emerge from a 15-year prospective longitudinal analysis. *Chest.* 2019;155:288–296. doi:10.1016/j.chest.2018.06.016.
7. Oprescu N, McCormack FX, Byrnes S, et al. Clinical predictors of mortality and cause of death in lymphangioleiomyomatosis: a population-based registry. *Lung.* 2013;191:35–42.
8. Hayashi T, Kumasaka T, Mitani K, et al. Prevalence of uterine and adnexal involvement in pulmonary lymphangioleiomyomatosis: a clinicopathologic study of 10 patients. *Am J Surg Pathol.* 2011;35:1776–1785.
9. Rabban JT, Firetag B, Sangoi AR, et al. Incidental pelvic and para-aortic lymph node lymphangioleiomyomatosis detected during surgical staging of pelvic cancer in women without symptomatic pulmonary lymphangioleiomyomatosis or tuberous sclerosis complex. *Am J Surg Pathol.* 2015;39:1015–1025.
10. Schoolmeester JK, Park KJ. Incidental nodal lymphangioleiomyomatosis is not a harbinger of pulmonary lymphangioleio-

myomatosis. *Am J Surg Pathol*. 2015;39:1404–1410.

11. Ryu JH, Moss J, Beck GJ, et al; NHLBI LAM Registry Group. The NHLBI lymphangioleiomyomatosis registry: characteristics of 230 patients at enrollment. *Am J Respir Crit Care Med*. 2006;173:105–111.

12. Meraj R, Wikenheiser-Brokamp KA, Young LR, et al. Lymphangioleiomyomatosis: new concepts in pathogenesis, diagnosis, and treatment. *Semin Respir Crit Care Med*. 2012;33:486–497.

13. Ryu JH, Hartman TE, Torres VE, et al. Frequency of undiagnosed cystic lung disease in patients with sporadic renal angiomyolipomas. *Chest*. 2012;141:163–168.

14. Young LR, Vandyke R, Gulleman PM, et al. Serum vascular endothelial growth factor-D prospectively distinguishes lymphangioleiomyomatosis from other diseases. *Chest*. 2010;138:674–681.

15. McCormack FX, Gupta N, Finlay GR, et al; ATS/JRS Committee on Lymphangioleiomyomatosis. Official American Thoracic Society/Japanese Respiratory Society Clinical Practice Guidelines: lymphangioleiomyomatosis diagnosis and management. *Am J Respir Crit Care Med*. 2016;194:748–761.

16. Abbott GF, Rosado-de-Christenson ML, Frazier AA, et al. From the archives of the AFIP: lymphangioleiomyomatosis: radiologic-pathologic correlation. *Radiographics*. 2005;25:803–828.

17. Avila NA, Dwyer AJ, Rabel A, et al. Sporadic lymphangioleiomyomatosis and tuberous sclerosis complex with lymphangioleiomyomatosis: comparison of CT features. *Radiology*. 2007;242:277–285.

18. Ajlan AM, Bilawich AM, Müller NL. Thoracic tomographic manifestations of tuberous sclerosis in adults. *Can Assoc Radiol J*. 2012;63:61–68.

19. Flavin RJ, Cook J, Fiorentino M, et al. β-Catenin is a useful adjunct immunohistochemical marker for the diagnosis of pulmonary lymphangioleiomyomatosis. *Am J Clin Pathol*. 2011;135:776–782.

20. Menko FH, van Steensel MA, Giraud S, et al; European BHD Consortium. Birt-Hogg-Dubé syndrome: diagnosis and management. *Lancet Oncol*. 2009;10:1199–1206.

21. Koga S, Furuya M, Takahashi Y, et al. Lung cysts in Birt-Hogg-Dubé syndrome: histopathological characteristics and aberrant sequence repeats. *Pathol Int*. 2009;59:720–728.

22. Tobino K, Hirai T, Johkoh T, et al. Differentiation between Birt-Hogg-Dubé syndrome and lymphangioleiomyomatosis: quantitative analysis of pulmonary cysts on computed tomography of the chest in 66 females. *Eur J Radiol*. 2012;81:1340–1346.

23. Gupta S, Kang HC, Ganeshan D, et al. The ABCs of BHD: an in-depth review of Birt-Hogg-Dubé syndrome. *AJR Am J Roentgenol*. 2017;209:1291–1296.

24. Hayashi M, Takayanagi N, Ishiguro T, et al. Birt-Hogg-Dubé syndrome with multiple cysts and recurrent pneumothorax: pathological findings. *Intern Med*. 2010;49:2137–2142.

25. Gupta N, Finlay GA, Kotloff RM, et al; ATS Assembly on Clinical Problems. Lymphangioleiomyomatosis diagnosis and management: high-resolution chest computed tomography, transbronchial lung biopsy, and pleural disease management. An Official American Thoracic Society/Japanese Respiratory Society Clinical Practice Guideline. *Am J Respir Crit Care Med*. 2017;196:1337–1348.

26. Koba T, Arai T, Kitaichi M, et al. Efficacy and safety of transbronchial lung biopsy for the diagnosis of lymphangioleiomyomatosis: A report of 24 consecutive patients. *Respirology*. 2018;23:331–338.

27. Matsui K, Beasley MB, Nelson WK, et al. Prognostic significance of pulmonary lymphangioleiomyomatosis histologic score. *Am J Surg Pathol*. 2001;25:479–484.

28. Taveira-DaSilva AM, Jones AM, Julien-Williams P, et al. Term effect of sirolimus on serum vascular endothelial Growth factor D levels in patients with lymphangioleiomyomatosis. *Chest*. 2018;153:124–132.

29. Takada T, Mikami A, Kitamura N, et al. Efficacy and safety of long-term sirolimus therapy for Asian patients with lymphangioleiomyomatosis. *Ann Am Thorac Soc*. 2016;13:1912–1922.

第 18 章

药物反应导致的间质性肺疾病

肺和胸膜药物反应的一般方法

肺和胸膜药物反应的诊断是一个疑难的领域,一部分原因是产生不良反应的药物过多,另一部分原因是大多数药物反应类型不具有特异性,因此药物反应往往是排他性的诊断,病理医师通常最终处于将某事称为"可能的"药物反应的地位。另一个令人困惑的来源是出现间质性肺疾病(ILD)的药物反应倾向于产生不寻常的类型或组合表现,但这种现象有时有助于人们思考药物毒性。

表 18.1 列出了处理可能代表药物反应病例的一些一般原则。至关重要的是了解开始使用药物和出现胸内疾病之间的时间顺序。尽管大多数药物反应在使用药物后接近于合理的时间的开始,但有些药物通常在达到特定剂量后才会产生不良反应(胺碘酮就是一个很好的例子)[1],而有些药物,如 Asacol[2](见病例研究 3),在使用多年后可能会引起反应,之前却没有任何不良影响。其他药物,尤其是化疗药物,如 BCNU,可能会在停止给药后很长时间才引起间质纤维化[3]。

最有价值的辅助诊断之一是有关已知相关药物是否会导致手中现有的影像学/病理学反应类型的信息。关于药物反应的文献数量庞大,而且正在迅速扩大,但可以在 www.pneumotox.com 上找到简明的摘要。该网站由 Groupe d'Etudes de la Pathologie Pulmonaire Iatrogène 赞助,提供按药物名称和反应类型分类的文献中肺部药物反应的汇编。病理医师需要注意的一点是:pneumotox 数据库非常实用,甚至按特定病理类型列出了许多药物,但也列出了基于临床报告的列表,这些报告可能未提供基础病理学的准确表述。更为复杂的是,一些不良药物反应报告早于 ILD 的当前分类;尤其是过去很多疾病都被贴上了"普通间质性肺炎(UIP)"的标签,现在则认为其为其他疾病。

药物反应的最佳证据可能是停药后异常影像/病变消失(甚至更好的是,再次给药后病变再次出现,但很少发生),但这意味着许多确定药物反应的诊断实际上是由临床医师在随访患者后做出的。大多数情况下,在活检时,病理医师只能阐述"可能"或"很可能"的药物反应(见"病例研究"部分)。

临床表现

药物反应患者的临床表现范围极其广泛。这些变化包括急性事件(过敏反应、支气管痉挛、肺水肿)、需要数周到数月才能发生的病变(可能是大多数药物反应),以及几年后才出现的通常是纤维化反应的病变。大多数临床表现是非特异性的,包括气促、咳嗽和常见的全身症状,如发热、疲劳和体重下降。血液或肺泡灌洗液嗜酸性粒细胞增多相当常见,并有助于提示药物反应。

表 18.1
诊断药物反应的一般方法
必须有药物应用和反应的合理时间顺序
大多数药物反应开始的时间与开始使用药物的时间相当接近,但偶尔会有长期使用相关药物后或停药后很长时间出现药物反应的情况
已知药物和病理反应类型之间的相关性有助于建立诊断(有关药物和已发布反应的列表请参见 www.pneumotox.com)
其他(非药物)病因不能更好地解释临床情况
停药后疾病消失是最好的病因证明
再次服用药物后疾病再次出现(不经常发生)
药物反应通常是排除性诊断,很少有病理反应类型是药物反应的特征

影像特征

药物反应的放射学表现是多变的和非特异性的。与胸部 X 线片相比，HRCT 可以更好地评估表现的类型和分布，并且可以在 X 线正常的患者中发现异常。因此，HRCT 是评估疑似药源性肺疾病患者的首选影像学检查方式[4]。双侧磨玻璃影，伴或不伴实变区域是该病最常见的 HRCT 表现[4]。网状影不太常见。然而，药物反应的 HRCT 类型与其他间质和呼吸气腔疾病中所见的相似（图 18.1）[4-6]。此外，特别是在接受化疗的患者中，肺实质影可能由许多其他并发症引起，包括感染、肺水肿和基础疾病的进展。考虑到这些局限性，所有接受已知会导致所见 HRCT 类型的药物治疗的患者都应怀疑药物反应的可能性。当 HRCT 显示符合两种不同反应类型的表现时，也应怀疑药物反应或胶原血管疾病，最常见的是非特异性间质性肺炎（NSIP）和机化性肺炎（OP）。

在少数病例中，HRCT 表现可能提示特定的药物反应。最好的例子是胺碘酮，碘约占其重量的 37%，在 CT 上呈高衰减。因此，由胺碘酮毒性引起的肺部异常，尤其是慢性肺部异常，在 CT[7]上经常呈高衰减[80~175 Hounsfield 单位（HU）]（图 18.2 和图 18.3）。由于胺碘酮通常在网状内皮系统中蓄积，因此服用胺碘酮的患者的肝脏通常也显示有高密度。应该注意的是，在服用胺碘酮的患者中，肝脏高度衰减通常是正常现象，并且肺高度衰减的异常缺乏并不能排除胺碘

酮毒性。

肺和胸膜药物反应的病理类型

药物反应可影响肺内的任何结构及胸膜（表18.2）。然而，从统计学上讲，绝大多数药物反应会影响肺实质并产生在影像和活检中类似 ILD 的类型[8-10]（表 18.2）。

解释潜在药物反应的一个主要问题是，某些药物有时甚至在同一个活检中会引起许多不同的反应类型。例如，甲氨蝶呤可产生非坏死性肉芽肿、过敏性肺炎样反应、NSIP 样间质性肺炎、OP、急性呼吸窘迫综合征（ARDS；弥漫性肺泡损伤）和 UIP 样纤维化

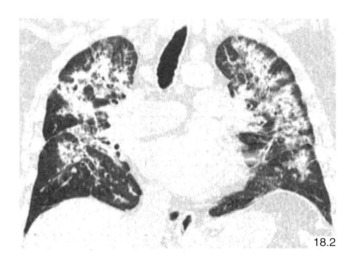

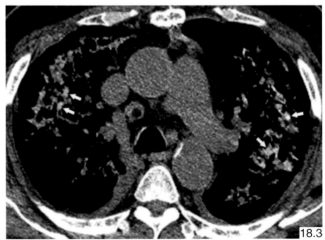

图 18.2 和图 18.3　胺碘酮毒性。图 18.2：体积 HRCT 的冠状位重建显示双侧支气管周围实变区，主要位于中上肺野。图18.3：在软组织窗拍摄的横截面 CT 图像显示呼吸气腔实变的高衰减区域（箭），符合胺碘酮沉积。患者对胺碘酮有 OP 样反应。

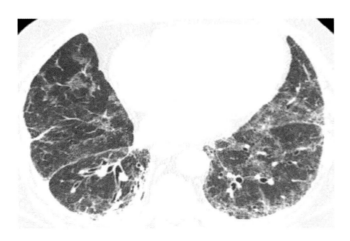

图 18.1　药物反应引起的 NSIP。HRCT 显示广泛的双侧磨玻璃影和轻度外周网状和牵引性支气管扩张。患者对用于治疗银屑病的甲氨蝶呤有 NSIP 反应。

表 18.2
与基础解剖结构相关的药物反应

肺实质——许多类似 ILD 的类型
　　间质炎症
　　间质纤维化
　　肉芽肿,偶尔坏死
　　机化性肺炎
　　弥漫性肺泡损伤(AIP/ARDS)
　　类似 NSIP
　　类似过敏性肺炎
　　类似 UIP
　　淋巴样增生和淋巴细胞性间质性肺炎
　　肺泡蛋白沉积症(PAP)
　　嗜酸性粒细胞性肺炎(急性和慢性)
　　弥漫性肺泡出血
肺实质——结节性病变,偶尔坏死
气道[细支气管炎、缩窄性细支气管炎(闭塞性细支气管炎)、支气管扩张、哮喘]
血管(血管炎、出血、静脉闭塞性疾病、肺动脉高压改变)
胸膜(胸膜纤维化、嗜酸性粒细胞性胸膜炎)

(图 18.4 至图 18.7)。相反,病理反应类型的数量有限,许多药物都可见给定的反应类型;因此,截至 2018 年 8 月,pneumotox.com 列出了 180 种引起嗜酸性粒细胞性肺炎的药物。某些药物/药剂的联用似乎会产生毒性或增加毒性,超出单独使用任一药剂的情况,化疗药物和放射的联用就是一个很好的例子[8]。

通常,药物反应类型与典型病变略有不同,或者存在通常不会同时发生的反应类型并存的情况,或者活检范围内的反应类型因区域而异。例如,对于阿达木单抗(Humira)等抗肿瘤坏死因子(TNF)药物,通常(并且错误地)称为"结节病样"药物反应[11],实际上,此类药物是非干酪性肉芽肿的集聚,并不显示肺内结节病的特征性淋巴管分布(见第 13 章)。一个有用的经验法则是,当遇到一种奇怪的 ILD 类型,即这种类型不符合特定疾病的典型表现时,应考虑药物反应或潜在的胶原血管疾病。

有时无法将药物反应与基础疾病分开。例如,过去用于治疗类风湿性关节炎(RA)的青霉胺似乎会产生弥漫性肺泡损伤、OP、缩窄性细支气管炎和滤泡性

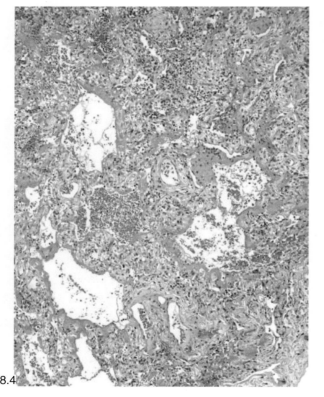

18.4

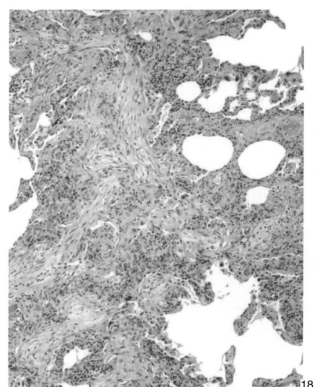

18.5

图 18.4 至图 18.7　详见图 18.7 图注。(待续)

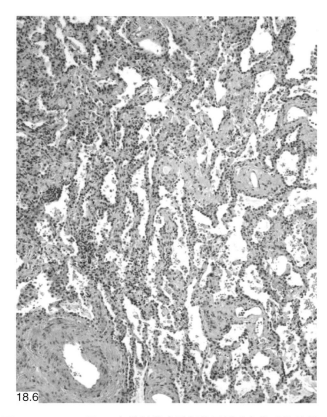

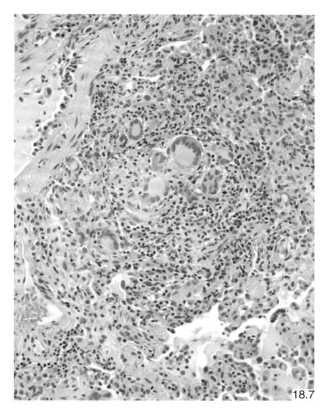

图 18.4 至 18.7(续)　由甲氨蝶呤引起的不同反应类型的示例。图 18.4：弥漫性肺泡损伤。图 18.5：机化性肺炎。图 18.6：纤维化型 NSIP。图 18.7：肉芽肿。请注意，图 18.5 和图 18.6 来自同一病例。

细支气管炎，但所有这些病变都见于患有 RA 且没有接受过青霉胺治疗的患者，目前还不清楚青霉胺本身是否真的会产生不良反应。RA 患者使用来氟米特(Arava)治疗出现此问题的另一个病例，在后文的病例研究 4 中进行了说明。许多药物会产生免疫抑制作用，此类患者可能会出现类似药物反应的感染风险(见病例研究 5)。

特别值得提及是胺碘酮和他汀类药物，因为此类药物会在任何积累足够剂量的人体内产生粗大的泡沫状肺泡巨噬细胞[1,12]。泡沫状巨噬细胞本身不会引起临床药物反应，除非其大量存在并产生脱屑性间质性肺炎(DIP)样类型(图 18.8 和图 18.9)。

另一个问题是细胞毒性药物，因为许多药物会产生非常不典型的细胞核(见图 7.26)，这些细胞核在某些情况下类似病毒包涵体，而在其他情况下可能会产生肿瘤。然而，细胞毒性药物不会产生在原位腺癌中可见的贴壁生长模式。

新类别的药物可以产生新的反应类型。众所周知，对抗 TNF 药物，如阿达木单抗(Humira)(见病例

研究 1)可引发丰富的肉芽肿反应[11]；干扰素和抗反转录病毒治疗也可见肉芽肿反应。在我们的印象中，肉芽肿反应似乎是有多种其他人源化抗体的常见毒性形式。

免疫检查点抑制剂现已广泛用于治疗恶性肿瘤，此类药物可在包括肺在内的各种器官中产生毒性；在接受一系列抗 PD1/PDL-1 治疗的 915 例患者中，5%的患者出现了临床上所谓的"(无菌性)肺炎"[13]。仅对这些进行了少量活检，病理结果包括弥漫性肺泡损伤、OP、富于细胞型 NSIP、嗜酸性粒细胞浸润和肉芽肿。最近的报告表明，与其他抗体相同，肉芽肿反应通常是全身性的，尤其是针对免疫检查点抑制剂的抗体[11,13,14]。

娱乐性药物可引起肺部不良反应，因为药物本身有毒性，或是因为其可能被另一种药物、可溶性填充剂或不溶性颗粒的有毒成分分解。强效可卡因可能产生弥漫性肺泡出血、弥漫性肺泡损伤和 OP[15]。强效可卡因诱导的药物反应的一个暗示是存在大量完全充满黑色素的肺泡巨噬细胞(图 18.10 和图 18.11)。大麻的影响出人意料地不明确，但长期吸食大麻可以产

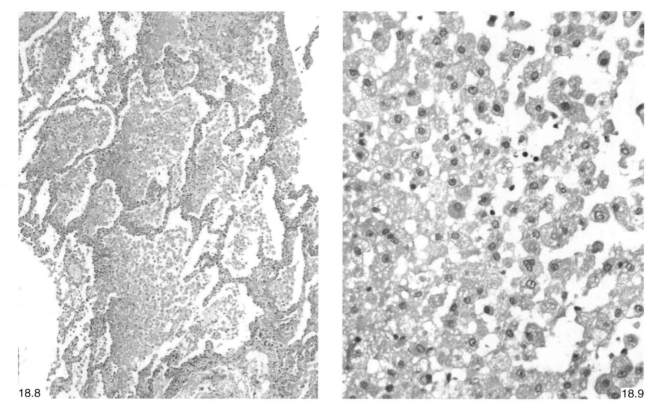

18.8

18.9

图 18.8 和图 18.9 巨噬细胞对胺碘酮的显著反应。胺碘酮会在每例服用该药的患者体内诱导少量粗泡沫巨噬细胞,这些巨噬细胞可用于识别胺碘酮暴露,但其本身并不提示病理反应。然而,在此例中,这种巨噬细胞对呼吸气腔的广泛充填(对应于放射学中的磨玻璃影)表明药物存在毒性。这只是见于胺碘酮的众多毒性类型之一。

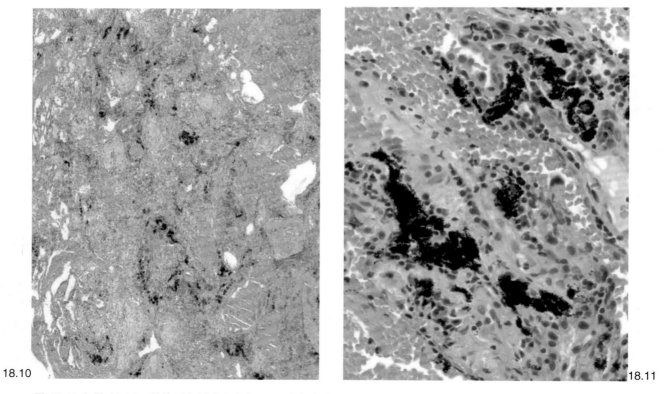

18.10

18.11

图 18.10 和图 18.11 强效可卡因成瘾者的 OP。完全充填巨噬细胞的大量黑色素是强效可卡因成瘾者的典型特征。

生类似香烟烟雾的一些影响，包括朗格汉斯细胞组织细胞增生症和 DIP(参见第 8 章,图 8.20 和图 8.21)。

有时人们所讨论的"毒品"可能是多种化合物中的任何一种,这使得不良反应更加难以预测。所谓的合成大麻(合成大麻素)就是一个很好的例子[16,17](见病例研究 7)。

静脉(IV)吸毒者经常患有肺部疾病,因为用于口服的药物片剂含有多种不溶性颗粒填充剂。静脉注射磨碎的药片可导致血管阻塞、血管和间质肉芽肿、各种形式的弥漫性间质纤维化和肺气肿[18]。本问题将在第 22 章中讨论。

说明药物反应方法的具体病例示例

关于将表 18.1 中列出的原则应用于特定病例的方法,病例研究 1 至病例研究 9 提供了示例。

病例研究 1:由抗 TNF 药物引起的肉芽肿性肺疾病

患者,女,48 岁,RA 病史较长,在接受甲氨蝶呤治疗后,出现了越来越严重的关节疾病,于 2008 年 9 月开始使用 Humira(抗 TNF 药物)治疗。到 2008 年 10 月,影像学检查发现弥漫性阴影(图 18.12)并伴有呼吸衰竭。肺活检显示肉芽肿性间质性肺炎(图 18.14 和图 18.15),活检标本的特殊染色和培养呈阴性。停

用 Humira 后,患者的症状迅速消失,到 2009 年 1 月,该患者影像学异常也基本消失(图 18.13)。

病例分析 1

- 时间顺序是正确的:该患者在应用 Humira 后不久就出现了疾病。

- 病理反应类型是正确的:已知抗 TNF 药物会产生肉芽肿性间质性肺炎[19](pneumotox.com)。请注意,疾病的类型并不完全对应于任何普通的 ILD,尤其是不像结节病样肉芽肿的分布。奇特的 ILD 样类型是药物反应的常见表现,有时也是诊断的重要线索。

- 经特殊染色和培养证实该病变非感染性。

- 时间顺序表明有问题的药物是 Humira 而不是甲氨蝶呤。

- 活检时的结论:肉芽肿性间质性肺炎与 Humira 反应一致(即可能的药物反应)。

- 停药且患者好转后的结论：明确对 Humira 的药物反应。

病例研究 2:吸食芬太尼贴剂引起的PAP

患者,女,50 岁,因咳嗽和气短情况持续 1 个月而就诊。患者无发热。35 年来,患者每天约吸半包香烟。曾服用芬太尼贴剂治疗与陈旧烧伤瘢痕相关的慢性疼痛,但患者不是将贴剂贴在皮肤上,而是吸食了该贴剂。最初的胸部 X 线片显示弥漫性实质阴影,CT 扫描

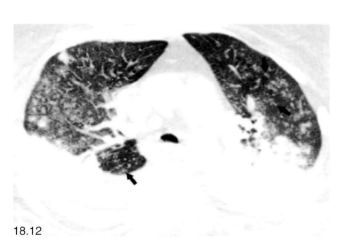

18.12

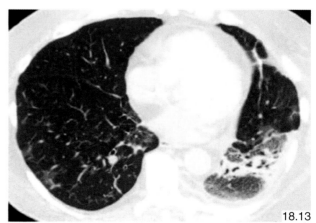

18.13

图 18.12 至图 18.15　病例研究 1:Humira 毒性。图 18.12:CT 图像显示广泛的双侧实变、斑片状磨玻璃影和数个小结节(箭)。患者还有双侧胸腔积液。图 18.14:活检的低倍镜下视野显示聚集的、边界略不清的肉芽肿,在图 18.15 所示的更高倍率下更清楚。有点类似于结节病的肉芽肿反应,很好地描述了使用过抗 TNF 药物的情况。图 18.13:在图 18.10 后 3 个月进行的 CT 显示显著改善。现在的表现包括斑片状双侧磨玻璃影、左下叶实变和容积减少,以及残留的左侧胸腔积液和胸膜增厚。(待续)

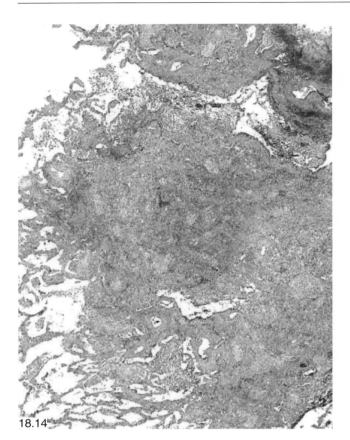

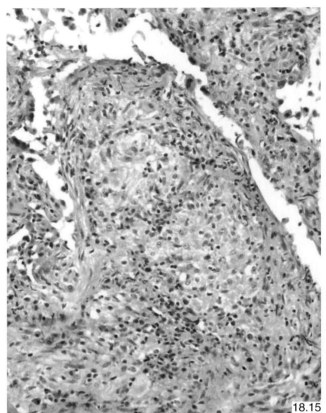

图 18.12 至 18.15（续）

显示无数磨玻璃小叶中心结节（图 18.16）。进行肺活检并显示 PAP，但有一定程度的间质纤维化和间质嗜酸性粒细胞（图 18.17 和图 18.18）。活检后，患者停止吸芬太尼贴剂，症状和影像学异常迅速消失。

病例分析 2

- 时间顺序支持对芬太尼贴片烟雾的反应。
- 影像学检查显示为典型的吸入性损伤。
- PAP 偶尔被视为一种药物反应，但目前尚无关于芬太尼贴片烟雾的文献。
- 活检后结论：PAP 与芬太尼贴剂烟雾反应一致（可能的药物反应）。
- 停药且疾病消失后的结论：明确对芬太尼贴剂烟雾的反应。

病例研究 3：嗜酸性粒细胞性肺炎作为美沙拉嗪使用的晚期并发症

患者，女，45 岁，自 1998 年以来一直使用美沙拉嗪治疗溃疡性结肠炎，反应良好。2005 年 11 月，患者出现咳嗽和盗汗，并发现红细胞沉降率增快。2006 年 1 月，发现虹膜炎和异常的胸部影像学伴游走性外周实变（图 18.19），且发现有外周嗜酸性粒细胞增多症。经支气管活检（图 18.20 和图 18.21）显示嗜酸性粒细胞性肺炎，在这种情况下主要表现为 OP，这是慢性嗜酸性粒细胞性肺炎的常见病理类型（见第 15 章）。

病例分析 3

- 外周嗜酸性粒细胞增多、影像学检查和活检是嗜酸性粒细胞性肺炎的特征，而嗜酸性粒细胞性肺炎是药物反应的常见形式。
- 文献中充分证实了使用美沙拉嗪后嗜酸性粒细胞性肺炎的发生[2]。
- 由于该患者开始用药和出现不良反应之间的间隔时间为 7 年，因此时间顺序有些不寻常；尽管如此，已有文献报告了对美沙拉嗪的反应具有较长时间间隔的病例[2]。
- 本例嗜酸性粒细胞性肺炎无其他明显原因。
- 活检时的结论：嗜酸性粒细胞性肺炎符合对美

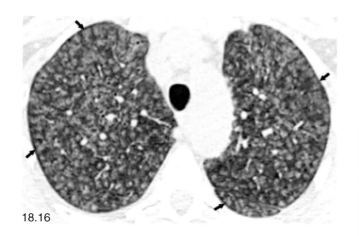

18.16

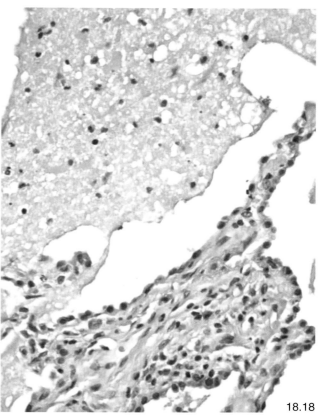

18.18

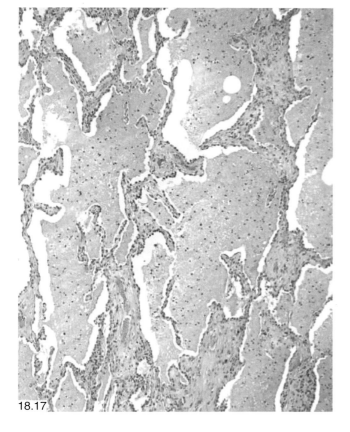

18.17

图 18.16 至图 18.18 病例研究 2：由吸食芬太尼贴剂引起的 PAP。图 18.16：HRCT 显示双侧小叶中心磨玻璃结节（箭）和轻微斑片状磨玻璃影。小叶中心性分布符合吸入性损伤。图 18.17 和图 18.18：蛋白质沉积物质、中等程度的间质纤维化和嗜酸性粒细胞充填肺泡。纤维化在 PAP 中并不常见，且嗜酸性粒细胞非常罕见；综合这些表现发现应考虑药物反应。

沙拉嗪的反应（可能的药物反应）。

• 评论：无随访资料，但停药后患者肺部疾病消失，这一现象将本例纳入明确药物反应范畴。

病例研究 4：RA 患者可能由来氟米特引起的缩窄性细支气管炎

患者，女，40 岁，因进行性气短就诊。患者有 10 年的 RA 病史，曾接受类固醇治疗。由于病情日益严重，因此在发生气短前几个月开始使用来氟米特（Arava）治疗。肺功能测试显示气流阻塞并对支气管扩张

剂无反应。影像学显示大量空气潴留（图 18.22）。肺活检显示缩窄性细支气管炎（闭塞性细支气管炎）（图 18.23 至图 18.25，有关缩窄性细支气管炎的详细描述见第 20 章）。

病例分析 4

• 药物反应的时间顺序是正确的。

• 已知来氟米特会引起多种形式的肺毒性，包括嗜酸性粒细胞性肺炎、NSIP 样反应、肉芽肿和 PAP（参见 www.pneumotox.com），但尚未报告引起缩窄性

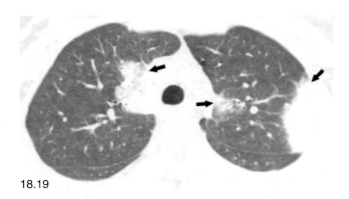

18.19

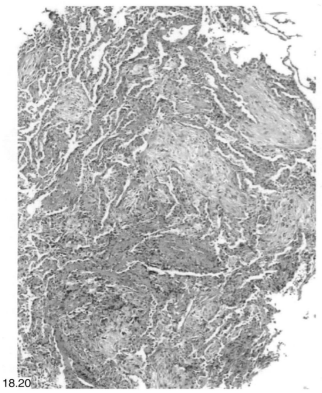

18.20

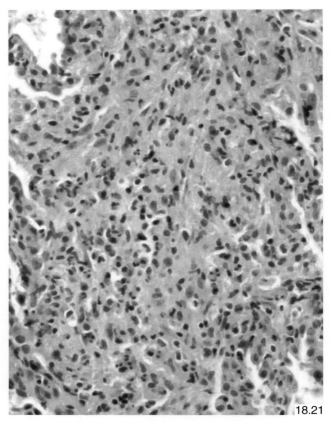

18.21

图 18.19 至图 18.21 病例研究 3：美沙拉嗪导致的嗜酸性粒细胞性肺炎。图 18.19：CT 图像显示双肺尖部的双侧周边实变区（箭）。类型与分布是嗜酸性粒细胞性肺炎的特征。图 18.20 和图 18.21：经支气管活检显示 OP 类型，但高倍镜下视野显示大量嗜酸性粒细胞。慢性嗜酸性粒细胞性肺炎常与 OP 相似。嗜酸性粒细胞性肺炎是一种非常常见的药物反应类型。

细支气管炎。

- RA 本身是缩窄性细支气管炎的既定原因[20]。

- 结论：药物反应可能。签发活组织检查报告为"外科肺活检显示缩窄性细支气管炎。这可能是对来氟米特的反应，但也可能是由基础疾病 RA 引起的。"

- 评论：如果随访显示停用来氟米特后患者的肺功能稳定，那么这将是明确药物反应的证据。

病例研究 5：可能是对环磷酰胺的反应的机化性肺炎

患者，女，71 岁，因肾小球肾炎接受类固醇和环磷酰胺治疗。治疗开始几周后，患者出现气短。HRCT 显示周围实变。行 VATS 活检，病理结果显示为 OP

（图 18.26）。活检标本的特殊染色和培养呈阴性。

病例分析 5

- 药物反应的时间顺序是正确的。

- 活检标本的染色和培养均阴性表明这不是基于明显感染的 OP。

- OP 被很好地描述为对环磷酰胺的反应（pneumotox.com），但 OP 在免疫功能低下患者的肺活检中是一种非常常见且相当无特异性的表现。

- 活检病理报告为"外科肺活检显示 OP"。OP 可由环磷酰胺引起，但在免疫功能低下的患者中很常见。需要排除感染。

- 就目前而言，这是一种可能的药物反应。如果

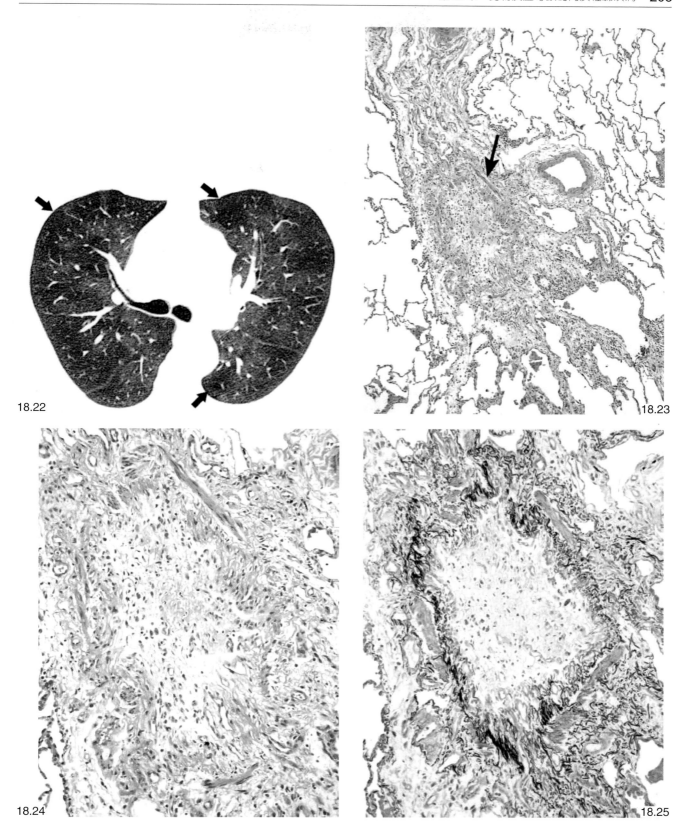

图 18.22 至图 18.25　病例研究 4：RA 患者可能由来氟米特导致缩窄性细支气管炎。图 18.22：HRCT 显示双侧衰减降低和供血减少的区域（箭）。血流重新分配到相对正常的肺会导致出现衰减增加和血供增加的区域。这些表现是缩窄性细支气管炎（闭塞性细支气管炎）的特征。图 18.23：活检的低倍镜下视野显示了肺动脉分支旁的瘢痕（箭）。在更高的高倍镜下视野（图 18.24），瘢痕中残余肌肉并且弹力纤维染色（图 18.25）证实此为完全纤维化的细支气管。无法确定此例疾病是由药物引起还是由基础疾病引起。

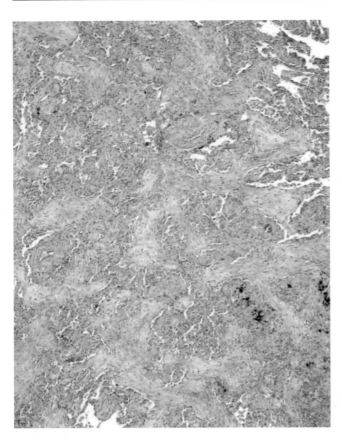

图 18.26　病例研究 5:可能由环磷酰胺导致的 OP。活检显示典型的 OP 类型。已知环磷酰胺可产生 OP。然而,OP 在肺活检中很常见,尤其是在免疫功能低下的患者中,活检报告只能提示其为"可能的"药物反应。

停用环磷酰胺后,患者的临床表现和影像学图像有所改善,则这可能是确定的药物反应。

病例研究 6:由化疗药物和抗雌激素药物引起的混合型 ILD

　　患者,女,75 岁,因气短就诊。在过去的 2 年中,患者一直接受紫杉醇、卡铂、多西紫杉醇(多西他赛)和拓扑替康治疗 Ⅳ 期卵巢癌。影像学(图 18.27)显示轻度外周网状影(表明潜在纤维化)和一些磨玻璃影。VATS 活检显示纤维化间质性肺炎、OP(未图示)和小气道纤维化损伤,包括细支气管上皮和肌肉之间的纤维化,后者考虑是缩窄性细支气管炎(图 18.28 和图 18.29)。

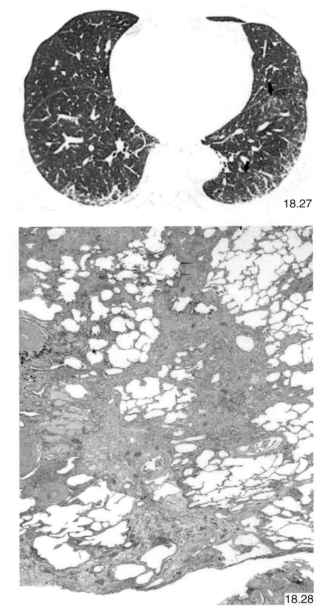

图 18.27 至图 18.29　病例研究 6:可能由卵巢癌化疗药物引起的间质纤维化异常类型。图 18.27:HRCT 显示主要出现在肺背侧区域的轻度外周网状结构和小的斑片状磨玻璃影区域(箭)。这些表现符合间质纤维化,但在其他方面是非特异性的。图 18.28:活检的低倍镜下视野显示了一种有些类似 UIP 的斑片状纤维化类型,但与典型的 UIP 相比,小叶中心性病变更多,胸膜下病变更少。在高倍镜下视野(图 18.29)也有纤维化延伸到细支气管壁中。在活检的其他区域存在 OP(未显示)。药物反应有时会产生 ILD 类型的不寻常的组合,这是有价值的诊断线索。(待续)

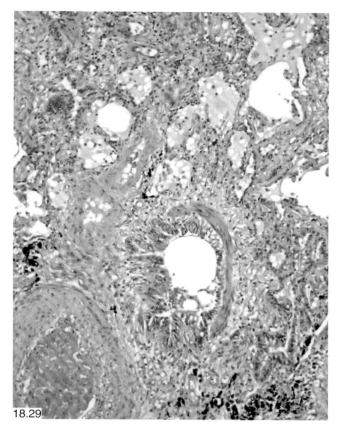

18.29

图 18.27 至图 18.29(续)

病例分析 6

• 时间顺序符合药物反应。

• 许多化疗药物会在肺中产生纤维化反应,这些反应可能需要数年时间才能形成[3]。OP 也是化疗药物的常见反应。大多数纤维化间质性肺炎不产生细支气管纤维化。

• 可以提出一个论点,即患者实际上患有 UIP (在该年龄段中很常见),但 UIP 的类型并不完全正确,并且 OP 和细支气管损伤不伴随 UIP。

• 通常不会同时发生的 ILD 样反应的组合提示药物反应。

• 结论:可能由化学治疗药物引起的药物反应。

病例研究 7:吸入合成大麻(合成大麻素)引起的细支气管周围(小叶中心)炎症(病例由 Brandon Larsen 博士提供)

患者,男,18 岁,没有既往病史,出现数天进行性呼吸窘迫、疲劳和干咳。患者在入院 24 小时发展为

急性呼吸衰竭,需接受插管术。所有培养、血清学检测、HIV 检测和血管炎检查均为阴性。该患者每天大量吸食从不同来源获得的合成大麻,偶尔吸烟,但最近几个月未吸。影像学(图 18.30)显示小叶中心性磨玻璃结节。临床印象是过敏性肺炎与"由合成大麻所致的肺损害"。对该患者行 VATS 活检,结果显示肉芽组织、巨噬细胞和局限于细支气管周围的纤维蛋白;含有大量浅褐色颗粒的巨噬细胞 (图 18.31 至图 18.33)。活检标本培养结果为阴性。

病例分析 7

• 时间顺序符合药物反应。

• 患者有大量接触合成大麻的经历,合成大麻是多种合成大麻素的通用名称[16,17],其中许多种类被认为比大麻本身更有效,毒性也更强。

• 小叶中心磨玻璃结节的影像学表现强烈提示吸入性损伤,可能是过敏性肺炎,或者在本病例中是对合成大麻的反应。

• 细支气管内/周围的炎症反应也符合吸入性损伤,尽管其类型无特异性。这不是过敏性肺炎的形态学图像(见第 12 章)。

• 结论:关于合成大麻的反应的病理学文献很少,但该患者的影像和病理表现完全符合吸入剂的反应。大量的棕色颗粒可能是实际吸入物质的残留物。病理报告为可能存在药物反应。

• 如果患者停止使用合成大麻,可以确定其病情会有所改善。

病例研究 8

患者,男,30 岁,有乙型肝炎感染史,被发现患有不可切除的肝细胞癌。开始使用索拉非尼治疗,2 周后患者逐渐气短并出现呼吸衰竭,最终需要接受插管术。影像学显示双侧广泛磨玻璃影和肺下垂区域实变,符合弥漫性肺泡损伤/ARDS(图 18.34)。VATS 活检显示弥漫性肺泡损伤(图 18.35)。活检标本的培养结果为阴性。

病例分析 8

• 时间顺序符合对索拉非尼的反应。据报道,索拉非尼会导致弥漫性肺泡损伤,这实际上是该药物最常见的肺部反应[21](pneumotox.com)。仅在 2 周内即发

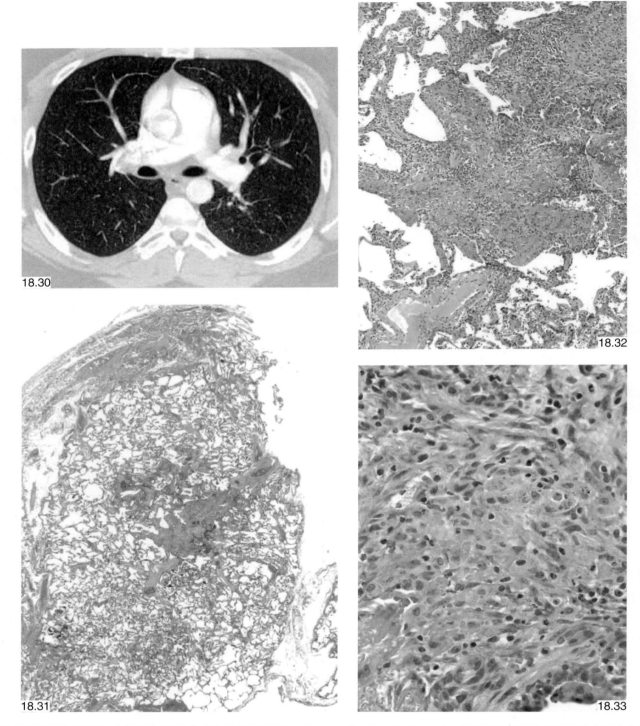

图 18.30 至图 18.33　病例研究 7:对合成大麻的反应(Case Courtesy Dr. Brandon Larsen)。图 18.30:HRCT 显示无数小叶中心性磨玻璃结节。图 18.31 和图 18.32:低倍镜和中倍镜下视野显示炎症细胞的聚集和局限于肺内小叶中心区域发生的纤维化。尽管形态学不符合任何特定的病理类型,但活检中病变的图像和位置都强烈提示对吸入剂的反应。图 18.33:高倍镜下视野显示大量金褐色圆点,可能代表吸入物质的残留物。

展为肺部疾病是常见的[21]。

- 影像学和 VATS 活检结果,尽管无任何特异性,但符合药物反应。

- 活检标本培养结果为阴性,并且该患者的肺部疾病没有更有力的其他原因。

- 结论:病理报告为明确的索拉非尼反应。

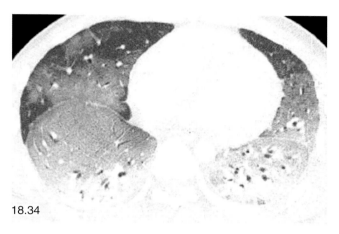

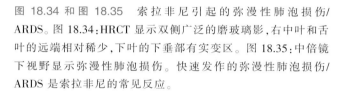

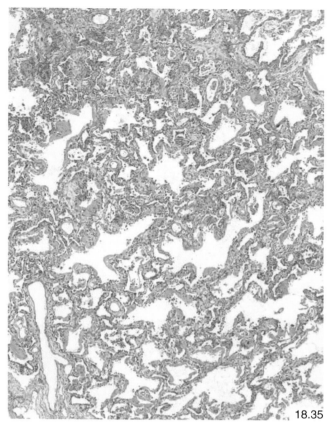

图 18.34 和图 18.35 索拉非尼引起的弥漫性肺泡损伤/ARDS。图 18.34：HRCT 显示双侧广泛的磨玻璃影，右中叶和舌叶的远端相对稀少，下叶的下垂部有实变区。图 18.35：中倍镜下视野显示弥漫性肺泡损伤。快速发作的弥漫性肺泡损伤/ARDS 是索拉非尼的常见反应。

病例研究 9

患者，女，45 岁，因 Grave 病就诊。患者接受了放射性碘和丙基硫氧嘧啶(PTU)治疗。开始 PTU 治疗数个月后，患者出现咯血，停用 PTU 后仍有咯血。影像学显示患者双肺均出现磨玻璃影，与弥漫性肺泡出血一致(图 18.36)。抗中性粒细胞胞质抗体(ANCA)最初为阴性，但随后变为阳性。临床印象是 PTU 引起的肺泡出血与血管炎。已停用 PTU，但 ANCA 仍为阳性。风湿病检查结果为阴性。

由于存在持续的间歇性咯血，因此患者在开始 PTU 治疗后 5 年接受了 VATS 活检，结果显示大量充满含铁血黄素的巨噬细胞以及与含铁血黄素相关的非常纤细的局灶性间质纤维化（图 18.37 和图 18.38）。活检标本中没有血管炎的证据。

病例分析 9

• 时间顺序符合对 PTU 的反应。
• PTU 诱发的肺泡出血已在文献中得到充分证实，并且某些 PTU 肺毒性病例与 ANCA[22,23](pneumo-tox.com)的存在有关。
• 广泛的检查排除了系统性血管炎或肺出血的任何其他原因。
• 结论：明确的 PTU 诱发的肺出血。签发报告为"外科肺活检显示弥漫性肺泡出血，符合 PTU 毒性。"请注意，该病例略不寻常，因为活检时无毛细血管炎的证据，尽管过去可能有毛细血管炎。混杂含铁血黄素的细线状纤维化是长期出血的常见反应。停用 PTU 后，ANCA 持续存在[23]。

诊断方法

当发现非常特殊的类型，如嗜酸性粒细胞性肺炎(图 18.20 和图 18.21)或非坏死性肉芽肿时，经支气管活检有时可用于筛查药物反应。由于许多药物反应会产生相对非特异性的类型，并且通常会产生不止一种类型，因此通常需要进行 VATS 活检以获得足够大的样本。冷冻活检的潜在功效尚不清楚。每种活检类型的选择和局限性在很大程度上取决于药物和确定的特异性病变。

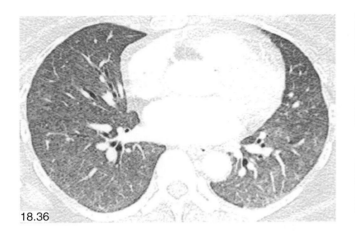

18.36

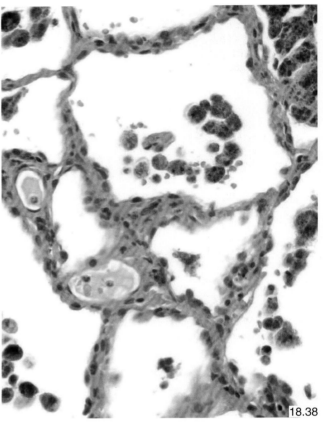

18.38

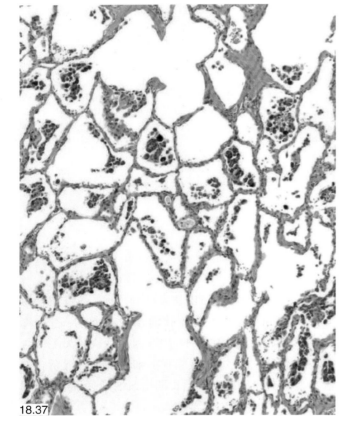

18.37

图 18.36 至图 18.38 病例研究 9：PTU 引起的慢性出血。图 18.36：HRCT 显示下叶弥漫性双侧密度稍高的磨玻璃影。图 18.37 和图 18.38：低倍镜下和高倍镜下视野显示大量充满含铁血黄素的巨噬细胞和少量间质含铁血黄素形式的慢性出血的证据。有继发于慢性出血的非常纤细的间质纤维化。

（何萍 译）

参考文献

1. Camus P, Martin WJ 2nd, Rosenow EC 3rd. Amiodarone pulmonary toxicity. *Clin Chest Med.* 2004;25:65–75.
2. Foster RA, Zander DS, Mergo PJ, et al. Mesalamine-related lung disease: clinical, radiographic, and pathologic manifestations. *Inflamm Bowel Dis.* 2003;9:308–315.
3. Twohig KJ, Matthay RA. Pulmonary effects of cytotoxic agents other than bleomycin. *Clin Chest Med.* 1990;11:31–54.
4. Skeoch S, Weatherley N, Swift AJ, et al. Drug-induced interstitial lung disease: a systematic review. *J Clin Med.* 2018;7(10).
5. Silva CI, Müller NL. Drug-induced lung diseases: most common reaction patterns and corresponding high-resolution CT manifestations. *Semin Ultrasound CT MR.* 2006;27:111–116.
6. Torrisi JM, Schwartz LH, Gollub MJ, et al. CT findings of chemotherapy-induced toxicity: what radiologists need to know about the clinical and radiologic manifestations of chemotherapy toxicity. *Radiology.* 2011;258:41–56.
7. Rossi SE, Erasmus JJ, McAdams HP, et al. Pulmonary drug toxicity: radiologic and pathologic manifestations. *Radiographics.* 2000;20:1245–1259.

8. Camus P, Fanton A, Bonniaud P, et al. Interstitial lung disease induced by drugs and radiation. *Respiration*. 2004;71:301–326.

9. Matsuno O. Drug-induced interstitial lung disease: mechanisms and best diagnostic approaches. *Respir Res*. 2012 31;13:39.

10. Roden AC, Camus P. Iatrogenic pulmonary lesions. *Semin Diagn Pathol*. 2018;35:260–271.

11. Chopra A, Nautiyal A, Kalkanis A, et al. Drug-induced sarcoidosis-like reactions. *Chest*. 2018;154:664–677. doi:10.1016/j.chest.2018.03.056.

12. Papiris SA, Triantafillidou C, Kolilekas L, et al. Amiodarone: review of pulmonary effects and toxicity. *Drug Safety*. 2010;33:539–558.

13. Naidoo J, Wang X, Woo KM, et al. Pneumonitis in patients treated with anti-programmed death-1/programmed death ligand 1 therapy. *J Clin Oncol*. 2017;35(7):709–717.

14. Gkiozos I, Kopitopoulou A, Kalkanis A, et al. Sarcoidosis-like reactions induced by checkpoint inhibitors. *J Thorac Oncol*. 2018;13(8):1076–1082.

15. Haim DY, Lippmann ML, Goldberg SK, et al. The pulmonary complications of crack cocaine. A comprehensive review. *Chest*. 1995;107:233–240.

16. Cohen K, Weinstein AM. Synthetic and non-synthetic cannabinoid drugs and their adverse effects-a review from public health prospective. *Front Public Health*. 2018;6:162.

17. Berkowitz EA, Henry TS, Veeraraghavan S, et al. Pulmonary effects of synthetic marijuana: chest radiography and CT findings. *AJR Am J Roentgenol*. 2015;204:750–757.

18. Milroy CM, Parai JL. The histopathology of drugs of abuse. *Histopathology*. 2011;59:579–593.

19. Daïen CI, Monnier A, Claudepierre P, et al; Club Rheumatismes et Inflammation (CRI). Sarcoid-like granulomatosis in patients treated with tumor necrosis factor blockers: 10 cases. *Rheumatology (Oxford)*. 2009;48:883–886.

20. Lynch JP 3rd, Weigt SS, Derhovanessian A, et al. Obliterative (constrictive) bronchiolitis. *Semin Respir Crit Care Med*. 2012;33:509–532.

21. Horiuchi-Yamamoto Y, Gemma A, Taniguchi H, et al. Drug-induced lung injury associated with sorafenib: analysis of all-patient post-marketing surveillance in Japan. *Int J Clin Oncol*. 2013;18:743–739.

22. Cordier JF, Cottin V. Alveolar hemorrhage in vasculitis: primary and secondary. *Semin Respir Crit Care Med*. 2011;32:310–321.

23. Yazisiz V, Ongüt G, Terzioglu E, et al. Clinical importance of antineutrophil cytoplasmic antibody positivity during propylthiouracil treatment. *Int J Clin Pract*. 2010;64(1):19–24.

第 19 章

淋巴和造血病变导致的间质性肺疾病类型

命名问题

肺的淋巴样增生有多种名称(表 19.1),其中一些 [滤泡性细支气管炎、淋巴细胞性间质性肺炎(LIP)]通常被视为间质性肺疾病(ILD),而另一些是结节性的或产生局部实变的局限性病变。这一领域的命名被文献的诸多术语所混淆(表 19.1),并且定义也常常不清晰。事实上,表 19.1 中不同实体之间的区别,特别是良性弥漫性增生,有时是武断的。因为本书涉及弥漫性肺疾病,所以本章节的重点是弥漫性病变,但是在鉴别诊断部分也有关于局限性淋巴病变的描述和插图。

临床特征

滤泡性支气管炎和细支气管炎

滤泡性支气管炎和细支气管炎的临床表现多种多样。大部分患者有气促和(或)咳嗽,但是也可以有发热和体重减轻。在某些情况下,这些病变是肺炎或其他感染的后遗症。滤泡性支气管炎和细支气管炎也可见于支气管扩张/细支气管扩张气道段的远端或周围,支气管扩张的临床表现,特别是复发性化脓性感染可能突出。表 19.2[1-7]列出了滤泡性支气管炎和细支气管炎的已知关联。肺功能检测能显示阻塞性或限制性功能障碍。

淋巴样增生

此处定义的淋巴样增生(见"病理特征"部分)常出现在炎症后,尤其是感染后病变,发生在肿瘤等肿块周围以及支气管扩张患者中。其在潜在的胶原血管疾病相关性 ILD/具有自身免疫特征的间质性肺炎(I-PAF,见第 21 章)中也很常见,但也能出现在特发性

表 19.1
肺淋巴和造血性损伤
局限性
肺内淋巴结
结节性淋巴样增生(过去称之为假性淋巴瘤)
恶性淋巴瘤(原发或继发)
免疫球蛋白(Ig)G4 相关性疾病(IgG4RD)
Castleman 病(单中心或多中心)
弥漫性
滤泡性细支气管炎和支气管炎(同义词:肺淋巴样增生、   BALT 增生、MALT 增生)
淋巴样增生
LIP(有时称为弥漫性淋巴样增生)
IgG4RD
Castleman 病(多中心)
恶性淋巴瘤(原发或继发)
白血病肺受累

普通型间质性肺炎(UIP;UIP/IPF)或与胶原血管疾病并不明确相关的非特异性间质性肺炎 (NSIP) 中;然而,多个淋巴聚集总是会引发潜在胶原血管疾病/IPAF的问题;偶尔,在其他形态正常的肺中可见淋巴样增生。当其与滤泡性细支气管炎无关时,可能不会产生任何临床症状,而仅仅是一种病理表现。

淋巴细胞性间质性肺炎

LIP 通常表现为咳嗽和气短,但也可能存在全身症状(发热、体重减轻)以及基础疾病的特征。在成人中,Sjögren 综合征是与 LIP 单一关联性最强的疾病,约占 25%,但是在儿童中,最常见的关联是 HIV 感染。其他相关疾病列举在表 19.3[8,9]。有些病例是特发性的,已经纳入特发性间质性肺炎的描述/分类中[10]。80% 的病例存在异常蛋白血症,通常是高丙种球蛋白

表 19.2
滤泡性支气管炎与细支气管炎的相关疾病
胶原血管疾病,特别是类风湿性关节炎和 Sjögren 综合征
IPAF(见 21 章)
感染后,包括肺炎和感染性细支气管炎
作为活动性感染的一部分(肺孢子菌,军团菌)
免疫缺陷综合征,包括 HIV 感染、普通变异型和选择性的 IgA 缺陷、Wiskott–Aldrich 综合征
支气管扩张和细支气管扩张远端或周围
粉尘吸入
药物反应(青霉胺)
与系统性嗜酸性粒细胞增多相关
Evans 综合征
继发于任何原因的气道阻塞

From Romero S, Barroso E, Gil J, et al. Follicular bronchiolitis: clinical and pathologic findings in six patients. *Lung*.2003;181: 309–319;Ryu JH. Classification and approach to bronchiolar diseases. *Curr Opin Pulm Med*. 2006;12:145–151;Nicholson AG. Lymphocytic interstitial pneumonia and other lymphoproliferative disorders in the lung. *Semin Respir Crit Care Med*.2001;22:409– 422;Aerni MR, Vassallo R, Myers JL, et al. Follicular bronchiolitis in surgical lung biopsies:clinical implications in 12 patients. *Respir Med*. 2008;102:307–312;Romero S, Barroso E, Gil J,et al. Follicular bronchiolitis:clinical and pathologic findings in six patients. *Lung*. 2003;181:309 –319;Carrillo J, Restrepo CS, Rosado de Christenson M, et al. Lymphoproliferative lung disorders:a radiologic –pathologic overview. Part I:reactive disorders. *Semin Ultrasound CT MR*. 2013;34:525 –534;Tashtoush B, Okafor NC, Ramirez JF, et al. Follicular bronchiolitis:a literature review. *J Clin Diagn Res*. 2015;9(9):OE01–OE05;Yousem SA, Colby TV, Carrington CB. Follicular bronchitis/bronchiolitis. *Hum Pathol*. 1985;16:700–706.

血症,但有时是低丙种球蛋白血症[10]。单克隆丙种球蛋白血症的存在表明该病变实际上是淋巴瘤而非 LIP。肺功能检查显示限制性通气功能障碍和弥散能力降低,其为弥漫性 ILD 的典型特征。

影像特征

滤泡性细支气管炎 HRCT 表现为双侧小叶中心性和支气管周围结节以及斑片状磨玻璃影[11,12]。虽然可见直径高达 12mm 的结节, 但大多数结节直径 <3mm。小叶中央性结节与分支线状影相关,导致树芽

表 19.3
LIP 的病因/相关疾病
胶原血管疾病,特别是 Sjögren 综合征
自身免疫性疾病(特别是原发性胆汁性胆管炎、重症肌无力、桥本甲状腺炎、乳糜泻、恶性贫血、自身免疫性溶血性贫血)
普通变异型免疫缺陷综合征和选择性 IgA 缺陷综合征
HIV 感染(几乎常发生于儿童)、Epstein–Barr 病毒,HHV–8
慢性病毒性肝炎
克罗恩病
骨髓移植和移植物抗宿主病
药物(胺碘酮、卡马西平、苯妥英、雷帕霉素、色氨酸)
特发性 LIP

From Nicholson AG. Lymphocytic interstitial pneumonia and other lymphoproliferative disorders in the lung. *Semin Respir Crit Care Med*. 2001;22:409 –422;Swigris JJ, Berry GJ, Raffin TA, et al. Lymphoid interstitial pneumonia:a narrative review. *Chest*. 2002; 122:2150–2164;Panchabhai TS, Farver C, Highland KB. Lymphocytic Interstitial Pneumonia. *Clin Chest Med*. 2016;37:463–474.

征(图 19.1)。这些表现是非特异性的,并与在各种其他急性和慢性疾病中所见的表现类似。

LIP 的 HRCT 表现包括双侧磨玻璃影、小叶中心性和胸膜下结节、轻度小叶间隔增厚,以及高达 70% 的患者出现囊肿(图 19.2)[12]。囊肿通常位于支气管血管周围,数量很少,壁薄[12,13]。异常可以是弥漫性的,但是倾向于主要累及下叶。虽然这些表现是非特异性的,但是在 Sjögren 综合征患者中,双侧磨玻璃影伴主要在下叶分布的相关囊肿的存在高度提示 LIP。

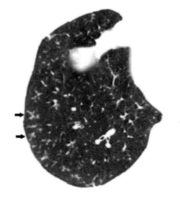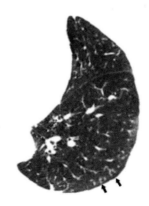

图 19.1　滤泡性细支气管炎。HRCT 显示双侧肺外周区域的小叶中心性结节和分支影(箭)。该患者为 58 岁男性。

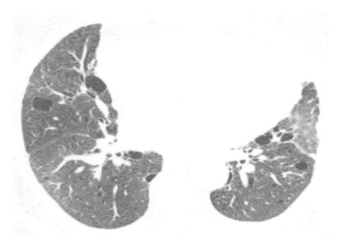

图 19.2　淋巴细胞性间质性肺炎。下肺野水平的 HRCT 显示双侧斑片状磨玻璃影和数个薄壁囊肿。该患者为 63 岁女性 Sjögren 综合征患者。

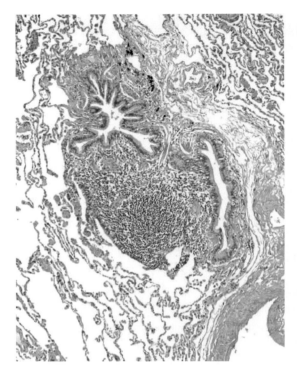

图 19.3　正常 BALT。图示的淋巴聚集偶可见于正常肺,但应该是罕见的和分散的;许多该类型的淋巴聚集指向滤泡性细支气管炎的诊断(图 19.4)。

病理特征

正常肺内的淋巴组织分布

在正常肺内,淋巴组织,被称为支气管相关淋巴组织(BALT)或黏膜相关淋巴组织(MALT),是不显眼的,偶尔会出现小淋巴结节,通常没有生发中心,并靠近小气道(图 19.3)。

良性淋巴样增生的病理特征

滤泡性支气管炎和细支气管炎

滤泡性细支气管炎表现为正常 BALT 的增生,其特征为在膜性或呼吸性细支气管附近或壁内形成大量淋巴小结(图 19.4)。当同样的病变发生在支气管周围时,被称为滤泡性支气管炎。淋巴小结可以有也可以没有反应性生发中心,在任何特定的气道周围可以有一个或多个结节(图 19.4)。这些结节有时会压迫气道并损伤气道管腔(图 19.4)。通常,生发中心包含CD20染色阳性的 B 细胞,周围的淋巴细胞是 CD3 染色阳性的 T 细胞(图 19.5 和图 19.6)。滤泡性支气管炎/细支气管炎也可见于支气管扩张和细支气管扩张气道周围(图 19.7)。

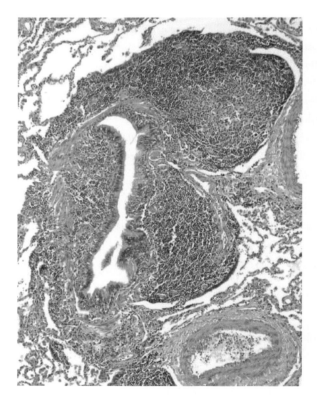

图 19.4　滤泡性细支气管炎(与图 19.1 为同一病例)。淋巴聚集包围并压迫细支气管。注意生发中心的存在,此为滤泡性细支气管炎的常见表现。活检中有许多类似的聚集。

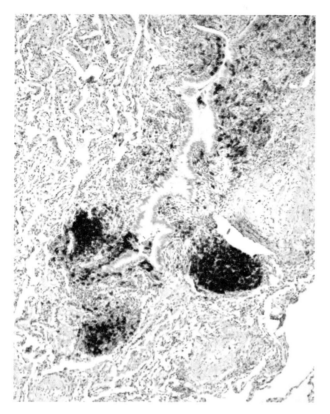

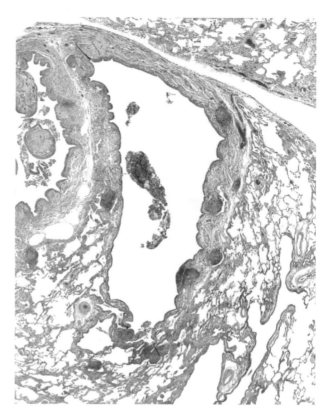

图 19.5 图 19.4 的同一病例。纵向切开的细支气管的 CD20 染色显示滤泡内 B 细胞聚集。

图 19.7 滤泡性支气管炎。支气管扩张的支气管周围有许多淋巴小结。

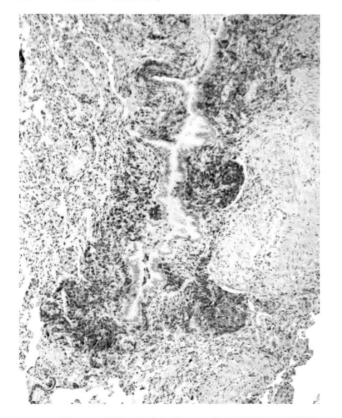

图 19.6 图 19.5 的同一细支气管 CD3 染色显示轻度弥漫性 T 细胞浸润。

淋巴样增生

我们使用术语"淋巴样增生"来指肺泡壁、小叶间隔和胸膜中的多发离散的淋巴聚集的形成,伴或不伴生发中心。与 LIP 相反,该聚集体是不连续的空间分散的病变(图 19.8)。此类病例有时也有滤泡性细支气管炎,有些作者将此处定义的淋巴样增生视为滤泡性细支气管炎的变体[14]。淋巴样增生能在肺中大面积存在,特别是在胶原血管疾病患者或在代表药物反应的病变中(图 19.9),但也可能以更局限的方式发生(图 19.8)。在显示间质性肺炎的活检标本中存在多发淋巴样结节强烈提示潜在的胶原血管疾病(见第 21 章)。

淋巴细胞性间质性肺炎

在 LIP 中,淋巴样增生是致密而间质的,且累及肺泡壁,以连续的方式波及大面积的肺。生发中心可以存在也可以不存在,但最典型的特征是由小淋巴细胞和浆细胞所致的肺泡壁明显增宽(图 19.10 至图 19.16),有时会导致呼吸气腔闭塞,肺泡壁变得连续。小的非干酪样肉芽肿或单个巨细胞在淋巴组织浸润

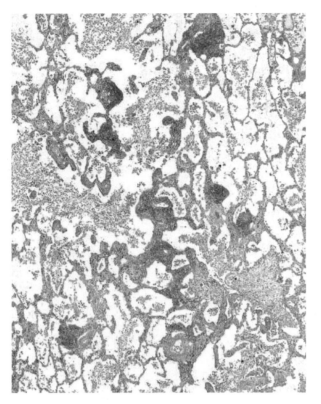

图 19.8 支气管肺癌旁的淋巴样增生。淋巴样反应位于含有肿瘤的肺区域。

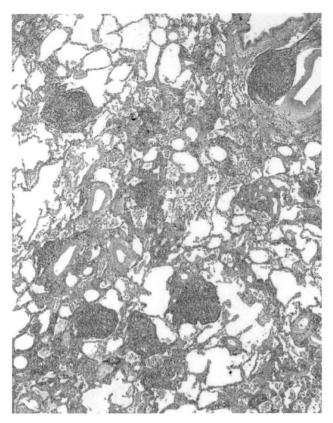

图 19.9 服用胺碘酮患者的淋巴样增生。一些作者将其归类为滤泡性细支气管炎,但是淋巴聚集不仅仅与细支气管炎相关。

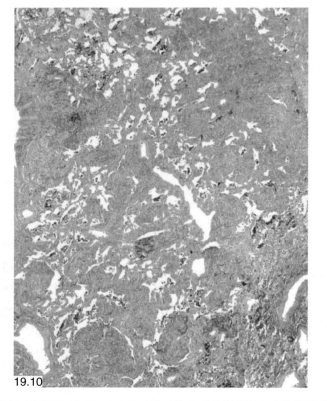

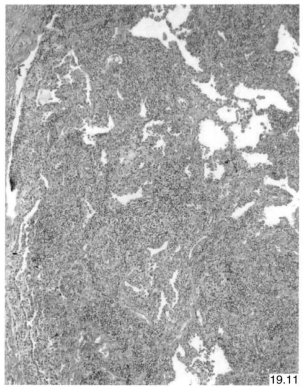

图 19.10 和图 19.11 IgA 缺乏的 LIP 患者的低倍镜和中倍镜视野。注意弥漫性淋巴浸润,其在本例中不形成生发中心,肺泡壁明显增宽,在某些区域达到融合点。

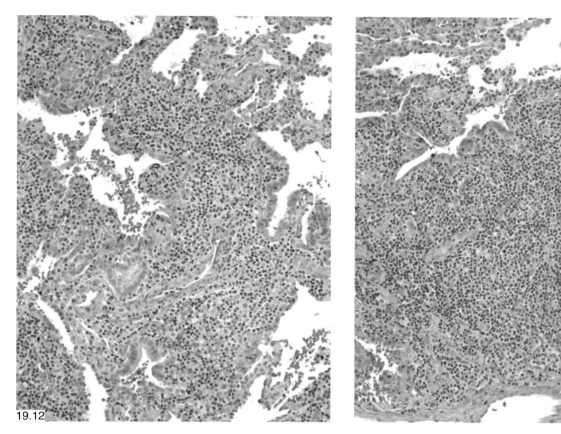

图 19.12 和图 19.13　图 19.10 和图 19.11 所示病例的更高倍数视野。注意相对均匀的淋巴浆细胞浸润伴肺泡壁的显著增宽。

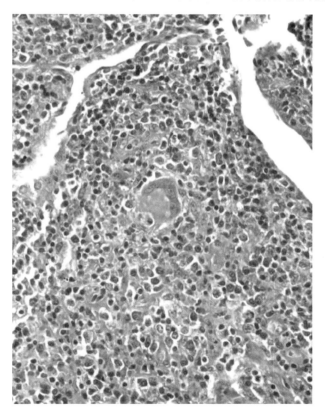

图 19.14　LIP 病例中在淋巴细胞和浆细胞中间的一个巨细胞。间质巨细胞和小的疏松肉芽肿是 LIP 的常见表现。

中很常见(图 19.14)。在生发中心可见 B 细胞,当这些细胞存在时,其余的淋巴细胞通常是 T 细胞(图 19.17 和图 19.18)。根据定义,在 LIP 中,病变为多克隆性的。

囊肿在影像学上很常见,但很少进行活检。有人提出,囊肿反映了有淋巴组织浸润的细支气管的单向活瓣效应[9]。囊肿看起来是从细支气管的远端开始,或表现为因淋巴组织浸润而部分阻塞的扩张的细支气管(图 19.19);囊壁含有淋巴细胞,有时含有少量纤维组织。尚不清楚的是,在 Sjögren 综合征中的囊肿是 LIP 的最早期表现还是一个单独的病变,但我们已经看到一些看似 LIP 的病变似乎从囊肿扩散到实质的病例(图 19.20 至图 19.22)。

在 LIP 的晚期病例中,也可能发现间质性纤维化和蜂窝变(图 19.23 和图 19.24)。淀粉样变结节有时单独出现或出现在 LIP 区域。

鉴别诊断

表 19.4 列举了 LIP 的鉴别诊断。所有肺内淋巴

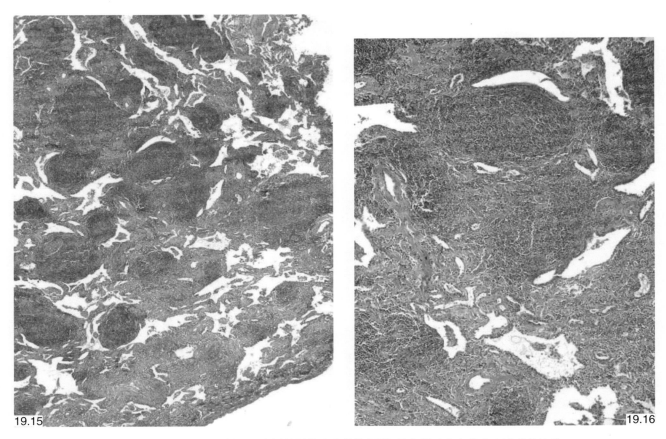

图 19.15 和图 19.16　1 例 LIP 病例的低倍和中倍镜视野,其中提示有生发中心形成的迹象。

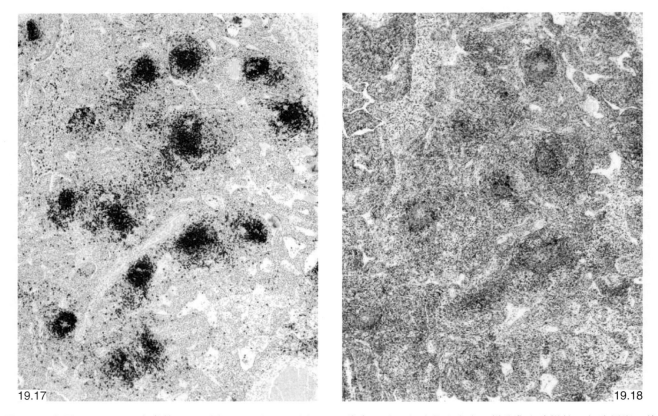

图 19.17 和图 19.18　LIP 患者的 CD20(图 19.17)和 CD3(图 19.18)染色显示 B 细胞的生发中心样聚集和弥漫性 T 细胞浸润。并非所有 LIP 病例都显示生发中心的形成,在部分病例中,B 细胞浸润更具弥漫性并可引起淋巴瘤的问题。

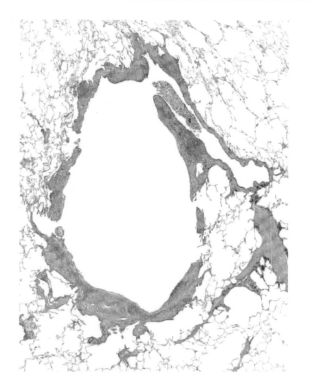

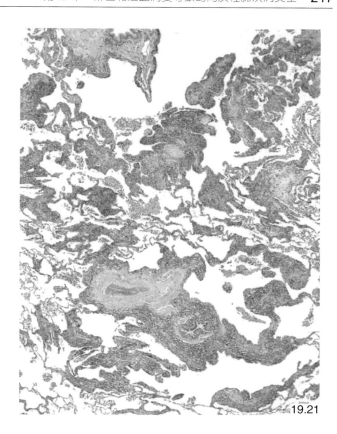

图 19.19　Sjögren 综合征患者细支气管远端的囊肿。囊壁由慢性炎性细胞和纤维组织组成,并且细支气管壁可见相同病变。此类型的囊肿可能是由于受累的细支气管的活瓣效应而形成。患者患有 Sjögren 综合征。尚不清楚此类型的囊肿是否进展为 LIP。

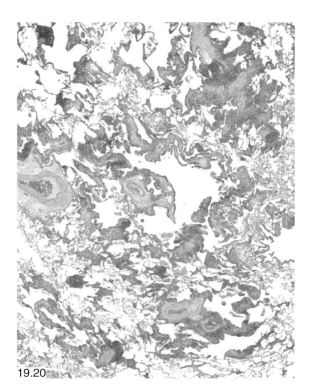

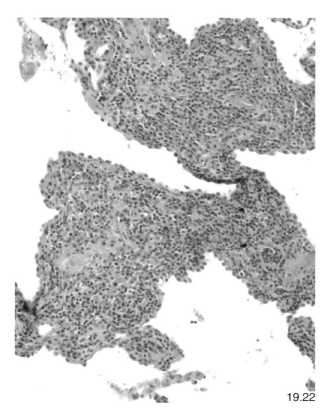

图 19.20 至图 19.22　Sjögren 综合征患者的囊肿伴周围间质性炎症示例。淋巴组织浸润(图 19.20 至图 19.22)是 LIP 的局部典型表现,但是发生在限定区域;这可能代表非常早期的 LIP。影像学上,该病例与图 19.2 非常相似。

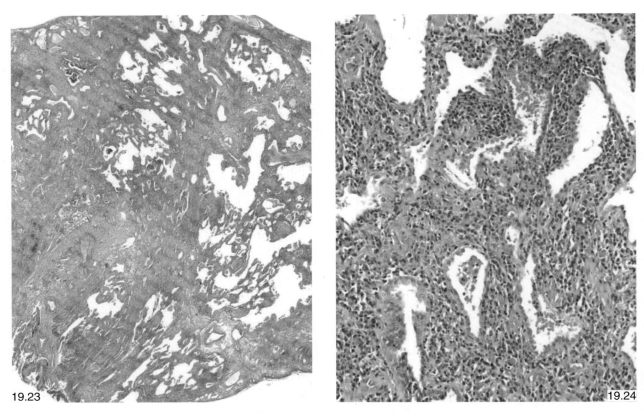

图 19.23 和图 19.24 LIP 伴纤维化。部分 LIP 病例进展为纤维化,有时出现蜂窝变。在本例中,LIP 型区域(图 19.24)仍然存在并支持诊断。

表 19.4

LIP 的鉴别诊断

LIP	NSIP	HP	IgG4 病	淋巴瘤
显著的淋巴组织浸润增宽肺泡壁,并可闭塞肺泡腔	淋巴组织浸润通常仅有少数细胞增厚(肺泡腔仅被纤维组织而非淋巴样细胞闭塞)	淋巴组织浸润位于支气管血管束周围	类似 NSIP 的淋巴组织浸润,但有大量 IgG4+浆细胞存在(>20/hpf)[a]	常有显著的淋巴组织浸润伴肺泡壁增宽和肺泡腔闭塞。淋巴样细胞可以是单态的
淋巴组织大面积连续浸润	淋巴组织大面积连续浸润	远离支气管血管束的肺泡壁通常正常		淋巴组织常大面积连续浸润
无血管浸润	无血管浸润	无血管浸润	常有血管浸润	常有血管浸润
可存在小的界限不清楚的肉芽肿或巨细胞	无肉芽肿	肉芽肿存在于淋巴组织浸润区域	无肉芽肿	可存在小的界限不清楚的肉芽肿或巨细胞
非克隆性	非克隆性	非克隆性	非克隆性	克隆性(在 MALT 淋巴瘤中通常通过 kappa 和 lambda 染色证明)

胸内 IgG4 疾病也可表现为肺门淋巴结、胸膜结节、纤维蛋白胸膜炎、硬化性纵隔炎、细支气管周围炎症、OP 样病变、浆细胞肉芽肿、嗜酸性粒细胞浸润、静脉炎、动脉炎、肺透明肉芽肿和炎性假瘤(见 Travis 等[14]及 Liebow 和 Carrington[15])。

样增生最重要的鉴别诊断是恶性淋巴瘤，在肺内，最常见的是低级别边缘区 B 细胞淋巴瘤（MALT 淋巴瘤）。MALT 淋巴瘤通常是肿块性病变，因此常常区别于结节性淋巴样增生（见后文），但是其也可以呈弥漫性，形态学上是"间质性"的，并且在低倍镜下非常类似 LIP（见图 24.17 和图 24.19）。实际上，Liebow 和 Carrington[15]描述的许多 LIP 的原发病例现在被归类为 MALT 淋巴瘤。肺内其他类型的原发性或继发性淋巴瘤也可以沿肺泡壁扩散（见图 24.17）。淋巴瘤通常没有囊肿，因此发现囊肿有助于诊断 LIP。

　　MALT 淋巴瘤经常含有反应性生发中心，有时也含有小的非干酪样肉芽肿，并且免疫组织化学染色显示可能混合有 B 细胞和 T 细胞，这一事实使良恶性的区分变得复杂。提示 MALT 淋巴瘤的特征是单态的、略不典型的 B 细胞片，有时有透明的细胞质（见图 24.18 和图 24.19），单克隆丙种球蛋白通过流式细胞术或仅对 kappa 或 lambda 的增殖细胞免疫组织化学染色证明克隆性（见图 24.22 和图 24.23）（在大多数 MALT 淋巴瘤可证实，但并非所有病例），气道上皮被 B 淋巴细胞浸润（淋巴上皮病变）（见图 24.19），胸膜存在斑块样浸润。为明确诊断，分子研究显示基因重组/克隆病变可能是必要的。

　　偶尔累及肺部的淋巴瘤与滤泡性细支气管炎相似，因为淋巴瘤倾向于沿淋巴通路分布；然而，在大多数情况下，这种形式的淋巴瘤可产生比滤泡性细支气管炎更均匀且更强烈的淋巴浸润（见图 24.17），并且不形成生发中心。通常情况下，此类病例是继发性而不是原发性淋巴瘤，但是原发的 MALT 淋巴瘤也能以这种形式在肺内扩散。

　　累及肺的白血病通常浸润间质，血管内淋巴瘤也是如此（见图 24.24），并产生初看类似间质性肺炎的错觉。然而，仔细检查即可发现，浸润的细胞并非成熟的淋巴细胞和浆细胞，而是形态不典型的细胞。

　　肺孢子菌肺炎和巨细胞病毒（CMV）肺炎有时产生一种慢性间质性炎性病变，在形态上可类似 LIP，但是普遍间质浸润较弱，形态学上更接近于细胞型 NSIP。通常有肺孢子菌属泡沫状肺泡渗出物，在银染色有明显的微生物，而在 CMV 可以找到病毒包涵体。

　　LIP 与 NSIP 的区别可能是武断的（见第 7 章），但通常在 NSIP 中，间质浸润较 LIP 弱得多，肺泡壁没有增宽到同样的程度，并且当 NSIP 严重到足以产生

肺泡壁融合时，融合区域呈纤维化性而不是细胞性[16]（见图 7.16 和图 7.17）。在 LIP 中，淋巴组织浸润和小的非干酪样肉芽肿或巨细胞的组合也可以类似过敏性肺炎（HP；见第 12 章），但是在 HP 中，间质性炎性浸润也较 LIP 弱得多，通常位于远离支气管血管束的间质中。

　　IgG4RD 在胸部有多种表现（表 19.5）。尽管大多数器官中 IgG4RD 的典型表现是指呈层叠图像的纤维化病变、血管闭塞和大量 IgG4 阳性浆细胞以及高 IgG4/IgG 浆细胞比率，但在肺中，IgG4RD 的表现可能更加多样。肺的 IgG4 纤维化肿块通常不呈层叠状[17]。有时，肺 IgG4RD 病表现为间质淋巴浆细胞浸润，伴或不伴相关的间质纤维化，并可能类似 NSIP（见第 7 章）或 LIP。与 IgG4 阳性细胞数量增加相关的机化性肺炎（OP）和 UIP 的病例也有报道。在部分病例中，间质性病变呈高度弥漫性，引起限制性通气功能障碍的肺功能损害类型，而在其他病例中，间质性病变又相当局限（图 19.25 和图 19.26）。浸润细胞可以侵袭血管并类似淋巴瘤[18,19]（图 19.27）。IgG4 染色显示大量阳性细胞，通常每高倍镜视野（hpf）（图 19.28）超过 20 个，IgG4/IgG 阳性浆细胞比率 >40%。其中多数患者有 IgG4RD 的肺外症状，特别是自身免疫性胰腺炎，这些信息有助于确认肺部病变是 IgG4 病。

　　累及肺的多中心 Castleman 病可以表现为结节性肿块或浆细胞和淋巴细胞间质浸润的局部区域[20]。纤维化通常不是其特征。病变通常是局限性的，但也有弥漫性 ILD 的报道[21]。生发中心和 IgG4 阳性浆细胞数量增多是常见情况，但是在数量上和伴高 IgG4/IgG

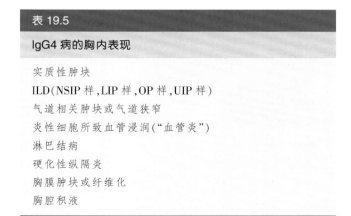

表 19.5
IgG4 病的胸内表现
实质性肿块
ILD（NSIP 样，LIP 样，OP 样，UIP 样）
气道相关肿块或气道狭窄
炎性细胞所致血管浸润（"血管炎"）
淋巴结病
硬化性纵隔炎
胸膜肿块或纤维化
胸腔积液

From Ryu JH, Yi ES. Immunoglobulin G4−related disease and the lung. *Clin Chest Med.* 2016;37:569−578.

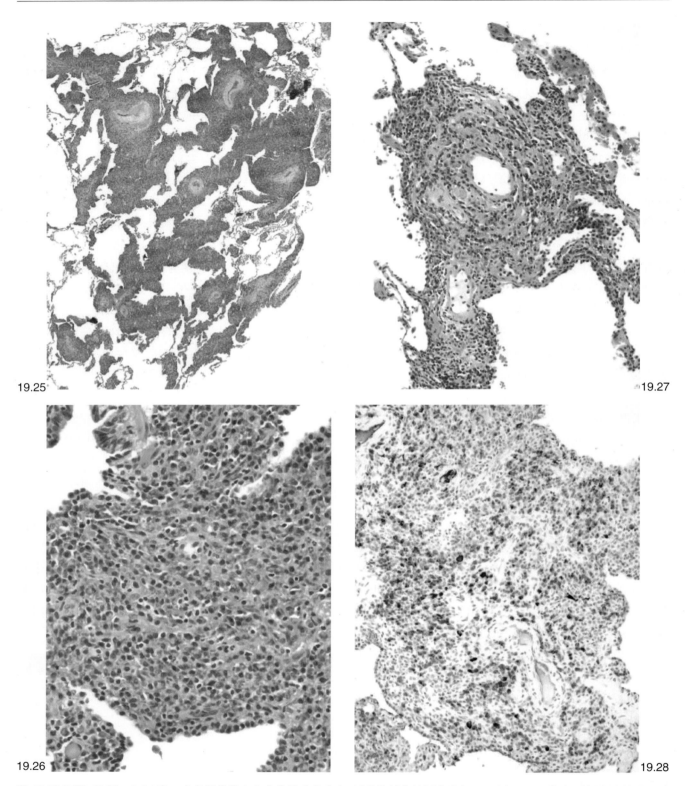

图 19.25 至图 19.28   IgG4 病。患者影像学上有多发结节性病变,活检的低倍镜图像类似 LIP(图 19.25),但间质浸润的单独区域是局限的。在高倍镜下(图 19.26),有显著的浆细胞浸润,浆细胞和淋巴细胞浸润血管(图 19.27)。IgG4 染色显示大量的染色细胞。

阳性细胞比率不如 IgG4RD 所见。部分多中心的 Castleman 病患者人疱疹病毒（HHV）–8 染色阳性。血清白介素 6 水平通常升高。

结节性淋巴样增生

结节性淋巴样增生包含结节状或肿块样或偶尔更具弥散性但仍局限的病变，由具有许多生发中心的相邻淋巴组织组成，且通常还有一定程度的局限性间质纤维化组成（图 19.29 和图 19.30）。可能存在小的非干酪样肉芽肿。大多数病例只有一种病变，但偶尔会发现数个病变。显微镜下结节性淋巴样增生和 LIP 在给定视野中可以相同，区别是基于通过活检或影像学病变的扩散或范围。大多数结节性淋巴增生的病例似乎是对先前炎性病变的反应，但该疾病也与 Sjögren 综合征相关[22]。有趣的是，有报道称，结节性淋巴增生的部分病例有 IgG4 阳性浆细胞增多和 IgG4/IgG 阳性细胞的比率增高[23]，提示这些可能是 IgG4RD 的变体。

肺内淋巴结

肺内淋巴结是胸膜下单个或多个结节性淋巴样病变。与结节性淋巴增生相反，肺内淋巴结通常有清晰的边界，有包含被膜和被膜下窦的淋巴结显微镜下结构（图 19.31），但是有时被膜缺失，与结节样淋巴增生的区别就变得武断。肺内淋巴结以与肺门和纵隔的淋巴结相同的方式集聚大气的碳色素。职业性粉尘暴露似乎易于形成肺内淋巴结，且此类淋巴结可能含有大量的吸入粉尘。

诊断方法

通常，大多数淋巴病变的诊断需要大的活检标本，因为低倍镜下结构很重要，淋巴瘤的诊断区域，特别是 MALT 淋巴瘤的诊断区域，可能是分散的。如果使用经支气管活检，则需要通过适当的免疫组织化学和分子检测进行支持，以排除低级别淋巴瘤。冷冻活

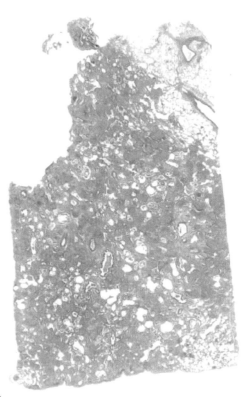

19.29

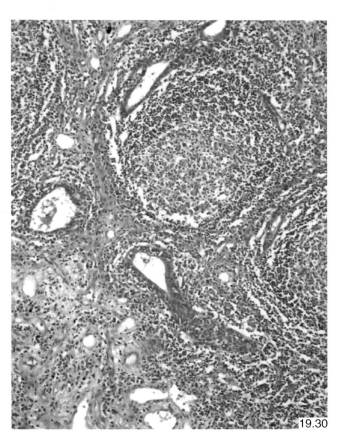

19.30

图 19.29 和图 19.30　结节性淋巴样增生。患者 HRCT 上可见数个分散的结节。图 19.29 显示了一个此类结节的边缘，图 19.30 显示了高倍镜视野。值得注意的是，该病变突然中止，并被正常的肺包围，此为结节性淋巴样增生的典型表现。

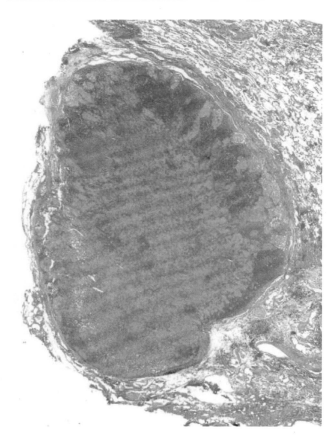

图 19.31　一个肺内淋巴结。该病例有被膜和显著的淋巴结窦。

检与经支气管活检可能具有相同的局限性。

预后

当滤泡性细支气管炎是唯一病变时，预后似乎良好，经激素治疗后病情稳定或改善[4,1]；然而，如果其存在于患有 NSIP 或 UIP 的胶原血管疾病患者中，则 NSIP 或 UIP 决定预后。淋巴样增生自身可能不会产生不良效应，但是常见于患有 NSIP 或 UIP 的胶原血管疾病患者中，这成为正确诊断的有用线索。LIP 的预后差异很大，据报道，5 年总生存率为 50%~70%，但是这一数据可能因为纳入了 HIV 阳性患者而发生偏倚。部分患者可通过类固醇治疗得到改善，而另一部分患者进展为终末期纤维化。在少数已报道的移植病例中，移植肺未见 LIP 的复发[9]。LIP 患者发展为淋巴瘤的比例是有争议的，但是可能很少（约 5%）[9]。有作者声称 LIP 合并艾滋病（AIDS）可提高存活率，但也有报告称其使存活率更低[8]。

（江宇　译）

参考文献

1. Romero S, Barroso E, Gil J, et al. Follicular bronchiolitis: clinical and pathologic findings in six patients. *Lung*. 2003;181:309–319.
2. Ryu JH. Classification and approach to bronchiolar diseases. *Curr Opin Pulm Med*. 2006;12:145–151.
3. Nicholson AG. Lymphocytic interstitial pneumonia and other lymphoproliferative disorders in the lung. *Semin Respir Crit Care Med*. 2001;22:409–422.
4. Aerni MR, Vassallo R, Myers JL, et al. Follicular bronchiolitis in surgical lung biopsies: clinical implications in 12 patients. *Respir Med*. 2008;102:307–312.
5. Carrillo J, Restrepo CS, Rosado de Christenson M, et al. Lymphoproliferative lung disorders: a radiologic-pathologic overview. Part I: reactive disorders. *Semin Ultrasound CT MR*. 2013;34:525–534.
6. Tashtoush B, Okafor NC, Ramirez JF, et al. Follicular bronchiolitis: a literature review. *J Clin Diagn Res*. 2015;9(9):OE01–OE05.
7. Yousem SA, Colby TV, Carrington CB. Follicular bronchitis/bronchiolitis. *Hum Pathol*. 1985;16:700–706.
8. Swigris JJ, Berry GJ, Raffin TA, et al. Lymphoid interstitial pneumonia: a narrative review. *Chest*. 2002;122:2150–2164.
9. Panchabhai TS, Farver C, Highland KB. Lymphocytic interstitial pneumonia. *Clin Chest Med*. 2016;37:463–474.
10. Travis WD, Costabel U, Hansell DM, et al.; ATS/ERS Committee on Idiopathic Interstitial Pneumonias. An official American Thoracic Society/European Respiratory Society statement: update of the international multidisciplinary classification of the idiopathic interstitial pneumonias. *Am J Respir Crit Care Med*. 2013;188:733–748.
11. Howling SJ, Hansell DM, Wells AU, et al. Follicular bronchiolitis: thin-section CT and histologic findings. *Radiology*. 1999;212:637–642.
12. Sirajuddin A, Raparia K, Lewis VA, et al. Primary pulmonary lymphoid lesions: radiologic and pathologic findings. *Radiographics*. 2016;36:53–70.
13. Johkoh T, Müller NL, Pickford HA, et al. Lymphocytic interstitial pneumonia: thin-section CT findings in 22 patients. *Radiology*. 1999;212:567–572.
14. Travis WD, Colby TV, Koss MN, et al. *Non-Neoplastic Disorders of the Lower Respiratory Tract*. Washington, DC: American Registry of Pathology; 2002:266–276.
15. Liebow AA, Carrington CB. Diffuse pulmonary lymphoreticular infiltrations associated with dysproteinemia. *Med Clin North Am*. 1973;57:809–843.
16. Churg A, Bilawich A. Confluent fibrosis and fibroblast foci in fibrotic non-specific interstitial pneumonia. *Histopathology*. 2016;69:128–135.
17. Ryu JH, Yi ES. Immunoglobulin G4-related disease and the lung. *Clin Chest Med*. 2016;37:569–578.
18. Guinee DG Jr. Update on nonneoplastic pulmonary lymphoproliferative disorders and related entities. *Arch Pathol Lab Med*. 2010;134:691–701.
19. Yi ES, Sekiguchi H, Peikert T, et al. Pathologic manifestations of Immunoglobulin(Ig)G4-related lung disease. *Semin Diagn Pathol*. 2012;29:219–225.
20. Terasaki Y, Ikushima S, Matsui S, et al.; Tokyo Diffuse Lung Diseases Study Group. Comparison of clinical and patholog-

ical features of lung lesions of systemic IgG4-related disease and idiopathic multicentric Castleman's disease. *Histopathology*. 2017;70:1114–1124.

21. Huang H, Feng R, Li J, et al. Castleman disease-associated diffuse parenchymal lung disease: a STROBE-compliant retrospective observational analysis of 22 cases in a tertiary Chinese hospital. *Medicine (Baltimore)*. 2017;96:e8173.

22. Song MK, Seol YM, Park YE, et al. Pulmonary nodular lymphoid hyperplasia associated with Sjögren's syndrome. *Korean J Intern Med*. 2007;22:192–196.

23. Guinee DG Jr, Franks TJ, Gerbino AJ, et al. Pulmonary nodular lymphoid hyperplasia (pulmonary pseudolymphoma): the significance of increased numbers of IgG4-positive plasma cells. *Am J Surg Pathol*. 2013;37:699–709.

第 20 章

细支气管炎

临床特征与命名问题

细支气管疾病是一个复杂的问题,因为存在大量的、经常重叠的病理类型,其中许多没有统一的名称,影像检查较少,并与各种临床和肺功能关联,通常不对应任何单一的形态学实体[1]。同样,细支气管异常可能单独存在于细支气管,但也可能是更近端气道疾病的一部分,如哮喘或支气管扩张(包括囊性纤维化),或累及大部分小叶的弥漫性远端疾病,如朗格汉斯细胞组织细胞增生症(见第 10 章)和过敏性肺炎(见第 12 章)。表 20.1 为细支气管炎的病因/临床关联的一般列表,表 20.2 至表 20.4 按病理类型分解细支气管炎。

细支气管炎的临床特征极其多样,往往反映了另一种潜在的全身性疾病,例如,囊性纤维化、胶原血管疾病或炎性肠病。尽管某些形式的形态学细支气管炎,尤其是急性感染性细支气管炎、纤维化细支气管炎[2]、缩窄性细支气管炎(闭塞性细支气管炎)[3-5]和弥漫性泛细支气管炎[6]会产生气短等症状和体征,但其他形式,如吸烟者呼吸性细支气管炎通常不会,并且活检中发现的细支气管炎的重要性只能通过咨询放射科医师和临床医师来确定。

在北美,婴儿急性传染性细支气管炎通常由呼吸道合胞病毒(RSV)引起,占病例的 50%~80%[7],较少由腺病毒、偏肺病毒、水痘、流感、副流感或麻疹病毒引起;并且与肺炎样症状、喘息和呼吸过度有关[7,8]。成人急性弥漫性感染性细支气管炎相对罕见,至少与肺炎相比是如此;病因包括支原体、流感、肺炎链球菌、流感嗜血杆菌、RSV 和鼻病毒[9]。

在婴儿中,急性感染性细支气管炎可能导致感染后缩窄性细支气管炎,临床文献中通常称为闭塞性细支气管炎。如果一侧肺受到的影响远大于另一侧,则可能会出现单侧高透明肺(Swyer-James-MacLeod 综合征)。在世界范围内,腺病毒是儿童感染后缩窄性细

表 20.1
细支气管炎的病因/临床相关性
特发性
感染性
吸烟相关性
哮喘
远端支气管扩张
胶原血管疾病相关性
原发性胆汁性胆管炎(原发性胆汁性肝硬化)
矿物粉尘吸入
有害气体与烟雾吸入
重金属吸入(如碳化钨)(见第 22 章)
药物相关性(见第 18 章)
误吸
炎症性肠病
肺移植排异
骨髓移植(移植物抗宿主病)
闭塞性细支气管炎(病理性缩窄性细支气管炎)
弥漫性泛细支气管炎
肉芽肿性多血管炎(Wegener 肉芽肿)

表 20.2
急性细支气管炎的病因(伴或不伴上皮溃疡/坏死、伴或不伴慢性炎症)
感染(可有上皮坏死/溃疡)
误吸(可有肉芽肿与异物)
远端支气管扩张
炎性肠病(克罗恩病中可有肉芽肿)
吸入烟雾与气体(二氧化氮、二氧化硫、氯、氨、光气)
弥漫性泛细支气管炎
肉芽肿性多血管炎(Wegener 肉芽肿)

表 20.3
慢性细支气管炎病因(伴或不伴气道壁纤维化但无急性炎症)
感染
吸烟相关性"小气道病"("小气道重构")
吸烟者呼吸性细支气管炎(见第 8 章)
误吸(可有肉芽肿与异物)
远端支气管扩张
炎性肠病(见第 14 章)
矿物粉尘吸入(可有吸入灰尘、石棉小体)
硬金属疾病(见第 22 章)
胶原血管疾病(滤泡性细支气管炎,见第 19 章)
吸入烟雾与气体(二氧化氮、二氧化硫、氯、氨、光气)
药品/毒品
哮喘
过敏性肺炎(可有肉芽肿,见第 12 章)
肺移植排异
骨髓移植(GVHD)
弥漫性泛细支气管炎
淋巴瘤
肉芽肿性多血管炎(Wegener 肉芽肿)
特发性

表 20.4
缩窄性细支气管炎(闭塞性细支气管炎)病因
哮喘(罕见)
感染后[病毒(腺病毒、RSV、流感、副流感、麻疹、水痘、冠状病毒、E–B 病毒)、支原体],通常发生于非常年幼的儿童中[4,26]
吸入气体与烟雾[火灾烟雾、二氧化氮、硫化氢、二氧化硫、氯气、氨、光气、飞灰、尼龙绒、硫芥、聚酰胺胺染料、玻璃纤维船制造中使用的聚酯树脂、亚硫酰氯、调味剂(2,3–戊二酮,双乙酰)][5,27]
药物(金硫代丙磺酸盐、白消安、CCNU、青霉胺 [a]、硫普罗宁、柳氮磺吡啶、利妥昔单抗)
炎性肠病
弥漫性特发性肺神经内分泌增生(DIPNECH)
肺移植与骨髓移植
远端支气管扩张(如囊性纤维化)
特发性

[a] 目前尚不清楚青霉胺本身是否会导致缩窄性细支气管炎,或者该过程实际上是否与潜在的类风湿性关节炎有关。

续升高,类风湿因子可能呈阳性[6]。

支气管炎的最常见原因,但有些病例与流感、副流感、水痘、支原体和 RSV 相关[10,11]。感染后缩窄性细支气管炎也发生在成人中,但并不常见,并且通常由支原体感染引起。缩窄性细支气管炎通常伴有进行性气短、干咳,有时也可出现哮鸣,以及支气管扩张剂未改善的阻塞性肺功能类型[1,3,4]。

在肺移植受体中,闭塞性细支气管炎综合征(BOS,因病理性缩窄性细支气管炎在组织学上呈斑片状,通常无法通过支气管活检证实而得名)的临床诊断需要降低 FEV_1 超过 3 周,并排除急性排斥反应、感染、吻合口并发症或其他影响肺功能的疾病[12]。BOS 也发生在一小部分骨髓患者中,在这些患者中,其被认为是一种慢性移植物抗宿主病(GVHD),并且与身体其他部位的 GVHD 密切相关[13-15]。

弥漫性泛细支气管炎主要见于日本或日本血统的人群,其次可见于东亚其他地区的人群;本病在西方人群中罕见。患者在肺功能检查中表现为气短、咯痰和气流阻塞。大多数患者(>80%)也有慢性鼻窦炎的症状和体征。支原体抗体滴度阴性时,冷凝集素持

影像特征

细支气管炎的 HRCT 表现可分为 3 种主要类型:实性小叶中心结节和树芽征、边界不清的(磨玻璃)小叶中心性结节,以及导致马赛克衰减图像的衰减降低和血供分布减少区域[16]。树芽征由边界清晰的(实性)小叶中心结节组成,附在分支的线状或管状影上。小叶中心影在 HRCT 上可以通过其分布来识别,即在距次级小叶外围数毫米处,也即距小叶间隔、胸膜和大的肺血管数毫米处。

树芽征通常反映细支气管壁增厚和管腔内物质(分泌物、炎性细胞、肉芽组织等)积聚,是感染性细支气管炎的特征性表现(图 20.1)[16]。在感染性细支气管炎中,该异常通常具有斑片状的单侧或不对称的双侧分布。在结核病、非典型分枝杆菌感染在支气管内扩散以及与支气管扩张或变应性支气管肺曲霉病相关的细支气管黏液嵌塞中均可见类似的表现。在吸入性细支气管炎中,树芽征可能是弥漫性的或主要累及下垂部肺野。弥漫性泛细支气管炎的特征是存在广泛的双侧树芽征、细支气管扩张、支气管扩张,以及常见的衰减降低和血管供应减少的区域,导致呈马赛克衰减

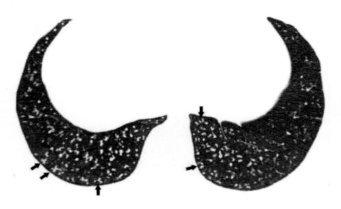

图 20.1　感染性细支气管炎。HRCT 显示边界清晰的双侧小结节，聚集在距胸膜和小叶间隔(箭)数毫米处，表现为小叶中心性分布。许多结节附着在分枝管状影上，形成类似于树芽征的图像。该患者为 20 岁女性，患有感染性细支气管炎。

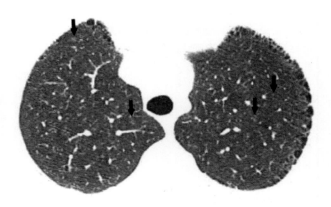

图 20.3　呼吸性细支气管炎。HRCT 显示双侧边界不清的小叶中心磨玻璃结节(箭)和轻度肺气肿。该患者为 45 岁的吸烟者。

图像(图 20.2)[17]。

　　边界不清的小叶中心磨玻璃结节最常见于呼吸性细支气管炎患者(通常在吸烟者的上叶)和过敏性肺炎患者(通常为弥漫性或以下叶为主)(图 20.3)。小叶中心磨玻璃结节也可能发生在许多其他不太常见的疾病中，包括滤泡性细支气管炎和矿物粉尘暴露[16]。

　　衰减降低和血管供应减少的区域导致吸气相 HRCT 出现不均匀外观(马赛克衰减)，并与呼气末 HRCT 扫描中的空气潴留相关，是缩窄性细支气管炎的特征性表现(图 20.4)[16]。附带表现包括支气管扩张和支气管壁增厚。在许多疾病的 HRCT 上看到的马赛克衰减图像是非特异性表现。然而，作为主要或唯一异常并与血管供应减少相关的马赛克衰减通常是

由缩窄性细支气管炎、哮喘、过敏性肺炎或慢性肺血栓栓塞所致[16]。

正常解剖

　　细支气管是壁内缺乏软骨的传导气道。其分为有完全肌肉化的壁的更近端的膜性细支气管 (图 20.5 和图 20.6)，以及有部分肌肉化并部分肺泡化的壁的更远端的呼吸性细支气管(图 20.5)。两种类型的细支气管通常以纤毛上皮细胞为主，伴有散在的克拉拉(Club)细胞，通过尖端凸起识别。在正常膜性细支气管中发现少量黏膜分泌细胞，但在正常呼吸性细支气管中罕见。大多数形式的细支气管炎主要影响膜

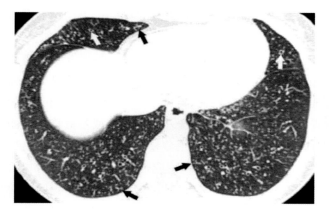

图 20.2　弥漫性泛细支气管炎。HRCT 显示大量双侧边界清楚的小叶中心结节和分支管状结构，形成树芽征(黑箭)。还注意到轻度支气管扩张(白箭)。该患者为 34 岁女性，患有弥漫性泛细支气管炎。

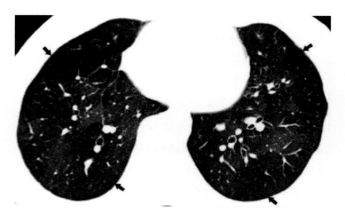

图 20.4　缩窄性细支气管炎。HRCT 显示肺的异质性外观(马赛克衰减)是由于存在广泛的双侧衰减和血管供应降低的区域(箭)。该患者为 23 岁女性，患有缩窄性细支气管炎和继发于慢性 GVHD 的严重气流阻塞。

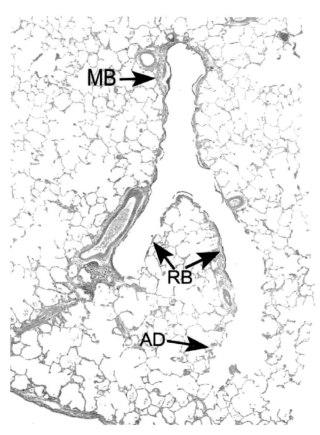

图 20.5　纵切面的正常远端传导气道。膜性细支气管(MB)具有连续的肌肉壁。呼吸性细支气管(RB)具有部分肌肉和部分肺泡化壁,而肺泡管(AD)具有完全肺泡化壁。

性细支气管。

病理特征

急性细支气管炎

　　伴有急性炎症的细支气管炎最常具有感染性,但也可见于多种其他疾病(表 20.2)。在免疫功能正常的患者中,由病毒和支原体引起的感染经常显示管腔中的中性粒细胞和壁内淋巴细胞的并存(图 20.7 至图 20.10),这在大多数列于表 20.2 的其他疾病中不太常见。弥漫性泛细支气管炎(图 20.11 和图 20.12,见后文)可显示相同的组合,但也有间质泡沫巨噬细胞。病毒和支原体感染的气道上皮通常增生、紊乱,有时在细胞学上不典型(图 20.8 至图 20.10),此为潜在病因的有用线索。在严重的病例中,上皮可能会因炎症而出现溃疡甚至消失。

　　在免疫功能低下的患者中,急性细支气管炎通常

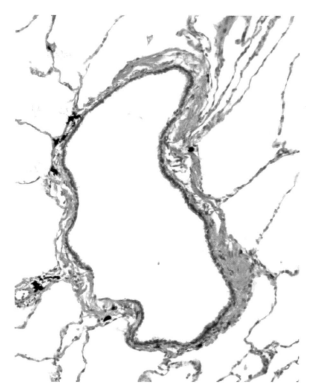

图 20.6　正常膜状细支气管横截面的较高倍镜下视图。肌肉层和上皮细胞之间至多有一个小间隙。

更严重,伴有气道壁破坏、广泛的急性炎症和大量核碎裂(图 20.13 和图 20.14),以低倍镜观察可见坏死性气道中心结节。病毒(通常是腺病毒、疱疹或巨细胞病毒)、真菌和弓形体可导致该图像。

　　炎性肠病可出现急性或慢性细支气管炎表现;在大多数病例中,肺部受累发生在已知患有克罗恩病或溃疡性结肠炎的患者身上,但偶有初始表现在肺部的情况。克罗恩病患者的活检经常但并非总是显示肉芽肿(见第 14 章)。

　　肉芽肿伴多血管炎(Wegener 肉芽肿)虽然是一种血管炎,但常累及气管和大气道,偶尔也会累及细支气管,并可产生伴有急性和慢性炎症的溃疡。除非同时存在血管炎,否则细支气管炎的形态学特征不具有特异性。

　　弥漫性泛细支气管炎具有独特的临床特征(见前文)和相当独特的病理表现,包括累及膜性和呼吸性细支气管的一些急性和慢性炎症的组合,有时还有小支气管,并且根据定义,泡沫状巨噬细胞存在于细支气管壁内、肺泡管的壁内,且有时在肺泡内(图 20.11 和图 20.12)。然而,因为在缩窄性细支气管炎和滤泡

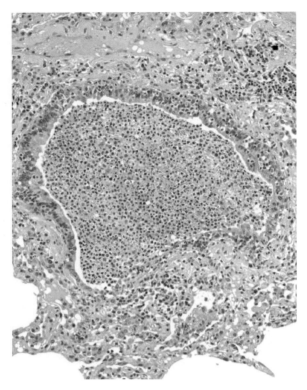

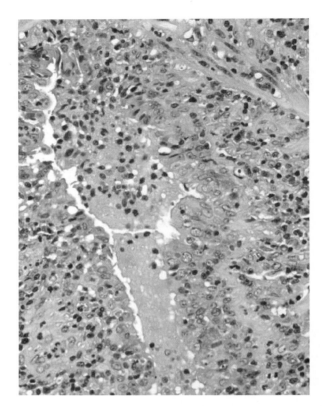

图 20.7　由支原体引起的急性细支气管炎。管腔充满中性粒细胞,而周围组织则含有慢性炎症细胞。上皮发炎但其他方面正常。

图 20.10　由支原体引起的急性细支气管炎。在该例中,气道上皮无序,细胞学上不典型。

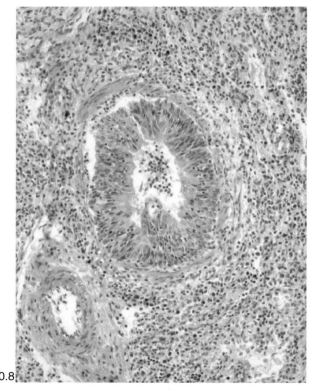

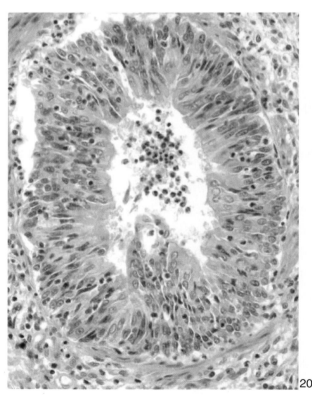

20.8

20.9

图 20.8 和图 20.9　由流感引起的急性细支气管炎。本例存在与图 20.7 所示病例相同的管腔中性粒细胞和周围慢性炎症细胞模式,但上皮明显增生。

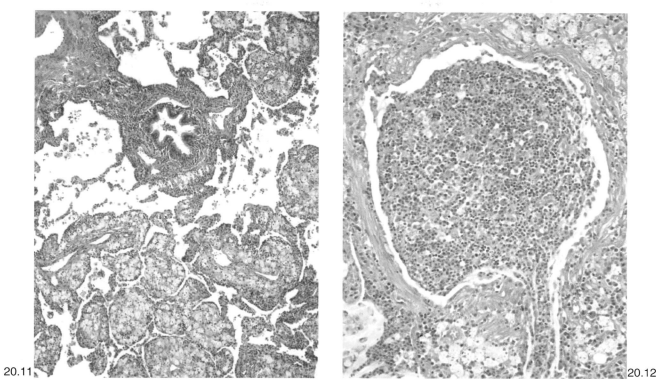

20.11　　20.12

图 20.11 和图 20.12　　弥漫性泛细支气管炎。在图 20.11 中,管腔中有一些中性粒细胞和周围慢性炎症,类似于许多形式的急性感染性细支气管炎(图 20.7 至图 20.10)。然而,间质中泡沫状巨噬细胞的存在强烈提示弥漫性泛细支气管炎。图 20.12:一个弥漫性泛细支气管炎示例,管腔有明显的中性粒细胞浸润和细支气管壁泡沫状巨噬细胞。

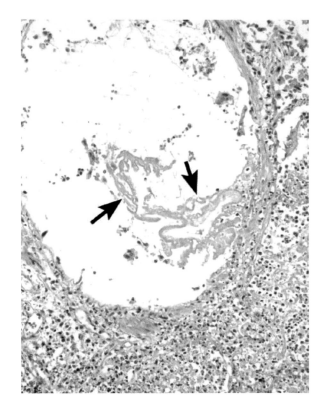

图 20.13　免疫功能低下患者的疱疹性细支气管炎。气道上皮(箭)完全坏死。周围组织含有大量核碎裂碎片。

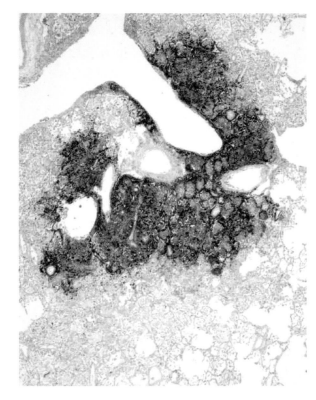

图 20.14　疱疹性细支气管炎。疱疹免疫染色显示气道周围组织有广泛的病毒感染。

性细支气管炎、囊性纤维化、误吸、过敏性肺炎、肉芽肿病伴多血管炎（Wegener 肉芽肿）、胶原血管疾病和淋巴瘤中，很少能在肺泡管壁（甚至在膜性细支气管壁中更不常见）发现间质泡沫状巨噬细胞，弥漫性泛细支气管炎的诊断需要将这些表现与典型的临床特征结合起来[18]。

慢性细支气管炎

以壁内慢性炎症没有明显的中性粒细胞成分为特征的细支气管炎，其特异性更低，并且病因众多（表20.3）。该病存在 3 种基本类型：淋巴细胞和浆细胞对细支气管壁的无序浸润；滤泡性细支气管炎（参见第19 章），其中一个或多个散在的淋巴小结，常伴有生发中心，细支气管壁增宽并使管腔变窄（见图19.4）；气道壁纤维化，伴或不伴慢性炎症。第 3 种类型与缩窄性细支气管炎重叠。

慢性细支气管炎可能出现在许多引起急性细支气管炎的疾病中，包括感染性细支气管炎（图 20.15至图 20.17），但从统计学方面分析，慢性细支气管炎最常见的形态学原因则是吸烟，吸烟会导致吸烟者的呼吸性细支气管炎（见第 8 章）和膜性细支气管中的小气道疾病（小气道重塑）。

吸烟者呼吸性细支气管炎（见第 8 章）的特征是细支气管腔内有浅金色或浅棕色巨噬细胞积聚（见图8.5 至图 8.9）和细支气管壁出现不同程度的纤维化，有时纤维化间质延伸至远端实质。

在香烟烟雾引起的小气道疾病中（图 20.18），纤维组织使细支气管壁增厚，管腔变窄，并伴有相关的慢性炎症浸润，有时伴有淋巴滤泡。可能存在少量中性粒细胞。气道上皮常有广泛的黏膜化生，黏液栓可能阻塞气道管腔。按照惯例，该病变在诊断上不称为"细支气管炎"，而是称为香烟烟雾引起的小气道疾病或小气道重塑；然而，在功能和形态方面，其实际上是缩窄性细支气管炎的一种变体。最近的资料表明，许多此类细支气管最终会形成纤维瘢痕[19]。

吸入矿物粉尘（石棉、氧化铁、氧化铝、滑石粉、云母、硅酸盐）[20]引起的细支气管炎在形态上类似于香烟烟雾引起的小气道疾病，但从统计学上看，气道壁纤维化程度更高，慢性炎症更少（图 20.19）；尽管如此，通常无法区分由香烟烟雾和矿物粉尘引起的单个膜性细支气管的改变，除非矿物粉尘有色素或双折

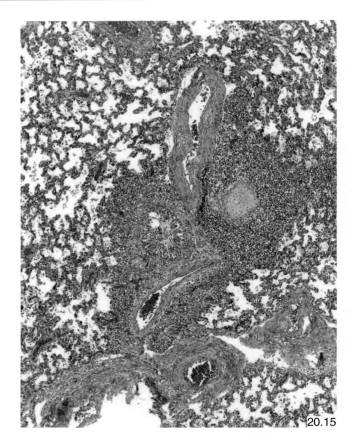

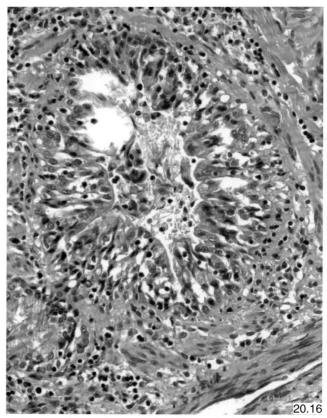

图 20.15 至图 20.17　详见图 20.17 图注。（待续）

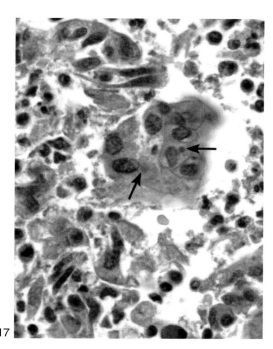

20.17

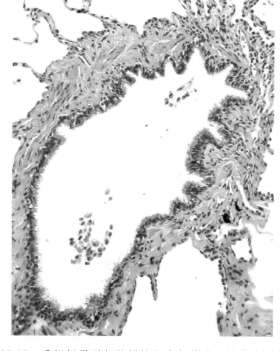

图 20.15 至图 20.17(续) 慢性细支气管炎,此例是由一儿童 RSV 感染引起的。图 20.15:低倍镜视图显示气道周围有强烈的慢性炎症浸润。图 20.16:气道壁和上皮明显慢性炎症浸润伴上皮增生。图 20.17:嗜酸性 RSV 包涵体(箭)。(Case Courtesy Dr. Michael Graham.)

图 20.18 香烟烟雾引起的慢性细支气管炎。该病变被称为"小气道病变"或"小气道重塑"。细支气管壁因纤维组织和某种程度的慢性炎症而增厚。

射。暴露于矿物粉尘时,纤维化有时会延伸到呼吸性细支气管,通常伴有大量色素性粉尘(图 20.19 和图 20.20),这在吸烟所致病变中少见。

硬金属病是一种由接触碳化钨引起的肺尘埃沉着病。细支气管壁慢性发炎,因纤维组织而显著增厚并扭曲,细支气管腔内含有巨噬细胞和巨细胞(见图 22.26 和图 22.27)。

"细支气管炎"的特征是细支气管壁中的慢性炎症细胞,也可见于过敏性肺炎(见图 12.13)。按照惯例,诊断过敏性肺炎时不使用"细支气管炎"这一术语,但过敏性肺炎患者可能有一定程度的气流阻塞,表明细支气管炎在功能上很重要。

哮喘是另一种常存在细支气管炎但在病理学上并未如此命名的病症。哮喘的表现差异很大,可能包括上皮杯状细胞化生、管腔黏液栓、基底膜显著增厚(均匀存在于大气道中,有时存在于细支气管中)、平滑肌、嗜酸性粒细胞和慢性炎症细胞增加,并且在极少数情况下出现气道壁纤维化。

伴有肉芽肿或异物巨细胞的急性或慢性细支气管炎(图 20.21 和图 20.22)应该考虑误吸;如果误吸

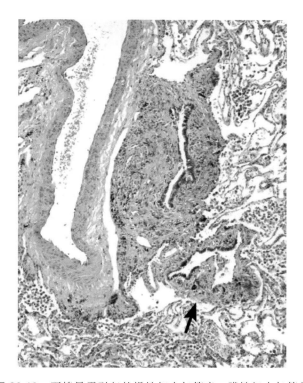

图 20.19 石棉暴露引起的慢性细支气管炎。膜性细支气管的改变与香烟烟雾引起的改变相似,但该病变也显著增厚了相邻呼吸细支气管(箭)的壁,这通常不会在暴露于香烟烟雾时看到。

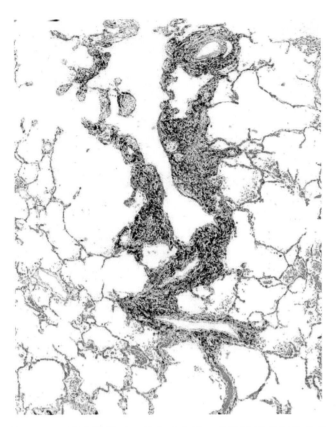

图 20.20 严重暴露于二氧化硅和另一种性质不确定的有色粉尘的患者,呼吸性细支气管有明显的纤维化和色素沉着。

的食物颗粒在常规染色上不明显,淀粉酶消化后过碘酸-希夫(PAS)染色可能会有所帮助,因为蔬菜颗粒的壁呈 PAS 强阳性。偏振光也可用于证实异物。机化性肺炎(OP,见第 5 章)伴巨细胞或肉芽肿伴或不伴急性炎症的组合也强烈提示误吸(见图 5.29 和图 5.30)。

除误吸外,与细支气管相关的肉芽肿可见于结节病(见图 13.15 和图 13.16)、克罗恩病、结核病和真菌感染(通常是坏死性),在后一种情况下,诊断为结核性或真菌性细支气管炎是恰当的。

淋巴瘤通常在肺内呈淋巴管分布,因此可产生类似于慢性细支气管炎的形态学表现(见图 24.17)。

缩窄性细支气管炎

历史上,病理学家使用术语"闭塞性细支气管"来表示伴有腔内肉芽组织息肉的细支气管炎和细支气管腔的纤维变窄/闭塞。如果肉芽组织也存在于肺泡管中,则现在管腔肉芽组织息肉被视为 OP 的一部分(也称为闭塞性细支气管炎伴 OP 和隐源性 OP,见第 5 章);或者如果局限于细支气管腔,则视为纤维化细支气管炎(见下文)。缩窄性细支气管炎是指细支气管腔被瘢痕组织变窄或闭塞的病变。该区别很重要,因

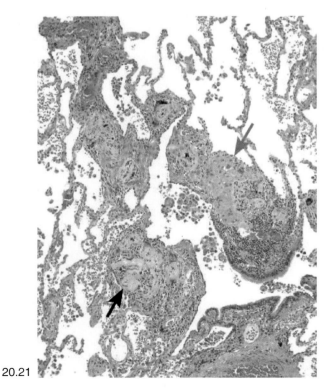

20.21

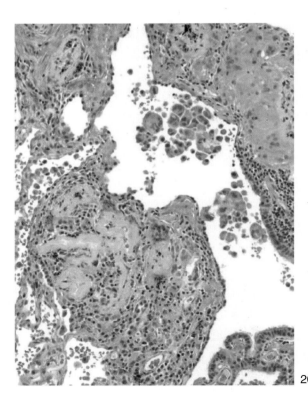

20.22

图 20.21 和图 20.22 误吸引起的慢性细支气管炎。图 20.21:细支气管壁含有慢性炎症细胞、异物肉芽肿(红箭)和部分降解的吸入蔬菜颗粒(黑箭),在高倍镜下视图中更清楚(图 20.22)。

为 OP 通常是一种可治疗的疾病,预后良好,纤维化细支气管炎也会随着治疗而改善,然而缩窄性细支气管炎可能导致呼吸衰竭。

较新的术语"缩窄性细支气管炎"已被病理学家广泛采用,但临床医生通常使用旧名称"细支气管炎闭塞症"或"闭塞性细支气管炎"来表示临床综合征[4,15]并且可能不理解"缩窄性细支气管炎",因此建议在诊断中同时使用这两个名称。然而,在肺移植排斥活组织检查和骨髓移植患者中,仍然使用病理学术语"闭塞性细支气管炎";在这两种情况下,临床场景被称为 BOS[13,14]。

在正常的细支气管壁中,上皮和肌肉层之间几乎没有间隙(图 20.6)。在缩窄性细支气管炎中,早期可能伴有急性或慢性炎症细胞和上皮溃疡的纤维组织,沉积在上皮和肌肉之间,使管腔变窄或完全闭塞(图 20.23 至图 20.31)。

缩窄性细支气管炎可能非常不完整,因此很容易被忽视。在正常肺内,肺动脉分支旁应该有细支气管,气道和血管的直径应大致相同。内径远小于动脉的有瘢痕的细支气管代表缩窄性细支气管炎(图 20.25)。初步观察似乎是肺动脉分支旁的瘢痕(见图 18.23 至图 18.25)应始终怀疑缩窄性细支气管炎。弹力纤维染色非常有助于发现陈旧的缩窄性细支气管炎,因为正常细支气管具有弹力层,弹力纤维染色勾勒出完全瘢痕化的缩窄性细支气管炎中的闭塞管腔(图 20.27 至图 20.29,并见图 18.25);然而,如果引起细支气管炎的炎性病变足够严重,则细支气管的大部分弹性可能会丧失,只残留少数碎片以提示正确的诊断(图 20.30和图 20.31)。

大多数缩窄性细支气管炎的病因(表 20.4)在形态学上无法区分。一个例外是弥漫性特发性神经内分泌细胞增生(DIPNECH),其中细支气管腔中的类癌微瘤(微小瘤)或细支气管上皮中的神经内分泌细胞增生引起纤维化反应,使管腔闭塞(图 20.32)。现在认为该过程是通过神经内分泌细胞产生胃泌素释放肽来介导的。

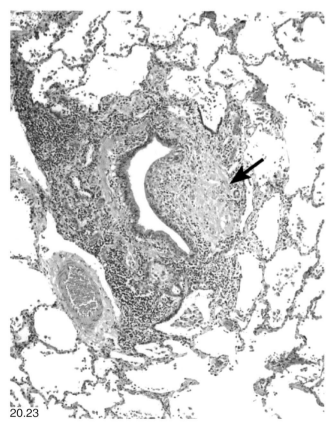

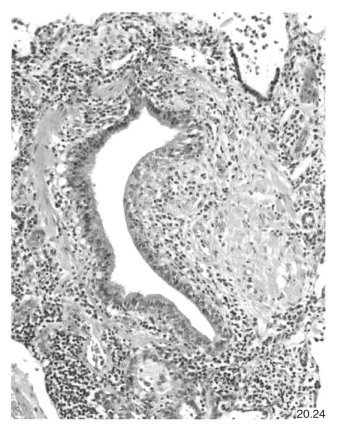

图 20.23 和图 20.24　囊性纤维化患者的早期缩窄性细支气管炎。细支气管壁有慢性炎症浸润,肌肉层内部有结节性瘢痕(箭)。该病变使管腔变窄。

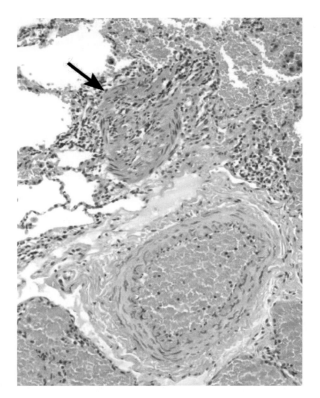

图 20.25　原因不明的缩窄性细支气管炎。细支气管(箭)比伴随的肺动脉小得多,管腔几乎完全被机化的肉芽组织阻塞。

应该注意的是,在此类病例中,缩窄性细支气管炎的形态学存在可能具有误导性,因为文献中报告为 DIPNECH 的患者中只有约 30% 在影像学或肺功能测试中实际上存在气流阻塞和空气潴留[21]。Rossi 等[22]建议只有气流阻塞的患者才应被标记为"DIPNECH综合征";在其余病例中,神经内分泌细胞增生大多与肉眼可见的类癌的存在有关。

纤维化细支气管炎

纤维化细支气管炎(图 20.33 至图 20.36)是一种不常见且定义不明确的实体,其中细支气管腔内有肉芽组织息肉,细支气管外无或仅有少量延伸,而远离细支气管的实质正常。息肉组织成致密的纤维组织,并随着细支气管腔变窄和变形而上皮化(图 20.34 和图 20.35)。形态上与 OP 存在重叠,但 OP 覆盖相对大的实质区域,肺泡管内有肉芽组织栓,这是纤维化细支气管炎中未有的特征。其也与缩窄性细支气管炎重叠,但缩窄性细支气管炎的常见病例显示气道壁纤维化而不是管腔肉芽组织息肉。

此类型的病变在文献中被称为缩窄性细支气管

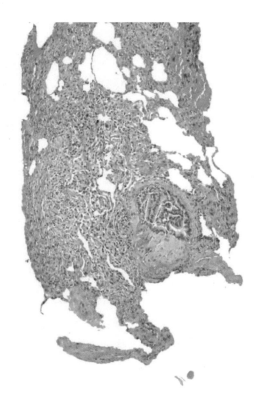

20.26

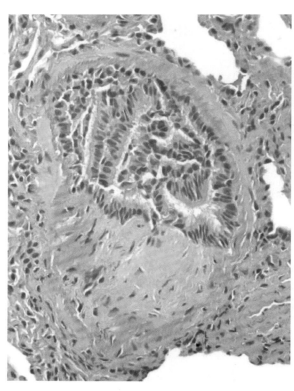

20.27

图 20.26 和图 20.27　肺移植患者经支气管活检中的缩窄性细支气管炎。细支气管弹力层内的致密瘢痕使管腔变窄。细支气管弹力层呈鲜红色(苏木精–伊红水溶液染色)。

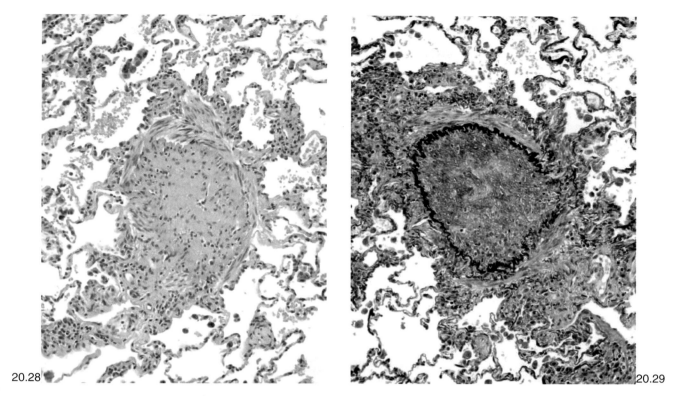

图 20.28 和图 20.29　原因不明的缩窄性细支气管炎（与图 20.25 相同病例）。图 20.28：经苏木精－伊红染色，闭塞的细支气管表现为肌肉包绕的瘢痕。图 20.29：弹力纤维染色证实明显的瘢痕确实是一个闭塞的细支气管。

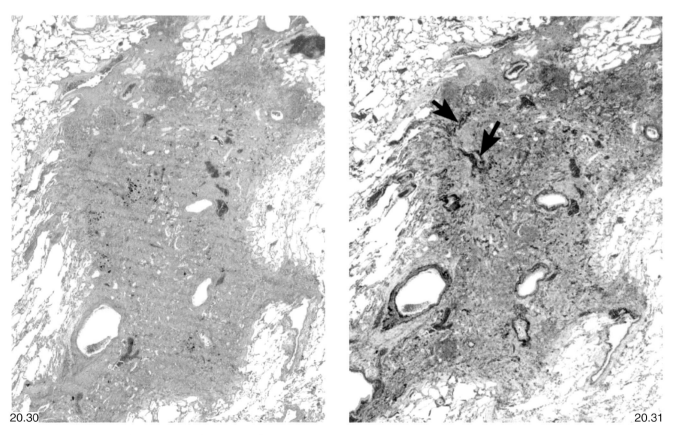

图 20.30 和图 20.31　囊性纤维化患者的严重缩窄性细支气管炎。炎性病变已经完全破坏了细支气管，在弹力纤维染色中只可见少数弹力组织碎片（箭）（图 20.29）。肺动脉分支旁瘢痕的位置是诊断的重要线索。

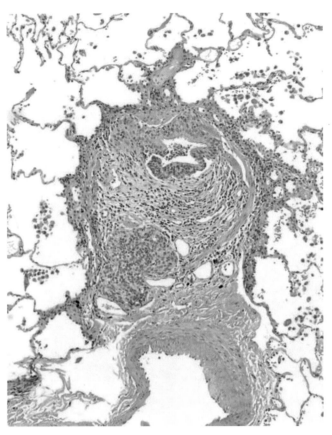

图 20.32　与 DIPNECH 相关的缩窄性细支气管炎。图像显示残留细支气管上皮中的微小瘤和神经内分泌增生。细支气管腔因周围的纤维组织而变窄。

炎、增生性细支气管炎和纤维化细支气管炎[2]。在影像学上，有小叶中心性结节或树芽征（图 20.33 和图 20.34），但无缩窄性细支气管炎中所见的空气潴留（图 20.4），也不是 OP 的典型的支气管血管周围实变[2]。临

床上，该病变似乎是由（不确定）感染原或吸入的烟雾/毒素引起的[2]。

我们认为，这些病变代表早期缩窄性细支气管炎，且处于该病变可以停止并可能逆转的阶段。根据我们的经验，纤维化细支气管炎患者对高剂量免疫抑制剂的反应相当好，肺功能至少部分恢复[2]，因此，将纤维化细支气管炎与通常对治疗反应不佳的缩窄性细支气管炎进行鉴别是很重要的。

诊断方法

细支气管炎的准确评估通常需要一个或优选多个完整的细支气管，并且通常经支气管活检不能提供足够的采样。然而，肺移植排斥是一个例外，即使在经支气管活检的部分取样的细支气管中，也有一致同意的炎症反应分级规则[23]。另一个例外是弥漫性泛细支气管炎，其中经支气管活检可能对发炎的细支气管取样并显示特征性的泡沫巨噬细胞。在此情况下冷冻活检的价值尚不清楚；尽管有较大的切片，但 Roden 等[24]在一系列冷冻活检中并未发现肺移植患者的细支气管炎闭塞症发生率高于传统钳夹活检。

预后

对于许多类型的细支气管炎，病理特征不能很好地阐明预后，潜在的全身性疾病（如果存在）可能是预后的主要决定因素。然而，现在认为香烟烟雾引起的小气道疾病是大多数 COPD 患者气流阻塞的主要

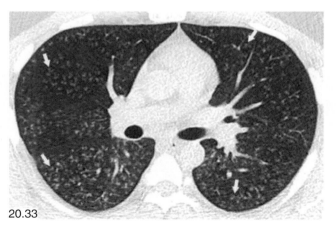

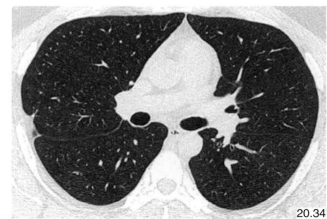

20.33　　　　　　　　　　　　　　　　　　　　　　　　　　　　　　20.34

图 20.33 至图 20.36　详见图 20.36 图注。（待续）

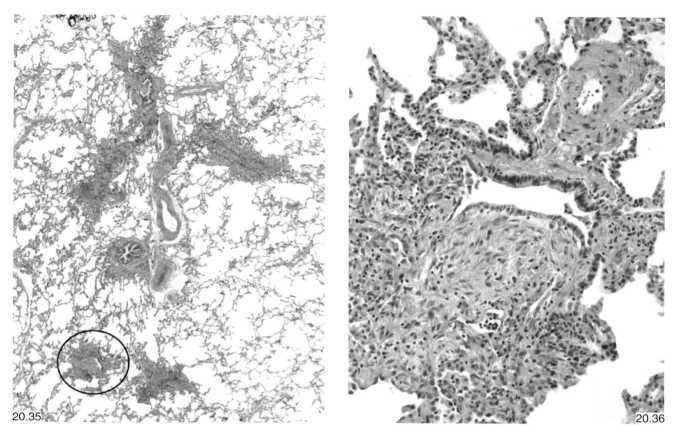

图 20.33 至图 20.36（续）　纤维化性细支气管炎，可能为感染后。图 20.33：HRCT 显示大量边界清晰的双侧小叶中心结节和树芽征（箭）。图 20.34：3 个月后的 HRCT 正常，除了手术肺活检部位右肺的小面积胸膜下瘢痕形成。图 20.35：低倍镜下视野显示炎症病变局限于细支气管，伴居于其间的正常实质。图 20.36：图 20.35 中圈出的细支气管的高倍视图。重新上皮化的肉芽组织栓使细支气管腔变窄，并且周围存在慢性炎症。在形态学上，该病变类似于早期缩窄性细支气管炎，但影像完全不同，治疗后的改善也是如此。（Reprinted with permission of the American Thoracic Society. Copyright 2019 American Thoracic Society from Ryerson CJ, Olsen SR, Carlsten C, et al. Fibrosing bronchiolitis evolving from infectious or inhalational acute bronchiolitis. A reversible lesion. *Ann Am Thorac Soc.* 2015;12:1323-1327. The American Journal of Respiratory and Critical Care Medicine is an official journal of the American Thoracic Society.）

原因[19]。婴儿急性腺病毒细支气管炎的死亡率高达 20%[8]。缩窄性细支气管炎的预后取决于临床情况。婴儿感染后缩窄性细支气管炎死亡率低，但发病率很高，包括反复呼吸道感染[8]。

　　成人缩窄性细支气管炎通常会导致进行性固定（即对支气管扩张剂无反应）气流阻塞，并可能导致呼吸衰竭，但有些患者似乎情况稳定，尽管存在残气功能障碍[1,4]。肺移植受体 5 年缩窄性细支气管炎发生率约为 50%，是长期肺移植幸存者移植失败和死亡的主要原因[25,26]。据报道，骨髓移植患者 BOS 的 2 年生存率为 70%~80%，但其中部分患者最终需要进行肺移植[14]。

未经治疗的弥漫性泛细支气管炎进展缓慢，10年生存率约为 30%，并且可能因定植于气道的感染性微生物（尤其是假单胞菌）以及发生支气管扩张[6]而复杂化。大环内酯类药物（克拉霉素、罗红霉素或阿奇霉素）能显著提高生存率[6,15,27]。

　　据报道，生长抑素类似物（奥曲肽、兰瑞肽）有时可以改善一些 DIPNECH 患者的气流，但大多数患者接受该方案后无改善[15]。

（何萍　译）

参考文献

1. Ryu JH. Classification and approach to bronchiolar diseases. *Curr Opin Pulm Med.* 2006;12:145–151.
2. Ryerson CJ, Olsen SR, Carlsten C, et al. Fibrosing bronchiolitis evolving from infectious or inhalational acute bronchiolitis. A reversible lesion. *Ann Am Thorac Soc.* 2015;12:1323–1327.
3. Markopoulo KD, Cool CD, Elliot TL, et al. Obliterative bronchiolitis: varying presentations and clinicopathological correlation. *Eur Respir J.* 2002;19:20–30.
4. Lynch JP 3rd, Weigt SS, DerHovanessian A, et al. Obliterative (constrictive) bronchiolitis. *Semin Respir Crit Care Med.* 2012;33:509–532.
5. Barker AF, Bergeron A, Rom WN, et al. Obliterative bronchiolitis. *N Engl J Med.* 2014;370:1820–1828.
6. Poletti V, Chilosi M, Casoni G, et al. Diffuse panbronchiolitis. *Sarcoidosis Vasc Diffuse Lung Dis.* 2004;21:94–104.
7. Meissner HC. Viral bronchiolitis in children. *N Engl J Med.* 2016;374:62–72.
8. Fischer GB, Sarria EE, Mattiello R, et al. Post infectious bronchiolitis obliterans in children. *Paediatr Respir Rev.* 2010;11:233–239.
9. Ryu K, Takayanagi N, Ishiguro T, et al. Etiology and outcome of diffuse acute infectious bronchiolitis in adults. *Ann Am Thorac Soc.* 2015;12:1781–1787.
10. Li YN, Liu L, Qiao HM, et al. Post-infectious bronchiolitis obliterans in children: a review of 42 cases. *BMC Pediatr.* 2014;14:238–243.
11. Castro-Rodriguez JA, Giubergia V, Fischer GB, et al. Postinfectious bronchiolitis obliterans in children: the South American contribution. *Acta Paediatr.* 2014;103:913–921.
12. Hayes D Jr. A review of bronchiolitis obliterans syndrome and therapeutic strategies. *J Cardiothorac Surg.* 2011;18;6:92.
13. Chien JW, Duncan S, Williams KM, et al. Bronchiolitis obliterans syndrome after allogeneic hematopoietic stem cell transplantation-an increasingly recognized manifestation of chronic graft-versus-host disease. *Biol Blood Marrow Transplant.* 2010;16(1 Suppl.):S106–S114.
14. Bergeron A, Cheng GS. Bronchiolitis obliterans syndrome and other late pulmonary complications after allogeneic hematopoietic stem cell transplantation. *Clin Chest Med.* 2017;38:607–621.
15. Cordier JF, Cottin V, Lazor R, et al. Many faces of bronchiolitis and organizing pneumonia. *Semin Respir Crit Care Med.* 2016;37:421–440.
16. Winningham PJ, Martínez-Jiménez S, Rosado-de-Christenson ML, et al. Bronchiolitis: a practical approach for the general radiologist. *Radiographics.* 2017;37:777–794.
17. Nishimura K, Kitaichi M, Izumi T, et al. Diffuse panbronchiolitis: correlation of high-resolution CT and pathologic findings. *Radiology.* 1992;184:779–785.
18. Iwata M, Colby TV, Kitaichi M. Diffuse panbronchiolitis: diagnosis and distinction from various pulmonary diseases with centrilobular interstitial foam cell accumulations. *Hum Pathol.* 1994;25:357–363.
19. McDonough JE, Yuan R, Suzuki M, et al. Small-airway obstruction and emphysema in chronic obstructive pulmonary disease. *N Engl J Med.* 2011;365:1567–1575.
20. Churg A, Green FHY. *Pathology of Occupational Lung Disease.* 2nd ed. Baltimore, MA: Williams and Wilkins; 1998.
21. Marchevsky AM, Walts AE. Diffuse idiopathic pulmonary neuroendocrine cell hyperplasia (DIPNECH). *Semin Diagn Pathol.* 2015;32:438–444.
22. Rossi G, Cavazza A, Spagnolo P, et al. Diffuse idiopathic pulmonary neuroendocrine cell hyperplasia syndrome. *Eur Respir J.* 2016;47:1829–1841.
23. Stewart S, Fishbein MC, Snell GI, et al. Revision of the 1996 working formulation for the standardization of nomenclature in the diagnosis of lung rejection. *J Heart Lung Transplant.* 2007;26:1229–1242.
24. Roden AC, Kern RM, Aubry MC, et al. Transbronchial cryobiopsies in the evaluation of lung allografts: do the benefits outweigh the risks? *Arch Pathol Lab Med.* 2016;140:303–311.
25. Aguilar PR, Michelson AP, Isakow W. Obliterative bronchiolitis. *Transplantation.* 2016;100:272–283.
26. Todd JL, Palmer SM. Bronchiolitis obliterans syndrome: the final frontier for lung transplantation. *Chest.* 2011;140:502–508.
27. Friedlander AL, Albert RK. Chronic macrolide therapy in inflammatory airways diseases. *Chest.* 2010;138:1202–1212.

第 21 章

胶原血管疾病患者的间质性肺疾病与具有自身免疫特征的间质性肺炎

术语和概念问题

间质性肺疾病（ILD）在诊断为胶原血管疾病（CVD）的患者中很常见；然而，ILD 也可见于有部分临床的、血清学的、放射学的或病理的特征提示 CVD 但是并不符合明确 CVD 的风湿病学标准的患者。不同的名称曾被用于此类患者，包括"未分化的结缔组织疾病相关性 ILD""肺部为主的结缔组织疾病""自身免疫性 ILD"；每一个定义都仅能部分涵盖，并且这些定义在文献中的应用方式也存在差异。

在本章节，我们将使用较新的术语"具有自身免疫特征的间质性肺炎"（IPAF）[1]，主要是因为有为该名称而确定的全面和详细的标准[1]（详见后文）。严格来说，IPAF 不是一个特定的诊断，但从病理学的角度来看，IPAF 包含了一组活检表现，这些表现可能与明显 CVD 患者的表现相同[2-4]。因此，在并未明确诊断为 CVD 的患者中，活检报告有 IPAF 的特征可提醒临床医生该病变是否具有自身免疫基础疾病的可能性。

CVD 和 IPAF 的患者可以不仅有 ILD，还有累及胸膜、肺血管的疾病以及几种其他类型的病变（表 21.1 和表 21.2）。过去，倾向于将这些疾病简单地归为"类风湿肺"或"狼疮肺"，但是这种方法不能为临床医生提供有价值的信息，因为预后及某种程度上的治疗均因病理类型的不同而不同。例如，"类风湿肺"的诊断在理论上可以用于普通型间质性肺炎（UIP），也可用于发生于潜在类风湿性关节炎或类风湿结节的患者的富于细胞型非特异性间质性肺炎（NSIP），但在前者可能在表现上如同特发性 UIP（见"治疗和预后"部分）一样严重，而富于细胞型 NSIP 表现出非常好的预

后，类风湿结节一旦性质明确，通常不需要任何治疗。

诊断 CVD/IPAF 的一个线索是在给定的活检中存在不止一种 ILD 类型或 ILD 类型的不寻常组合（但请参阅后文关于药物反应的描述）。我们建议在处理这类患者的 ILD 时，病理医师应尝试使有问题的活检尽可能契合于相应的特发性 ILD，以便临床医生获得治疗和预后的一些指导。因此患有类风湿性关节炎和 UIP 类型的患者应该被诊断为"类风湿性关节炎患者的 UIP"，或者，如果存在提示 CVD/IPAF 的形态学

表 21.1

CVD 患者的胸内病变

慢性胸腔或心包积液/胸腔或心包纤维化

弥漫性肺泡损伤/急性呼吸窘迫综合征（ARDS）

普通型间质性肺炎

非特异性间质性肺炎

机化性肺炎（BOOP，COP，OP）

淋巴细胞性间质性肺炎

慢性细支气管炎

滤泡性细支气管炎/淋巴样增生

缩窄性细支气管炎

干燥性气管（Sjögren 综合征）

嗜酸性粒细胞性肺炎

肺尖纤维化

类风湿结节

弥漫性肺泡出血伴/不伴毛细血管炎

血管炎

血管病变（系统性硬化）

血管栓塞症（典型性的见于狼疮和抗磷脂抗体患者）

吸入性肺炎（常见于多发性肌炎/皮肌炎或系统性硬化症）

淋巴瘤（最常见于 Sjögren 综合征）

表 21.2

IPAF 的诊断标准

临床方面

　　"技工手"(远端手指皮肤裂纹)

　　远端指尖皮肤溃疡

　　炎性关节炎或多关节晨僵持续超过 60 分钟

　　雷诺现象

　　掌部毛细血管扩张症

　　Gottron 征(不明原因的手指伸侧的固定性皮疹)

　　不明原因的手指肿胀

血清学方面

　　ANA 滴度≥1:320,弥漫型、斑点型或均质型

　　ANA 着丝点型(任意滴度)或 ANA 核仁型(任意滴度)

　　类风湿因子≥2 倍正常上限

　　抗 CCP 抗体、抗 dsDNA、抗 SSA、抗 SSB、抗 RNP、抗
　　Smith、抗 Scl 70(拓扑异构酶)、抗 tRNA 合成酶抗体
　　(最常见 Jo-l、PL-7、PL-12)、抗 PM-Scl、抗 MDA-5

形态学方面

　　HRCT 表现为 NSIP、OP、NSIP+OP、LIP

　　肺活检为 NSIP、OP、NSIP 加 OP、LIP,淋巴细胞聚集伴生
　　发中心,弥漫性间质淋巴浆细胞浸润

　　除间质性肺炎之外的其他形态学特征:

　　a 原因不明的胸腔/心包积液或增厚

　　b 原因不明的内源性气道疾病(经 PFT、影像或活检证实)

　　c 原因不明的肺血管病变

特征(见后文和表 21.2)但未确定患者患有 CVD,则诊断为"具有 CVD/IPAF 特征的 UIP"是合适的。富于细胞型 NSIP 和机化性肺炎(OP)并存(一种在 CVD 中很常见的组合)的患者应被诊断为"外科肺活检显示有潜在疾病患者的富于细胞型 NSIP 和 OP 并存"。

临床特征

　　此类疾病通常没有自身免疫以外的明确病因,但导致特发性肺纤维化和慢性过敏性肺炎(HP)风险增加的同一 MUC5B 启动子变异(rs35705950),增加类风湿性关节炎患者发生 UIP 的风险[5]。还有相当多的证据表明,大部分男性系统性硬化症患者与二氧化硅暴露有关[6],可能因为二氧化硅可以作为半抗原。药物可诱发狼疮。

　　胸膜肺表现因 CVD 类型而异。尤其是 ILD 类型模式在 CVD 很常见,据估计,15%的 ILD 患者实际上有潜在的 CVD[8]。ILD 在类风湿性关节炎和系统性硬化症中尤其常见(在部分系列中,后者高达 75%的患者)[9-11]。一些作者认为几乎所有的 NSIP 都代表了某种形式的自身免疫性疾病[4,12-14]。然而,因为药物反应和 HP 也可有 NSIP 的形态(见第 12 章和第 18 章),所以更准确的观点是 NSIP 通常是一个免疫介导的过程。

　　CVD 的肺外临床特征根据疾病而异,这已超出了本书的范畴。当存在 ILD 时,基本的临床肺部特征与具有相同组织学类型的特发性 ILD 没有区别,尽管系统性硬化症患者也有继发于血管病变的肺动脉高压的高发生率[9]。除 ILD 外,复发性渗出性胸腔和(或)心包积液,有时会导致脏层胸腔或心包纤维化,以及 ARDS(狼疮患者有时称为"急性狼疮性肺炎"),弥漫性肺出血、血管炎、血管病变(在系统性硬化病中)、肺动脉高压可见于有潜在 CVD 的患者。

　　在大部分 CVD 患者中,肺部疾病发生于 CVD 诊断之后,但有时肺部疾病是首发表现,明确的 CVD 出现在其后[15-17];似乎有些最初符合 IPAF 诊断的患者属于这一组[18]。或者,可能永远不会出现明显的 CVD,患者将一直属于 IPAF 类别。

　　详细的 IPAF 诊断标准[1]如表 21.2 所示。首要要求包括高分辨率 CT(HRCT)或活检显示间质性肺炎的存在,排除间质性肺炎的其他病因,缺乏明确 CVD 的标准,以及表 21.2 显示的临床、血清学和形态学领域至少有两项领域满足至少 1 条表现。应当清楚,表 21.2 中所列的任何表现都可以在明显的 CVD 患者中发现。

　　在已报告的系列中,IPAF 患者倾向于女性,常有 ANA 阳性、雷诺现象,以及 HRCT 或活检中最常见的 NSIP 或 UIP[18],虽然严格来说,UIP 型不是 IPAF 的标准,除非 IPAF 临床和血清学领域均满足,或活检显示 UIP 伴生发中心或大量浆细胞(见后文)。

影像特征

　　CVD 患者的肺部异常可与潜在的 CVD 或源于治疗的并发症(如药物毒性和机会性感染)有关。CVD 患者 ILD 的影像学表现与特发性间质性肺炎患者相似[19]。唯一的区别是 CVD 患者更可能有不止一种类型,最常见的组合是 NSIP 加 OP[20]。

见于 CVD 的 ILD 的最常见影像学类型是 NSIP、UIP 和 OP。NSIP 在 HRCT 上以双侧对称性的磨玻璃影、不规则的线状（网状）影和主要累及下叶的牵引性支气管扩张为特征（图 21.1 和图 21.2）。UIP 典型表现为胸膜下区域和肺底明显的网状影和蜂窝肺（图 21.3）。OP 的 HRCT 特征包括斑片状双侧实变，60%~80% 的病例有胸膜下和（或）支气管周围分布（图 21.4）。

影像学上如果存在某些肺实质外表现，则有助于疑及 CVD 的可能性。这些表现包括超出 ILD 程度比例的扩张的肺动脉、胸腔积液或胸膜增厚、食道扩张（系统性硬化病）、肩和肩锁关节异常（类风湿性关节炎）和软组织钙化（多发性肌炎、皮肌炎或硬皮病）[19]。

胶原血管疾病相关性 ILD 和 IPAF 的病理特征

尽管在不同的 CVD 之间各种类型出现的频率有所不同，但是 CVD/IPAF ILD 的诸多病理学特征与未患 CVD 的患者是相同的；例如，UIP 在类风湿性关节炎[21,22]患者中相对常见，而在狼疮患者中不常见，而纤维化型 NSIP 在系统性硬化病[21,23]和多发性肌炎/皮肌炎[24]则是最常见的 ILD。如果一例患者有 CVD 的所有形式，则 NSIP 是最常见的[22]。然而，这些统计学差异在单个病例中是没有诊断价值的。

与 ILD 的特发性形式不同，CVD/IPAF 活检通常

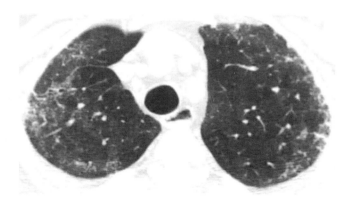

图 21.1　硬皮病的 NSIP。上叶水平的 HRCT 显示双侧磨玻璃影和轻微的外周网状影。

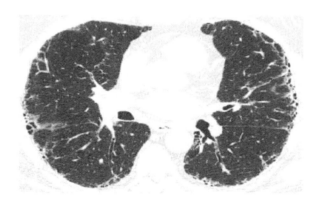

图 21.3　类风湿性关节炎的 UIP。HRCT 显示外周网状影和蜂窝肺。该患者为 64 岁男性，患有类风湿性关节炎相关的 UIP。

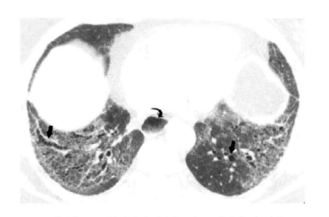

图 21.2　与图 21.1 所示患者为同一人。肺底部水平的 HRCT 显示广泛的双侧磨玻璃影，重叠网状影和牵引性支气管扩张（直箭）。食管（弯箭）扩张并含有空气和残渣，这是硬皮病患者的常见表现。该患者为 61 岁女性，患有硬皮病相关的 NSIP。

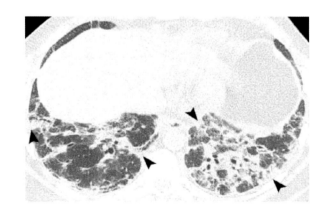

图 21.4　多发性肌炎的 OP。HRCT 显示外周（箭头）和支气管周围分布为主的双侧实变。该患者为 44 岁男性，患有多发性肌炎。

呈并存类型，有时可以很容易归类为 ILD 的特定形式(图 21.5 至图 21.7)，有时奇怪的模式不符合任何一种普通的 ILD 或者类似其他形式的 ILD，如类似慢性 HP 的小叶中央型纤维化的孤立病灶(图 21.8)。极少数情况下，在狼疮患者的活检组织中可发现与外周血中所见细胞相似的 LE 细胞[25]，电子显微镜可显示狼疮指纹型免疫复合物沉积[26]。

滤泡性细支气管炎、NSIP、大量的淋巴细胞聚集、伴生发中心的淋巴细胞聚集、间质浸润中高比例的浆细胞(图 21.9)或淋巴细胞性间质性肺炎(见第 7 章和第 9 章定义) 等表现总是提示潜在 CVD/IPAF 的问题。有时滤泡性细支气管炎或淋巴细胞聚集是活检的唯一病变，但其常叠加在 UIP 或 NSIP 图像上[27](见图 6.34 和图 7.10 至图 7.12)。特发性 UIP(IPF)通常细胞相当稀少，如 UIP 伴生发中心或间质淋巴细胞和浆细胞增多(见图 6.35)则提示潜在的 CVD/IPAF[27]；淋巴细胞性间质性肺炎与 Sjögren 综合征强烈相关，但偶尔可见于其他 CVD 以及异常 γ 球蛋白血症患者(见第 19 章)。

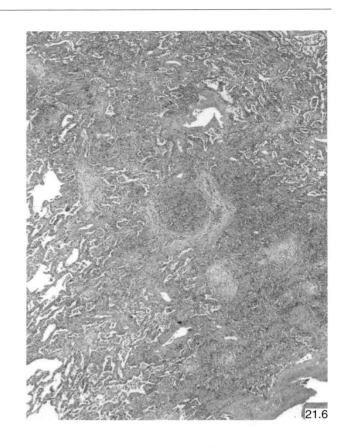

21.6

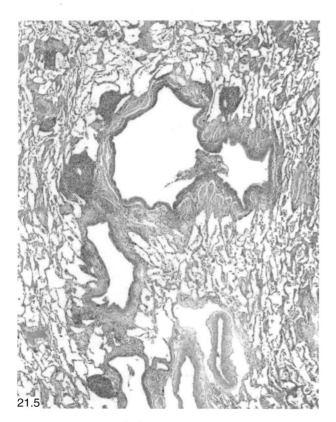

21.5

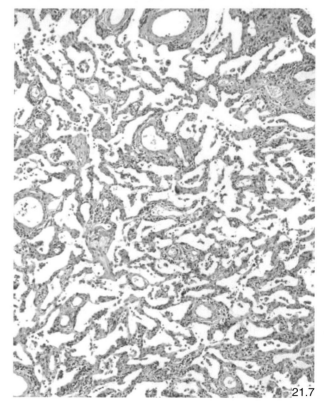

21.7

图 21.5 至图 21.7　1 例类风湿性关节炎患者同一活检的混合病理类型。图 21.5 显示细支气管扩张相关的滤泡性细支气管炎。图 21.6 显示 OP。其他区域(图 21.7)显示富于细胞型 NSIP 图像。ILD 类型的组合在 CVD 患者中常见。

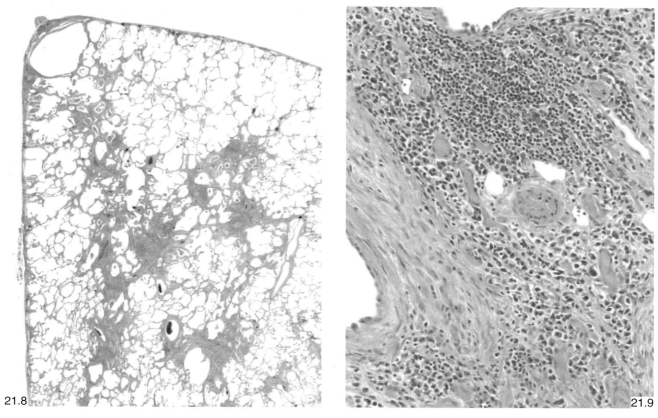

图 21.8 和图 21.9　1 例 CVD 患者的纤维化性间质性肺炎伴孤立的小叶中心性纤维化和胸膜下纤维化,类似慢性 HP。注意高倍镜下大量淋巴细胞聚集,部分伴生发中心且远离淋巴细胞聚集的浆细胞占优势;这些是 CVD/IPAF 的典型表现。

对于在疑及 CVD/IPAF 之前需要观察的这些现象的数量/程度如何这一问题, 没有既定的规则。Adegunsoye 等[28]提出,每个低倍镜视野有 3 个生发中心或每个高倍镜视野有超过 40 个浆细胞即可支持 I-PAF 的诊断。然而,这些标准可能过于严格,任意数量的伴有生发中心的淋巴细胞聚集的表现至少提示了 CVD/IPAF 的问题。一些 CVD/IPAF 病例呈相对寡细胞性,但尽管如此,间质炎性细胞大多数是浆细胞。我们发现,忽略淋巴细胞聚集,典型 CVD/IPAF 的间质性浆细胞与淋巴细胞的比例为 1:1 或者更高[3],在 CVD/IPAF 与慢性 HP 病例的比较中, 任何生发中心的存在都更倾向于 CVD/IPAF 的诊断的比例是 10:1。在该系列中,CVD 和 IPAF 病例没有形态学差异,其他人也报告了这一结论[2]。

当存在任何上述特征但 CVD 病史未知时,应该在诊断栏表明患者存在 CVD/IPAF 的可能性。例如,"具有 CVD/IPAF 特征的 UIP"或"UIP 伴有大量淋巴细胞聚集,提示潜在 CVD/IPAF"。

虽然前文列举的表现指向潜在 CVD/IPAF 的诊断,但是即使在明确 CVD 的患者中,该病也并不总是存在,尤其是系统性硬化症,细胞非常稀少(图 21.10 至图 21.12),尽管这些活检结果经常显示明显的血管病变 (图 21.12)。如上所述, 有人认为几乎所有的 NSIP 病例均是自身免疫性疾病的表现, 无论活检是否显示 CVD/IPAF 的特征。相反, 在 UIP/IPF 中蜂窝变的区域常有淋巴样聚集和相当数量的间质炎性细胞(见图6.16 和图 6.18),其本身是非特异性的表现。然而, 如果蜂窝变病灶含有生发中心或高比例的浆细胞,则应该提出潜在性 CVD/IPAF 的问题。

小的非干酪样坏死肉芽肿或巨细胞通常被视为 HP 的特征(见第 12 章)。然而,我们[3]发现肉芽肿/巨细胞出现在 1/3 的诊断明确的 CVD/IPAF 病例 (图 21.13 至图 21.14)和约半数的慢性 HP 病例中。慢性 HP 中也可见间质炎性细胞增加,包括一些浆细胞,但通常浆细胞并不是慢性 HP 的炎症细胞的主体[3]。

少量嗜酸性粒细胞在 CVD/IPAF3 的间质浸润中

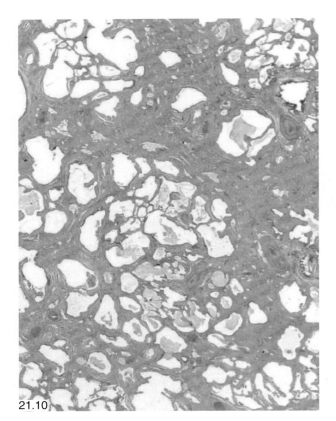 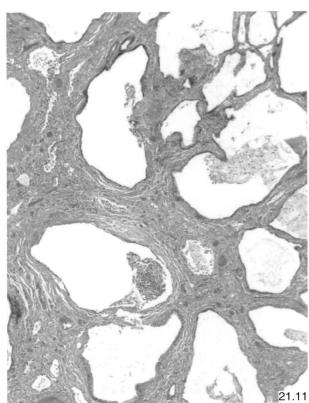

图 21.10 和图 21.11 系统性硬化症患者纤维化型 NSIP 的低倍镜和高倍镜视野。该病变细胞较稀少。

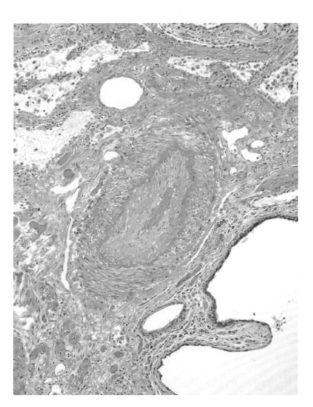

图 21.12 同一病例肺动脉分支显示显著的内膜增生和肌肉壁增厚。血管病变在系统性硬化症患者活检中非常常见。

常见,但在慢性 HP 和程度较轻的 UIP/IPF 中均可见,因而对诊断几乎没有帮助。

病理干扰因素/鉴别诊断

CVD/IPAF 的患者因为接受过类固醇和(或)其他免疫抑制剂治疗而可呈免疫抑制,活检可能显示感染原伴或不伴 CVD/IPAF 的病理特征。由于食管功能障碍,系统性硬化症和皮肌炎患者均有发生吸入性肺炎的风险(有关误吸病理类型的讨论,见第 5 章和第 20 章)。

药物反应是一个更加复杂的问题。一方面,药物反应可产生出奇怪的 ILD 样类型的组合,同样的现象可见于 CVD/IPAF。例如,甲氨蝶呤,常用于 CVD 患者,可引起各种病理反应,包括 NSIP 样和超敏反应样 ILD 伴肉芽肿以及嗜酸性粒细胞性肺炎(见图 18.4 至图 18.7)。抗肿瘤坏死因子制剂,如依那西普和英夫利昔单抗,常引起多发性结节病样肉芽肿(见图 18.12 和图 18.13),在此背景下是一种合理的特殊表现,但是需要与甲氨蝶呤的效果相区别,因为这些药物通常一

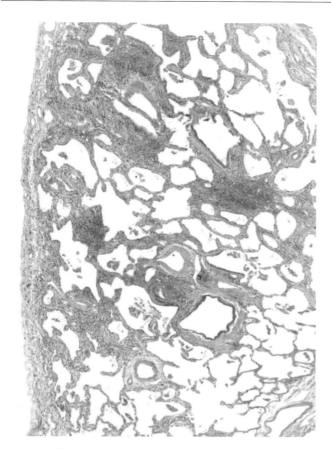

图 21.13　符合 IPAF 标准患者的 NSIP 图像。注意大量淋巴细胞聚集。

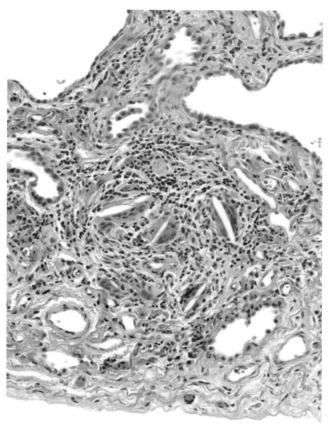

图 21.14　同一病例的高倍镜视野显示巨细胞。虽然巨细胞在慢性 HP 中是常见标志,但其也可见于 CVD/IPAF。

起使用,并且还要与感染区分。

另一方面,药物可产生与未治疗的 CVD 相同的病理类型。青霉胺,过去曾用于治疗类风湿性关节炎,被认为可引起缩窄性细支气管炎、OP、滤泡性细支气管炎、弥漫性肺泡损伤和嗜酸性粒细胞性肺炎[29,30],所有病变也可见于未经药物治疗的类风湿性关节炎,因此存在关于这些病变是青霉胺反应还是基础疾病所致的争议[31]。图 18.21 至图 18.23 说明了使用来氟米特治疗的类风湿性关节炎患者同样出现了缩窄性细支气管炎的问题。

在这种情况下,应遵循第 18 章规定的评估潜在药物反应的一般原则;特别是,在使用药物治疗后快速出现新的疾病,以及开始使用药物治疗后出现不寻常的新的全身性表现,如发热或皮疹时[32],支持药物反应,但在大多数患者中形态学无法解决问题,此类病例应该标明,以表明药物或潜在药物疾病可能会导致这样的问题。

诊断方法

通常,经支气管钳活检不适合诊断 CVD 的 ILD样表现,尽管在部分病例中冷冻肺活检可能令人满意[33],但 VATS 活检还是必要的。针穿刺活检对诊断类风湿结节有潜在价值。

治疗和预后

一般情况下,患有明显 CVD 和 ILD 的患者可接受某些形式的免疫抑制剂治疗,包括类固醇、硫唑嘌呤、霉酚酸酯、利妥昔单抗、环孢素或他克莫司,有时还有用于系统性硬化症的环磷酰胺[34,35]。造血干细胞移植也被用于系统性硬化症[34,35]。疾病进展的患者可以接受肺移植。

在文献中,对符合 IPAF 但不符合 CVD 标准的患者的治疗方法更为多样，并且由于各种病例定义的多样性以及迄今为止所有研究都是回顾性的，且所应用的治疗方法可能没有考虑自身免疫成分，因此治疗变得更为复杂。通常，免疫抑制剂已用于大部分患者，但是抗纤维化药物(吡非尼酮、尼达尼布)已用于一些呈 UIP 型的患者(Yoshimura 等[12])。部分病例使用了环磷酰胺[36]。

CVD 患者的 ILD 样病变的预后难以评估，一部分原因是文献通常基于影像而不是病理诊断[37]，另一部分是因为尚不清楚相同病理类型的不同 CVD 之间是否存在差异。OP 或富于细胞型 NSIP 患者预后相对较好[23]。总体来说，系统性硬化症 ILD 患者较其他 CVD 患者有更差的预后[23]，但是这一结论反映了系统性硬化症的纤维化型 ILD 患病率更高[23,27]且更常发生肺动脉高压。

关于确诊 CVD 的病例的 UIP 的预后是有争议的，部分报道声称其较特发性 UIP 有相对较好的预后[38,39]；而其他结果显示没有区别，至少在类风湿性关节炎 UIP 型的患者中是如此[22,40-42]。在系统性硬化症中，肺受累是死亡的主要原因[35]，部分报道显示纤维化型 NSIP 和 UIP 之间没有区别[23]。

IPAF 患者的预后在不同的报道有很大差异，纯粹回顾性研究再次混淆了这一点，但似乎在某种程度上与潜在的组织学或影像学类型相关。部分作者发现呈 UIP 型的 IPAF 患者与特发性 UIP 预后相同；然而，其他作者报告了其更好的预后[12]。一般来说，具有其他 IPAF 组织类型的患者表现要好得多 [43,44](见 Nascimento 等[2]的其他报道)

（江宇　译）

参考文献

1. Fischer A, Antoniou KM, Brown KK, et al. "ERS/ATS Task Force on Undifferentiated Forms of CTD-ILD." An official European Respiratory Society/American Thoracic Society research statement: interstitial pneumonia with autoimmune features. *Eur Respir J.* 2015;46:976–987.
2. Nascimento ECTD, Baldi BG, Sawamura MVY, et al. Morphologic aspects of interstitial pneumonia with autoimmune features. *Arch Pathol Lab Med.* 2018;142:1080–1089.
3. Churg A, Wright JL, Ryerson CJ. Pathologic Separation of chronic hypersensitivity pneumonitis from fibrotic connective tissue disease-associated interstitial lung disease. *Am J Surg Pathol.* 2017;41:1403–1409.
4. Nicholson AG, Colby TV, Wells AU. Histopathological approach to patterns of interstitial pneumonia in patient with connective tissue disorders. *Sarcoidosis Vasc Diffuse Lung Dis.* 2002;19:10–17.
5. Juge PA, Lee JS, Ebstein E, et al. MUC5B promoter variant and rheumatoid arthritis with interstitial lung disease. *N Engl J Med.* 2018;379:2209–2219.
6. Freire M, Alonso M, Rivera A, et al. Clinical peculiarities of patients with scleroderma exposed to silica: a systematic review of the literature. *Semin Arthritis Rheum.* 2015;45:294–300.
7. He Y, Sawalha AH. Drug-induced lupus erythematosus: an update on drugs and mechanisms. *Curr Opin Rheumatol.* 2018;30(5):490–497.
8. Antin-Ozerkis D, Rubinowitz A, Evans J, et al. Interstitial lung disease in the connective tissue diseases. *Clin Chest Med.* 2012;33:123–149.
9. Steele R, Hudson M, Lo E, et al.; Canadian Scleroderma Research Group (CSRG). A clinical decision rule to predict the presence of interstitial lung disease in systemic sclerosis. *Arthritis Care Res (Hoboken).* 2012;64:519–524.
10. Bussone G, Mouthon L. Interstitial lung disease in systemic sclerosis. *Autoimmun Rev.* 2011;10:248–255.
11. Mira-Avendano I, Abril A, Burger CD, et al. Interstitial lung disease and other pulmonary manifestations in connective tissue diseases. *Mayo Clin Proc.* 2019;94:309–325. doi:10.1016/j.mayocp.2018.09.002.
12. Yoshimura K, Kono M, Enomoto Y, et al. Distinctive characteristics and prognostic significance of interstitial pneumonia with autoimmune features in patients with chronic fibrosing interstitial pneumonia. *Respir Med.* 2018;137:167–175.
13. Fujita J, Ohtsuki Y, Yoshinouchi T, et al. Idiopathic non-specific interstitial pneumonia: as an "autoimmune interstitial pneumonia." *Respir Med.* 2005;99(2):234–240.
14. Kinder BW, Collard HR, Koth L, et al. Idiopathic nonspecific interstitial pneumonia: lung manifestation of undifferentiated connective tissue disease? *Am J Respir Crit Care Med.* 2007;176:691–697.
15. Fischer A, Solomon JJ, du Bois RM, et al. Lung disease with anti-CCP antibodies but not rheumatoid arthritis or connective tissue disease. *Respir Med.* 2012;106:1040–1047.
16. Bauer PR, Schiavo DN, Osborn TG, et al. Influence of interstitial lung disease on outcome in systemic sclerosis: a population-based historical cohort study. *Chest.* 2013;144:571–577.
17. Kono M, Nakamura Y, Enomoto N, et al. Usual interstitial pneumonia preceding collagen vascular disease: a retrospective case control study of patients initially diagnosed with idiopathic pulmonary fibrosis. *PLoS One.* 2014;9(4):e94775.
18. Sambataro G, Sambataro D, Torrisi SE, et al. State of the art in interstitial pneumonia with autoimmune features: a systematic review on retrospective studies and suggestions for further advances. *Eur Respir Rev.* 2018;27: pii: 170139.
19. Henry TS, Little BP, Veeraraghavan S, et al. The spectrum of interstitial lung disease in connective tissue disease. *J Thorac Imaging.* 2016;31:65–77.
20. Tansey D, Wells AU, Colby TV, et al. Variations in histological patterns of interstitial pneumonia between connective tissue disorders and their relationship to prognosis. *Histopathology.* 2004;44:585–596.
21. Kocheril SV, Appleton BE, Somers EC, et al. Comparison of disease progression and mortality of connective tissue disease-related interstitial lung disease and idiopathic interstitial pneumonia. *Arthritis Rheum.* 2005;53:549–557.

22. Kim EJ, Collard HR, King TE Jr. Rheumatoid arthritis-associated interstitial lung disease: the relevance of histopathologic and radiographic pattern. *Chest*. 2009; 136:1397–1405.

23. Bouros D, Wells AU, Nicholson AG, et al. Histopathologic subsets of fibrosing alveolitis in patients with systemic sclerosis and their relationship to outcome. *Am J Respir Crit Care Med*. 2002;165:1581–1586.

24. Douglas WW, Tazelaar HD, Hartman TE, et al. Polymyositis-dermatomyositis-associated interstitial lung disease. *Am J Respir Crit Care Med*. 2001;164:1182–1185.

25. Haupt HM, Moore GW, Hutchins GM. The lung in systemic lupus erythematosus. Analysis of the pathologic changes in 120 patients. *Am J Med*. 1981;71:791–798.

26. Churg A, Franklin W, Chan KL, et al. Pulmonary hemorrhage and immune complex deposition in the lung in a patient with systemic lupus erythematosus. *Arch Pathol Lab Med*. 1980;l04:388–39l.

27. Song JW, Do KH, Kim MY, et al. Pathologic and radiologic differences between idiopathic and collagen vascular disease-related usual interstitial pneumonia. *Chest*. 2009;136:23–30.

28. Adegunsoye A, Oldham JM, Valenzi E, et al. Interstitial pneumonia with autoimmune features: value of histopathology. *Arch Pathol Lab Med*. 2017;141(7):960–969.

29. Smith DH, Scott DL, Zaphiropoulos GC. Eosinophilia in D-penicillamine therapy. *Ann Rheum Dis*. 1983;42:408–410.

30. Stein HB, Patterson AC, Offer RC, et al. Adverse effects of D-penicillamine in rheumatoid arthritis. *Ann Intern Med*. 1980;92:24–29.

31. Dawes PT, Smith DH, Scott DL. Massive eosinophilia in rheumatoid arthritis: report of four cases. *Clin Rheumatol*. 1986;5:62–65.

32. Tomioka R, King TE Jr. Gold-induced pulmonary disease: clinical features, outcome, and differentiation from rheumatoid lung disease. *Am J Respir Crit Care Med*. 1997;155:1011–1120.

33. Ussavarungsi K, Kern RM, Roden AC, et al. Transbronchial cryobiopsy in diffuse parenchymal lung disease: retrospective Analysis of 74 cases. *Chest*. 2017;151:400–408.

34. Cottin V, Brown KK. Interstitial lung disease associated with systemic sclerosis (SSc-ILD). *Respir Res*. 2019;20(1):13.

35. Suzuki A, Kondoh Y, Fischer A. Recent advances in connective tissue disease related interstitial lung disease. *Expert Rev Respir Med*. 2017;11:591–603.

36. Wiertz IA, van Moorsel CHM, Vorselaars ADM, et al. Cyclophosphamide in steroid refractory unclassifiable idiopathic interstitial pneumonia and interstitial pneumonia with autoimmune features (IPAF). *Eur Respir J*. 2018;51:1702519.

37. Tan A, Denton CP, Mikhailidis DP, et al. Recent advances in the diagnosis and treatment of interstitial lung disease in systemic sclerosis (scleroderma): a review. *Clin Exp Rheumatol*. 2011;29(2 Suppl. 65):S66–S74.

38. Flaherty KR, Colby TV, Travis WD, et al. Fibroblastic foci in usual interstitial pneumonia: idiopathic versus collagen vascular disease. *Am J Respir Crit Care Med*. 2003;167:1410–1415.

39. Park JH, Kim DS, Park IN, et al. Prognosis of fibrotic interstitial pneumonia: idiopathic versus collagen vascular disease-related subtypes. *Am J Respir Crit Care Med*. 2007;175:705–711.

40. Hubbard R, Venn A. The impact of coexisting connective tissue disease on survival in patients with fibrosing alveolitis. *Rheumatology (Oxford)*. 2002;41:676–679.

41. Solomon JJ, Ryu JH, Tazelaar HD, et al. Fibrosing interstitial pneumonia predicts survival in patients with rheumatoid arthritis-associated interstitial lung disease (RA-ILD). *Respir Med*. 2013;107:1247–1252.

42. Moua T, Zamora Martinez A, Baqir M, et al. Predictors of diagnosis and survival in idiopathic pulmonary fibrosis and connective tissue disease-related usual interstitial pneumonia. *Respir Res*. 2014;15:154.

43. Luppi F, Wells A. Interstitial pneumonia with autoimmune features (IPAF): a work in progress. *Eur Respir J*. 2016; 47:1622–1624.

44. Ahmad K, Barba T, Gamondes D, et al. Interstitial pneumonia with autoimmune features: clinical, radiologic, and histological characteristics and outcome in a series of 57 patients. *Respir Med*. 2017;123:56–62.

第 22 章

肺尘埃沉着病导致的间质性肺疾病类型

命名问题

肺尘埃沉着病(以下简称"尘肺")是由吸入粉尘引起的肺部疾病。虽然通常被视为一组独特的实体,但许多尘肺在肺功能、影像学和间质性肺疾病(ILD)的病理变化方面非常相似,有时可能难以区分尘肺和非粉尘相关的 ILD。

尘肺通常分为以小叶中心支气管血管束周围尘斑/结节病变为特征的尘肺(见"病理特征"中的定义),以及表现为弥漫性间质疾病的尘肺,但该区分有些人为性,因为大多数与粉尘相关的疾病始于细支气管内或周围,许多通常产生细支气管中心性黄斑/结节性病变的粉尘偶尔会引起弥漫性间质炎症/纤维化,例如,煤尘和二氧化硅(见后文)。相反,通常引起弥漫性间质纤维化的部分疾病始于支气管血管周围病变,例如,石棉沉着病。

以影像学上的结节病变和病理学检查中的结节型或尘斑型病变为特征的尘肺被细分为"单纯型"尘肺,即影像学或病理学上的病变<1cm,或"复杂型"尘肺[也称为"进行性大块纤维化"(PMF)],意即结节或肿块样病变>1cm[1](表 22.1 和表 22.2)。该术语仅适用于结节/尘斑性病变,不宜用于表现为间质纤维化的疾病。

临床表现

尘肺的临床特征差异很大。许多在病理检查中产

表 22.1	
尘斑/结节性尘肺的类型	
病变大小	术语
≤1cm	单纯型尘肺
>1cm	复杂型尘肺,也称为 PMF

表 22.2					
按致病原分类的疾病类型概览					
致病原/疾病	单纯型尘肺 [a]	复杂型尘肺 [a]	弥散性间质炎症/纤维化	矿尘诱发细支气管炎	PAP [b]
煤尘(CWP)	是	是	不常见	是	否
二氧化硅/硅沉着病(以下简称为"硅肺")和混合性粉尘纤维化	是	是	不常见	是	是
硅酸盐(如滑石粉/滑石肺)	是	是	是	是	否
石棉/石棉沉着病	否 [c]	否	是	是	否
硬金属/硬金属病	否 [c]	否	是 [d]	是	否

[a] 单纯型尘肺为长达 1cm 的尘斑或结节。复杂型尘肺为>1cm 的结节或肿块。

[b] PAP=肺泡蛋白沉积症。还报告了暴露于铝、铟和二氧化钛的 PAP。

[c] 早期石棉沉着病和硬金属病表现为累及细支气管壁的小叶中心纤维化病变,但通常不称为单纯型尘肺。

[d] 硬金属病的弥漫性病变可能类似于脱屑性间质性肺炎(DIP)或类似于普通型间质性肺炎(UIP)。

生尘斑和在影像上产生结节的粉尘没有或几乎没有功能影响(如果有的话,通常有一定程度的气流阻塞)并且通常在影像检查时被发现。例如,由于接触铁粉或烟雾产生的铁沉着病("焊工尘肺")和接触锡粉或烟雾引起的锡尘肺。然而,部分患者单纯型煤工尘肺(CWP)与气促和明显的气流阻塞有关[2]。单纯性硅肺可能不会产生任何功能异常和症状,也可能会导致气流阻塞,或者如果结节大量存在,可能会有一定程度的限制性。

当相同的粉尘产生大的 PMF 病变时,患者通常会发生气短,肺功能检查可显示阻塞性或限制性通气功能障碍或混合性异常。如果肿块破坏了许多小的动脉分支,还可能出现肺动脉高压。

相比之下,产生弥漫性间质炎症/纤维化的粉尘,如石棉(石棉沉着病),会在疾病进展时导致肺功能限制性通气功能障碍和弥散功能降低,并伴有气短。然而,轻度石棉沉着病可能会产生轻微的功能变化,并且可能无症状。

接触二氧化硅可产生 ILD,其形式通常不会被视为尘肺病。有很强的证据表明二氧化硅暴露与硬皮病有关,至少在男性中如此,并且有一些证据表明与类风湿性关节炎和狼疮有关。该病潜伏期(从第一次接触疾病开始的时间)很长,通常是数十年[3]。在已报告的接触二氧化硅的硬皮病患者中,几乎 80% 的患者有 ILD(见 Freire 等[4]的综述),但尚不清楚在病理学方面转化为何种症状。有提示性但不太有力的数据支持二氧化硅暴露与显微镜下多血管炎和 Wegener 肉芽肿病(肉芽肿病伴多血管炎)的发生相关[5]。这两种形式的血管炎也可导致肺出血,有时会导致未接触二氧化硅的患者出现间质纤维化(见第 24 章),并且可能在接触二氧化硅的患者中也会发生同样的情况。

影像特征

多年来,胸部 X 线片一直是尘肺检测和特征描述的关键部分。通过将表现与国际劳工组织(ILO)尘肺胸部 X 线片分类的标准进行比较并遵循 ILO 指南,客观地评估异常的存在、类型和严重程度[6]。然而,X 线片的敏感性和特异性有限。许多研究表明,HRCT在检测尘肺的存在和描述肺实质异常方面优于 X 线片[7,8]。尽管尘肺的影像学检查通常从胸部 X 线检查开始,但 HRCT 提供了一个更准确地检测和描述肺部异常的方法,建议在评估这些患者时同时进行两种影像学检查[8]。

影像学尘肺的肺实质表现主要包括:①小结节性影,与细支气管周围粉尘聚集有关,伴有或不伴有纤维化;②小结节影聚集成大结节(>1cm)或肿块;③ILD 的表现主要包括 X 线片上不规则的线状影(网状结构)和HRCT 上磨玻璃影、网状结构,以及在晚期呈纤维化、蜂窝肺。

尘肺通常表现为小结节影,通常以上叶为主(在X 线片和 HRCT 上),主要为小叶中心分布(HRCT),包括 CWP(图 22.1)、硅肺和铁尘肺[8]。结节可以是边界不清(磨玻璃状)或边界清晰的。小结节聚集成大结节和肿块(PMF)最常见于硅肺(图 22.2)和 CWP,但也可能发生在其他情况,包括混合尘肺、铍中毒和无论是吸入还是注射导致的滑石肺[9]。弥漫性 ILD 最常见于石棉沉着病(图 22.3 和图 22.4)、硬金属尘肺(图22.5)、铍中毒和急性硅肺(硅蛋白沉积症),但偶尔也会发生在包括 CWP 和硅肺在内的许多其他尘肺病中[9]。

尘肺的诊断通常基于暴露史和一致的放射学表现。然而,需要强调的是,尘肺的放射学和 HRCT 表现是非特异性的。例如,早期 CWP 和铁沉着病在 HRCT上可能难以与呼吸性细支气管炎或过敏性肺炎区分。此外,虽然双侧胸膜斑块的存在高度提示石棉暴露,但石棉暴露患者的间质纤维化可能由其他原因引起或代表特发性肺纤维化而不是石棉沉着病[10]。

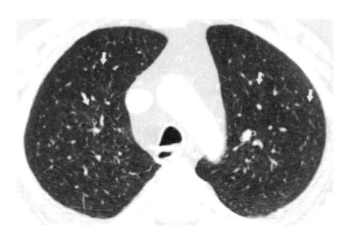

图 22.1　CWP。上叶水平的 HRCT 图像显示双侧边界不清(磨玻璃)结节(箭)。该患者为 64 岁的男性 CWP 患者。

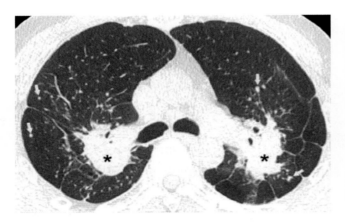

图 22.2 硅肺中的 PMF。主支气管水平的 HRCT 图像显示双侧肺门周围融合肿块(星号)。还注意到由纤维化和一些边界清楚的硅结节(箭)引起的结构扭曲。该患者为 65 岁的男性,长期患有硅肺。

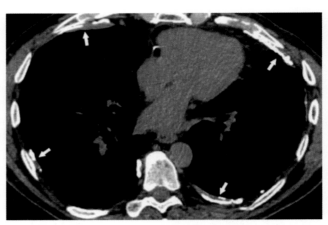

图 22.4 石棉沉着病。在软组织窗拍摄的 HRCT 显示双侧钙化胸膜斑块(箭)。与图 22.3 所示为同一病例。患者为 72 岁男性,患有石棉沉着病。

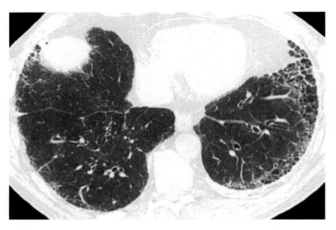

图 22.3 石棉沉着病。肺底水平的 HRCT 图像显示右下叶和中叶胸膜下网状结构,左下叶和舌叶呈蜂窝肺。

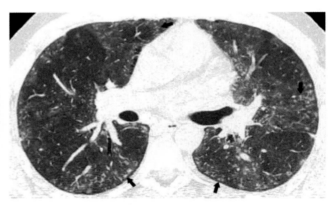

图 22.5 硬金属尘肺。HRCT 图像显示广泛的双侧磨玻璃影和数个小叶中心结节(箭)。患者为 34 岁的男性,有 15 年碳化钨粉尘的暴露史,作为机械师磨削碳化钨刀片。通过外科肺活检证实患有硬金属病。

病理特征

粉尘沉积和疾病类型

在工作场所或环境中遇到的大多数粉尘优先沉积在膜性细支气管和呼吸性细支气管中。因此,大多数粉尘病始于细支气管内或细支气管周围。即使是弥漫性纤维化疾病也倾向于在细支气管间扩散,然后扩散到周围的实质,当发生这种情况时,典型的类型类似于纤维化型非特异性间质性肺炎(NSIP;见第 7 章)或 UIP(见第 6 章)。然而,这种模拟通常并不准确,因

为色素或双折射粉尘的尘斑或结节可能与更弥散的纤维化混杂在一起(见后文)。

尘斑和结节

尘斑被定义为不可触知的、非纤维化的、通常着色的粉尘集合,位于呼吸性细支气管和伴随的肺动脉分支周围。尽管有定义,但在实践中,许多类型的尘斑显示出一定程度的纤维化。尘斑中含有相当惰性的粉尘[如铁(图 22.6)或锡]、硅酸盐矿物(如滑石和云母)、混合粉尘纤维化(即二氧化硅与另一种粉尘并存)和煤尘暴露(CWP)。在 CWP 中,尘斑纤维化可以在局部非常显著,呼吸性细支气管严重扭曲(图 22.7),异

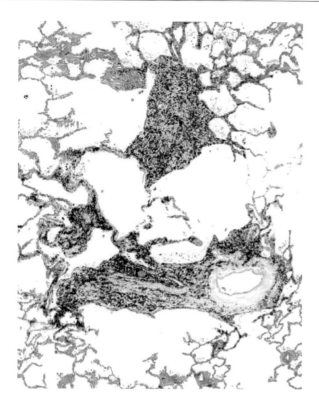

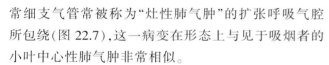

图 22.6　一个尘斑。尘斑由粉尘组成,呈游离状态且在巨噬细胞内,围绕支气管血管束。与许多尘斑相同,该尘斑显示出一定程度的纤维化。患者是赤铁矿(铁矿石)矿工。

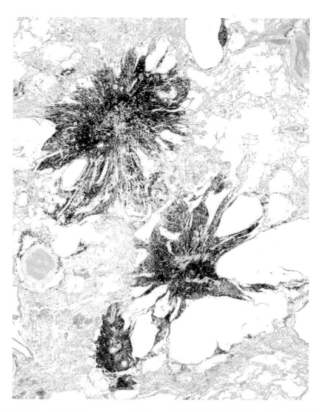

图 22.7　单纯型 CWP。该图显示了两个伴有灶性肺气肿的煤尘斑。尘斑的纤维化部分来自严重扭曲和有瘢痕的呼吸性细支气管。

常细支气管常被称为"灶性肺气肿"的扩张呼吸气腔所包绕(图 22.7),这一病变在形态上与见于吸烟者的小叶中心性肺气肿非常相似。

结节是圆形或星状实性病变,通常始于呼吸性支气管附近。硅质结节的轮廓约呈圆形,并含有致密的螺旋状胶原蛋白(图 22.8 和图 22.9),如果患者目前或最近接触过二氧化硅,则在结节周围会积聚满载粉尘的巨噬细胞(图 22.10)。尽管在显微镜检查中结节和尘斑之间的区别通常很明显,但两者在影像上均表现为结节。

大多数尘斑和结节病变是独特的, 不会与 ILD 混淆,但由于星状细胞结节的出现,如图 22.10 所示的病变可能会考虑朗格汉斯细胞组织细胞增生症(见第 10 章)。然而,朗格汉斯细胞组织细胞增生症会产生不规则的瘢痕,从不形成结节状瘢痕,而陈旧性朗格汉斯细胞组织细胞增生症瘢痕不含螺旋状胶原蛋白(见图 10.22 至图 10.24)。

复杂型尘肺(PMF)

PMF 可见于许多粉尘(表 22.2),包括煤、二氧化硅、硅酸盐和混合粉尘纤维化。PMF 由具有大量粉尘的高度胶原化组织组成;根据定义,病变的尺寸>1cm。PMF 几乎总是在单纯型尘肺的背景下发展。在硅肺和硅酸盐尘肺中,PMF 是由单纯的硅肺/硅酸盐结节/尘斑的聚集形成的, 但在 CWP 中,PMF 似乎是对大量煤尘的反应,而没有尘斑的聚集。PMF 病变可能非常大,有时会占据整个肺叶。

矿物粉尘引起的细支气管炎

矿物粉尘诱发的细支气管炎,也称为矿物粉尘小气道疾病,包括膜性细支气管和呼吸性细支气管壁的纤维化(见图 20.19 和图 20.20),通常伴有色素性粉尘或石棉小体。矿物粉尘引起的细支气管炎可见于二氧化硅、氧化铁、氧化铝和石棉暴露者[11,12]。香烟烟雾

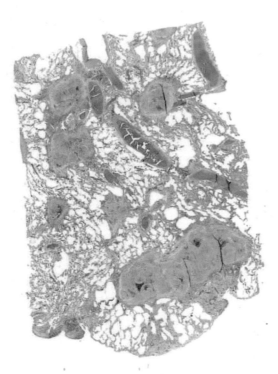
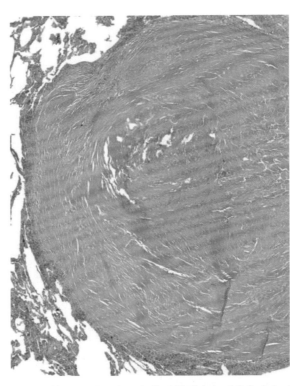

22.8　　　　　　　　　　　　　　　　　　　　　　　　　　　　　22.9

图 22.8 和图 22.9　单纯型硅肺。病变由致密螺旋状胶原蛋白构成的离散结节组成。在二氧化硅暴露史久远的患者中,结节周围几乎没有巨噬细胞浸润,如图所示。

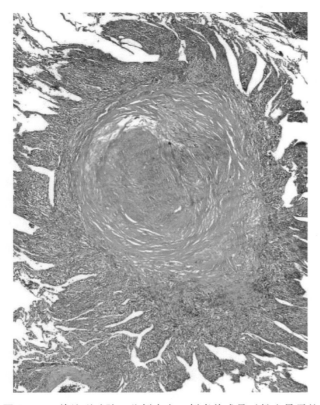

图 22.10　单纯型硅肺。此例来自一例当前或最近粉尘暴露的患者,硅质结节被巨噬细胞和慢性炎症浸润所包围。这种外观的结节有助于对朗格汉斯细胞组织细胞增生症(不应具有螺旋状胶原中心)和结节病(应具有明确的肉芽肿)的鉴别诊断。

可以产生类似的异常,尤其是在膜性细支气管中(见图 20.18),但病变延伸到呼吸性细支气管则更具有粉尘暴露的特征(见图 20.20)。

肉芽肿反应

铍中毒产生的非干酪性肉芽肿在形态上与结节病的肉芽肿没有区别(见图 13.37)。与结节病样肉芽肿一样,铍中毒中的肉芽肿可以聚集形成透明化的结节(见图 13.37)。肉芽肿也可见于肺以外的器官。

对硅酸盐矿物(如滑石和云母)的肉芽肿反应不会产生结节病样或铍中毒的形成良好的肉芽肿。后文将结合图示描述这些反应。

弥漫性间质炎症与纤维化

弥漫性间质纤维化是区分尘肺与非粉尘引起的 ILD 时可能存在问题的领域,除了石棉沉着病外,该问题还因缺乏病理学描述而复杂,其中大部分都早于当前的 ILD 分类。有助于确定弥漫性间质炎症/纤维化由粉尘暴露引起的特征是:①在受影响的肺实质中存在大量可见/着色和(或)双折光粉尘;②在所讨论的粉尘上形成含铁小体;③有尘斑或结节病变和炎症/纤维化区域的混杂存在。病史也很重要,因为一些导致纤维化的粉尘,特别是硬金属,不能通过光学显微镜发现,并且其他粉尘(石棉/石棉小体)很容易被忽视,除非有理由搜寻。

石棉沉着病

由石棉暴露引起的弥漫性间质纤维化称为石棉沉着病。疾病总是以下肺野为主。晚期石棉沉着病与 UIP 非常相似,但石棉沉着病病例通常有石棉引起的脏层胸膜纤维化,并且壁层胸膜或膈肌上经常有斑块(图 22.4),这是诊断的有用线索。

石棉沉着病的早期显微病变包含膜性细支气管和呼吸性细支气管周围的肺泡间质中的间质纤维化小病灶[13](图 22.11 和图 22.12)。图 22.11 中显示的细支气管周围瘢痕的类型鉴别诊断可以为陈旧性燃尽朗格汉斯细胞组织细胞增生症(比较图 10.22 至图 10.24)、终末期结节病(见图 13.27)或慢性过敏性肺炎(见图 12.29)。早期石棉沉着病会出现石棉小体(图 22.12),病史对于正确诊断也很重要。

随着石棉沉着病的进展,纤维化在间质中扩散以

连接细支气管,然后在实质中更广泛地扩散。有时,晚期石棉沉着病类似于纤维化型 NSIP,但更常见的是类似于 UIP(图 22.13)。石棉沉着病的间质病变通常比特发性 UIP[特发性肺纤维化(IPF)]更寡细胞性,并且成纤维细胞灶比 UIP 少见[13],但有些石棉沉着病病例在形态学上难以与UIP区分,除了存在石棉小体(图 22.14)。石棉沉着病[13]的分级方案见表 22.3。

根据定义,石棉沉着病的诊断需要在每立方厘米肺实质中发现两个或更多石棉小体以及正确的病理类型[13]。石棉小体的计数应在铁染色的 $5\mu m$ 厚切片上进行(图 22.14)。似乎有些患者的石棉小体形成不良,在这种情况下,通过电子显微镜分析确定石棉纤维总量可能会有所帮助;然而,这种类型的病例非常罕见,在大多数情况下,铁染色是区分石棉沉着病与特发性 ILD 的极好方法[14]。

近年来出现的一种不寻常的石棉沉着病鉴别诊断是吸烟引起的间质纤维化,这一病变有多种名称,包括呼吸性细支气管炎并纤维化(RBF)、吸烟相关的间质纤维化和呼吸气腔扩张伴纤维化等(进一步讨论

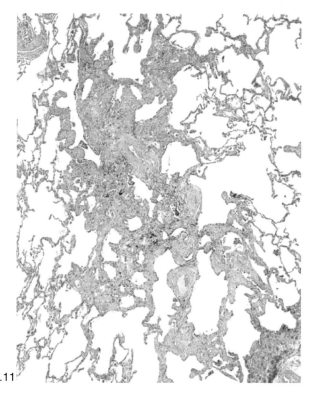

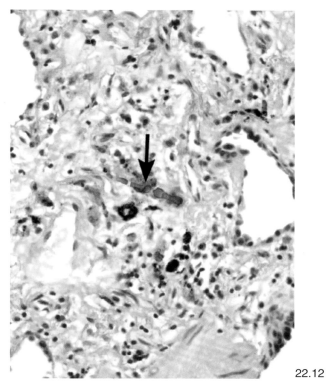

22.11　　　　　　　　　　　　　　　　　　　　　　　　　　　22.12

图 22.11 和图 22.12　早期石棉沉着病。图 22.11:早期石棉沉着病的病变包括膜性细支气管和呼吸性细支气管周围的间质纤维化。形态学鉴别诊断包括燃尽朗格汉斯细胞组织细胞增生症、终末结节病和慢性过敏性肺炎。图 22.12:纤维组织中存在石棉小体(箭)。存在足够数量的石棉小体(每立方厘米存在 2 个或更多,见正文)支持石棉沉着病的诊断。根据当前的诊断标准(见正文),该病变将被评为 2 级。

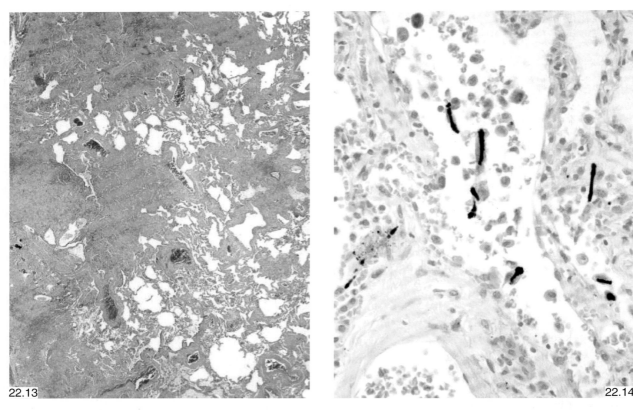

图 22.13 和图 22.14　晚期石棉沉着病。此例在低倍镜下类似 UIP,但每立方厘米存在两个或多个石棉体(图 22.14,铁染色)可诊断石棉沉着病。根据当前的诊断标准(见正文),本例将被评为 4 级。

见第 8 章)。石棉沉着病即使在其早期阶段也是一个弥漫性病变,而与之不同的是,RBF 表现为明显局部性的、通常位于胸膜下的非常寡细胞性的透明纤维化斑片,且与肺气肿混杂;呼吸气腔通常含有吸烟者的巨噬细胞(见图 8.9 至图 8.13)。

表 22.3
石棉沉着病分级
0 级:无间质纤维化或纤维化局限于细支气管壁
1 级:纤维化局限于呼吸性细支气管壁和第一层相邻肺泡
2 级:纤维化扩展到肺泡管和(或)两层或多层与呼吸性细支气管相邻的肺泡,相邻细支气管之间至少保留一些肺泡
3 级:两个或多个相邻细支气管之间的所有肺泡壁纤维化增厚
4 级:蜂窝状改变

From Roggli VL, Gibbs AR, Attanoos R, et al. Pathology of as-bestosis—an update of the diagnostic criteria:report of the As-bestosis Committee of the College of American Pathologists and Pulmonary Pathology Society. *Arch Pathol Lab Med.* 2010;134: 462–480.

虽然初看石棉沉着病和 RBF 的外观似乎没有太多相似之处,但 Bledsoe 等[15]报告了 24 例根据胸部 X 线片而认为是石棉沉着病的病例,但在活检中,24 例中有 18 例实际上是 RBF。Terra-Filho 等[16]将 1418 例矿工和碾磨工的胸部 X 线片与 HRCT 图像进行了比较,这些矿工和碾磨工在不同时间工作且石棉暴露程度越来越低。尽管暴露水平存在很大差异,但胸部 X 线片显示所有组的“间质”异常程度基本相同,而 HRCT 非常清楚地表明,随着时间的推移,实际有石棉沉着病影像学证据的工人数量出现了非常显著的下降(降至几乎没有)。这些表现表明,过去根据胸部 X 线片被称为低 ILO 读数的石棉沉着病,实际上可能与吸烟相关。

煤尘和二氧化硅暴露的弥漫性间质纤维化

文献表明,高达 18% 的接受尸检的煤矿工人中可见弥漫性间质纤维化[17],但根据我们的经验,这种概率要低得多。可见两种不同的弥漫性纤维化类型:

①连接单纯型 CWP 的尘斑或结节性病变的纤维化；
②更弥漫性且类似于纤维化型 NSIP 或 UIP 的纤维
化[17,18]。Green[2]提出了以下情况：大量煤尘与纤维化混
杂应被视为由煤尘暴露引起(图 22.15 和图 22.16)，而
没有大量粉尘的应视为特发性 ILD。影像学或活检是
否存在单纯型 CWP 也可能是病因学的有用指南。

　　类似于纤维化型 NSIP 或 UIP 的弥漫性 ILD 也
发生在硅肺患者中[19]。我们建议将硅肺结节和弥漫性
纤维化并存的病例视为由粉尘引起的，而在接触二氧
化硅但没有结节的患者中，弥漫性疾病可能与二氧化
硅暴露无关。

硅酸盐暴露的弥漫性间质纤维化

　　暴露于硅酸盐矿物(滑石、云母、高岭石、板岩、海
泡石、蒙脱石、蛭石和硅灰石)会导致多种病理类型。
最常见的是尘斑，但随着暴露量的增加，可能会看到
弥漫性的间质性粉尘聚集，其为模糊的肉芽肿和不同
程度的纤维化[20-23](图 22.17 至图 22.19)。硅酸盐矿物
也可以形成含铁小体(图 22.18)。在大量暴露的情况
下，许多硅酸盐矿物会产生带有或不带有蜂窝变的弥
漫性纤维化，其类型或多或少类似于纤维化型 NSIP

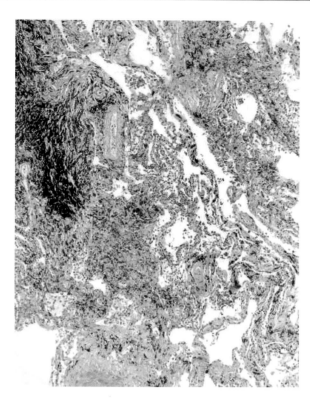

图 22.16　煤矿工人中的弥漫性间质纤维化（无法分类的类型）。广泛的色素再次表明纤维化与粉尘暴露相关。

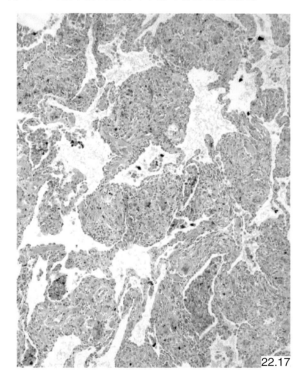

图 22.17 至图 22.19　滑石肺。此为类似弥漫性 ILD 的片状硅酸盐(滑石粉)尘肺的一个例子。大量滑石的存在，在苏木精–伊红染色上可见浅色染色晶体(图 22.18 和在图 22.19 中的偏振光显微镜下的明亮双折光材料)，表明图示为尘肺。含铁小体(图22.18,箭)也有助于诊断尘肺。(待续)

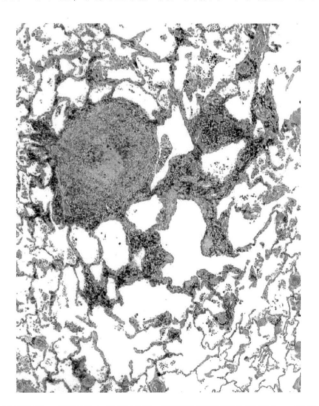

图 22.15　煤矿工人的硅结节，周围有早期间质纤维化。注意广泛的煤色素，这表明纤维化与粉尘暴露有关。

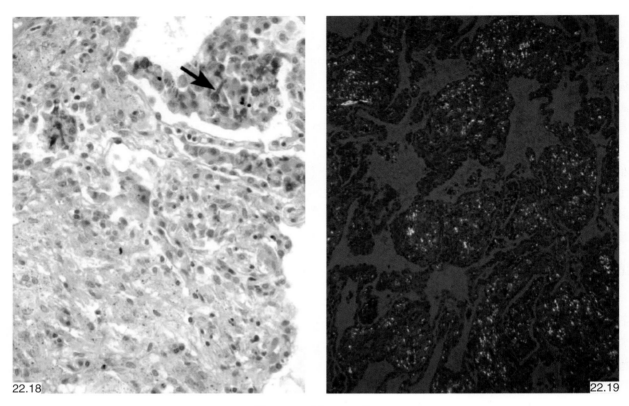

图 22.17 至图 22.19(续)

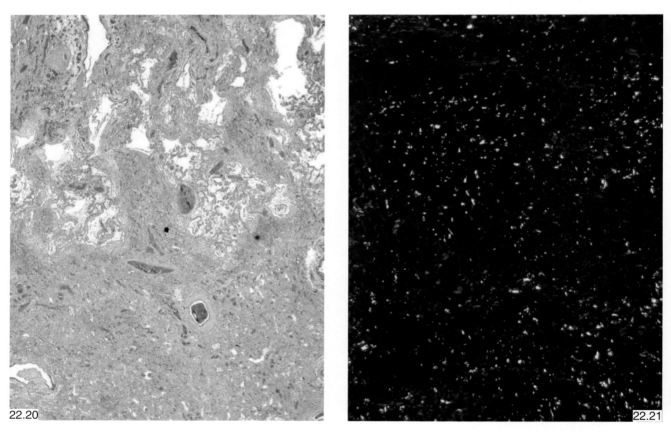

图 22.20 和图 22.21　滑石肺。在这一极晚期疾病的示例中,存在广泛的纤维化,其类型在某种程度上类似于 UIP。偏振光显微镜下(图 22.21)显示大量明亮的双折光颗粒,表明图示为尘肺。

或 UIP,但与大量粉尘混杂(图 22.20 和图 22.21)。许多(但不是全部)硅酸盐具有明亮的双折光性,因此偏振光显微镜有时非常有助于阐明纤维化的原因(图 22.19 和图 22.21)。

静脉药物滥用

在静脉注射(IV)药物滥用的情况中,药物填充剂(通常是滑石或微晶纤维素的不溶性颗粒)沉积在肺内,可导致间质肉芽肿、弥漫性间质纤维化(图 22.22 至图 22.25)、PMF 和类似于尘斑的病变。IV 药物滥用通常可以与吸入颗粒暴露区分,因为在前者中颗粒都是间质的,并且通常也在血管内,而在吸入性损伤中,粉尘通常存在于肺泡和间质中, 而不存在于血管中。滑石和微晶纤维素具有明亮的双折光 (图 22.25),这一特征是有用的诊断线索。

肺泡蛋白沉积症

肺泡蛋白沉积症可因暴露于大量细碎粉尘(见第 16 章),包括二氧化硅(石英)、二氧化钛、铝和铟而引起。硅蛋白沉积症,也称为急性硅肺病,在形态学上与原发性(自身免疫性)肺泡蛋白沉积症非常相似(见第 16 章),但根据我们的经验,其总是表现出轻微的间质炎症反应,这在大多数原发性蛋白沉积症病例中不存在(见图 16.10)。许多双折光较差的二氧化硅颗粒通常在偏振光检查时可见(见图 16.10),但有时粉尘可能过小,无法用光学显微镜分辨。

硬金属病

硬金属病或硬金属尘肺(过去称为"巨细胞间质性肺炎")是由于在硬金属切削工具的制造过程中或在硬金属工具的磨削或焊接过程中接触到硬金属(碳化钨)而引起的。硬金属病实际上是对钴的超敏反应,在制造过程中钴被作为黏合剂添加,并且暴露于从硬金属刀片中提取钴的冷却浴 (如在锯木厂中) 会导致硬金属病。在使用钴抛光剂而不是硬金属的金刚石抛光机的病例中也有报告称出现硬金属病[24],以及在使用钴作为微金刚石基质的黏结金刚石工具行业的工人中也有此类报道[25]。

硬金属病在病理学上是独特的。在其最早期阶段, 存在明显的呼吸性细支气管壁纤维化和炎症,伴有巨噬细胞和大的、通常奇形怪状的巨细胞的管腔浸

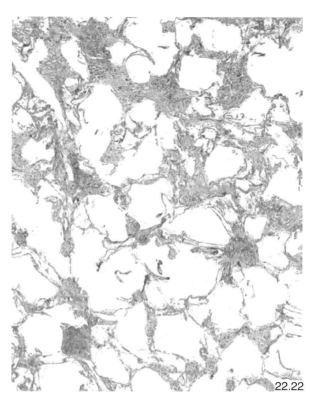

22.22

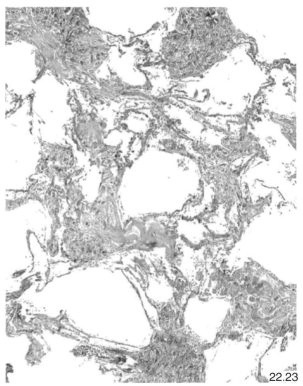

22.23

图 22.22 至图 22.25　静脉药物滥用引起的间质纤维化。在低倍镜下(图 22.22 和图 22.23),该病变类似于纤维化型 NSIP,但高倍镜下显示许多结晶材料(图 22.24)在偏振光显微镜下具有明亮的双折光(图 22.25)。(待续)

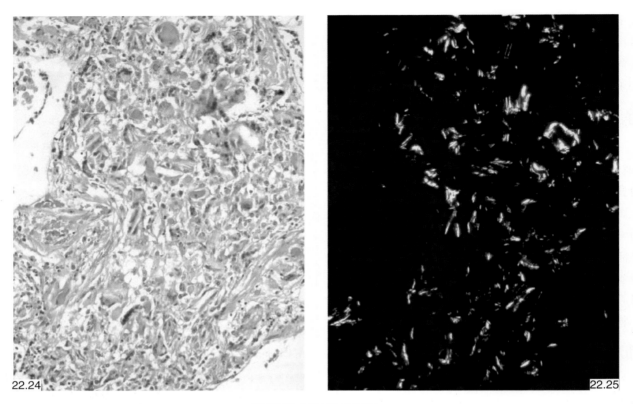

图 22.22 至图 22.25(续)

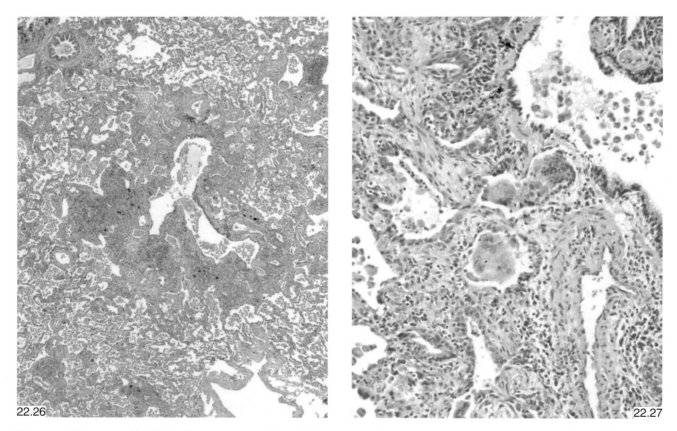

图 22.26 和图 22.27　硬金属病。图 22.26 显示了明显纤维化和发炎的呼吸性细支气管的典型图像。该病变与大量巨细胞相关(图 22.27)。

润,有时表现出穿入现象(图 22.26 和图 22.27)[26]。随着疾病的进展,纤维化可能在细支气管之间扩散,并在间质中扩散,产生类似于 DIP 的类型(图 22.28 和图 22.29,见第 8 章)。吸烟相关的 DIP 可能具有少量巨细胞,但没有在硬金属病中所见的数量或有时奇形怪状的形态(图 22.29)。

硬金属病可进展为严重的弥漫性纤维化和蜂窝变(图 22.30),难以与非粉尘相关的 ILD 区分开来,除非患者有接触史或存在典型的细支气管病变。

碳化硅

据报道,碳化硅(金刚砂)会产生一种混合结节,具有更广泛的纤维化和显著的肺泡巨噬细胞反应[27]。碳化硅颗粒是纤维状的,形成具有黑色核的含铁小体[27]。

铁和铝

当非常大量吸入时,铁和铝金属粉尘可产生一种弥漫性间质纤维化,有些类似于纤维化型 NSIP,但伴有大量可见粉尘(图 22.31 和图 22.32)。

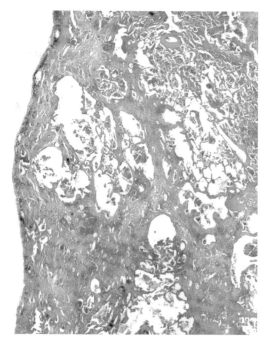

图 22.30 硬金属疾病中的晚期纤维化。该表现不是特异性的,可能在特发性 UIP(IPF)中可见。如果活检中没有特征性气道病变(如图 22.26),则只有针对钨的暴露史或钨组织分析才能提示正确诊断。

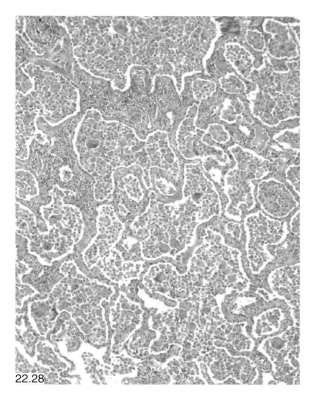

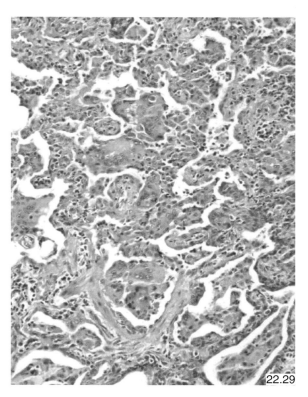

图 22.28 和图 22.29 类似 DIP 的硬金属病。在低倍镜下,除了大量巨细胞外,该病变与香烟烟雾引起的 DIP 非常相似;后者可以出现在 DIP 中,但数量要少得多。图 22.29 是另一病例的高倍镜下视野,其中有大量巨细胞。

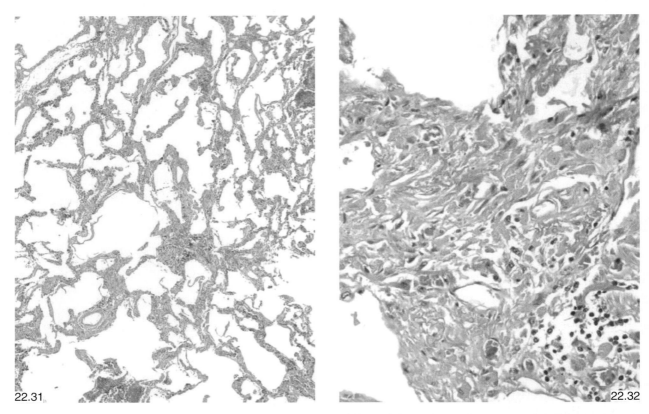

图 22.31 和图 22.32 高度暴露于铝粉尘引起的间质纤维化。在低倍镜下,该病变类似纤维化型 NSIP。在高倍镜下(图 22.32)可以看到充满银黄色铝颗粒的巨噬细胞。

诊断方法

许多尘肺是通过影像学诊断出来的, 而无须活检。如果经支气管活检发现结节性或尘斑病变(如硅肺),有时会很有用,但诊断为弥漫性纤维化的石棉沉着病等疾病需要外科肺活检。冷冻活检在此情况下的潜在用途尚未得到证实。有人建议,如果有适当的病史,在肺泡灌洗液中发现巨细胞伴穿入现象可支持硬金属病的诊断[25]。

预后

许多尘肺以尘斑/结节性病变为特征, 尘斑/结节性病变几乎没有功能意义并且不影响预期寿命,但人们越来越认识到其会导致气流阻塞[17,28]。任何原因的大 PMF 病变都会导致功能缺陷和死亡率增加。在过去的 10 年中[29],美国东部煤矿工人,尤其是年轻煤矿工人的 PMF 案例再次出现,其中许多患者现在正在接受移植。煤矿工人的弥漫性纤维化病程非常缓慢[17],其比 UIP 慢得多。二氧化硅暴露会增加分枝杆菌感染的风险[30],而硅肺的存在可能会增加肺癌的患病风险,尽管目前该问题还有争议[31,32]。

石棉沉着病可进展为严重的终末期纤维化,但进展的风险与初始影像学改变的严重程度成正比,轻症病例可能会稳定下来。石棉沉着病的存在,尤其是在吸烟者中,显著增加了肺癌的患病风险[33]。

(何萍 译)

参考文献

1. Begin R. Clinical evaluation of the patient with occupational lung disease. In: Churg A, Green FHY, eds. *Pathology of Occupational Lung Disease*. 2nd ed. Baltimore, MA: Williams and Wilkins; 1998:1–20.
2. Green FHY, Vallyathan V. Coal worker's pneumoconiosis and pneumoconiosis due to other carbonaceous dusts. In: Churg A, Green FHY, eds. *Pathology of Occupational Lung Disease*. 2nd ed. Baltimore, MA: Williams and Wilkins; 1998:129–208.
3. Englert H, Small-McMahon J, Davis K, et al. Male systemic

sclerosis and occupational silica exposure-a population-based study. *Aust N Z J Med.* 2000;30:215–220.

4. Freire M, Alonso M, Rivera A, et al. Clinical peculiarities of patients with scleroderma exposed to silica: a systematic review of the literature. *Semin Arthritis Rheum.* 2015;45:294–300.

5. Gómez-Puerta JA, Gedmintas L, Costenbader KH. The association between silica exposure and development of ANCA-associated vasculitis: systematic review and meta-analysis. *Autoimmun Rev.* 2017;12:1129–1135.

6. International Labour Organization. *Guidelines for the Use of ILO International Classification of Radiographs of Pneumoconioses.* Geneva, Switzerland: ILO; 2011.

7. Akira M. Imaging of occupational and environmental lung diseases. *Clin Chest Med.* 2008;29:117–131.

8. Expert Panel on Thoracic Imaging, Bacchus L, Shah RD, Chung JH, et al. ACR Appropriateness criteria® occupational lung diseases. *J Thorac Imaging.* 2016;31:W1–W3.

9. Chong S, Lee KS, Chung MJ, et al. Pneumoconiosis: comparison of imaging and pathologic findings. *Radiographics.* 2006;26:59–77.

10. Gaensler EA, Jederlinic PJ, Churg A. Idiopathic pulmonary fibrosis in asbestos-exposed workers. *Am Rev Respir Dis.* 1991;144:689–696.

11. Churg A, Wright JL. Small-airway lesions in patients exposed to nonasbestos mineral dusts. *Hum Pathol.* 1983; 14:688–693.

12. Wright JL, Churg A. Morphology of small-airway lesions in patients with asbestos exposure. *Hum Pathol.* 1984;15:68–74.

13. Roggli VL, Gibbs AR, Attanoos R, et al. Pathology of asbestosis—an update of the diagnostic criteria: report of the Asbestosis Committee of the College of American Pathologists and Pulmonary Pathology Society. *Arch Pathol Lab Med.* 2010;134:462–480.

14. Schneider F, Sporn TA, Roggli VL. Asbestos fiber content of lungs with diffuse interstitial fibrosis: an analytical scanning electron microscopic analysis of 249 cases. *Arch Pathol Lab Med.* 2010;134:457–461.

15. Bledsoe JR, Christiani DC, Kradin RL. Smoking-associated fibrosis and pulmonary asbestosis. *Int J Chron Obstruct Pulmon Dis.* 2014;10:31–37.

16. Terra-Filho M, Bagatin E, Nery LE, et al. Screening of miners and millers at decreasing levels of asbestos exposure: comparison of chest radiography and thin-section computed tomography. *PLoS One.* 2015;10:e0118585.

17. Cohen RA, Patel A, Green FH. Lung disease caused by exposure to coal mine and silica dust. *Semin Respir Crit Care Med.* 2008;29:651–661.

18. Brichet A, Tonnel AB, Brambilla E, et al.; Groupe d'Etude en Pathologie Interstitielle (GEPI) de la Société de Pathologie Thoracique du Nord. Chronic interstitial pneumonia with honeycombing in coal workers. *Sarcoidosis Vasc Diffuse Lung Dis.* 2002;19:211–219.

19. Arakawa H, Johkoh T, Honma K, et al. Chronic interstitial pneumonia in silicosis and mixed-dust pneumoconiosis: its prevalence and comparison of CT findings with idiopathic pulmonary fibrosis. *Chest.* 2007;131:1870–1876.

20. Gibbs AR, Pooley FD, Griffiths DM, et al. Talc pneumoconiosis: a pathologic and mineralogic study. *Hum Pathol.* 1992;23:1344–1354.

21. Gibbs AR, Craighead JE, Pooley FD, et al. The pathology of slate workers' pneumoconiosis in North Wales and Vermont. *Ann Occup Hyg.* 1988;32(Suppl. 1):273–278.

22. Landas SK, Schwartz DA. Mica-associated pulmonary interstitial fibrosis. *Am Rev Respir Dis.* 1991;144(3, pt 1):718–721.

23. Schenker MB, Pinkerton KE, Mitchell D, et al. Pneumoconiosis from agricultural dust exposure among young California farmworkers. *Environ Health Perspect.* 2009;117:988–994.

24. Nemery B, Casier P, Roosels D, et al. Survey of cobalt exposure and respiratory health in diamond polishers. *Am Rev Respir Dis.* 1992;145:610–616.

25. Adams TN, Butt YM, Batra K, et al. Cobalt related interstitial lung disease. *Respir Med.* 2017;129:91–97.

26. Churg A, Colby TV. Disease caused by metals and related compounds. In: Churg A, Green FHY, eds. *Pathology of Occupational Lung Disease.* 2nd ed. Baltimore, MA: Williams and Wilkins; 1998:77–128.

27. Massé S, Bégin R, Cantin A. Pathology of silicon carbide pneumoconiosis. *Mod Pathol.* 1988;1:104–108.

28. Rushton L. Chronic obstructive pulmonary disease and occupational exposure to silica. *Rev Environ Health.* 2007;22:255–272.

29. Stansbury RC. Progressive massive fibrosis and coal mine dust lung disease: the continued resurgence of a preventable disease. *Ann Am Thorac Soc.* 2018;15:1394–1396.

30. Cowie RL. The epidemiology of tuberculosis in gold miners with silicosis. *Am J Respir Crit Care Med.* 1994;150(5, pt 1):1460–1462.

31. Gamble JF. Crystalline silica and lung cancer: a critical review of the occupational epidemiology literature of exposure-response studies testing this hypothesis. *Crit Rev Toxicol.* 2011;41:404–465.

32. Poinen-Rughooputh S, Rughooputh MS, Guo Y, et al. Occupational exposure to silica dust and risk of lung cancer: an updated meta-analysis of epidemiological studies. *BMC Public Health.* 2016;16:1137.

33. Churg A. Neoplastic asbestos-induced disease. In: Churg A, Green FHY, eds. *Pathology of Occupational Lung Disease.* 2nd ed. Baltimore, MD: Williams and Wilkins; 1998:339–392.

第 23 章

其他形式的间质性肺疾病

放射治疗所致的肺疾病

肺毒性反应见于纵隔、肺、食管和胸壁（如乳腺癌）的外部放疗，偶见于因甲状腺癌肺转移而接受放射性碘治疗的患者[1]。放射性损伤取决于肺组织的放射体积（放射体积越大，毒性风险越大）和放射剂量（分次剂量较单次大剂量危险性小）[1]。之前的放疗或化疗，特别是博来霉素，可使肺对后续的放疗敏感[2]，放疗导致疾病的风险在有潜在感染或已有间质性肺疾病（ILD）存在时更高。虽然既往认为吸烟是一个危险因素[3]，但近期的数据显示吸烟似乎具有保护性，可能因为香烟烟雾导致肺内抗氧化物的表达[4]。在大部分病例中，放射性损伤仅限于放射区域，但毒性反应偶尔可见于放射野外的大面积区域[5]，包括对侧肺。

临床特征

急性放射性损伤（急性放射性肺炎）通常于放射后数周内或数月内出现，表现为发热伴气短，在严重病例中表现为急性呼吸窘迫综合征。放射导致的纤维化（慢性放射性肺炎）通常出现在完成放射治疗后 1 年或更长时间，类似于纤维化性间质性肺炎。散发的放射性肺炎少见，其可以在任何时候出现，并类似机化性肺炎（OP）[5]。

影像特征

放射性肺炎的 HRCT 表现为磨玻璃影和实变，累及肺的受照部分并符合照射野的形状（图 23.1）[6]。在受照射的肺野内，放射性纤维化表现为条状影、致密实变、容积减小和牵引性支气管扩张。正常肺和受照肺之间通常有一条清晰的边界，通过 CT 能将放射性肺炎或纤维化与其他肺疾病区分开来。目前的放射治

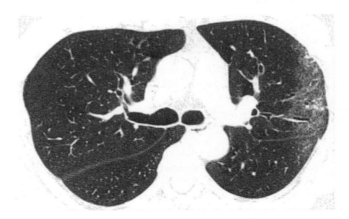

图 23.1　放射性肺炎。HRCT 图像显示左肺周围磨玻璃影和小的局灶性实变区域。注意照射区与正常肺之间的清晰界限。患者曾接受左胸壁的放射治疗。

疗技术在不同的平面上使用多束射线，以最大限度地增加对肿瘤的照射，同时最大限度地减少对邻近肺的照射。在对肺肿瘤的放射治疗后，这些可导致局限性或肿块样磨玻璃影、实变或纤维化[7,8]。

病理特征

急性放射性肺炎在急性期或机化期显微镜下表现为弥漫性肺泡损伤（图 23.2 并见第 4 章）。然而，可能存在奇异的放射性成纤维细胞（图 23.3），也可能有明显的血管硬化，这是普通弥漫性肺泡损伤所没有的特征。散发性放射性肺炎通常不进行活检，但是形态学表现似OP（图 23.4），并且通常发生在照射区域内外[5,9,10]。还有极少数关于将嗜酸性粒细胞性肺炎作为辐射反应的报道[3]。

慢性放射性损伤表现为纤维化性间质性肺炎。诊断的一个重要线索是，其在大多数病例的病变中清楚地局限在照射野（图 23.5）。部分病例类似纤维化性非特异性间质性肺炎（NSIP），而其他的更类似于普通型

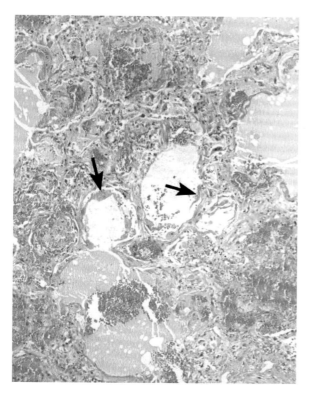

图 23.2　表现为弥漫性肺泡损伤的急性放射性肺炎,1 例霍奇金病患者在死亡前约 1 个月接受放射治疗。箭示为透明膜。

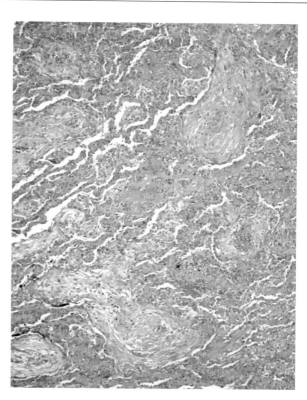

图 23.4　表现为 OP 的散发性放射性肺炎。乳腺癌患者完成放疗后 6 个月发生 OP,并且放射野内外都存在。

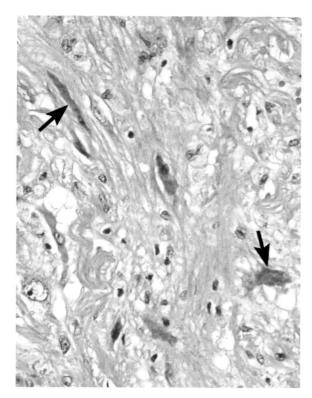

图 23.3　图 23.2 所示患者的肺的另一区域。注意奇异的放射性成纤维细胞(箭)。

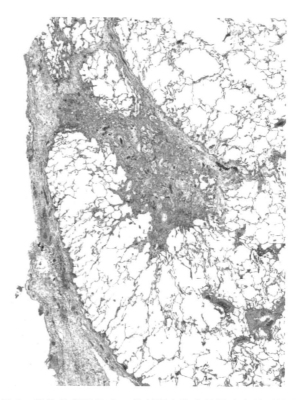

图 23.5　慢性放射性肺炎。放射野边缘有界限清晰的纤维化区域。

间质性肺炎（UIP，图 23.6）。与 NSIP 或 UIP 的典型病例相反，该病可能存在明显的弹力组织变性与纤维化混杂情况，弹力组织纤维化反应可闭塞大面积肺实质（图 23.7 和图 23.8）。放射性成纤维细胞和血管闭塞也可存在（图 23.9）。

胸部放射也可导致恶性胸膜间皮瘤，通常在完成治疗的相当长时间后出现（10 年或更长）[11]。

预后

大部分患者的急性放射性损伤会消退[12]，然而，部分患者进展为致死性疾病[13]。单纯性局限性纤维化预后良好。各种治疗方法，包括类固醇、抗氧化剂（超氧化物歧化酶、金雀异黄酮）和抗纤维化药物，都曾被用于治疗广泛的放射性纤维化，但目前在治疗和预后方面并未达成共识[2]。

Erdheim-Chester 病

临床特征

Erdheim-Chester 病（ECD）是一种肿瘤性组织细

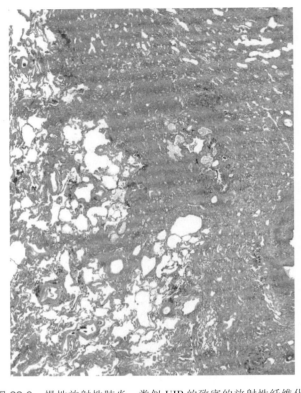

图 23.6　慢性放射性肺炎。类似 UIP 的致密的放射性纤维化。

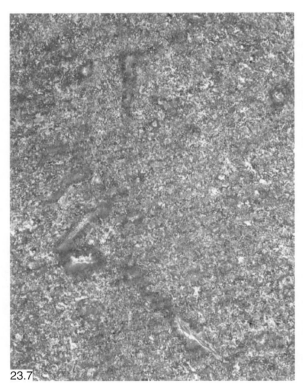

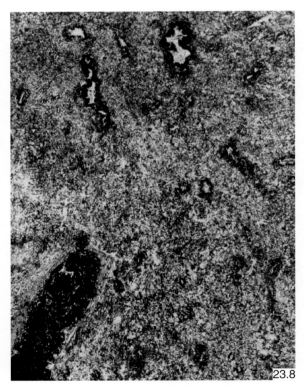

图 23.7 和图 23.8　慢性放射性肺炎。与图 23.6 所示为同一病例，本图示为其另一区域的高倍镜苏木精-伊红染色和弹力纤维染色图。注意广泛的弹力组织变性反应。虽然无特异性，但这种纤维弹力组织变性在放射所致纤维化中非常常见。

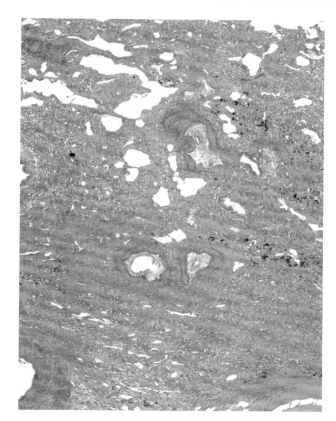

图 23.9　在照射诱导的纤维化区域内几乎完全硬化的血管。血管闭塞是一种非常常见的放射性反应。

胞增生症,主要影响长骨,引起骨痛和放射性骨硬化,但任何器官都可受累。在最近一个的系列中,来自 42 例患者的 73 个活检中[14],疾病在腹膜后、皮肤、眼眶、脑、肺、心脏、硬膜外组织、口腔、皮下组织和睾丸中得到证实。非肺部表现包括眼球突出、尿崩症、黄斑瘤和腹膜后纤维化[15]。在部分系列中,有 50% 的病例存在肺受累[16]。

分子异常

　　传统认为 ECD 是病因不明的组织细胞增生,但在大部分病例中 BRAF V600E 突变伴其他少见突变(表 23.1)的发现导致 ECD 被认定为组织细胞性肿瘤,其通常存在丝裂原活化蛋白激酶(MAPK)通路的基因异常[14]。小部分 ECD 病例有 PIKC3A 突变和mTOR 激活证据。许多已报道的突变与朗格汉斯细胞组织细胞增生症(LCH)相似(见表 10.1),但是 Erdheim-Chester 组织细胞的免疫组化特性不同于 LCH(见后文),并且与 LCH 相反,Erdheim-Chester 组织细胞似乎在许多脏器引起炎症和(或)纤维化反应。

表 23.1
已报道的 ECD 的突变
BRAF V600E
MAP2K1
ARAF
MAP2K2
KRAS
NRAS
PIKC3A

影像特征

　　ECD 的肺受累在 CT 通常表现为双侧光滑的小叶间隔和叶间裂增厚(图 23.10)[14,18]。其他常见表现包括边界不清的小叶中心结节和磨玻璃影。肺异常通常与胸内受累的其他体征相关,最常见的是主动脉周围的软组织浸润,以及胸膜和心包的增厚和(或)积液。可出现骨性胸腔和脊柱的硬化。

病理特征

　　在肺中,ECD 表现为组织细胞浸润,沿支气管血管束和小叶间隔的淋巴路径行进,并伴有不同程度的纤维化(图 23.11 至图 23.14)。虽然 Erdheim-Chester 组织细胞习惯上被描述为黄斑瘤,但这一描述不总是准确的,组织细胞可能有透明或泡沫状的嗜酸性细胞质[14](图 23.14)。该细胞呈 CD68(图 23.15)和因子 13a 阳性。在部分病例中,其也可呈 S-100 阳性,但是CD1a

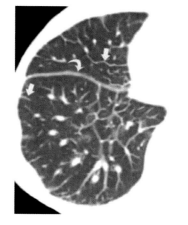
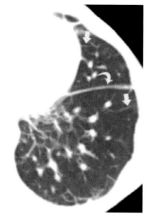

图 23.10　ECD。1 例伴肺受累的 ECD 患者 CT 结果显示双侧光滑的小叶间隔(直箭)和叶间裂(弯箭)增厚。

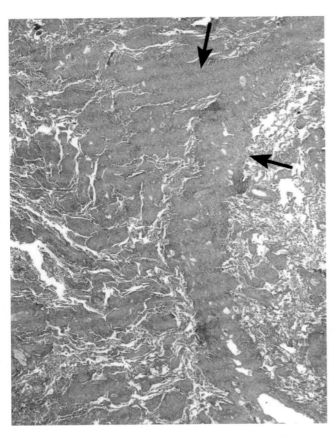

图 23.11　ECD 的低倍镜视野。沿小叶间隔的纤维化反应(箭)。该病变与图 23.10 中增厚的小叶间隔相对应。

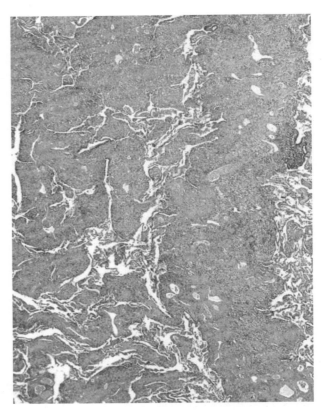

图 23.12　图 23.11 的中倍镜视野。纤维化不规则地延伸到肺实质。

总是阴性,这是与 LCH 的一个重要区别点。含有 BRAF V600E 突变的大部分病例能够通过 BRAF V600E 免疫组化检测出来[14]。

鉴别诊断

　　ECD 有时需要与 LCH 进行鉴别(见第 10 章),但两者在形态学上的相似点很少。朗格汉斯细胞通常有沟状细胞核,不会有泡沫状细胞质或非常丰富的细胞质。LCH 的朗格汉斯细胞始终呈 S-100 和 CD1a 阳性(见图 10.29 和图 10.30)。虽然 LCH 的病变通常以细支气管为中心,但其不会累及小叶间隔,并且沿支气管血管束的病变是细胞性结节(见图 10.8)或致密瘢痕(见图 10.22 至图 10.24)。当 LCH 瘢痕形成时,瘢痕是不规则的,并以支气管血管束为中心,而不是沿小叶间隔(见图 10.22 至图 10.26)。

预后

　　据报道,ECD 的预后差异很大,但是文献所示的

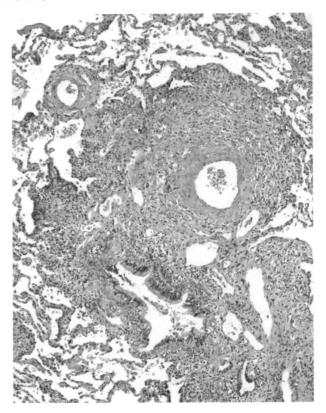

图 23.13　受影响的支气管血管束的高倍镜视野。在该放大倍数下,组织细胞浸润是可见的。

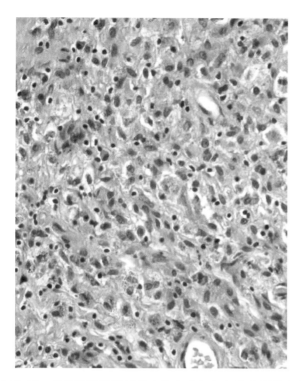

图 23.14　高倍镜视野显示苍白染色的组织细胞和纤维组织的组合。在部分病例中，ECD 的组织细胞是嗜酸性的而非透明的和泡沫状的。

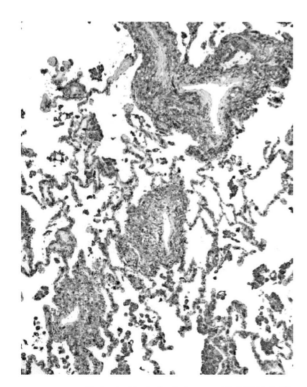

图 23.15　CD68 染色显示组织细胞在 ECD 呈弥漫性阳性。通常其因子 13a 也呈阳性。这些发现与朗格汉斯细胞 CD1a 阳性的 LCH 相反。S-100 染色在两种情况下均可见，但在 LCH 始终呈阳性，在 ECD 仅偶有阳性。

总死亡率为 60%。部分患者无症状，因为影像学检查发现骨骼异常而被发现。中枢神经系统和心脏受累与不良预后相关[15]。肺受累的重要性尚不清楚，部分作者[15]称通常影响较小，而其他人[19]认为肺受累通常是致死性的。然而，对于有 BRAF V600E 突变的患者，BRAF 抑制剂维莫非尼的使用改变了治疗情况和结果；在包含 22 例患者的系列中，大部分患者情况稳定，部分显示病变消退；2 年的无进展生存率是 86%[20]。至少在有 mTOR 激活的病例中，雷帕霉素加泼尼松被报道是有效的[17]，并且据报道，极少数病例对克拉屈滨有反应[21]。

细支气管周围化生

临床特征

细支气管周围化生，有时称为朗伯症，通常是病理检查时的偶然发现，相关的具体临床特征（如果有）尚不清楚。病变可能反映不同病因所致的细支气管损伤。

唯一一篇专门针对细支气管周围化生这一主题的论文[22]报告了 15 例临床 ILD 患者，细支气管周围化生为活检的主要发现。除了明显的男性优势之外，该病还有各种各样临床、功能（部分阻塞性，部分限制性，部分混合性，部分正常）和影像学的表现，目前尚不清楚细支气管周围化生本身是否是造成这些异常的原因。

细支气管周围化生最多见于纤维化性间质性肺炎相关疾病，但越来越明显的是，大量细支气管伴细支气管周围化生是诊断慢性过敏性肺炎的重要线索，有助于将慢性过敏性肺炎（见第 12 章）同胶原血管疾病相关性纤维化性间质性肺炎和 UIP 区分开来（见第 6 章）。

影像特征

胸部 CT 可以正常或显示衰减和血管供应减少的区域，导致吸气相呈现马赛克衰减，呼气相呈现空气潴留[21]。

病理特征

形态学上，细支气管周围化生包括纤毛细支气管上皮的发育，以及紧邻膜性细支气管，尤其是呼吸性细支气管周围的肺泡壁中多变但通常轻微的潜在间质纤维化（图 23.16 至图 23.18）。在某些情况下，部分病例形成小的细支气管腔样结构（图 23.17），偶尔有细支气管平滑肌从细支气管延伸一段距离。细支气管周围化生偶尔可见于其他方面都正常的肺组织（图 23.16），但是更多见于纤维化性间质性肺炎，尤其是慢性过敏性肺炎（见图 12.35 和图 12.36）。

鉴别诊断

在称为"特发性细支气管中心间质纤维化"的实体中发现了相当夸张的细支气管周围纤维化/化生，该病变可能是慢性过敏性肺炎（见图 12.39 和图12.40）及"气道中心间质纤维化"[25]的一种变体，这在本章的其他部分也有描述。在这两种情况下，纤维化病变通常有覆盖于上的细支气管化生，但是纤维化较单纯细支气管周围化生/纤维化更具弥漫性，通常影响每个

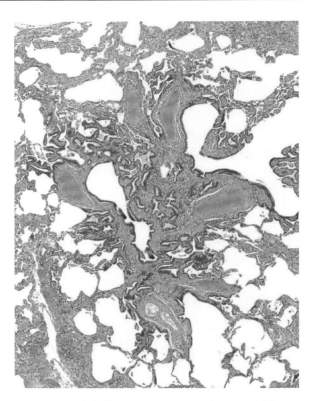

图 23.17　有潜在纤维化 NSIP 的肺内细支气管周围化生。细支气管周围有纤维化并形成由化生细支气管上皮被覆的小通道。

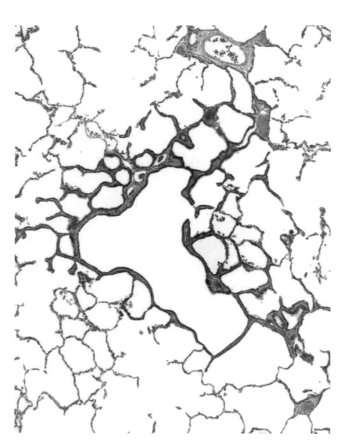

图 23.16　细支气管周围化生。在本例中，其他方面正常的肺组织中出现细支气管周围化生。图像显示了呼吸性细支气管周围特有的细小间质纤维化。

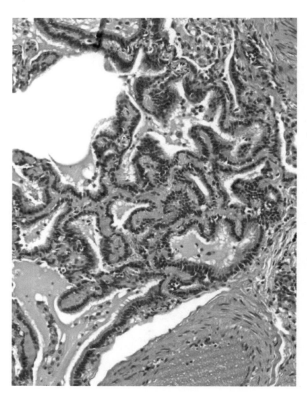

图 23.18　另一病例的高倍镜视野图像显示细支气管周围化生伴细支气管化生上皮覆盖纤维化肺泡壁。有关细支气管周围化生的其他图例，见图 12.35 和图 12.36。

细支气管,有时连接细支气管,或一直延伸至胸膜。

预后

细支气管周围化生/纤维化通常是偶然被发现的,并不引起任何明显的异常;特别是,尽管偶尔出现狭窄的细支气管样结构(图 23.17),但其不产生见于缩窄性细支气管炎的固定的气流阻塞(见第 20 章)。

气道中心性间质纤维化

临床特征

Churg 等[25]描述了 12 例进行性气短的患者,以及活检发现的一种广泛类型,略类似明显的细支气管周围化生/纤维化。这些患者均来自墨西哥城,均有多种暴露史,提示过敏性肺炎,但是没有血清学证据支持,仅有 4 例患者灌洗液有淋巴细胞的增加。大多数有限制性肺功能障碍。文献中描述了一些随后的病例,这些病例有明确的鸟暴露引起的过敏性肺炎证据[26,27]。部分患者也可能为慢性微吸入。

有小部分患者的 CT 表现已被描述。主要的异常包括支气管血管周围间质增厚、牵引性支气管扩张、气道壁增厚和周围纤维化(图 23.19)[25]。纤维化可以导致中央性支气管周围融合团块。

病理特征

病理学上,气道中心性间质纤维化表现为可变的纤维化模式,似乎开始于膜性和呼吸性细支气管内/周围,并在间质内扩散,通常连接细支气管或从细支气管延伸至胸膜。纤维化可能相当纤细并有相关的细支气管化生覆盖(图 23.20),有时类似细支气管周围化生的放大形式或特发性细支气管中心性纤维化[24],或能形成更大更弥漫的块(图 23.21)。

预后

在 Churg 等[25]的研究中,4 例患者死亡,1 例进展,另外 5 例患者经类固醇治疗后病情保持稳定或改善。

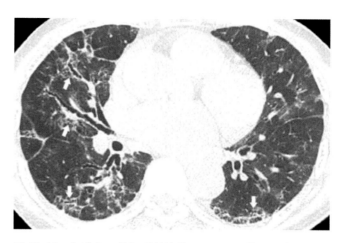

图 23.19　气道中心性间质纤维化。HRCT 图像显示广泛的支气管血管周围纤维化伴牵引性细支气管扩张(箭)。这些表现在图示右侧更容易看到,因为数个气道沿长轴被切割。在其他层面上,类似的表现可在左侧看到。注意气道壁的增厚、斑片状磨玻璃影、小灶状周围网状影。

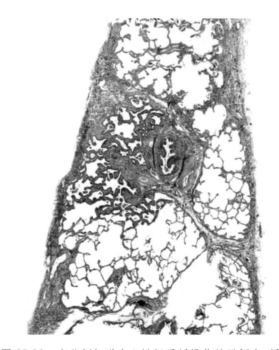

图 23.20　在此例气道中心性间质纤维化的示例中,纤细的纤维化轻微增宽肺泡壁,并从细支气管延伸至胸膜。该图像与特发性细支气管中心性间质纤维化相似(见第 12 章)(Reproduced with permission from Churg A, Myers J, Suarez T, et al. Airway-centered interstitial fibrosis: a distinct form of aggressive diffuse lung disease. *Am J Surg Pathol*. 2004;28:62–68.)

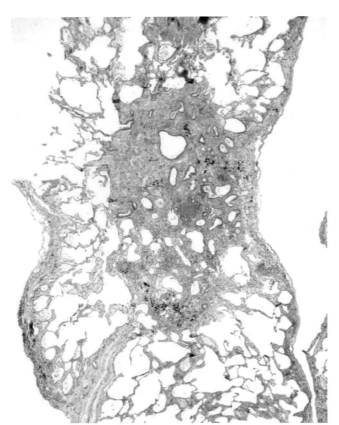

图 23.21 以气道为中心的间质纤维化的个例,其中纤维化在呼吸性细支气管周围形成更大的一个肿块状病变。再次注意其延伸到胸膜。(Reproduced with permission from Churg A, Myers J, Suarez T, et al. Airway-centered interstitial fibrosis: a distinct form of aggressive diffuse lung disease. *Am J Surg Pathol*. 2004; 28:62–68.)

胸膜肺实质弹力纤维增生症

临床特征

胸膜肺实质弹力纤维增生症(PPFE)是一种少见的纤维化性间质性肺炎,以广泛的弹力组织胸膜/胸膜下瘢痕为特征,通常位于肺尖。尽管最早的描述将 PPFE 描述为一种特发性疾病,但后续的研究显示其与多种因素相关,包括骨髓移植、肺移植、感染(曲霉、非典型分枝杆菌)、自身免疫性疾病(类风湿性关节炎、强直性脊柱炎)、溃疡性结肠炎、过敏性肺炎和药物反应[28–33]。据报告,部分病例为该病患者的家庭成员[33–34]。此外,不同比例的 PPFE 病例与不同类型的 ILD 相关,最常见的是 UIP 或过敏性肺炎,比例为 25%~80%[28–33]。尽管 PPFE 在 2013 年的特发性间质性肺炎分类[35]中

被认为是 ILD 的一种特定类型,但是 PPFE 更可能是一种反应类型而非一种特定实体。

影像特征

影像学表现包括与上叶胸膜下网状影相关的明显肺尖胸膜增厚、牵引性支气管扩张和伴肺门上提的容积减少[34,36]。下叶纤维化缺失或不如上叶受累广泛(图 23.22 A 和 B)。

病理特征

PPFE 显示纤维化,常见上肺野胸膜明显增宽,伴有其下肺泡内纤维化和弹力纤维明显沉积;该病变显微镜下类似肺尖帽,但范围更广,通常围绕肺尖部分(图 23.23 至图 23.25)。血管和气道均闭塞。纤维弹力

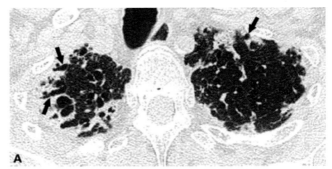

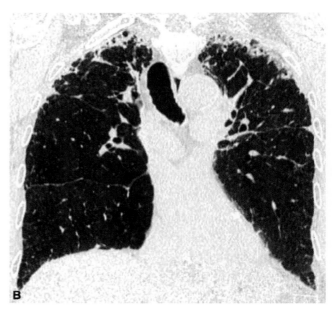

图 23.22 PPFE。(A)肺尖部的 HRCT 图像显示不规则的双侧胸膜增厚、致密的胸膜下网状影和牵引性支气管扩张(箭)。(B)冠状面重建显示典型的双侧心尖胸膜增厚和胸膜下上叶网状影。

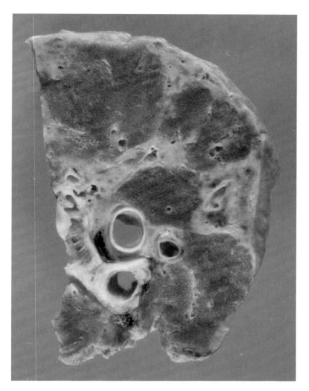

图 23.23 1 例 PPFE 的大体照片。有一个纤维弹力组织的边缘,使胸膜增厚,并在某些地方延伸至肺实质。(Case Courtesy Dr. John English.)

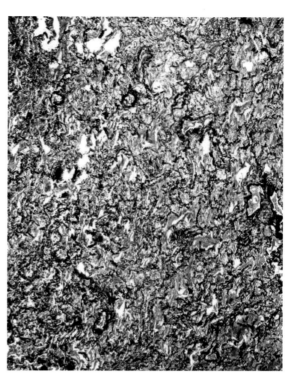

图 23.25 另一例 PPFE 的弹力组织染色。注意广泛的弹性蛋白沉积,这种形式在大多数间质纤维化中不可见。然而,类似的弹性蛋白沉积在放射所致的纤维化和肺尖帽中常见。

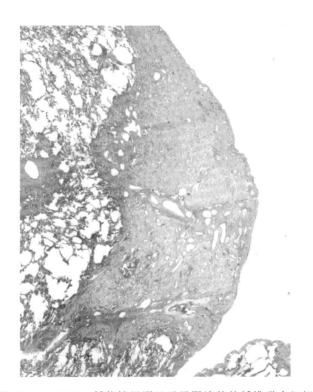

图 23.24 PPFE。低倍镜视野显示界限清楚的纤维弹力组织块,增厚胸膜并延伸至肺下。

组织病变过程与相对正常的肺实质通常有明显分界(图 23.24)。部分作者描述了弹力组织区边缘的成纤维细胞灶[28]。PPFE 偶尔延伸至下肺野。在肺移植受体中,PPFE 是限制性同种异体移植综合征的主要表现[31],在这些病例中,广泛的肺泡纤维蛋白沉积形成典型的 PPFE 病变。在最大的报告系列中(43 例病例),1/3 的病例发现肉芽肿[28]。

当出现相关的间质性肺炎,如 UIP、亚急性过敏性肺炎时, 在限制性同种异体移植综合征病例中,有时也类似 NSIP[31]。

预后

大部分被报道的病例均发展为进展性纤维化性疾病;在 Khiroya 等报道的 43 例病例中[28],平均生存时间是活检后 30 个月。

弥漫性隔淀粉样变性

临床特征

淀粉样蛋白是多种正常可溶性蛋白的统称，当产生过量时，往往会折叠成不溶性的 β 折叠片，沉积在各种器官中。表 23.2 列出了最常见的淀粉样变性的形式，以及特定前体蛋白和国际淀粉样变性学会推荐的术语[37]。许多淀粉样变性类型的概念，即对治疗重要的信息，可从 kappa 和 lambda 链、血清淀粉蛋白 A 或甲状腺素转运蛋白的免疫组织化学中获得。但是由于血清中的蛋白，这些染色很难识别，通过某种形式的液相色谱/质谱分析石蜡包埋材料通常更准确[37]。

肺淀粉样蛋白沉积具有多种不同的形式。在结节性淀粉样变性患者中，影像学检查可发现一个或多个结节，有时是偶然发现，有时是因为咳嗽、气短或胸痛等非特异性肺部症状。此类患者与 Sjögren 综合征相关，伴或不伴淋巴细胞性间质性肺炎、边缘区淋巴瘤或浆细胞瘤/骨髓瘤。在结节样肺淀粉样变性中，淀粉样轻链（AL）通常是 kappa 而不是 lambda，常见淀粉样重链的共沉积，这在系统性淀粉样变性是非常罕见的[38]。

在气管支气管淀粉样变性中，可能的气道狭窄足够导致呼吸困难、喘息、喘鸣，甚至自发性气胸。典型淀粉样蛋白是 AL。

弥漫性隔淀粉样变性通常是系统性 AL（lamb-da）、AA、野生型 ATTR 或突变型 ATTR 淀粉样变性的表现。一些弥漫性隔淀粉样变性患者有咳嗽、气短和限制性肺功能障碍，但大多数患者没有[39]。淀粉样蛋白的大量血管沉积可导致肺动脉高压[40]。肺淀粉样蛋白沉积可能与肺出血相关[41]。

影像特征

弥漫性隔淀粉样变性最常见的 HRCT 表现包括边界清楚的 2~4mm 结节、小叶间隔增厚以及基底部和外周分布为主的网状影[42]。还可能出现实变和磨玻璃影。

病理特征

在弥漫性隔淀粉样变性中，有细微的无定形嗜酸性淀粉样蛋白沉积，略微增宽肺泡壁，产生的物质初看可能误认为是纤细的间质纤维化（图 23.26 至图 23.28）。通常没有炎性浸润，并且可根据刚果红染色做出诊断（图 23.28）。在部分患者中，活检时弥漫性的疾病影像检查仍是局限的[36,39]。

在老年淀粉样变性患者的间质和血管中可见少量间质淀粉样蛋白（图 23.29），但这些间质沉积似乎不会出现临床可检测的异常[36]。

预后

大多数弥漫性隔淀粉样变性患者没有发展为有临床意义的呼吸系统疾病；相反，隔淀粉样蛋白的数量通常与心脏淀粉样蛋白的数量相关，这些患者可能

表 23.2			
淀粉样变性的常见类型			
传统名称	国际淀粉样变性学会名称	淀粉样前体蛋白	相关情况
原发性淀粉样变性	系统性 AL 淀粉样变性	单克隆免疫球蛋白轻链	浆细胞病（MGUS、骨髓瘤、Waldenstrom 巨球蛋白血症）
继发性淀粉样变性	系统性 AA 淀粉样变性	载脂蛋白血清淀粉样蛋白 A	慢性炎症性疾病，包括类风湿性关节炎、幼年型关节炎、炎性肠病、强直性脊柱炎、慢性感染
老年性淀粉样变性	系统性野生型 ATTR 淀粉样变性	野生型转甲状腺素蛋白（前白蛋白）	衰老
家族性淀粉样变性	系统性遗传性 ATTR 淀粉样变性	突变的甲状腺素视黄质运载蛋白	甲状腺素视黄质运载蛋白基因突变
结节性淀粉样蛋白	局限性 AL 淀粉样变性	免疫球蛋白轻链，有时重链	MALT 淋巴瘤、浆细胞病、淋巴细胞性间质性肺炎

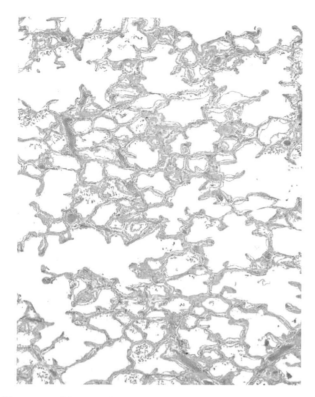

图 23.26　弥漫性肺淀粉样变性。低倍镜视野显示肺泡壁略增宽，类似纤维化性型 NSIP。此图或图 23.27 至图 23.29 中没有特定淀粉样蛋白信息。

图 23.28　同一病例刚果红染色后在偏振光下的观察结果。注意诊断性的苹果绿双折射。

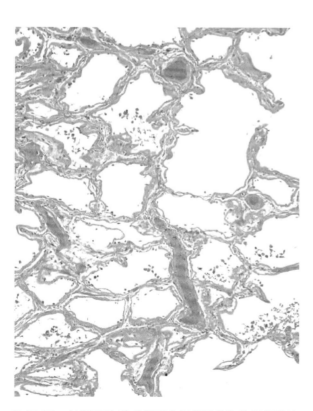

图 23.27　高倍镜下，淀粉样蛋白沉积沿肺泡壁沉积明显。

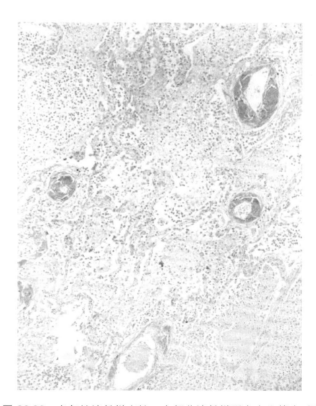

图 23.29　老年性淀粉样变性。大部分淀粉样蛋白在血管内，间质内很少。这是老年人尸检中较常见的表现，可能与心脏淀粉样蛋白有关；然而，肺淀粉样蛋白似乎是无害的（刚果红染色）。

有明显的心肌损害[39]。然而，一些患者死于呼吸衰竭[39]。如果淀粉样蛋白是 AL，则患者可能需要治疗潜在的浆细胞病。

轻链沉积病

在轻链沉积病中，非淀粉样免疫球蛋白轻链积聚在组织中。轻链沉积病最常见于 Sjögren 综合征，与MALT 淋巴瘤以及骨髓瘤患者相关[43]。轻链沉积病可以是全身性或局限于单个器官。在肺轻链沉积病中，具有苏木精-伊红淀粉样蛋白外观的无定形物质以弥漫性隔模式或结节形式沉积[44]。然而，无定型物质不被刚果红染色，在电子显微镜下该物质呈颗粒状，与淀粉样蛋白的纤维状外观相反。质谱技术对鉴定特定蛋白质是有价值的[37,43]。

Ehlers-Danlos 综合征

临床特征

血管性 Ehlers-Danlos 综合征，也称为 IV 型 Ehlers-Danlos 综合征，是一种由 III 型胶原 α 链基因突变引起的常染色体显性遗传病。这种突变导致胶原蛋白的抗张强度减低，有血管破裂和器官撕裂的倾向。

影像特征

CT 上最常见的和危及生命的胸内表现是主动脉瘤、夹层与肺动脉瘤[45]。CT 肺部表现不常见，主要表现有肺大泡形成和气胸[46]。

病理特征

在肺内，反复出血导致含铁血黄素沉积、OP 和似乎代表 OP 组织的肺实质纤维性结节（图 23.30 和图 23.31），以及弹力纤维染色血管破裂的证据[47]。纤维性结节常骨化。除了出血的证据外，该病形态学图像与许多瘢痕性 OP 病例中所见的相同[48]（见图 5.39 和图 5.40）。

溶酶体贮存障碍所致 ILD

戈谢病是一种常染色体隐性遗传性疾病，其特征是由葡萄糖脑苷脂酶的缺乏而导致的葡萄糖苷脂酰鞘氨醇溶酶体贮积。葡萄糖苷脂酰鞘氨醇是一种细胞

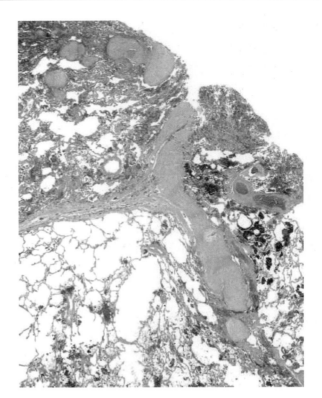

图 23.30　血管性 Ehlers-Danlos 综合征。低倍镜下显示特征性的不规则纤维性组织肿块；这些似乎代表一种瘢痕性 OP（见第 5 章），可能是对慢性出血的一种反应。

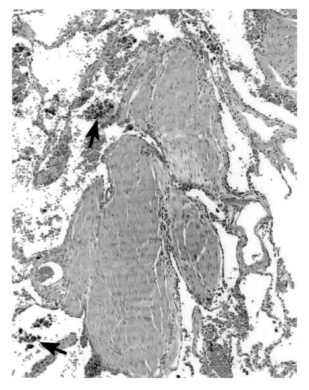

图 23.31　在更高倍镜下，可以分辨含铁血黄素巨噬细胞（箭）。纤维化性肿块在其他方面与瘢痕性 OP（见第 5 章）相同。

分解产物。大多数患者有气流阻塞的功能性证据,但有些患者存在限制性的通气功能障碍[49]。显微镜下,戈谢细胞与所谓的"皱纹纸"细胞质不仅以淋巴管炎或弥漫性肺泡壁的模式(图 23.32 和图 23.33)浸润肺,而且也在肺泡和毛细血管积聚[50]。

Niemann-Pick 病是一种常染色体隐性遗传疾病,因缺乏鞘磷脂酶,导致鞘磷脂积聚。异常泡沫状组织细胞(Pick 细胞)常在肺内积聚,其图像类似于戈谢病所见[51]。

Hermansky-Pudlak 综合征是一种常染色体隐性遗传疾病,其特征是充满蜡样质的组织细胞积聚、眼皮肤白化病、血小板缺陷和与 UIP 或纤维化型 NSIP 相似的 ILD[52]。

弥漫性肺实质钙化和骨化

临床特征

转移性钙化不仅可见于钙或磷代谢异常患者的肺,更常与肾衰竭和慢性透析相关,也见于结节病、系统性硬化、肝移植术后、甲状旁腺功能亢进症和高维生素 A 和 D 以及骨侵袭的肿瘤患者。在大多数肺弥漫性钙沉积患者中,钙沉积也可见于其他器官。一般来说,肺弥漫性钙沉积患者没有肺部症状。

弥漫性肺骨化被称为树状骨化、总状骨化或分支骨化,最常见于有潜在纤维化性间质性肺炎的患者。局限性或结节性骨化常见于肺静脉压升高的患者,通常继发于二尖瓣狭窄。骨化也常见于瘢痕性 OP[48](见图 5.39)的致密纤维化瘢痕。树状或结节性骨化均无症状。

影像特征

转移性钙化的 HRCT 表现通常包括蓬松、边界不清的直径 3~10mm 的位于上肺的结节影[53]。结节影内的钙化灶仅在约 50% 的病例的 CT 上明显,当临床上怀疑钙化但 CT 上未显示时可通过骨显像剂闪烁扫描检查来明确。

高达 28% 的特发性肺纤维化患者和高达 8% 的其他纤维化性 ILD 患者在 HRCT 可以看到细线影或小

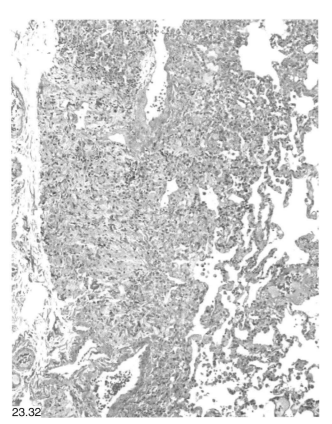

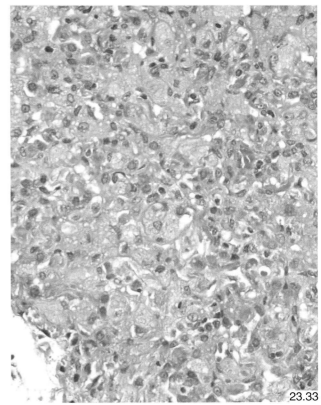

23.32
23.33

图 23.32 和图 23.33 戈谢病。低倍镜下显示呈皱纹纸样外观的苍白染色组织细胞(戈谢细胞)浸润,引起肺泡壁增宽。高倍镜下这些表现更明显。

的结节性钙化灶,代表树状骨化(图 23.34)[54]。在纤维化最严重的区域,这些钙化灶往往明显,通常位于下叶胸膜下区域。

病理特征

转移性钙化最常见表现为沿肺泡壁(图 23.35)和血管壁的嗜苏木精物质线,其上有 von Kossa 染色物质和其他钙染色(图 23.36)。有时钙沉积会增宽肺泡壁,并与巨细胞反应相关。在其他情况下,钙似乎可引起肺泡内纤维化。

树状骨化表现为呼吸气腔或间质纤维化病灶中的分支成熟骨(图 23.37)[55]。在结节性骨化中,骨在呼吸气腔中形成球形结节。在支气管软骨中也可以看到作为衰老改变的骨化。

弥漫性肺淋巴管扩张和弥漫性肺淋巴管瘤病

临床特征

弥漫性肺淋巴管扩张和弥漫性肺淋巴管瘤病常见于新生儿或儿童患者,成人病例极其罕见。Boland 等[56]在文献中仅找到 13 例病例并且报道了其自身研究中的 3 例。淋巴管扩张通常与淋巴管阻塞有关,通常由心脏疾病引起,但也可能是先天异常,而淋巴管瘤病以淋巴管道增生为特征,可以是一种肿瘤性病变。在这两种情况下,病变都可以局限于肺或可以是

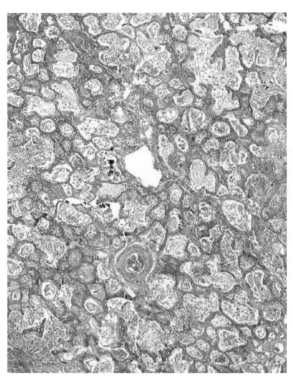

图 23.35　弥漫性肺钙化。在苏木精−伊红染色中,嗜苏木精物质勾勒出肺泡壁。

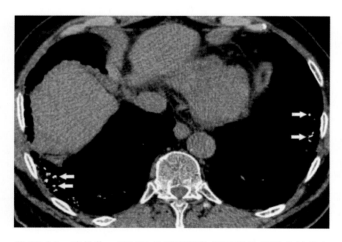

图 23.34　肺骨化。HRCT 显示下肺外周区域的双侧小结节和线性钙化灶(箭)。患者有特发性肺间质纤维化相关间质性肺骨化。

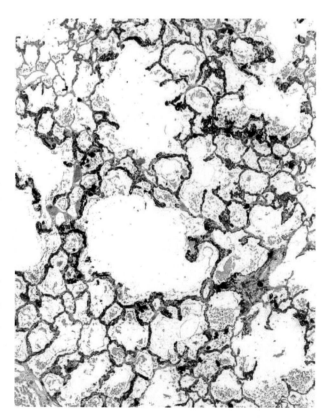

图 23.36　另一病例的钙染色突出显示广泛分布的钙沉积。

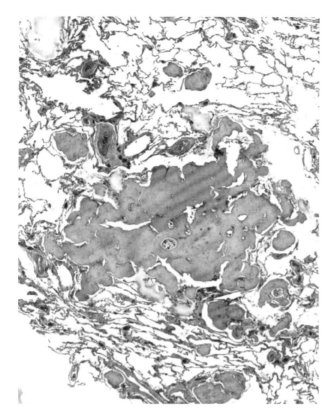

图 23.37　树状骨化显示表现为典型的不规则的、有少量分支的、充填呼吸气腔的大量类骨质。

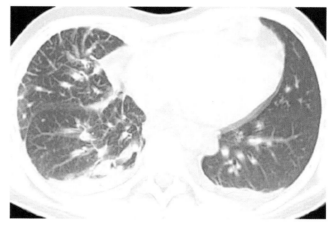

图 23.38　弥漫性肺淋巴管扩张症。CT 图像显示右肺广泛小叶间隔增厚、左肺轻度异常和少量双侧胸腔积液。

全身性的。成人淋巴管扩张可能出现肺功能异常、乳糜积液和呼吸衰竭[57]。

影像特征

弥漫性肺淋巴管扩张和淋巴管瘤病的 CT 表现相似，包括广泛的小叶间隔增厚伴或不伴相关的胸腔积液（图 23.38）[58]。

病理特征

这些疾病的病理学区别在文献中并不完全清楚，可能有相当多的形态学重叠。Boland 等[56]提出弥漫性淋巴管扩张的特征是淋巴管扩张，随淋巴管分布（胸膜、小叶间隔、支气管血管束）。淋巴管通常出现纤维化壁，可能逐渐肌肉化，并类似肺静脉（图 23.39 和图 23.40）。在淋巴管瘤病中，淋巴管通道理论上很小且相通，并且可能有类似卡波西肉瘤类型的梭形细胞的增生区域。病变发生在胸膜内和小叶间隔，且在支气管血管束周围范围较小。在这两种情况下，D2-40（平

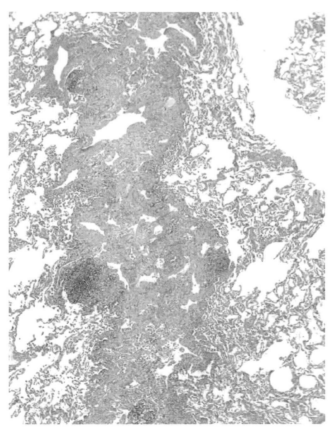

图 23.39　弥漫性肺淋巴管扩张。沿小叶间隔有扩张的厚壁淋巴管通道。

足蛋白）的内皮细胞衬里染色能证实血管通道的淋巴管属性（图 23.40）。

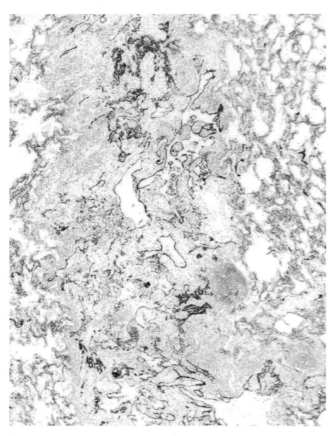

图 23.40　与图 23.39 相邻的切片的 D2-40 染色显示通道有淋巴管内皮衬里。

（江宇　译）

参考文献

1. Abratt RP, Morgan GW, Silvestri G, et al. Pulmonary complications of radiation therapy. *Clin Chest Med.* 2004;25:167–177.
2. Graves PR, Siddiqui F, Anscher MS, et al. Radiation pulmonary toxicity: from mechanisms to management. *Semin Radiat Oncol.* 2010;20:201–207.
3. Roden AC, Camus P. Iatrogenic pulmonary lesions. *Semin Diagn Pathol.* 2018;35:260–271.
4. Jain V, Berman AT. Radiation pneumonitis: old problem, new tricks. *Cancers (Basel).* 2018;10:E222.
5. Akita K, Ikawa A, Shimizu S, et al. Cryptogenic organizing pneumonia after radiotherapy for breast cancer. *Breast Cancer.* 2005;12:243–247.
6. Choi YW, Munden RF, Erasmus JJ, et al. Effects of radiation therapy on the lung: radiologic appearances and differential diagnosis. *Radiographics.* 2004;24:985–997.
7. Larici AR, del Ciello A, Maggi F, et al. Lung abnormalities at multimodality imaging after radiation therapy for non-small cell lung cancer. *Radiographics.* 2011;31:771–789.
8. Ghaye B, Wanet M, El Hajjam M. Imaging after radiation therapy of thoracic tumors. *Diagn Interv Imaging.* 2016;97:1037–1052.
9. Crestani B, Valeyre D, Roden S, et al. Bronchiolitis obliterans organizing pneumonia syndrome primed by radiation therapy to the breast. *Am J Respir Crit Care Med.* 1998;158:1929–1935.
10. Takigawa N, Segawa Y, Saeki T, et al. Bronchiolitis obliterans organizing pneumonia syndrome in breast conserving therapy for early breast cancer: radiation-induced lung toxicity. *Int J Radiat Oncol Biol Phys.* 2000;48:751–755.
11. Hodgson DC, Gilbert ES, Dores GM, et al. Long-term solid cancer risk among 5-year survivors of Hodgkin's lymphoma. *J Clin Oncol.* 2007;25:1489–1497.
12. Madani I, De Ruyck K, Goeminne H, et al. Predicting risk of radiation-induced lung injury. *J Thorac Oncol.* 2007;2:864–874.
13. Onishi H, Kuriyama K, Yamaguchi M, et al. Concurrent two-dimensional radiotherapy and weekly docetaxel in the treatment of stage III non-small cell lung cancer: a good local response but no good survival due to radiation pneumonitis. *Lung Cancer.* 2003;40:79–84.
14. Ozkaya N, Rosenblum MK, Durham BH, et al. The histopathology of Erdheim-Chester disease: a comprehensive review of a molecularly characterized cohort. *Mod Pathol.* 2018;31:581–597.
15. Haroche J, Arnaud L, Amoura Z. Erdheim-Chester disease. *Curr Opin Rheumatol.* 2012;24:5.
16. Brun AL, Touitou-Gottenberg D, Haroche J, et al. Erdheim–Chester disease: CT findings of thoracic involvement. *Eur Radiol.* 2010;20:2579–2587.
17. Gianfreda D, Nicastro M, Galetti M, et al. Sirolimus plus prednisone for Erdheim-Chester disease: an open-label trial. *Blood.* 2015;126:1163–1171.
18. Ahuja J, Kanne JP, Meyer CA, et al. Histiocytic disorders of the chest: imaging findings. *Radiographics.* 2015;35:357–370.
19. Veyssier-Belot C, Cacoub P, Caparros-Lefebvre D, et al. Erdheim-Chester disease. Clinical and radiologic characteristics of 59 cases. *Medicine (Baltimore).* 1996;75:157–169.
20. Diamond EL, Subbiah V, Lockhart AC, et al. Vemurafenib for BRAF V600-Mutant Erdheim-Chester disease and Langerhans cell histiocytosis: analysis of data from the histology-independent, phase 2, open-label VE-BASKET Study. *JAMA Oncol.* 2018;4:384–388.
21. Azadeh N, Tazelaar HD, Gotway MB, et al. Erdheim Chester disease treated successfully with cladribine. *Respir Med Case Rep.* 2016;18:37–40.
22. Fukuoka J, Franks TJ, Colby TV, et al. Peribronchiolar metaplasia: a common histologic lesion in diffuse lung disease and a rare cause of interstitial lung disease: clinicopathologic features of 15 cases. *Am J Surg Pathol.* 2005;29:948–954.
23. Churg A, Wright JL, Ryerson CJ. Pathologic separation of chronic hypersensitivity pneumonitis from fibrotic connective tissue disease-associated interstitial lung disease. *Am J Surg Pathol.* 2017;41:1403–1409.
24. Yousem SA, Dacic S. Idiopathic bronchiolocentric interstitial pneumonia. *Mod Pathol.* 2002;15:1148–1153.
25. Churg A, Myers J, Suarez T, et al. Airway-centered interstitial fibrosis: a distinct form of aggressive diffuse lung disease. *Am J Surg Pathol.* 2004;28:62–68.
26. Fenton ME, Cockcroft DW, Wright JL, et al. Hypersensitivity pneumonitis as a cause of airway-centered interstitial fibrosis. *Ann Allergy Asthma Immunol.* 2007;99:465–466.
27. Gaxiola M, Buendía-Roldán I, Mejía M, et al. Morphologic diversity of chronic pigeon breeder's disease: clinical features and survival. *Respir Med.* 2011;105:608–614.
28. Khiroya R, Macaluso C, Montero MA, et al. Pleuroparenchymal fibroelastosis: a review of histopathologic features and

the relationship between histologic parameters and survival. *Am J Surg Pathol.* 2017;41:1683–1689.

29. Cheng SK, Chuah KL. Pleuroparenchymal fibroelastosis of the lung: a review. *Arch Pathol Lab Med.* 2016;140:849–853.

30. Nakatani T, Arai T, Kitaichi M, et al. Pleuroparenchymal fibroelastosis from a consecutive database: a rare disease entity? *Eur Respir J.* 2015;45:1183–1186.

31. von der Thüsen JH, Vandermeulen E, Vos R, et al. The histomorphological spectrum of restrictive chronic lung allograft dysfunction and implications for prognosis. *Mod Pathol.* 2018;31:780–790.

32. von der Thüsen JH, Hansell DM, Tominaga M, et al. Pleuroparenchymal fibroelastosis in patients with pulmonary disease secondary to bone marrow transplantation. *Mod Pathol.* 2011;24:1633–1639.

33. Reddy TL, Tominaga M, Hansell DM, et al. Pleuroparenchymal fibroelastosis: a spectrum of histopathological and imaging phenotypes. *Eur Respir J.* 2012;40:377–385.

34. Frankel SK, Cool CD, Lynch DA, et al. Idiopathic pleuroparenchymal fibroelastosis: description of a novel clinicopathologic entity. *Chest.* 2004;126:2007–2013.

35. Travis WD, Costabel U, Hansell DM, et al.; ATS/ERS Committee on Idiopathic Interstitial Pneumonias. An official American Thoracic Society/European Respiratory Society Statement: update of the international multidisciplinary classification of the idiopathic Interstitial pneumonias. *Am J Respir Crit Care Med.* 2013;188:733–748.

36. Sverzellati N, Lynch DA, Hansell DM, et al. American Thoracic Society-European Respiratory Society Classification of the Idiopathic Interstitial Pneumonias: advances in knowledge since 2002. *Radiographics.* 2015;35:1849–1871.

37. Khoor A, Colby TV. Amyloidosis of the lung. *Arch Pathol Lab Med.* 2017;141:247–254.

38. Grogg KL, Aubry MC, Vrana JA, et al. Nodular pulmonary amyloidosis is characterized by localized immunoglobulin deposition and is frequently associated with an indolent B-cell lymphoproliferative disorder. *Am J Surg Pathol.* 2013;37:406–412.

39. Berk JL, O'Regan A, Skinner M. Pulmonary and tracheobronchial amyloidosis. *Semin Respir Crit Care Med.* 2002;23:155–165.

40. Eder L, Zisman D, Wolf R, et al. Pulmonary hypertension and amyloidosis—an uncommon association: a case report and review of the literature. *J Gen Intern Med.* 2007;22:416–419.

41. Shenin M, Xiong W, Naik M, et al. Primary amyloidosis causing diffuse alveolar hemorrhage. *J Clin Rheumatol.* 2010;16:175–177.

42. Czeyda-Pommersheim F, Hwang M, Chen SS, et al. Amyloidosis: modern cross-sectional Imaging. *Radiographics.* 2015;35:1381–1392.

43. Arrossi AV, Merzianu M, Farver C, et al. Nodular pulmonary light chain deposition disease: an entity associated with Sjögren syndrome or marginal zone lymphoma. *J Clin Pathol.* 2016;69:490–496.

44. Bhargava P, Rushin JM, Rusnock EJ, et al. Pulmonary light chain deposition disease: report of five cases and review of the literature. *Am J Surg Pathol.* 2007;31:267–276.

45. Chu LC, Johnson PT, Dietz HC, et al. Vascular complications of Ehlers-Danlos syndrome: CT findings. *AJR Am J Roentgenol.* 2012;198:482–487.

46. Franquet T, Giménez A, Cáceres J, et al. Imaging of pulmonary-cutaneous disorders: matching the radiologic and dermatologic findings. *Radiographics.* 1996;16:855–869.

47. Kawabata Y, Watanabe A, Yamaguchi S, et al. Pleuropulmonary pathology of vascular Ehlers-Danlos syndrome: spontaneous laceration, haematoma and fibrous nodules. *Histopathology.* 2010;56:944–950.

48. Churg A, Wright JL, Bilawich A. Cicatricial organising pneumonia mimicking a fibrosing interstitial pneumonia. *Histopathology.* 2018;72:846–854.

49. Kerem E, Elstein D, Abrahamov A, et al. Pulmonary function abnormalities in type I Gaucher disease. *Eur Respir J.* 1996;9:340–345.

50. Amir G, Ron N. Pulmonary pathology in Gaucher's disease. *Hum Pathol.* 1999;30:666–670.

51. Alymlahi E, Dafiri R. Pulmonary involvement in Niemann-Pick type B disease. *J Postgrad Med.* 2004;50:289–290.

52. Pierson DM, Ionescu D, Qing G, et al. Pulmonary fibrosis in Hermansky-Pudlak syndrome: a case report and review. *Respiration.* 2006;73:382–395.

53. Hartman TE, Müller NL, Primack SL, et al. Metastatic pulmonary calcification in patients with hypercalcemia: findings on chest radiographs and CT scans. *AJR Am J Roentgenol.* 1994;162:799–802.

54. Egashira R, Jacob J, Kokosi MA, et al. Diffuse pulmonary ossification in fibrosing interstitial lung diseases: prevalence and associations. *Radiology.* 2017;284:255–263.

55. Joines RW, Roggli VL. Dendriform pulmonary ossification. Report of two cases with unique findings. *Am J Clin Pathol.* 1989;91:398–402.

56. Boland JM, Tazelaar HD, Colby TV, et al. Diffuse pulmonary lymphatic disease presenting as interstitial lung disease in adulthood: report of 3 cases. *Am J Surg Pathol.* 2012;36:1548–1554.

57. Kadakia KC, Patel SM, Yi ES, et al. Diffuse pulmonary lymphangiomatosis. *Can Respir J.* 2013;20:52–54.

58. Raman SP, Pipavath SN, Raghu G, et al. Imaging of thoracic lymphatic diseases. *AJR Am J Roentgenol.* 2009;193:1504–1513.

第 24 章

与间质性肺疾病相似的疾病

继发于肺出血的间质性肺疾病

临床特征

肺出血可产生类似于间质性肺疾病（ILD）的反应。大量的肺出血可见于多种临床情况，其中最常见的是机械性原因，如肿瘤、空洞或支气管扩张，通常会产生局部出血。弥漫性肺泡出血（即广泛分布于双肺且没有机械性病因的出血）除了与潜在的血管炎有很强的相关性外，还与许多其他原因相关（表 24.1）。表

表 24.1
弥漫性肺泡出血的非机械性原因

- 肺血管炎
- 急性呼吸窘迫综合征
- 骨髓移植
- 强效可卡因吸入
- 药物反应
- 急性狼疮性肺炎（偶尔见于其他胶原血管疾病）
- 放射治疗
- 肺出血肾炎综合征（抗肾小球基底膜病）
- 凝血功能障碍
- 化学吸入暴露（偏苯三酸酐/异氰酸酯）
- 冷球蛋白血症
- 过敏性紫癜
- 贝赫切特综合征
- 卡波西肉瘤
- 抗磷脂抗体综合征
- 左侧心脏瓣膜疾病或衰竭
- 肺静脉闭塞性疾病
- 细菌性心内膜炎
- 骨髓瘤
- 乳糜泻（Lane Powell 综合征）
- 特发性肺含铁血黄素沉着症（IPH）

24.1 中的许多实体会产生毛细血管炎，但其他实体与轻度出血有关，除非发生间质纤维化，否则肺泡壁不会出现异常。

弥漫性出血的患者通常会出现咯血，但多达 1/3 的病例无咯血[1,2]。肺泡出血可伴有非特异性症状，如发热、胸痛、咳嗽和呼吸困难。在无咯血的情况下，提示出血的表现是血细胞比容下降和血清血红蛋白降低，以及连续灌洗时红细胞返回增加或灌洗中含有大量含铁血黄素的巨噬细胞，同时兼有 HRCT 表现[1,2]。

机化性肺炎（OP）可被视为对肺泡出血的反应，但除非患者有明显咯血或上述其他表现，否则临床特征与其他病因的 OP 相似。

在因血管炎相关的慢性出血而发展为广泛间质纤维化的患者中，该病变通常在临床、功能和放射学上表现为纤维化性肺疾病[2,3]，其中部分患者从未有明显的咯血，这使得该疾病难以与普通型间质性肺炎（UIP）/特发性肺纤维化（IPF）或非特异性间质性肺炎（NSIP）区分。此类患者经常但并非总是患有肾小球肾炎[2]。

任何原因的长期慢性出血均可导致间质纤维化，但出血相关纤维化的最常见原因似乎是抗中性粒细胞胞质抗体（ANCA）阳性血管炎。Alba 等[3]总结了截至 2017 年的文献，报告了 149 例肺纤维化合并 ANCA 阳性血管炎患者。绝大多数患者患有显微镜下多血管炎且 MPO ANCA 阳性；一小部分患有 Wegener 肉芽肿（肉芽肿并多血管炎）且 PR3 ANCA 阳性。在大多数患者中，肺纤维化在血管炎确诊之前或与之同时出现；从诊断肺纤维化到出现血管炎的时间间隔从数月到 12 年不等。ANCA 相关纤维化的预后相对较差，多个系列报道的 5 年生存率为 30%~60%[3]。

与慢性出血相关的间质纤维化可能出现在其他情况下，包括特发性肺含铁血黄素沉着症、肺静脉闭塞性疾病（VOD）和左侧心脏疾病。VOD 患者总是有

肺动脉高压,但通常没有咯血。继发于心脏病的慢性出血患者可能有也可能没有肺动脉高压,有时会出现少量咯血,但心脏疾病通常会掩盖肺部疾病。

特发性肺含铁血黄素沉着症是出血相关间质纤维化的罕见病因,主要见于儿童;最近对 2000 年至 2015 年的中、英文文献的回顾发现,成人中仅报告了 37 例病例[4]。根据定义,这些患者无肾小球肾炎,无肺血管炎,也无 ANCA 或结缔组织病血清学阳性,并且诊断是排除性的。少数患者患有乳糜泻(Lane-Hamilton 综合征),据报道,肺出血和肠道疾病对麸质限制有反应[4-6]。在较早的文献中,这很难解释,因为报告中很大比例的患者可能确实患有某种形式的血管炎,存活率很差,但最近的患者对免疫抑制剂有反应,这表明特发性肺含铁血黄素沉着症通常可能是一种自身免疫性疾病。

影像特征

弥漫性肺出血的 HRCT 表现类似于 ILD。急性肺出血的 CT 表现包括磨玻璃影和不太常见的实变(图 24.1)[7]。磨玻璃影可能是局灶性的、斑片状分布或弥漫性的。急性发作后 2~3 天进行的 CT 扫描显示磨玻璃影减少和实变,并存在小叶间隔增厚和小的边界不清的小叶中心结节[8]。这些表现可能继发于血液的淋巴管吸收并在接下来的 1~2 周内逐渐消退。在复发性肺出血患者中,可以看到磨玻璃影叠加在网状影和小结节影的背景上(图 24.2)。CT 可显示局灶性肺出

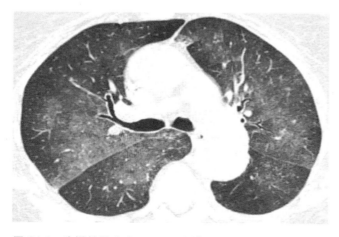

图 24.1　弥漫性肺出血。HRCT 图像显示肺出血肾炎综合征(抗肾小球基底膜病)并弥漫性肺出血患者双侧广泛的磨玻璃影。

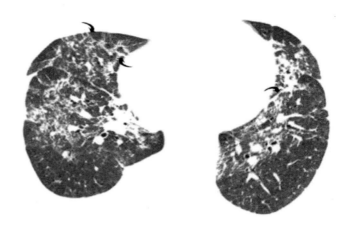

图 24.2　复发性肺出血。HRCT 图像显示小叶间隔增厚(箭)、小结节和斑片状双侧磨玻璃影。患者为 45 岁女性,患有 Wegerner 肉芽肿(肉芽肿性多血管炎)合并复发性肺出血。

血患者的潜在病因,如支气管扩张和癌。

出血的病理类型和对出血的 ILD 样反应

急性肺泡出血(即肺泡腔内仅有红细胞)可能出现在上述任何一种疾病中,但到目前为止,肺活检中急性出血的最常见原因是外科手术本身。因此,如果没有咯血或出血的临床证据,则应谨慎将单纯急性出血认定为病理反应。

充满含铁血黄素的巨噬细胞的存在表明出血是真实的,但没有提供慢性的迹象,因为充满含铁血黄素的巨噬细胞在几天内形成并且可持续数月或数年。游离的含铁血黄素也可能存在。需要将有含铁血黄素的巨噬细胞与吸烟者的巨噬细胞进行区分(见第 8 章)。两者都被铁染色,但在吸烟者的巨噬细胞中,棕色/金色色素呈细颗粒状并分散在整个细胞质中,在铁染色时呈现红色(见图 8.9),而含铁血黄素通常表现为粗铁阳性颗粒(图 24.3 和图 24.4)[9]。

出血可产生 3 种类似 ILD 的不同反应类型(表 24.1)。继发于出血的弥漫性肺泡损伤在形态学上与其他原因引起的弥漫性肺泡损伤(见第 4 章)没有区别,如果没有详尽的临床/放射学病史,很难准确诊断,因为弥漫性肺泡损伤本身有时会导致出血。尽管如此,如果弥漫性肺泡损伤继发于出血,则可能仅局限于出血区域。

OP 是一种常见的出血反应。由于 OP 是多种类型损害后的常见反应类型(见第 5 章),因此通常难以

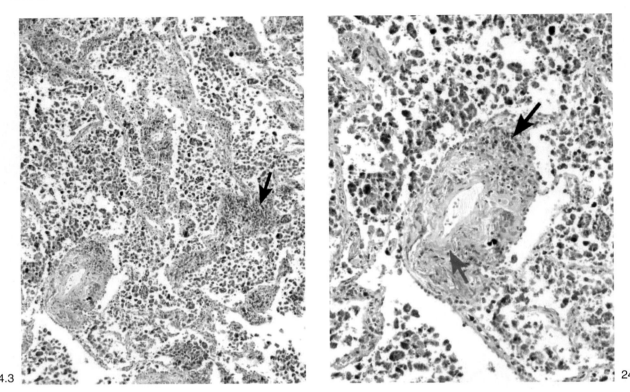

24.3   24.4

图 24.3 和图 24.4   显微镜下多血管炎患者慢性肺泡出血导致间质纤维化的低倍镜和高倍镜下视野。纤维化类似于纤维化型 NSIP。注意间质含铁血黄素(黑箭),表明纤维化继发于出血。图 24.4 中的血管也显示出淡灰色的铁锈弹性体(蓝箭),这是慢性出血的另一个特征性表现。

确定特定病例中出血是 OP 的原因;然而,OP 是由出血引起的而并非与其无关,一个线索就是在肉芽组织栓内发现游离的含铁血黄素或充满含铁血黄素的巨噬细胞(图 24.5)。

持续数月或数年的轻度持续出血可导致间质纤维化(图 24.3、图 24.4、图 24.6 和图 24.7)(表24.2)。

表 24.2
出血病理反应

弥漫性肺泡损伤

OP

• 线索:包埋在肉芽组织中的含铁血黄素
或多或少的弥漫性间质纤维化

• 通常为 NSIP 样,但部分病例类似于 UIP

• 可见于显微镜下多血管炎、VOD、特发性含铁血黄素沉着症、Wegener 肉芽肿(肉芽肿并多血管炎),以及轻度心力衰竭或二尖瓣疾病

• 线索:包埋在纤维组织中的含铁血黄素

• 线索:血管弹力纤维的铁/钙结壳

有数个诊断出血相关纤维化的线索。大多数此类病例会在纤维化间质(图 24.3 和图 24.4)以及肺泡腔(图 24.3 和图 24.4)中含有游离或位于巨噬细胞中的含铁血黄素。继发于出血的纤维化病例通常还会显示血管弹力纤维的铁/钙结壳(图 24.4 和图 24.7),这一病变被称为"内源性尘肺病",因为结壳的弹力组织可能类似于石棉小体。

在产生相当广泛出血的血管炎等病变中,纤维化类型通常类似于纤维化型 NSIP(见第 7 章),并且存在于肺的大部分区域(图 24.3)。相反,在 VOD 和继发于心脏疾病的纤维化中,纤维化通常位于胸膜下区域。该局限型最常类似于纤维化型 NSIP(图 24.6),但有时类似于 UIP。在 VOD 中,始终存在静脉血栓形成的证据,并且在小叶间隔的静脉中最容易检测到(图 24.8);随着时间的推移,这些静脉变得动脉化(形成双弹力层),从而类似肺动脉分支。在心力衰竭或二尖瓣疾病患者的静脉中可以发现类似的静脉变化和消融的血栓。

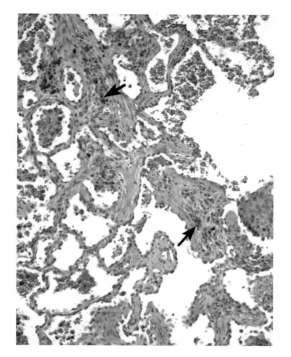

图 24.5　继发于肺泡出血的 OP。肉芽组织中存在含铁血黄素（箭）表明 OP 可能是对出血的反应。

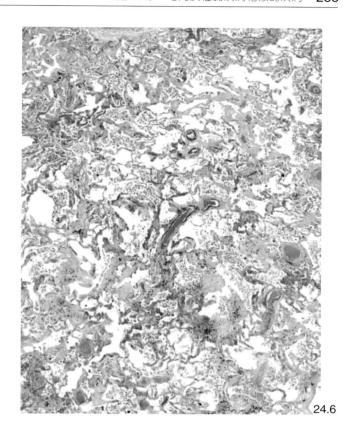

24.6

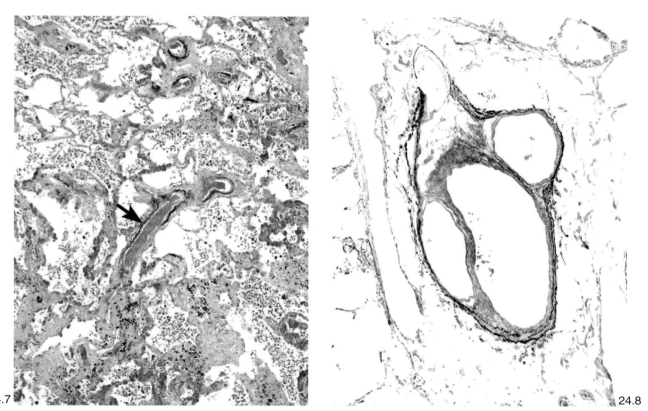

24.7

24.8

图 24.6 至图 24.8　继发于肺 VOD 出血的纤维化。在低倍镜下（图 24.6），该病变类似于纤维化型 NSIP，但该图像取自胸膜下区域；远离胸膜下区域没有纤维化。高倍视图（图 24.7）显示带有铁锈弹性体（箭）的血管，这是慢性出血的标志。弹力纤维染色（图 24.8）显示小叶间隔静脉内有再通的血栓，这是 VOD 的特征性表现。

产生 ILD 样类型的肿瘤：卡波西肉瘤、淋巴瘤、白血病和淋巴管癌

临床表现

卡波西肉瘤（KS）有多种表现形式，包括经典型（老年男性，通常来自东欧或地中海地区），非洲部分地区发现的流行病（非 HIV 相关），与器官移植等免疫抑制状态有关，以及与 HIV 感染有关的流行病[10]。典型的外观是紫罗兰色的皮肤丘疹，但该疾病可以累及任何器官。肺部受累通常见于其他部位有疾病的患者，并非特异性的，伴有气短、咳嗽、发热、盗汗和胸痛，有时但不总是伴有咯血[11,12]。支气管镜检查中经常可以看到肿瘤以及气道分叉处的红色或紫色斑点或丘疹病变[12]。

肺部受累淋巴瘤的患者可表现为影像学上发现的无症状肿瘤性肿块或非特异性肺部症状，如果肿瘤在间质中广泛扩散，则有时会出现限制型肺通气功能障碍。

淋巴管癌表现为隐匿发作的气短和经常咳嗽，由黏膜下支气管内淋巴管肿瘤引起。肺功能测试显示限制性肺通气功能障碍伴弥散功能下降。支气管内受累可能在内窥镜检查中表现为斑块样病变。如果肿瘤进入小肺动脉分支，可能会发展为肺源性心脏病。广泛性淋巴管癌的预后不良，通常存活 3~6 个月。据统计，最常见的起源部位是肺、乳腺、胃、胰腺、卵巢和前列腺[13]。

影像特征

KS 的特征性 HRCT 表现包括支气管血管周围分布的双侧形状不规则或边界不清的结节（图 24.9）[14]。结节通常被磨玻璃状晕征包围。其他的常见表现包括磨玻璃影、小叶间隔增厚、支气管血管周围增厚、肺门和纵隔淋巴结病以及单侧或双侧胸腔积液。

肺淋巴瘤的 CT 表现包括多个小结节或单个或多个大结节、肿块样实变、支气管血管鞘和小叶间隔增厚以及磨玻璃影[15]（见"淋巴瘤和白血病"部分）。

肺白血病细胞浸润的 HRCT 表现主要包括双侧支气管血管周围鞘和小叶间隔增厚，这种类型类似于间质性肺水肿[16]。不常见的表现包括主要分布在支气管血管周围的直径为 3~10mm 的结节、磨玻璃影和实

变。在绝大多数白血病患者中，CT 上看到的实质异常是由于肺水肿、感染或出血，而不是白血病浸润。

淋巴管癌的 HRCT 表现通常包括小叶间隔和支气管血管束增厚，但保留正常肺结构（见"淋巴管癌"部分）[17]。增厚的小叶间隔可见于肺外周，呈线状延伸至胸膜表面并汇集成多边形拱廊。相关表现可能包括代表转移的分散的结节、胸腔积液和肺门或纵隔淋巴结肿大。

病理特征

卡波西肉瘤

KS（图 24.9 至图 24.14）可以形成明显是肿瘤性的结节，但肿瘤也通常沿着支气管血管束和小叶间隔以淋巴管模式生长，产生一种图像，看似非常轻微的出血，勾勒出支气管和肺动脉壁和小叶间隔的轮廓（图 24.10 和图 24.11），支气管黏膜出血性变色。

显微镜下观，KS 可能是微妙的。在低倍镜下，肿瘤的淋巴管状模式通常看似增厚的气道和肺动脉壁出血（图 24.12），但在高倍镜下，该图像会自行分解为紧密堆积、相对良性外观的梭形细胞（图 24.13），其中可能包含发育不全腔中的红细胞或肿瘤细胞之间外渗的红细胞。有时也可发现细胞内透明小球。在某些情况下，梭形细胞中间会形成小的出血湖，这种形式被称为毛细血管扩张型 KS，并且肿瘤很少出现高级

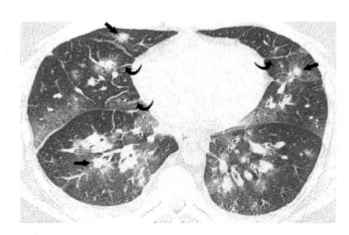

图 24.9　KS。HRCT 图像显示边界不清的结节（直箭）、小叶间隔增厚（弯箭）、支气管血管周围间质增厚和斑片状磨玻璃影。该患者为 31 岁男性，患有艾滋病和 KS。

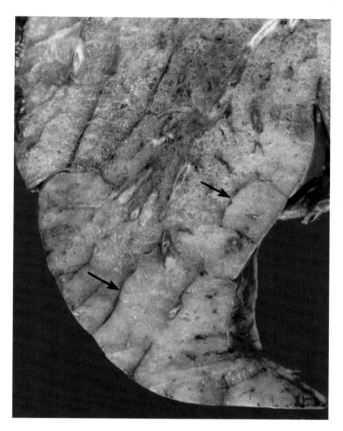

图 24.10　KS 尸检。肿瘤以淋巴管模式扩散并勾勒出小叶间隔（箭）和支气管血管束。

别肉瘤外观[18]。KS 细胞 CD31 呈阳性，有时呈 D2-40 阳性，人类疱疹病毒 8（HHV8）呈阳性（图 24.14）。

淋巴瘤和白血病

　　淋巴瘤，无论是原发性还是继发性，都可以以 3 种模式累及肺：①作为淋巴样细胞以淋巴管模式在支气管血管束周围和小叶间隔中扩散（图 24.15 至图 24.17）；②淋巴细胞在整个间质中弥散性扩散（图 24.18

图 24.11　KS。肿瘤在支气管血管束周围以淋巴管模式扩散。

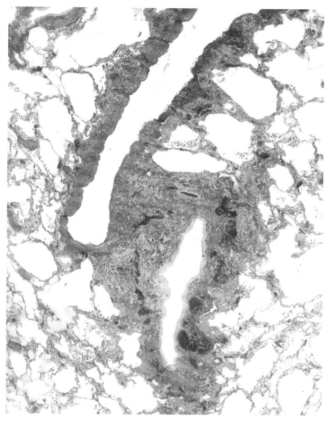

图 24.12　KS。在此例中，淋巴管肿瘤在低倍镜下表现为气道和血管壁出血。

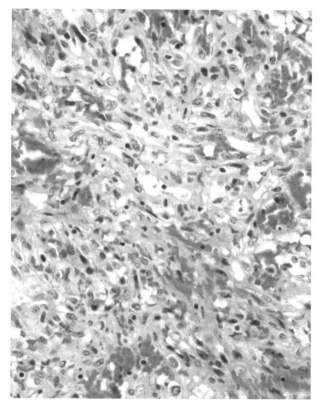

图 24.13　高倍镜下 KS 显示梭形细胞和外渗红细胞。

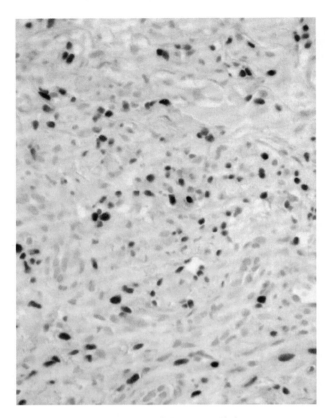

图 24.14　KS 中的 HHV8 染色。

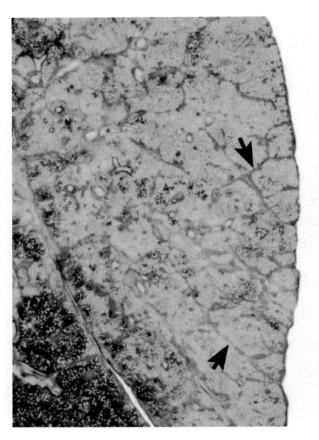

图 24.16　Gough 切片(1mm 厚的全肺)显示沿小叶间隔(箭)和支气管血管束的淋巴瘤,即淋巴管分布。

和图 24.19);③作为肿瘤块。

　　高级别淋巴瘤在细胞学上很明显并且经常浸润血管,但呈淋巴管分布的低级别淋巴瘤(图 24.17)可以模拟滤泡性细支气管炎/淋巴样增生(见第 19 章)。对于扩散到间质的弥漫性低级别淋巴瘤(图 24.18),主要的鉴别诊断是淋巴细胞性间质性肺炎(LIP;见第

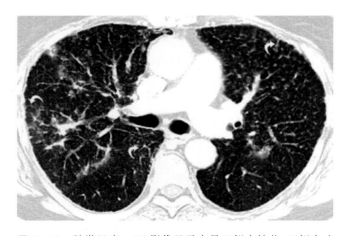

图 24.15　肺淋巴瘤。CT 影像显示大量双侧小结节、双侧小叶间隔增厚(箭)、斑片状磨玻璃影和小实变病灶。该患者为 64 岁女性,在心脏移植后患有肺 T 细胞淋巴瘤。

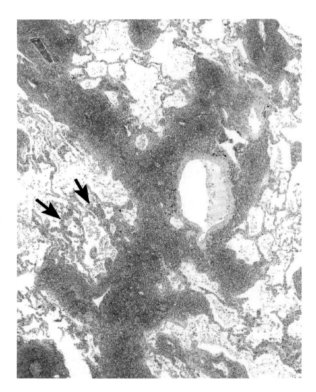

图 24.17　淋巴瘤沿支气管血管束和小叶间隔呈淋巴管模式扩散。早期也扩散到间质(箭)。

19 章）、富于细胞型 NSIP（见第 7 章）和过敏性肺炎（见第 11 章）。结外边缘区[黏膜相关淋巴组织（MALT）]淋巴瘤约占原发性肺淋巴瘤的 80%，通常为单发或多发肿块或磨玻璃影区域，但在少数病例中可见到通过间质扩散（图 24.18）[19]。

这些实体的特征在第 19 章（见表 19.4）中进行了比较。大多数在支气管血管束周围或间质中扩散的低级别淋巴瘤在细胞学上是单一的（图 24.19）。然而，支气管血管束周围残留的生发中心可以产生多形性群体的虚假外观，具有淋巴管类型的霍奇金病也可能出现多形性。

所有类型的淋巴瘤通常会产生明显的间质增宽，间质增宽和单一细胞群的并存（图 24.18 和图 24.19）是诊断的最重要线索；应使用免疫组织化学（图 24.20 至图 24.23）和（或）分子检测来确认诊断。原发性肺 MALT 淋巴瘤在约 45% 的病例中具有 BIRC3-MALT1 易位，这是一个非常特异性的诊断表现[19,20]。淋巴瘤引起的间质增宽通常远大于富于细胞型 NSIP 或过敏性肺炎中所见，但 LIP 也可以显著地增宽间质至肺泡腔消失的程度（见图 19.10 至图 19.16）。在淋巴瘤

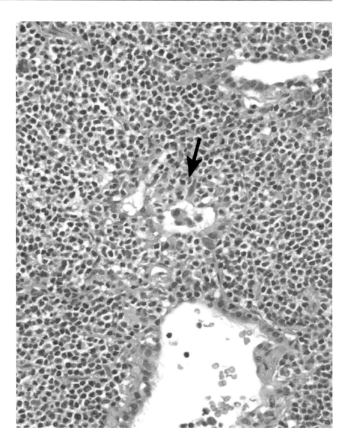

图 24.19　另一例 MALT 淋巴瘤显示单一的浸润细胞和淋巴上皮病变（箭）。

中，间质浸润可能融合形成真正的肿瘤块。某些类型的 B 细胞淋巴瘤，尤其是 MALT 淋巴瘤，倾向于浸润细支气管上皮，形成淋巴上皮病变（图 24.19）。小的非干酪性肉芽肿可见于淋巴瘤，但也可见于 LIP 和过敏性肺炎。

白血病也可以在间质中扩散以产生淋巴管或弥漫性间质浸润的类型。这些病变几乎总是呈高度弥漫性，因此类似富于细胞型 NSIP 或 LIP；然而，除了慢性淋巴细胞白血病，浸润细胞通常在细胞学上是非典型的。血管内淋巴瘤可能更微妙，间质血管中有非典型细胞，但没有明显的间质细胞结构或扩大（图 24.24）。

淋巴管癌

淋巴管癌（图 24.25 至图 24.29）通常是肉眼可见的细白线，勾勒出小叶间隔（图 24.26）并形成视觉上突出的支气管血管束（图 24.26）。该病变可以是广泛的，如图 24.26 和图 24.27 所示，也可以是非常局部

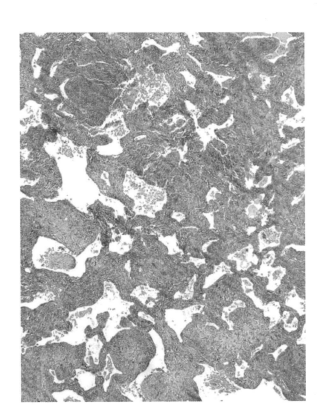

图 24.18　MALT 淋巴瘤在间质中扩散并增宽肺泡壁的低倍镜下视野。该病变类似 LIP（见第 19 章）。

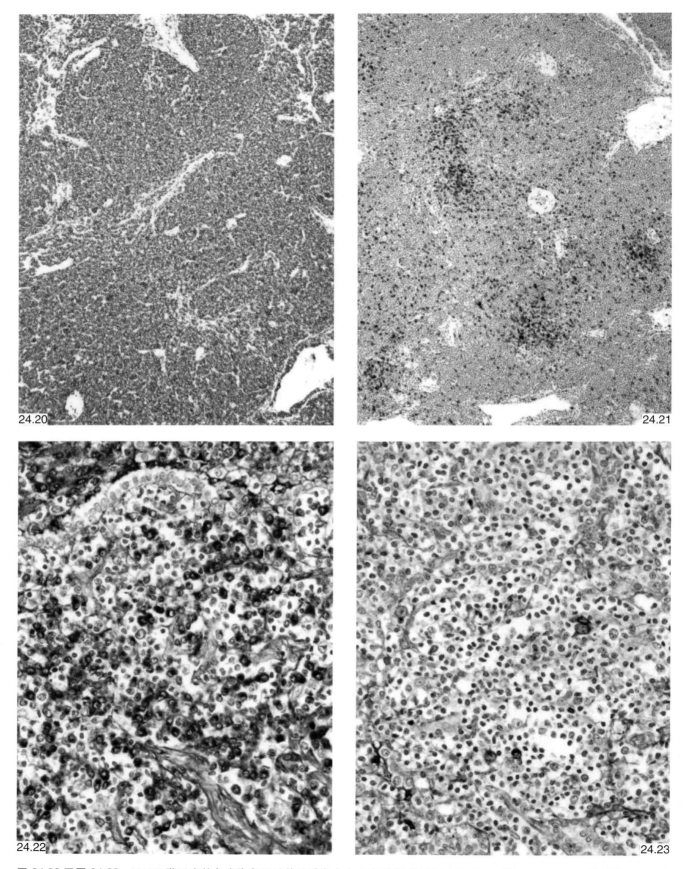

图 24.20 至图 24.23　MALT 淋巴瘤的免疫染色显示其几乎完全由 B 细胞组成（图 24.20 CD20；图 24.21 CD3）。此例是 kappa 克隆（图 24.22 kappa；图 24.23 lambda）。可与 LIP 的染色类型进行比较，见图 19.17 和图 19.18 所示。

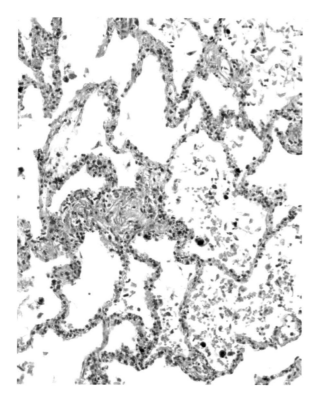

图 24.24　类似富于细胞型 NSIP 的血管内淋巴瘤。

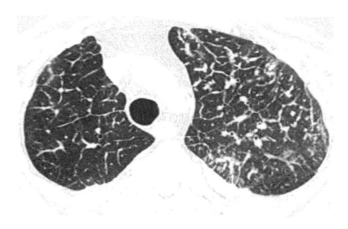

图 24.26　淋巴管癌的大体图。肿瘤表现为隆起并增厚的小叶间隔（箭）和支气管血管束。

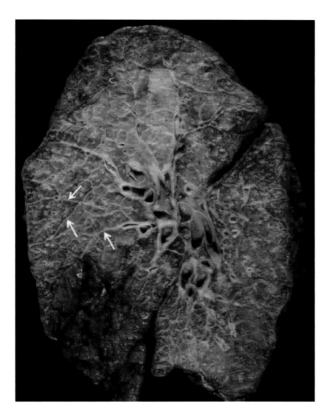

图 24.25　淋巴管癌。HRCT 显示 1 例继发于胃转移癌的淋巴管癌患者双侧小叶间隔广泛增厚和少量胸腔积液。

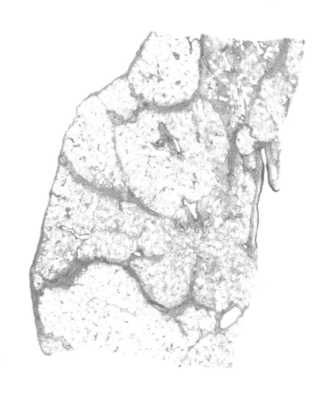

图 24.27　淋巴管癌。与图 24.26 为同一病例，本图示为其肿瘤的低倍镜下视野。注意突出的、部分纤维化的小叶间隔。

化的,尤其是在原发性肺癌周围。在显微镜下,淋巴管癌表现为单个或小团肿瘤细胞,最初充满淋巴管,即存在于脏胸膜、小叶间隔和支气管血管束周围(图 24.28 和图 24.29)。一些肿瘤引起纤维化反应,特别是在小叶间隔(图 24.29)。随着时间的推移,肿瘤趋向于从淋巴管逃逸并且可以在呼吸气腔和(或)血管中发现。

肺实质的人为塌陷导致对间质性肺疾病的错误印象

肺活检标本充气不足是最常见的原因之一,初看该病变类似 ILD,但实际上是塌陷伪影。一般来说,如果有明显的陈旧致密纤维化,则可以将两者进行区

分,但塌陷可以类似轻度间质纤维化或富于细胞型 NSIP(见第 7 章)(图 24.30 至图 24.33)。

关于将塌陷与轻度 ILD 区分开的方法没有硬性规定,但一层层堆叠的肺泡壁代表塌陷。弹力纤维染色有助于显示层叠。应仔细检查从明显正常到越来越"纤维化"的逐渐转变,因为这是一种常见的塌陷类型,通常可以将单个肺泡壁追踪到"纤维化"区域。一个非常常见的表现是,在塌陷区域内的肺实质具有圆形"气泡"结构的呼吸气腔(图 24.32 和图 24.33)。

经支气管活检无法避免塌陷,但对外科肺活检、楔形切除和切除的肺叶/肺标本进行充气是避免塌陷伪影的最佳方法(见第 3 章),最新的美国胸科学会/欧洲呼吸协会 IPF 指南[21]建议对 VATS 活检标本使用甲醛进行充气。

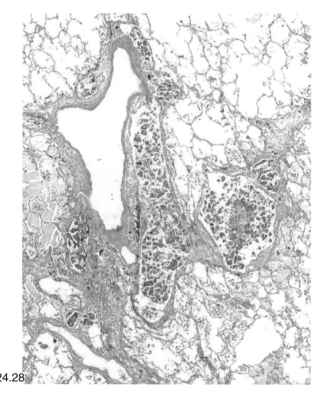

24.28

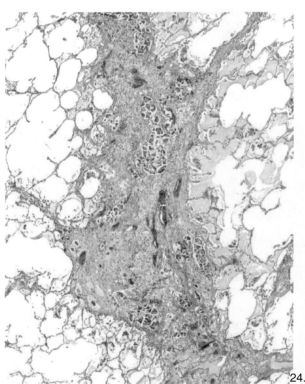

24.29

图 24.28 和图 24.29　淋巴管癌。图 24.26 和图 24.27 所示病例的高倍镜下视野。在图 24.28 中,肿瘤存在于支气管血管束周围的淋巴管中;在图 24.29 中,肿瘤存在于小叶间隔的淋巴管中,并引起了间隔中的纤维化反应。

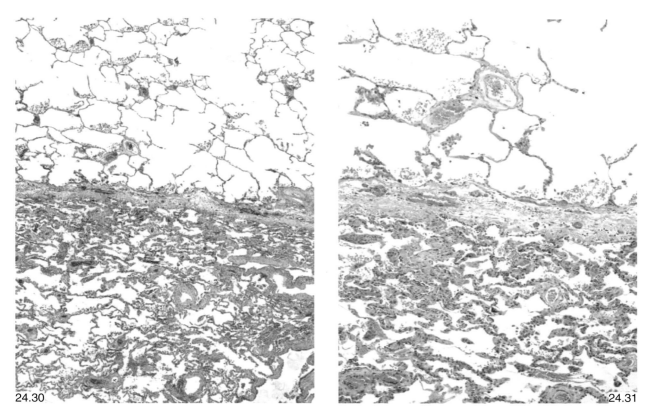

图 24.30 和 24.31　类似 ILD 的塌陷伪影。图中所示为肺的低倍和高倍镜下视野,其中视野顶部的小叶已经膨胀,但底部的小叶并未膨胀。上部的实质明显正常,而下部的实质部分塌陷,类似于轻微的纤维化型 NSIP。

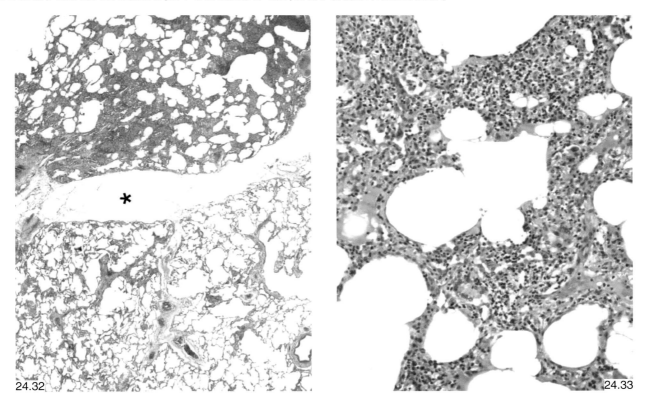

图 24.32 和图 24.33　类似 ILD 的塌陷伪影。一个小叶膨胀而其他的未膨胀的病例的另一个示例。膨胀小叶的实质是正常的,而塌陷小叶的实质似乎有间质性炎症。圆形气泡状腔隙暗示薄壁组织已经塌陷。由于活检膨胀,因此小叶间隔(星号)被人为扩大。

（何萍　译）

参考文献

1. Casian A, Jayne D. Management of alveolar hemorrhage in lung vasculitides. *Semin Respir Crit Care Med.* 2011;32:335–345.

2. Nasser M, Cottin V. Alveolar hemorrhage in vasculitis (primary and secondary). *Semin Respir Crit Care Med.* 2018;39:482–493.

3. Alba MA, Flores-Suárez LF, Henderson AG, et al. Interstitial lung disease in ANCA vasculitis. *Autoimmun Rev.* 2017;16:722–729.

4. Chen XY, Sun JM, Huang XJ. Idiopathic pulmonary hemosiderosis in adults: review of cases reported in the latest 15 years. *Clin Respir J.* 2017;11(6):677–681.

5. Ioachimescu OC, Sieber S, Kotch A. Idiopathic pulmonary haemosiderosis revisited. *Eur Respir J.* 2004;24(1):162–170.

6. Pacheco A, Casanova C, Fogue L, et al. Long-term clinical follow-up of adult idiopathic pulmonary hemosiderosis and celiac disease. *Chest.* 1991;99(6):1525–1526.

7. Hansell DM. Small-vessel diseases of the lung: CT-pathologic correlates. *Radiology.* 2002;225:639–653.

8. Primack SL, Miller RR, Müller NL. Diffuse pulmonary hemorrhage: clinical, pathologic, and imaging features. *AJR Am J Roentgenol.* 1995;164:295–300.

9. Tazelaar HD, Wright JL, Churg A. Desquamative interstitial pneumonia. *Histopathology.* 2011;58:509–516.

10. Antman K, Chang Y. Kaposi's sarcoma. *N Engl J Med.* 2000;343:1027.

11. Gasparetto TD, Marchiori E, Lourenço S, et al. Pulmonary involvement in Kaposi sarcoma: correlation between imaging and pathology. *Orphanet J Rare Dis.* 2009;4:18.

12. Aboulafia DM. The epidemiologic, pathologic, and clinical features of AIDS-associated pulmonary Kaposi's sarcoma. *Chest.* 2000;117:1128–1145.

13. Schwarz MI, King TE. *Interstitial Lung Disease.* 3rd ed. Hamilton, ON: BC Decker Inc; 1998.

14. Restrepo CS, Martínez S, Lemos JA, et al. Imaging manifestations of Kaposi sarcoma. *Radiographics.* 2006;26:1169–1185.

15. Lee WK, Duddalwar VA, Rouse HC, et al. Extranodal lymphoma in the thorax: cross-sectional imaging findings. *Clin Radiol.* 2009;64:542–549.

16. Koh TT, Colby TV, Müller NL. Myeloid leukemias and lung involvement. *Semin Respir Crit Care Med.* 2005;26:514–519.

17. Müller NL, Miller RR. Computed tomography of chronic diffuse infiltrative lung disease. Part 1. *Am Rev Respir Dis.* 1990;142:1206–1215.

18. Radu O, Pantanowitz L. Kaposi sarcoma. *Arch Pathol Lab Med.* 2013;137:289–294.

19. Borie R, Wislez M, Antoine M, et al. Lymphoproliferative disorders of the lung. *Respiration.* 2017;94:157–175.

20. Schreuder MI, van den Brand M, Hebeda KM, et al. Novel developments in the pathogenesis and diagnosis of extranodal marginal zone lymphoma. *J Hematopathol.* 2017;10:91–107.

21. Raghu G, Remy-Jardin M, Myers JL, et al.; American Thoracic Society, European Respiratory Society, Japanese Respiratory Society, and Latin American Thoracic Society. Diagnosis of idiopathic pulmonary fibrosis. An Official ATS/ERS/JRS/ALAT Clinical Practice Guideline. *Am J Respir Crit Care Med.* 2018;198:e44–e68.